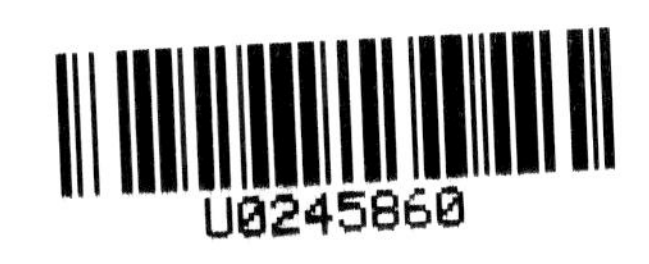
U0245860

肿瘤免疫治疗思路及用药安全

主　编　张　力

副主编　黄　岩　常建华

人民卫生出版社

·北　京·

图书在版编目（CIP）数据

肿瘤免疫治疗思路及用药安全 / 张力主编．—北京：人民卫生出版社，2023.9

ISBN 978-7-117-35266-6

Ⅰ. ①肿…　Ⅱ. ①张…　Ⅲ. ①肿瘤免疫疗法②抗癌药—用药法　Ⅳ. ①R730.51②R979.1

中国国家版本馆 CIP 数据核字（2023）第 176107 号

人卫智网	www.ipmph.com	医学教育、学术、考试、健康，购书智慧智能综合服务平台
人卫官网	www.pmph.com	人卫官方资讯发布平台

肿瘤免疫治疗思路及用药安全
Zhongliu Mianyi Zhiliao Silu ji Yongyao Anquan

主　　编：张　力
出版发行：人民卫生出版社（中继线 010-59780011）
地　　址：北京市朝阳区潘家园南里 19 号
邮　　编：100021
E - mail：pmph @ pmph.com
购书热线：010-59787592　010-59787584　010-65264830
印　　刷：北京瑞禾彩色印刷有限公司
经　　销：新华书店
开　　本：889 × 1194　1/16　　印张：15　　插页：1
字　　数：348 千字
版　　次：2023 年 9 月第 1 版
印　　次：2023 年 11 月第 1 次印刷
标准书号：ISBN 978-7-117-35266-6
定　　价：188.00 元
打击盗版举报电话：010-59787491　E-mail：WQ @ pmph.com
质量问题联系电话：010-59787234　E-mail：zhiliang @ pmph.com
数字融合服务电话：4001118166　E-mail：zengzhi @ pmph.com

编者名单（按姓氏汉语拼音排序）

常建华　中国医学科学院肿瘤医院深圳医院肿瘤内科
褚　倩　华中科技大学同济医学院附属同济医院胸部肿瘤科
董晓荣　华中科技大学同济医学院附属协和医院肿瘤内科
高方方　河南省肿瘤医院肿瘤内科
郭　卉　西安交通大学第一附属医院肿瘤内科
洪少东　中山大学肿瘤防治中心内科
黄　岩　中山大学肿瘤防治中心内科
黄鼎智　天津市肿瘤医院肺部肿瘤内科
黄媚娟　四川大学华西医院胸部肿瘤科
焦顺昌　中国人民解放军总医院肿瘤医学部
李峻岭　中国医学科学院肿瘤医院内科
林小燕　福建医科大学附属协和医院肿瘤内科
刘安文　南昌大学第二附属医院肿瘤科
罗　锋　四川大学华西医院肺癌中心
斯　璐　北京大学肿瘤医院黑色素瘤与肉瘤内科
宋飞雪　兰州大学第二医院肿瘤内科
谭　洁　苏州市立医院肿瘤内科、胸外科
王树滨　北京大学深圳医院肿瘤科
杨　农　湖南省肿瘤医院肺胃肠内科
杨云鹏　中山大学肿瘤防治中心内科
姚　煜　西安交通大学第一附属医院肿瘤内科
于　雁　哈尔滨医科大学附属肿瘤医院肿瘤内科
张　力　中山大学肿瘤防治中心内科
赵艳秋　河南省肿瘤医院肿瘤内科
郑燕芳　广州医科大学附属肿瘤医院肿瘤内科
周华强　中山大学肿瘤防治中心内科
庄　莉　云南省肿瘤医院姑息医学科

》》》

前　言

自 2011 年问世以来，免疫检查点抑制剂在多种晚期肿瘤，如黑色素瘤、肺癌、食管癌、胃癌、肝癌等治疗中取得了显著的疗效，从根本上改变了晚期恶性肿瘤的治疗格局，使得部分晚期恶性肿瘤患者能够长期生存，是近 10 年肿瘤学进展之一。此外，免疫检查点抑制剂的使用范围不断扩展，从晚期肿瘤扩大到早中期肿瘤，逐渐成为辅助 / 新辅助治疗的重要组成部分。随着免疫检查点抑制剂在临床使用越来越广泛，免疫治疗相关不良反应（irAEs）的发生也逐渐增多。irAEs 几乎可以影响任何器官和系统，其毒性谱与细胞毒性药物化学治疗（化疗）等传统抗癌治疗有很大不同。相较传统的细胞毒性药物化疗，免疫检查点抑制剂毒性虽然总体较小，但其严重时也可威胁患者生命，导致死亡，需要引起高度重视。因此，irAEs 的管理是临床医师，尤其是肿瘤科医生必须掌握的技能。目前多个协会均组织编写了 irAEs 管理的相关指南，如中国临床肿瘤学会（CSCO）制定免疫检查点抑制剂相关的毒性管理指南及美国国立综合癌症网络（NCCN）制定的免疫治疗相关毒性管理指南等，对临床实践具有很强的指导作用。在系统学习指南的同时，对典型个案进行分析、解读，进而吸取教训，学习经验，也是提高 irAEs 诊疗水平的重要手段。

本书邀请国内肿瘤免疫治疗领域多位知名专家共同编著，收集了 55 个典型病例，并对每个病例进行了详细的分析，从免疫检查点抑制剂使用的合理性、irAEs 管理的规范性、诊疗的亮点及不足等多个方面进行解读，旨在发现问题、总结经验、捕捉亮点、提升临床实践中 irAEs 管理水平。希望本书能够为促进我国免疫检查点抑制剂使用的规范化，提高我国恶性肿瘤的诊疗水平，最终造福患者起到一定的作用。

为了进一步提高本书的质量，以供再版时修改，因而诚恳地希望各位读者、专家提出宝贵意见。

张　力

2023 年 3 月

》》》

目　录

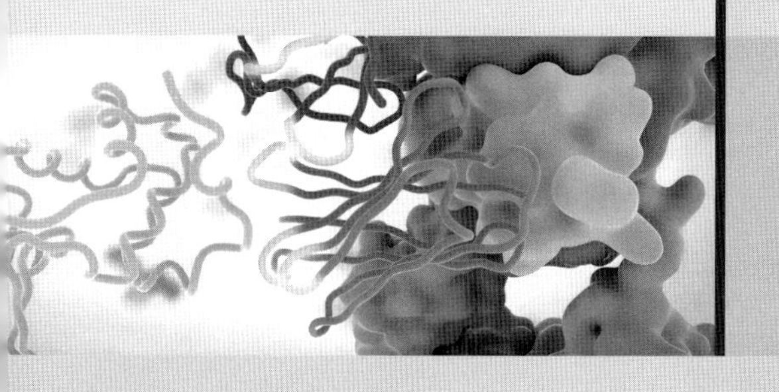

1

拿什么拯救你，反复发作的免疫相关性肺炎

【病情介绍】

患者，女，37岁。既往史：既往体健，无吸烟史、饮酒史。2018年6月明确诊断：左肺上叶肺癌。病理学检查：腺癌。临床分期：$T_3N_2M_{1c}$ / Ⅳb期（颈部淋巴结（LN）、纵隔LN、胸膜、左肺、心包、骨），分子学分型：*EGFR 21* L858R，PS=1分。2018年4月患者无明显诱因出现咳嗽、咳痰伴痰中带血、左颈部疼痛，2018-04-23胸部CT检查提示：左肺门增大伴左肺上叶炎症，纵隔淋巴结增大。行抗感染治疗后2018-05-26复查胸部CT提示：①左肺门及左肺上叶肿块，左主支气管管腔变窄，左上叶前段及尖后段支气管闭塞，考虑肺癌可能性大，侵犯左肺动脉主干、左上叶肺动静脉，伴左上肺阻塞性炎症；②左上叶肿块周围小叶间隔增厚，多发结节，不除外淋巴管癌变；③纵隔内多发肿大淋巴结，考虑转移；④两肺间质纹理增多；⑤双侧胸膜增厚，左侧胸腔积液；⑥腹部及骨质情况请结合相关临床。2018-05-31正电子发射断层扫描/计算机断层扫描（PET-CT）检查提示：①左肺门区不规则软组织密度肿块，代谢异常增高，考虑为恶性病变；②双颈部、胸部多发肿大淋巴结，代谢异常增高，考虑为转移；③左肺上叶胸膜下多发软组织密度结节，代谢异常增高，考虑为转移，左肺上叶癌性淋巴管病不除外；④左侧髂骨、左侧耻骨多发代谢局灶性增高，考虑转移可能性大；⑤左肺上叶肺组织实性不张，代谢不均匀增高，考虑为阻塞性肺炎病变；⑥心包积液；⑦左侧胸腔积液。2018-05-29气管镜检查镜下诊断：左上肺开口黏膜充血水肿，性质待定。快速现场评估（ROSE）可疑阳性。2018-06-04病理（左上叶升支于舌尖间嵴和左上叶舌支肺活检）学检查结果：非小细胞肺癌，倾向腺癌；免疫组化染色示：CK7、CK和TTF-1阳性，Ki-67约40%细胞阳性，P63和CK5/6阴

性。2018 年 6 月基因检测结果：*EGFR21* 外显子 L858R 突变，丰度：23.5%；TMB 25.5Mut/Mb。

查体：全身各处浅表淋巴结未及肿大，双肺呼吸音清，未闻及干湿啰音。腹平软，全腹无压痛及反跳痛，未及明显包块，肝脾未触及，移动性浊音阴性，肠鸣音存在，无亢进及减弱。

一线：吉非替尼治疗 2 个月后，部分缓解（PR）。

吉非替尼治疗后肺 CT 前后对比

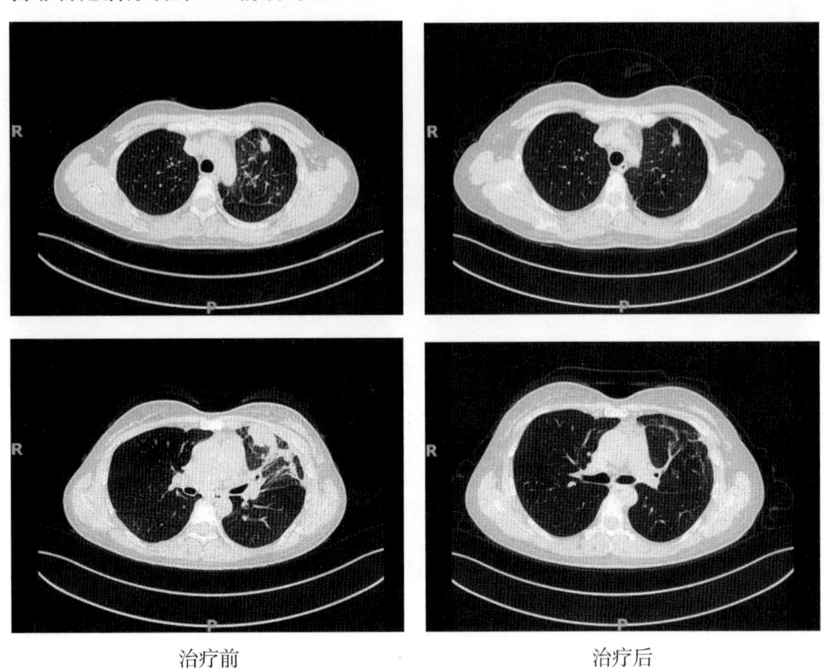

治疗前　　治疗后

一线：吉非替尼治疗 7 个月后，疾病进展（PD）（脑转移）。

二线：奥希替尼治疗 2 个月后，颅内缓解；奥希替尼治疗 15 个月后，PD（左上肺）。

奥希替尼治疗后肺 CT 前后对比

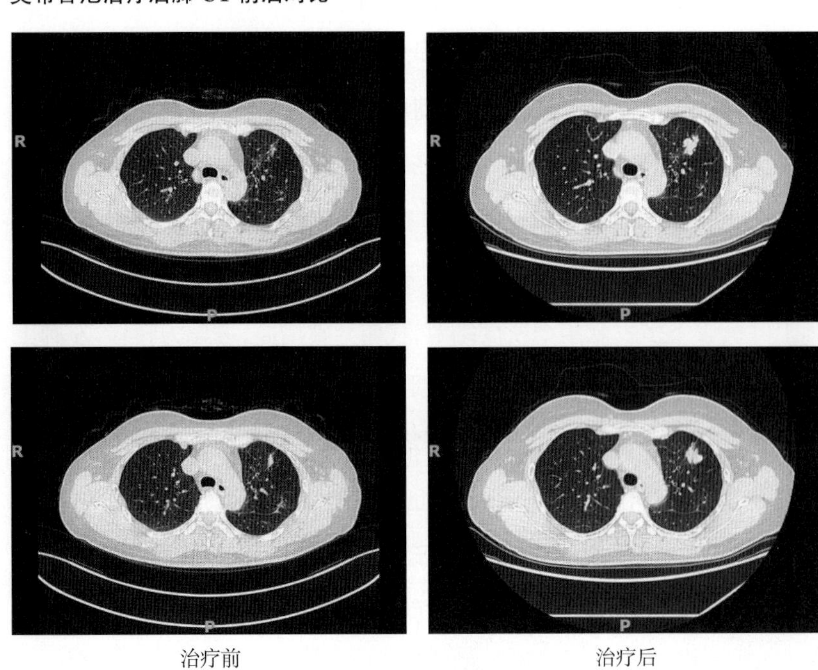

治疗前　　治疗后

诊断：左肺上叶癌。病理学诊断：腺癌。临床分期：$T_3N_2M_{1c}$/ Ⅳb 期（颈部 LN、纵隔 LN、胸膜、左肺、心包、骨、脑）。分子学分型：*EGFR 21* L858R。

治疗方案：一线吉非替尼治疗后，PD；二线奥希替尼治疗后，PD（2020 年 4 月，胸部进展）；PS=1 分；三线（临床试验，ORIENT-31）。

治疗方案

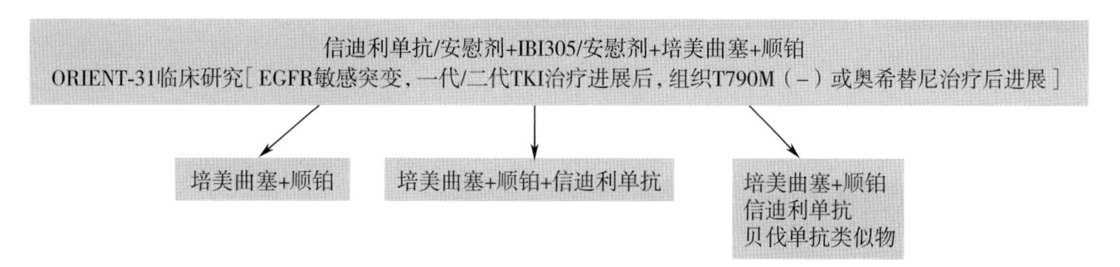

免疫治疗相关不良反应

周期	日期	方案	不良反应	疗效
1	2020-05-08	信迪利单抗 / 安慰剂 +IBI305/ 安慰剂 + 培美曲塞 + 顺铂	Ⅱ度骨髓抑制	
2	2020-05-29	信迪利单抗 / 安慰剂 +IBI305/ 安慰剂 + 培美曲塞 + 顺铂	Ⅱ度骨髓抑制	SD（缩小）
3	2020-06-19	信迪利单抗 / 安慰剂 +IBI305/ 安慰剂 + 培美曲塞 + 顺铂	Ⅱ度骨髓抑制	
4	2020-07-10	信迪利单抗 / 安慰剂 +IBI305/ 安慰剂 + 培美曲塞 + 顺铂	Ⅰ度荨麻疹 Ⅰ度瘙痒	SD（缩小）
5	2020-07-31	信迪利单抗 / 安慰剂 +IBI305/ 安慰剂 + 培美曲塞	Ⅰ度荨麻疹 Ⅰ度瘙痒（变态反应）	
6	2020-08-21	信迪利单抗 / 安慰剂 +IBI305/ 安慰剂	Ⅰ度发热 Ⅱ度肺炎	SD（缩小）

三线：免疫治疗 + 抗血管治疗 + 化疗，SD（缩小）。

三线：免疫治疗 + 抗血管治疗 + 化疗，免疫相关性肺炎。

三线：免疫治疗 + 抗血管治疗 + 化疗，免疫相关性肺炎。

免疫治疗肺 CT 前后对比

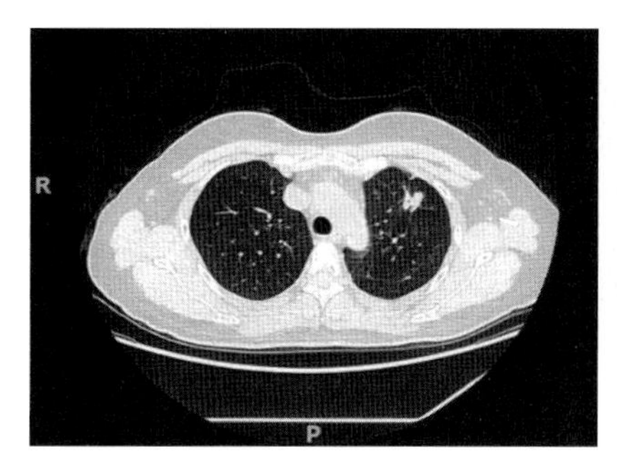

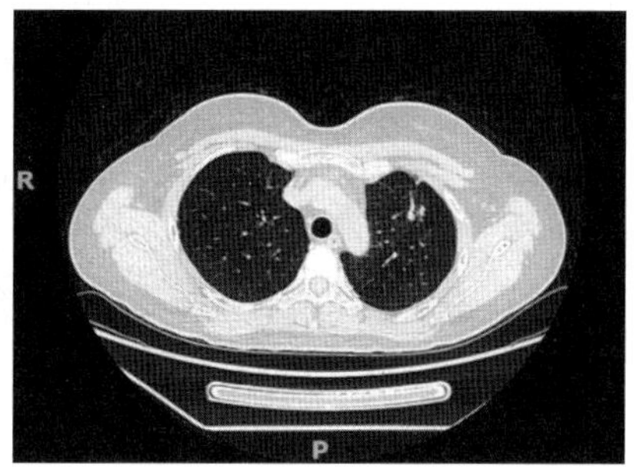

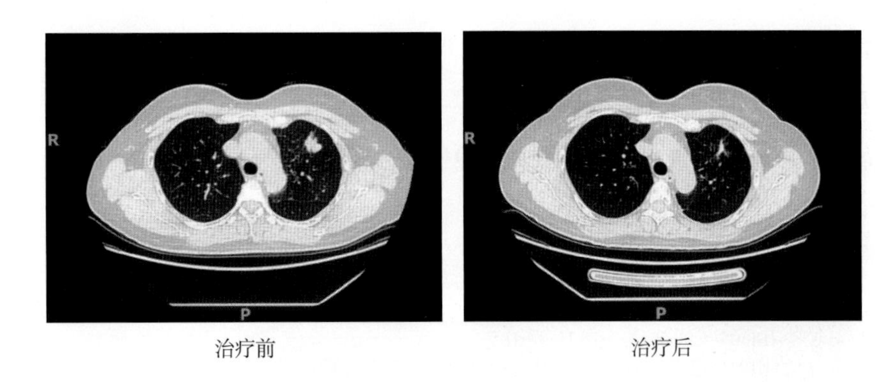

治疗前　　治疗后

免疫治疗前后 CT 对比（免疫相关性肺炎）

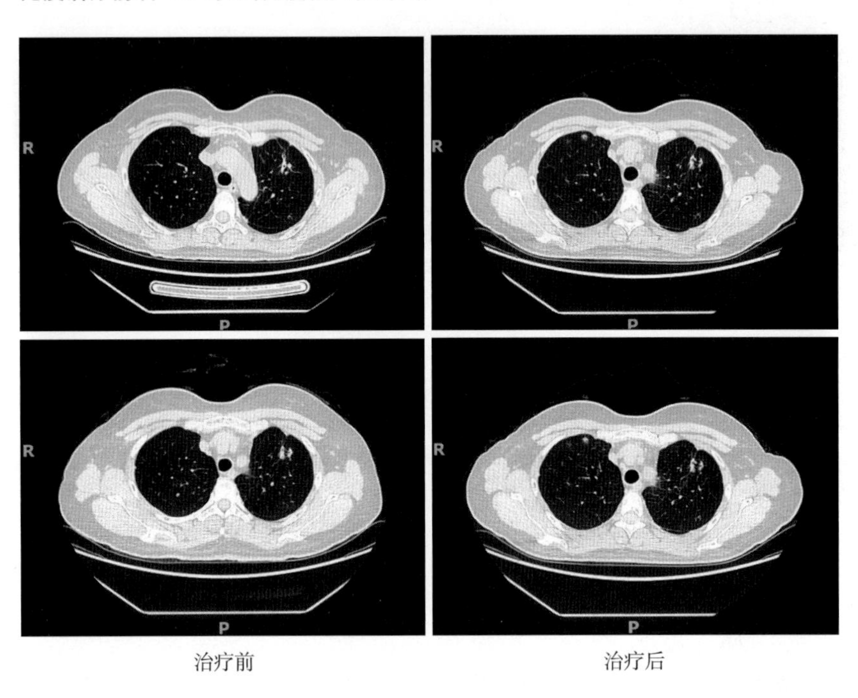

治疗前　　治疗后

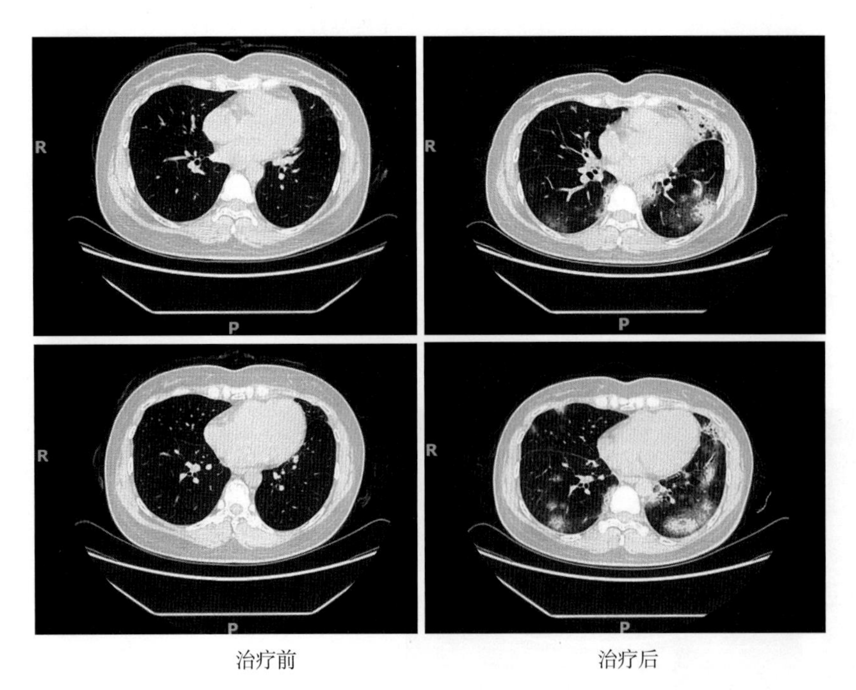

治疗前　　治疗后

三线：免疫治疗＋抗血管治疗＋化疗，免疫相关性肺炎。

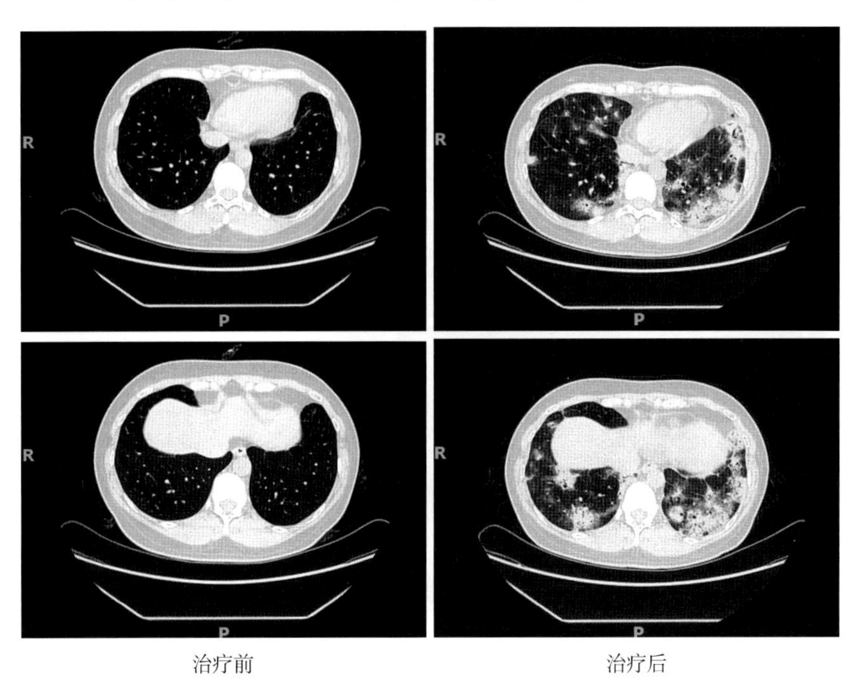

治疗前　　治疗后

处理免疫相关性肺炎：暂停信迪利单抗 / 安慰剂。

激素方案

日期	激素方案
2020-09-08 至 2020-09-11	甲泼尼龙 90mg 每日静滴（i.v.d.q.d.）［1.5mg/（kg·d）］治疗相关肺炎
2020-09-12 至 2020-09-14	甲泼尼龙 80mg i.v.d.q.d.
2020-09-15 开始	泼尼松 70mg p.o.q.d.，并按要求剂量递减

为避免长期口服大剂量激素的不良反应，同时给予：①奥美拉唑 20mg，q.d. 保护胃黏膜；②钙尔奇 D，600mg，q.d. 补充钙剂及维生素 D；③氟康唑 200mg q.d. 预防真菌感染；④复方磺胺甲噁唑，首个 24 小时，1 片，b.i.d.，第 2 天，1 片，q.d. 预防卡氏肺孢子病。

使用激素过程中出现的不良反应

周期	日期	方案	不良反应	疗效
7	2020-09-11	IBI305/ 安慰剂	Ⅰ度肝功能损伤 Ⅰ度肾功能损伤 Ⅰ度超敏肌钙蛋白升高	
8	2020-09-30	IBI305/ 安慰剂	Ⅰ度肾功能损伤 Ⅰ度超敏肌钙蛋白、肌酸激酶（CK）、肌酸激酶同工酶（CK-MB）升高	SD（缩小）
2020-09-30			美托洛尔 12.5mg p.o.b.i.d. 控制心率	
2020-10-16（激素 6 周后）			复查 CT：肺炎明显减轻	

三线：免疫治疗＋抗血管治疗＋化疗；免疫相关性肺炎，激素处理后缓解。

激素治疗前后 CT 对比

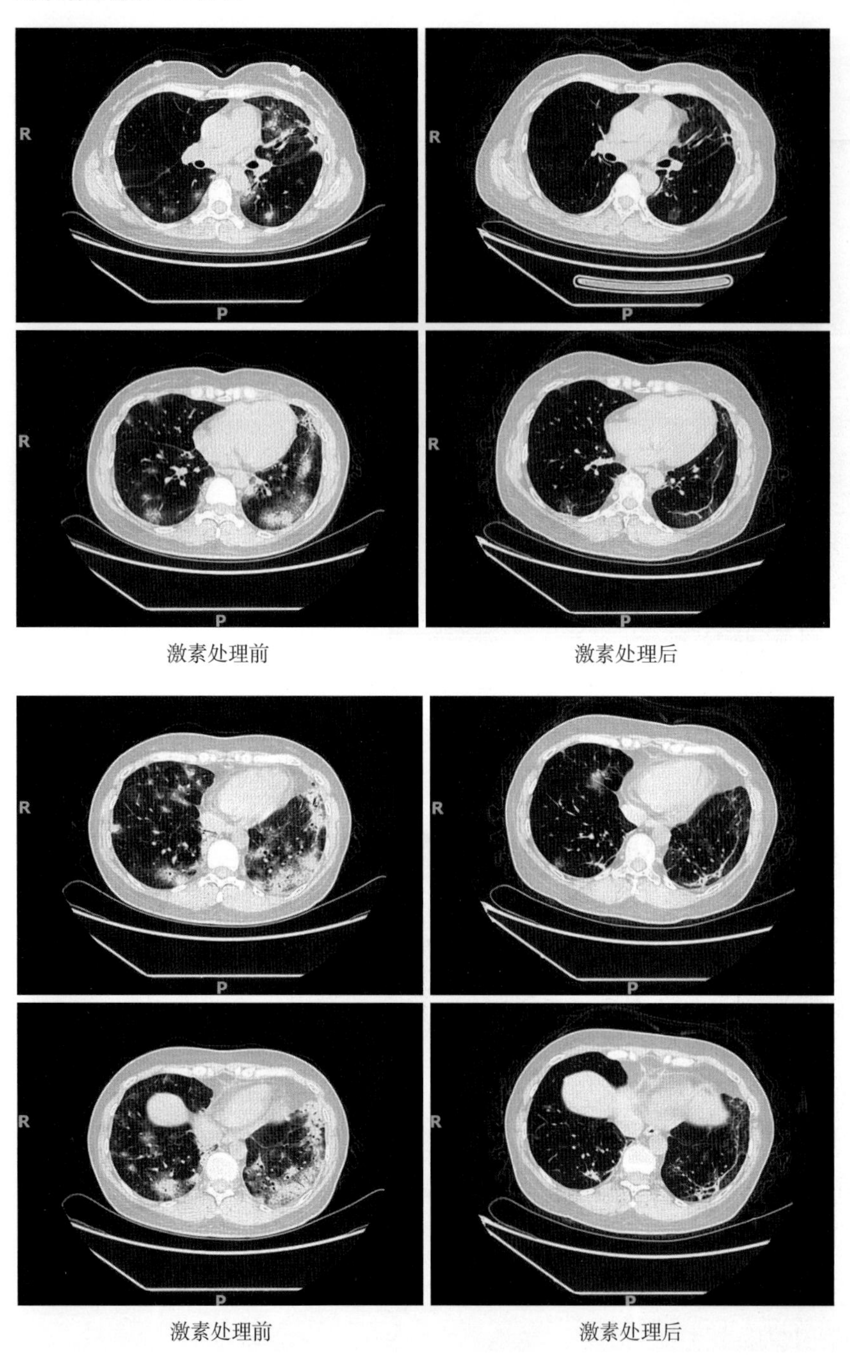

激素处理前　激素处理后

激素处理前　激素处理后

重启免疫治疗：

重启免疫治疗情况

周期	日期	方案	不良反应	疗效
9	2020-10-23	信迪利单抗 / 安慰剂 +IBI305/ 安慰剂	Ⅰ度 CK 升高，Ⅰ度蛋白尿	
10	2020-11-03	信迪利单抗 / 安慰剂 +IBI305/ 安慰剂	Ⅱ度 CK 升高，Ⅱ度蛋白尿	SD(缩小)
	2020-11-11	停止口服泼尼松(激素共 8 周)；停用奥美拉唑、钙尔奇 D、氟康唑及复方磺胺甲噁唑；继续口服美托洛尔控制心率		

重启免疫治疗后 38 天，停用激素 19 天后：2020-11-30 CT 提示：与 2020-10-16 片比较，两肺结节部分较前增大，双肺斑片影范围增大；CT 提示：免疫相关肺炎复发。

再次免疫治疗前后 CT 对比（免疫相关性肺炎）

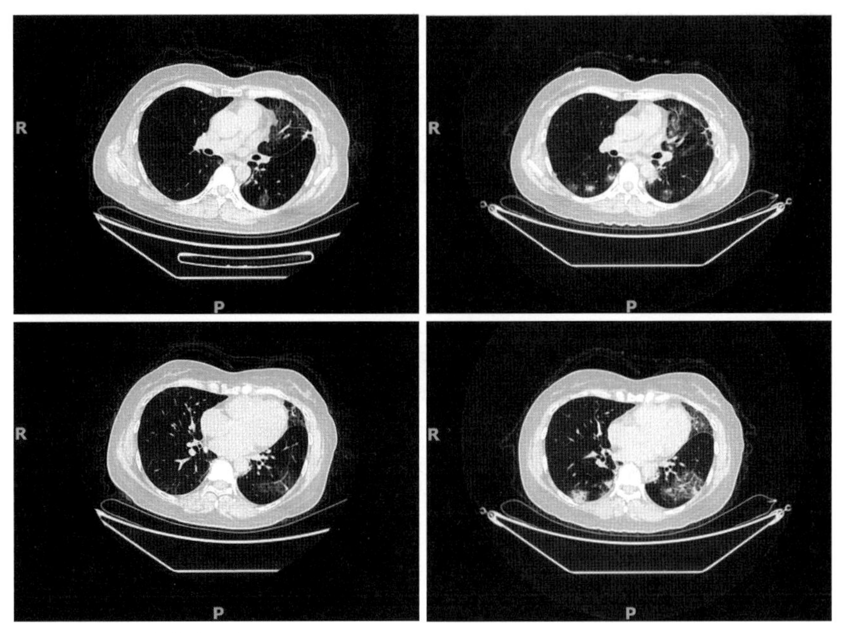

免疫治疗重启前　　免疫治疗重启后

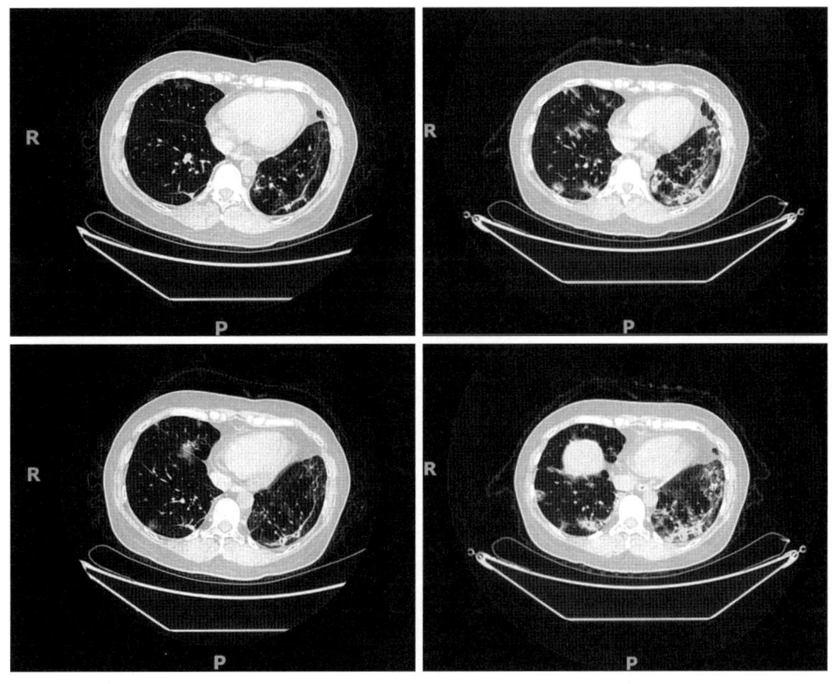

免疫治疗重启前　　免疫治疗重启后

2020-12-02 出现夜间发热，体温最高达 38.3℃；2020-12-04 入院，上报 SAE 随访，肺炎 CTCAE 2 级，与信迪利单抗 / 安慰剂 1 有关，与 IBI305/ 安慰剂 2 无关；信迪利单抗 / 安慰剂 1 永久停用；2020-12-04 再次应用甲泼尼龙，处理免疫相关性肺炎；IBI305/ 安慰剂 2 维持目前剂量。

第 11-13 周治疗反应

周期	日期	方案	不良反应	疗效
11	2020-12-04	IBI305/ 安慰剂	Ⅰ度 CK-MB 升高	
12	2020-12-25	IBI305/ 安慰剂	无明显不良反应	
13	2021-01-15	IBI305/ 安慰剂	Ⅱ度蛋白尿	SD（缩小）

2021-01-28 停止口服泼尼松（激素总共 8 周）；停用奥美拉唑、钙尔奇 D、氟康唑及复方磺胺甲噁唑分散片；继续口服美托洛尔控制心率。

第 14-15 周治疗反应

周期	日期	方案	不良反应	疗效
14	2021-02-05	IBI305/ 安慰剂	Ⅱ度蛋白尿	
15	2021-02-25	IBI305/ 安慰剂	Ⅱ度肺炎	SD（缩小）

免疫治疗停用后 118 天，停用泼尼松 31 天后，免疫相关性肺炎第 3 次复发：2021-03-01 出现咳嗽、咳少量黄痰，伴活动后轻微胸闷、气喘，无发热、胸痛、呼吸困难等不适，2021-03-09CT：双肺实变浸润范围增大，考虑免疫治疗相关肺炎Ⅱ级。2021-03-15 化验血常规 +CRP、降钙素原基本正常，G 试验 272.5pg/ml。

处理免疫相关性肺炎：

免疫相关性肺炎治疗方案

时间	治疗方案
2021-03-15~2021-03-17	甲泼尼龙 60mg i.v.d.q.d.［1mg/（kg·d）］治疗相关肺炎
2021-03-17~2021-03-23	吗替麦考酚酯 750mg p.o.b.i.d.（共 1 周）治疗相关肺炎
2021-03-18~2021-03-19	甲泼尼龙 50mg i.v.d.q.d.
2021-03-20 开始	泼尼松 45mg p.o.q.d.，并按要求剂量递减

第三次免疫性肺炎 CT 前后对比

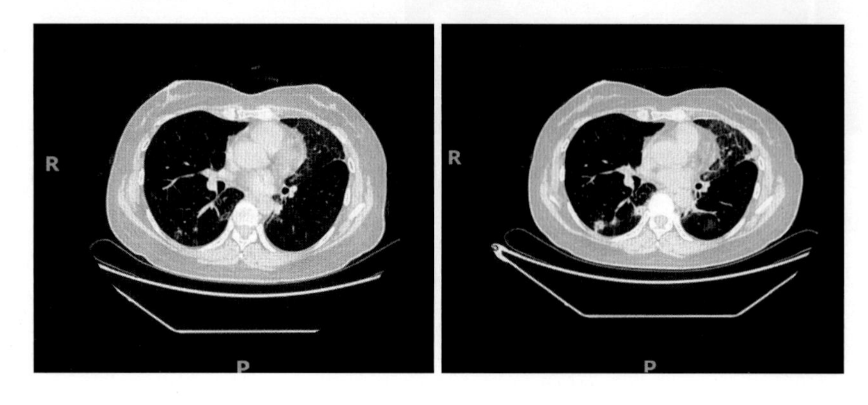

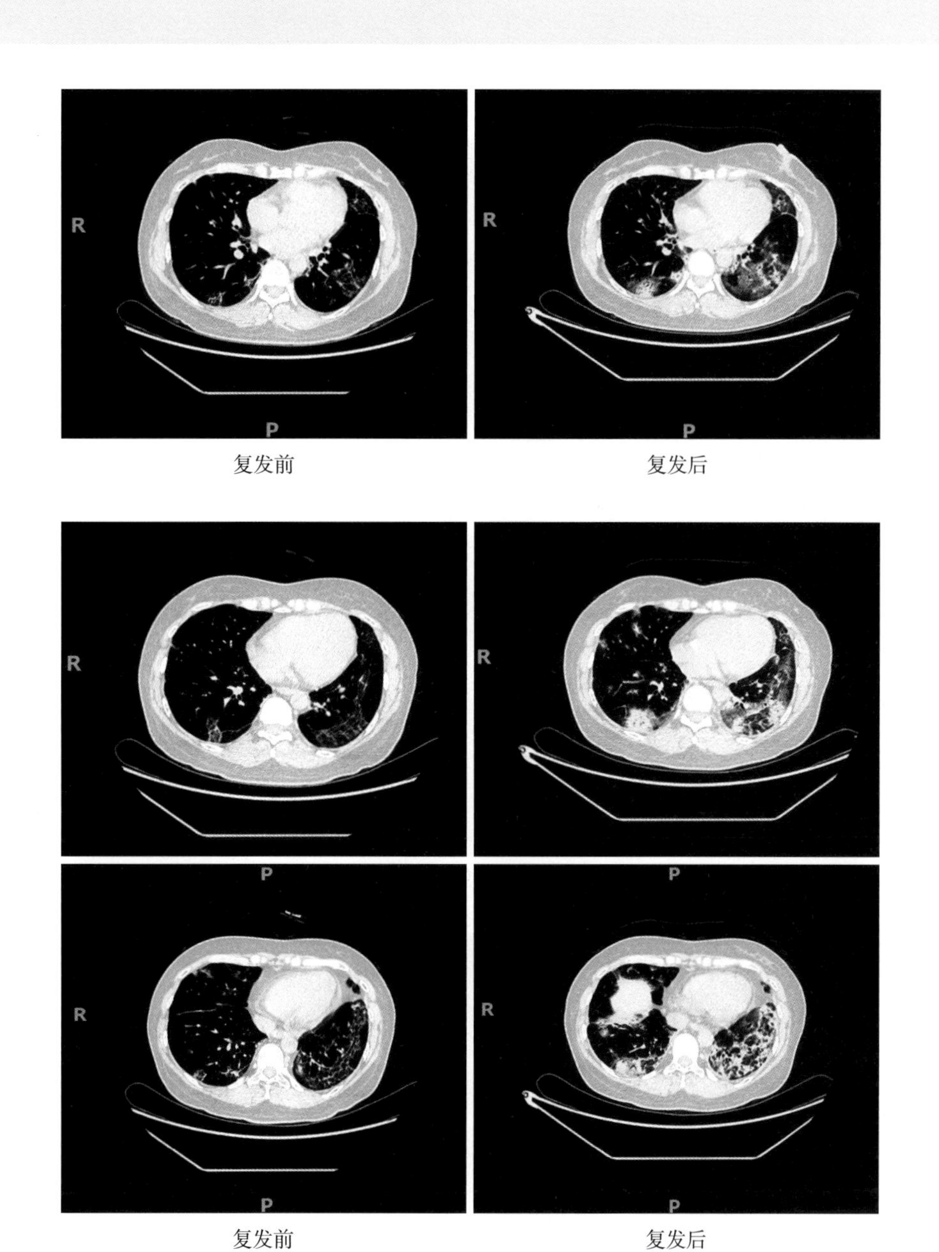

复发前　　复发后

复发前　　复发后

第 16-17 周治疗反应

周期	日期	方案	不良反应	疗效
16	2021-03-18	IBI305/ 安慰剂	Ⅱ度蛋白尿、Ⅰ度 CK-MB 升高	
17	2021-04-08	IBI305/ 安慰剂	Ⅱ度蛋白尿、Ⅱ度 CK 升高	SD(缩小)

2021-04-12CT 提示：肺炎明显减轻。

第 18 周治疗反应

周期	日期	方案	不良反应	疗效
18	2021-04-29	IBI305/ 安慰剂	Ⅲ度胆固醇、Ⅰ度 CK-MB 升高	

2021-04-29~2021-04-30 人免疫球蛋白 15g i.v.d. 加强肺炎治疗。目前病情暂无变化。

第三次激素治疗前后 CT 对比

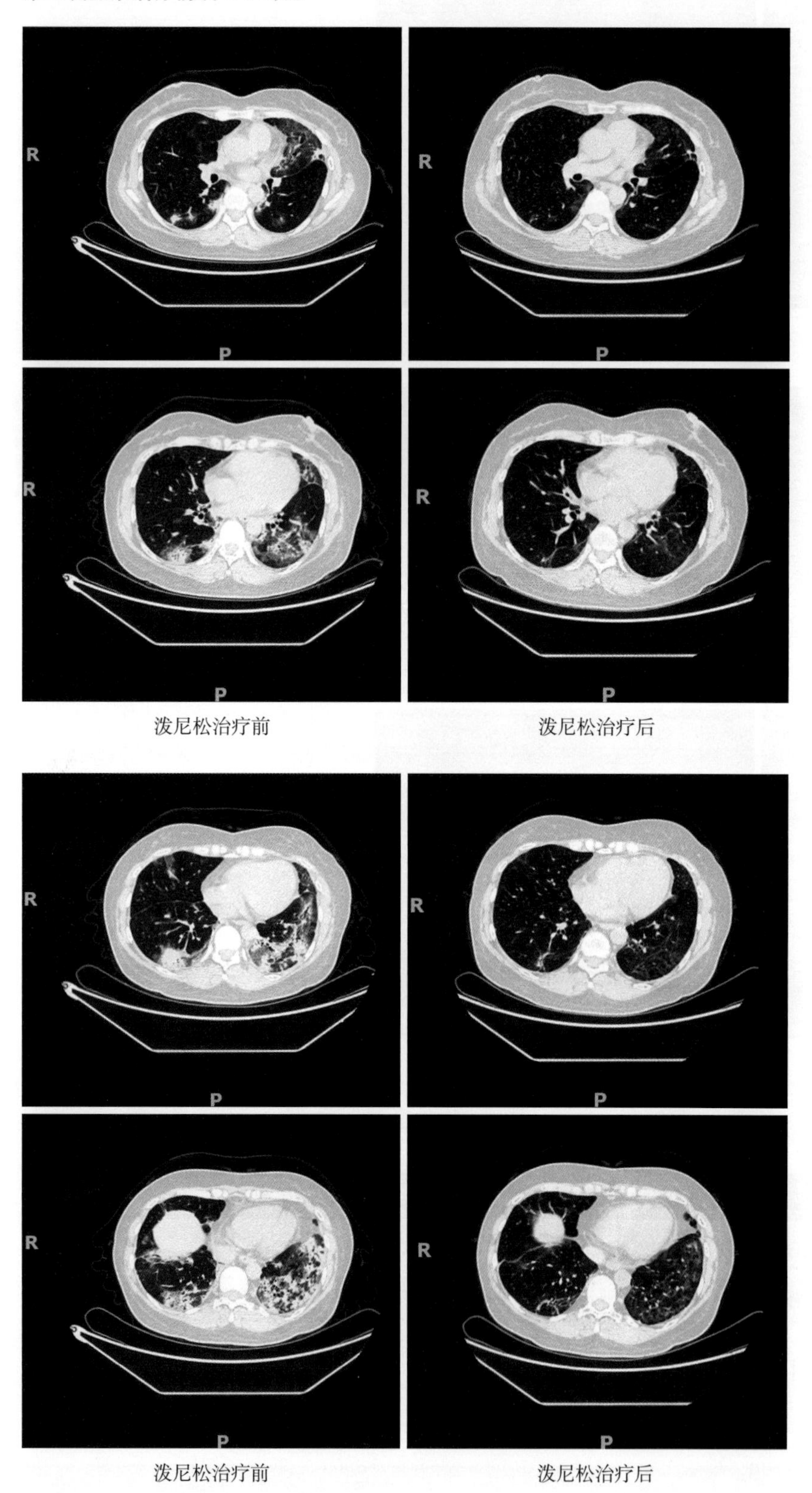

泼尼松治疗前　　泼尼松治疗后

泼尼松治疗前　　泼尼松治疗后

【析评】

该病例为年轻女性，不吸烟患者，*EGFR21 L858R* 突变晚期肺腺癌，病史 3 年。一线治疗口服一代 EGFR-TKI 吉非替尼 7 个月，最佳疗效 PR，颅内进展后；二线治疗口服三代 EGFR-TKI 奥希替尼 15 个月进展，最佳疗效 SD；三线 PD-1 抗体联合抗血管生成药物联合培美曲塞、顺铂治疗，PD-1 抗体治疗 6 周期后出现免疫相关肺炎Ⅱ级，给予泼尼松治疗后肺炎缓解，继续 PD-1 抗体治疗，重新启用 PD-1 抗体治疗 2 周期后肺炎复发，再次给予泼尼松治疗缓解，永久停用 PD-1 抗体，停用 PD-1 抗体近 4 个月，停用泼尼松 1 月余再次出现肺炎（第 3 次肺炎复发），再次给予泼尼松治疗，并联用吗替麦考酚酯、免疫球蛋白治疗后缓解，目前患者病情稳定。从提供的资料来看，在免疫治疗第四周期出现荨麻疹，第六周期出现肺炎，同时合并心率快、超敏肌钙蛋白、CK 及肾功能改变、蛋白尿等，且在使用激素治疗后影像学有明显缓解，重启免疫治疗后再度发生，与免疫治疗可能相关，也不排除抗血管生成药物导致的不良反应。

此病例提示：①该例患者从首次发生治疗相关不良反应到再次挑战后重复出现类似不良反应，均及时给予了合理的激素等免疫抑制剂的治疗，使病情得到控制。②患者三线时参加的 ORIENT-31 临床研究是双盲临床试验。其次，患者参加的 4 药联合的临床研究，也是基于 IMpower150 亚组的结果，进一步探索驱动基因阳性患者标准治疗失败后加用 PD-L1 抑制剂联合抗血管生成药物及含铂两药方案疗效和安全性应有所提及。③在该病例中，首次出现心、肺、肾重要脏器较严重的免疫相关不良反应，再次挑战应该慎重，尤其是临床研究中，应该揭盲了解具体分组和用药情况，以便准确及时地处理不良反应，综合考虑是否再次用药，防止 SAE 发生。

（黄鼎智　刘竹君）

参考文献

［1］LU S, WU L, JIAN H, et al. Phase Ⅲ study of sintilimab with or without IBI305 plus chemotherapy in patients with EGFR mutated nonsquamous NSCLC who progressed after EGFR-TKI therapy [J]. Ann Oncol, 2021, VP9-2021: ORIENT-31.

［2］中国临床肿瘤学会指南工作委员会. 中国临床肿瘤学会 (CSCO) 免疫检查点抑制剂相关的毒性管理指南: 2019 [M]. 北京: 人民卫生出版社, 2019: 1-116.

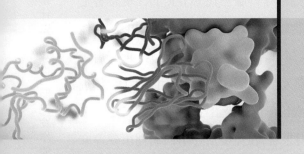

2

淀粉酶和脂肪酶，验还是不验？

【病情介绍】

患者，男，75岁。既往有高血压及糖尿病史多年，长期服药控制，血压、血糖控制不佳。10余年前有“急性胰腺炎”病史，经积极治疗，现已痊愈。

患者于2015年7月体检发现“右肺占位”，当时无明显咳嗽、咳痰，无胸闷、气急，无胸痛、咯血等不适，2015-07-25在外院行胸部增强CT提示：右肺中叶外侧段支气管截断，可见不规则软组织肿块影，大小约5.2cm×4.1cm，边缘不完整，密度欠均匀，强化后病灶呈不均匀强化，其内可见坏死液化的低密度影，病灶远侧肺野见团簇状小结节影，邻近胸膜受牵拉。拟诊“右肺癌”于2015-07-31全身麻醉（全麻）下行右肺中叶切除术，术中所见不详。术中快速病理学检查提示：右肺中叶支气管根部乳头状腺癌，支气管残端未见癌组织残余；术后病理学检查：第11组淋巴结可见腺癌组织，第7组淋巴结（0/2）、第3A组淋巴结（0/1）、第2、4组淋巴结（0/4）未见癌组织转移。基因检测：*EGFR 21*外显子L858R突变。术后诊断：右肺腺癌术后（$T_{2b}N_2M_0$ ⅢA期，*EGFR21*外显子L858R突变）。术后1个月开始予“培美曲塞+顺铂”方案辅助化疗4个疗程，之后定期随诊复查病情稳定。

2016年12月外院随诊复查胸部CT发现：右肺占位，考虑复发。予吉非替尼靶向治疗，最佳疗效为部分缓解（PR），由原直径1.2cm缩小至微小结节。2018年1月复查胸部CT提示：右肺结节再次增大。*EGFR* T790m突变检测提示：阳性。予奥希替尼靶向治疗，PR。2019年3月再次复查胸部CT：右下肺结节再次增大，右肺尖胸膜下多发微小结节，考虑疾病进展。予安罗替尼靶向治疗，2个疗程后复查评估：右下肺结节稍有缩小（SD）。患者手足多发小疱疹，疼痛明显，血压异常升高，尿常规提示尿蛋白(3+)，2019 年 5 月中旬停用安罗替尼后，2019-05-16 收住本院。

入院后查头颅增强磁共振(MRI)：右侧颞叶及两侧额顶叶多发转移灶，大者长径约 17mm，脑内多发结节，考虑转移瘤(2019-05-21)。评估：疾病进展。

头颅增强 MRI(2019-05-21)

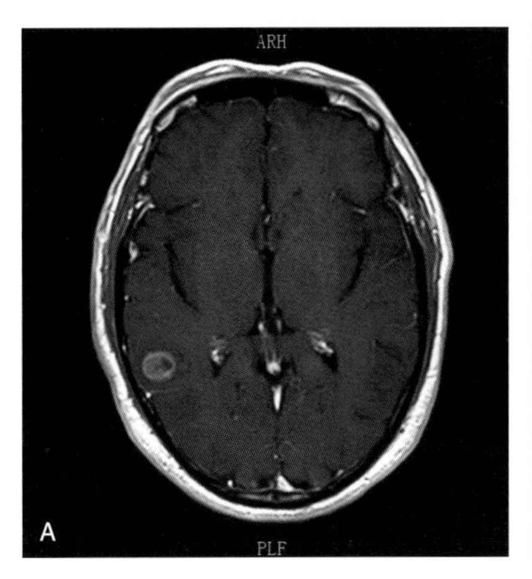

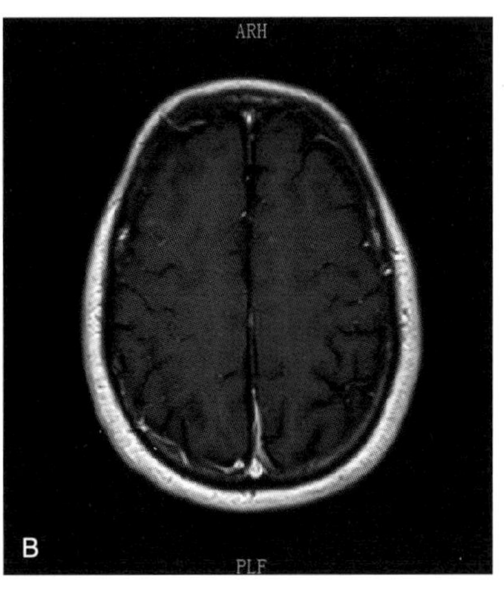

患者拒绝第二次活检，送检外周血基因检测，基因检测结果(2019-05-21)：驱动基因，阴性；TMB，0/Mb；PD-L1，由于外周血送检，无法检测。

最后诊断：右肺腺癌术后($pT_{2b}N_2M_0$ ⅢA 期，*EGFR21* 外显子 L858R 突变)复发，胸膜、脑多发转移。

2019-05-27 开始头颅立体定向放疗 13 次，2019-06-04 使用 PD-1 抑制剂 200mg 免疫治疗 1 个疗程。

【免疫治疗相关不良反应】

2019-06-21 患者因“腹痛伴发热 12 小时”急诊入院。2019-06-20 患者饮食较油腻，当日夜间突发剧烈腹痛，为中上腹钝痛，阵发性加重，伴恶心呕吐，呕吐物为胃内容物，伴畏寒发热，体温 38℃左右，未呕吐咖啡色液体，食欲缺乏，尿如常，未排便，肛门有排气。2019-06-21 晨送至急诊，查血常规：白细胞计数 18.1×10^9/L，中性粒细胞百分比 94.9%，C 反应蛋白 17.9mg/L。血生化 + 电解质结果：丙氨酸转氨酶 306U/L，天冬氨酸转氨酶 243U/L，γ- 谷氨酰转肽酶 408U/L，乳酸脱氢酶 904U/L，淀粉酶 3 355U/L。入院查体：体温 38.5℃，神志清，精神萎靡，皮肤巩膜无黄染，浅表淋巴结未及明显肿大，两肺呼吸音清，未及干、湿啰音，心率 88 次 /min，律齐，上腹部压痛伴反跳痛，未触及明显包块，肝、脾肋下未及，移动性浊音阴性，肠鸣音低，1 次 /min。双下肢无水肿，病理征未引出。

2019-06-22 腹部 MRI 提示：①急性胰腺炎，少量腹水，治疗后复查；②胆囊结石，胆囊炎，肝脏多发囊肿，两肾多发小囊肿；③附见两侧胸腔少量积液。

根据患者症状、体征，结合实验室检查结果及影像学检查结果，可确诊为急性胰腺炎。结合免疫治疗史，考虑免疫性胰腺炎。2019-06-21~2019-06-24 予甲泼尼龙 80mg/d 冲击治疗，同时予以禁食、质子泵抑制剂抑酸、生长抑素抑制胰腺分泌、异甘草酸镁 + 多烯磷脂酰胆碱保肝、头孢哌酮舒巴坦抗感染，并补充白蛋白，加强补液支持综合治疗。

腹部 MRI（2019-06-22）

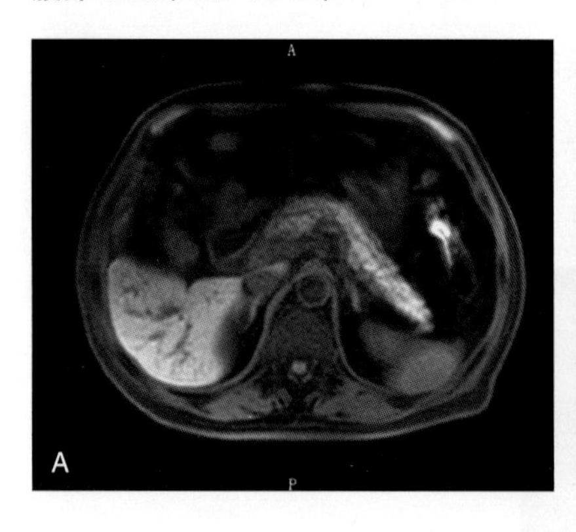

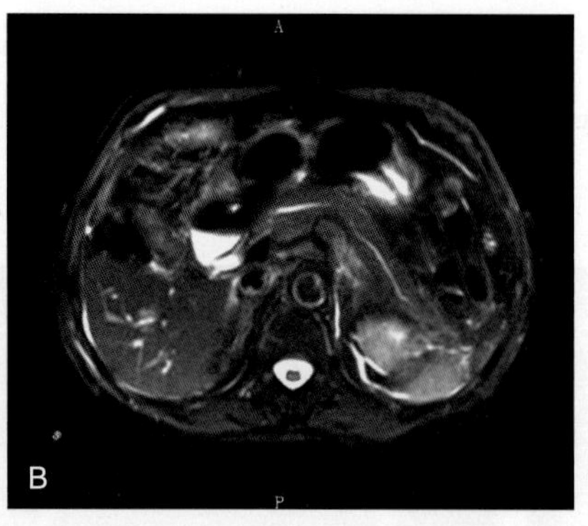

2019-06-27 复查血常规：白细胞计数 $10.3 \times 10^9/L$，中性粒细胞百分比 83.6%，较前明显下降。血生化：丙氨酸转氨酶 21U/L，天冬氨酸转氨酶 47U/L，γ- 谷氨酰转肽酶 142U/L，乳酸脱氢酶 255U/L，淀粉酶 357U/L，肝功能好转，血淀粉酶水平较前明显下降。1 周后停用抗生素及生长抑素，逐步开放饮食，甲泼尼龙缓慢减量，并监测患者血常规及肝肾功能、淀粉酶。患者血常规逐渐恢复正常，肝功能未再恶化，血淀粉酶水平稳步下降，并逐渐恢复正常。治疗过程中，由于糖皮质激素的使用，患者出现血糖水平升高，给予胰岛素降糖治疗。糖皮质激素停药后，血糖水平未恢复正常，之后长期服用阿卡波糖 + 二甲双胍治疗。

患者 PD-1 抑制剂免疫治疗 1 个疗程后，于治疗结束后第 18 天出现罕见的免疫相关性胰腺炎，经糖皮质激素抗炎及积极对症支持治疗后，急性胰腺炎缓解。考虑如再次使用免疫治疗，有再次诱发或加重胰腺炎的可能，故永久停用免疫治疗。

后续于 2019-09-05 开始继续安罗替尼单药治疗，病情稳定。至 2020 年 12 月中旬因胸腔积液增多，疾病进展再次入院，2020-12-16 予胸腔穿刺置管引流胸腔积液，送检胸腔积液病理学检查：（胸腔积液细胞蜡块）见少量异型细胞巢团，结合免疫组化结果及临床病史首先考虑肺腺癌来源。免疫组化结果：Calretinin（间皮 +），D2-40（间皮 +），MOC31（+），BerEP4（弱 +），TTF-1（+），NapsinA（+），CEA（+），CK20（–），CDX2（–）。胸腔积液送检基因检测：*EGFR* L858R 突变。

2021-01-05 起开始口服达可替尼联合安罗替尼靶向治疗，胸腔积液减少，病情评估：病情稳定。

【析评】

该患者为 *EGFR* 阳性晚期肺腺癌后线单药 PD-1 抑制剂免疫治疗。既往有“急性胰腺炎”病史，但经治疗后已痊愈。予 PD-1 抑制剂治疗后急性胰腺炎再发。该病例经早期、足量糖皮质激素治疗及综合治疗，胰腺炎很快得以控制。由于不能排除 PD-1 抑制剂与急性胰腺炎的关系，故后期永久停用免疫治疗。

此病例提示：①在使用免疫检查点抑制剂（ICIs）前不仅要重视基线检查及随访，筛查免疫相关风险因素，同时还需重视既往病史的追溯，对于自身免疫性疾病及相关基础疾病患者应谨慎使用，密切监护。建议对于可能存在并发胰腺炎的高危患者（如糖尿病、胆结石、既往有胰腺病史的患者等）应考虑常规监测血淀粉酶或脂肪酶，一旦发现血淀粉酶或脂肪酶水平升高，应及时完善影像学检查协助诊断。②免疫相关性胰腺炎的诊断应该是排他性的。多学科团队（MDT）讨论非常必要。2级以上的ICIs相关急性胰腺炎考虑使用糖皮质激素治疗，在患者临床症状缓解后，糖皮质激素的减量仍需遵循逐步减量原则。无论是ICIs相关的胰腺炎还是单纯脂肪酶水平升高，早期给予静脉补液治疗（发病后48小时内）都有利于减少长期不良结局。在预后方面有转变为慢性胰腺炎的可能，仍需长期监测胰腺炎复发情况。③患者在激素停止后血糖仍高，需长期服用降糖药，应考虑为免疫相关高血糖。ICIs可以导致高血糖甚至是1型糖尿病。有研究报道在ICIs导致的胰腺损伤后可能继发糖尿病，因此即使胰腺炎完全好转也应监测血糖。驱动基因阳性非小细胞肺癌单药ICIs免疫治疗需谨慎。

（谭　洁　王晨洁　刘晓强）

参考文献

[1] BRAHMER JR, LACCHETTI C, SCHNEIDER BJ, et al. Management of immune-related adverse events in patients treated with immune checkpoint inhibitor therapy: American Society of Clinical Oncology Clinical Practice Guideline [J]. J Clin Oncol, 2018, 36 (17): 1714-1768.

[2] BANKS PA, BOLLEN TL, DERVENIS C, et al. Classification of acute pancreatitis—2012: revision of the Atlanta classification and definitions by international consensus [J]. Gut, 2013, 62 (1): 102-111.

[3] HSU C, MARSHALL JL, HE AR. Workup and management of immune-mediated hepatobiliary pancreatic toxicities that develop during immune checkpoint inhibitor treatment [J]. Oncologist, 2020, 25 (2): 105-111.

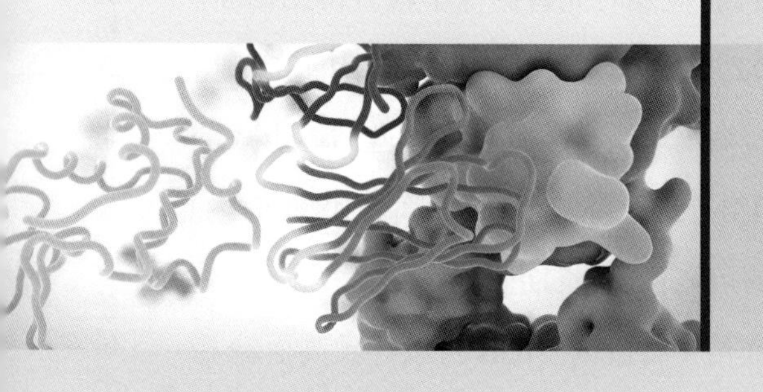

3

容易被忽视的血糖升高

【病情介绍】

患者，男，78 岁。因“咳嗽、咳痰 1 个月”于 2021 年 2 月首诊入院。患者 1 个月前无诱因出现咳嗽，咳白色黏痰，至当地医院就诊，入院检查发现左肺占位性病变，考虑左肺癌可能，遂至笔者医院就诊。既往史：曾行“双下肢静脉曲张手术及右侧腹股沟疝修补术”，否认“糖尿病”病史，无烟酒嗜好，无肿瘤家族史。

查体：神志清晰，生命体征平稳，体形消瘦，ECOG，1 分，左肺呼吸音稍减弱，双肺未闻及干湿啰音，余无明显异常。

诊断：左肺下叶低分化鳞癌 $cT_3N_3M_{1c}$ ⅣB 期（纵隔、双肺门淋巴结、肝转移）。

2021-03-03 CT 结果：左肺下叶后基底段 6.2cm × 4.3cm × 6.1cm 肿块，纵隔、双肺门淋巴结肿大（7 区）2.2cm × 1.3cm，肝多发结节，最大者约 2.8cm × 2.7cm（右前叶上段）。

2021-03-09 头颅 MRI：老年性脑改变；2021-03-12 骨显像：未见明显异常。

病理学检查结果：左肺穿刺活检免疫组化，CK（+），CK7（+），TTF1（-），P63（+），P40（+），syn（-），cgA（-），CD56（-），Ki-67（约 70%+），NAPSINA（-），CK5/6（+），支持低分化鳞状细胞癌。

治疗方案：免疫 + 化疗（替雷利珠单抗 + 紫杉醇白蛋白结合型 + 奈达铂 ×2 周期）。

肺 CT 影像（2021-03-03）

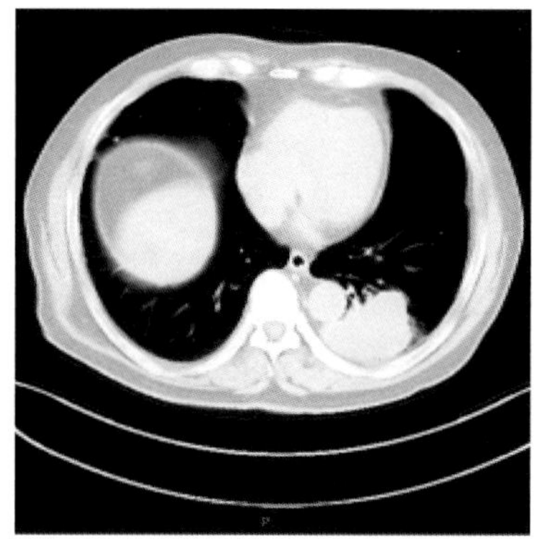

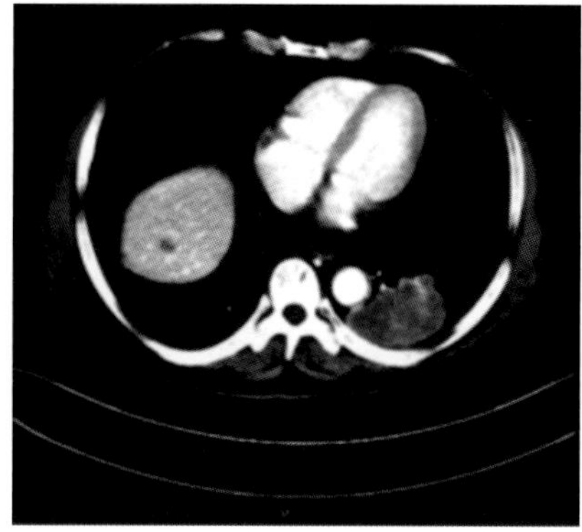

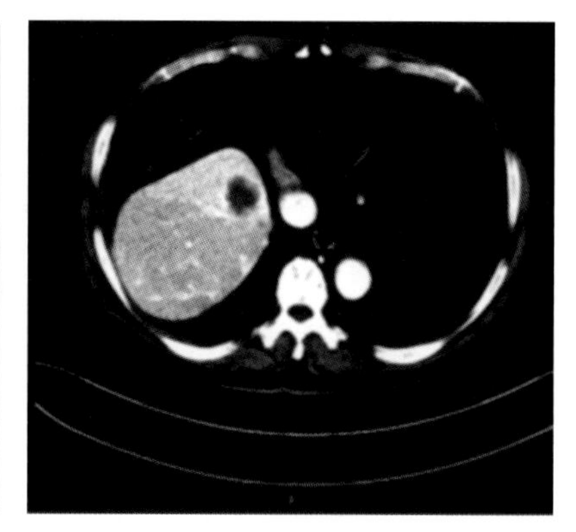

头颅 MRI（2021-03-09）及骨显像（2021-03-12）

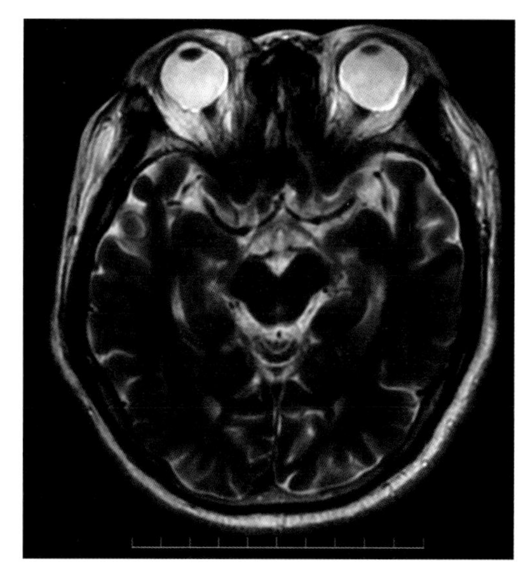

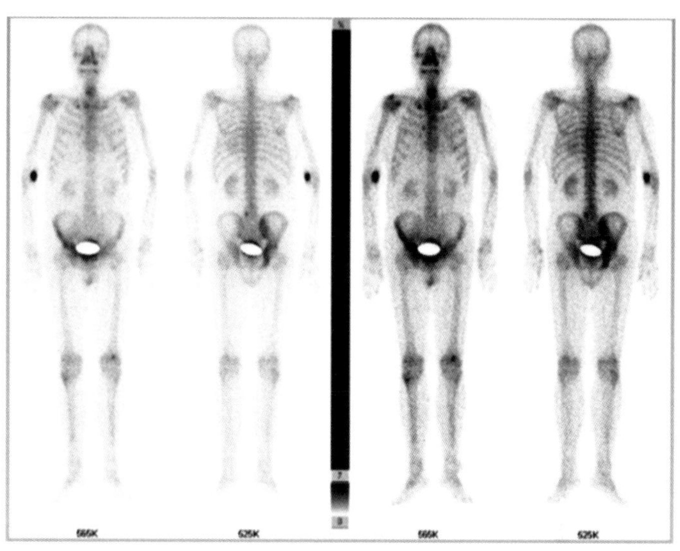

2021 年 3 月 CT：左肺 6.2cm × 4.3cm × 6.1cm，（7 区）2.2cm × 1.6cm，（肝右叶）2.8cm × 2.7cm。

2021 年 5 月 CT：左肺 4.4cm × 4.3cm × 2.8cm，（7 区）2.0cm × 1.2cm，（肝右叶）1.3cm × 0.9cm。

免疫 + 化疗肺 CT 前后对比

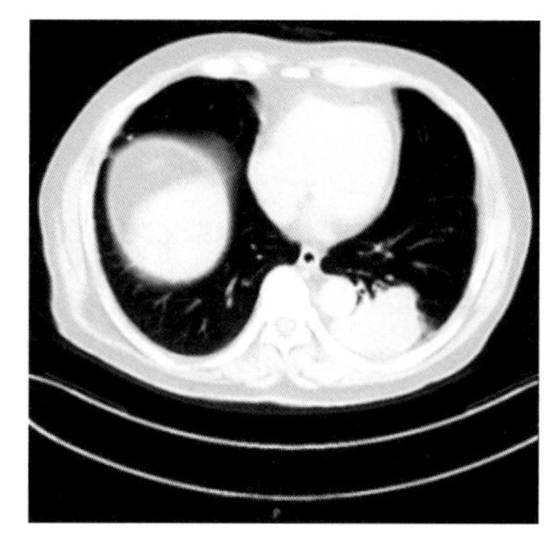

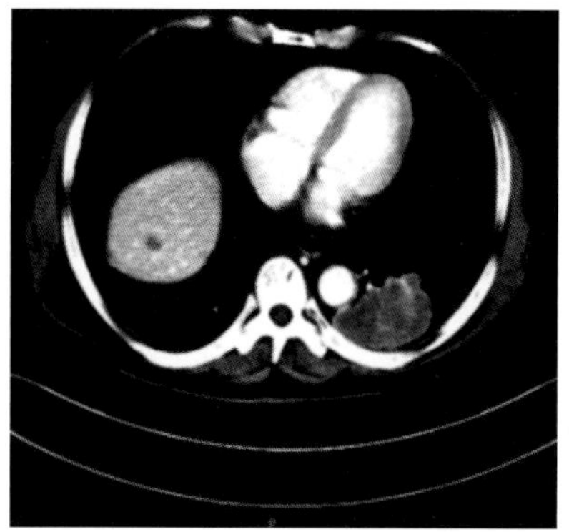

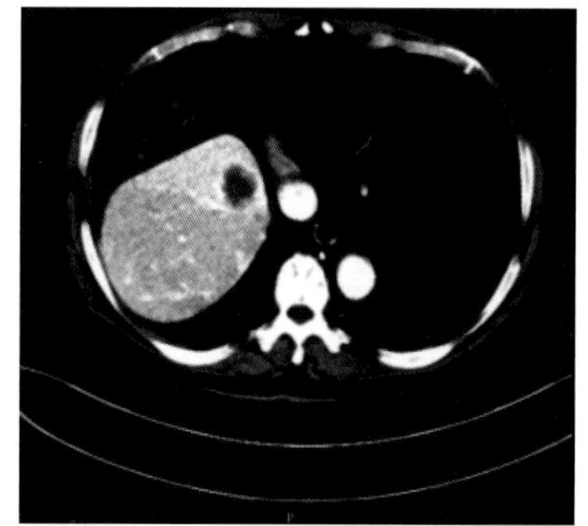

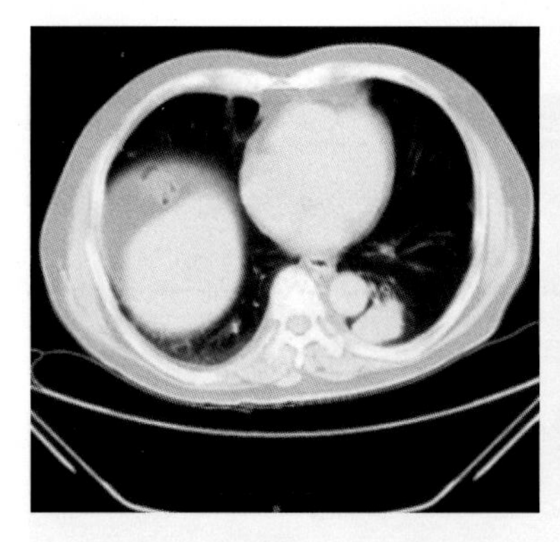

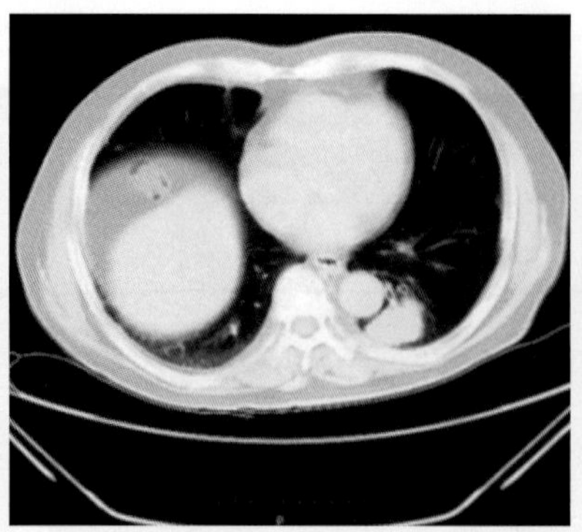

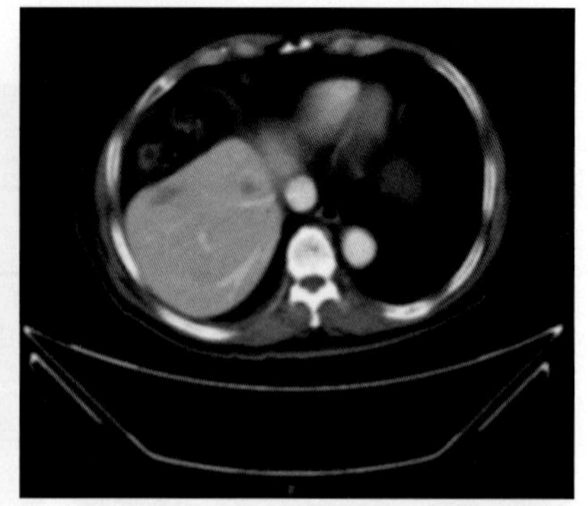

【免疫治疗相关不良反应】

免疫治疗前后血糖变化结果。

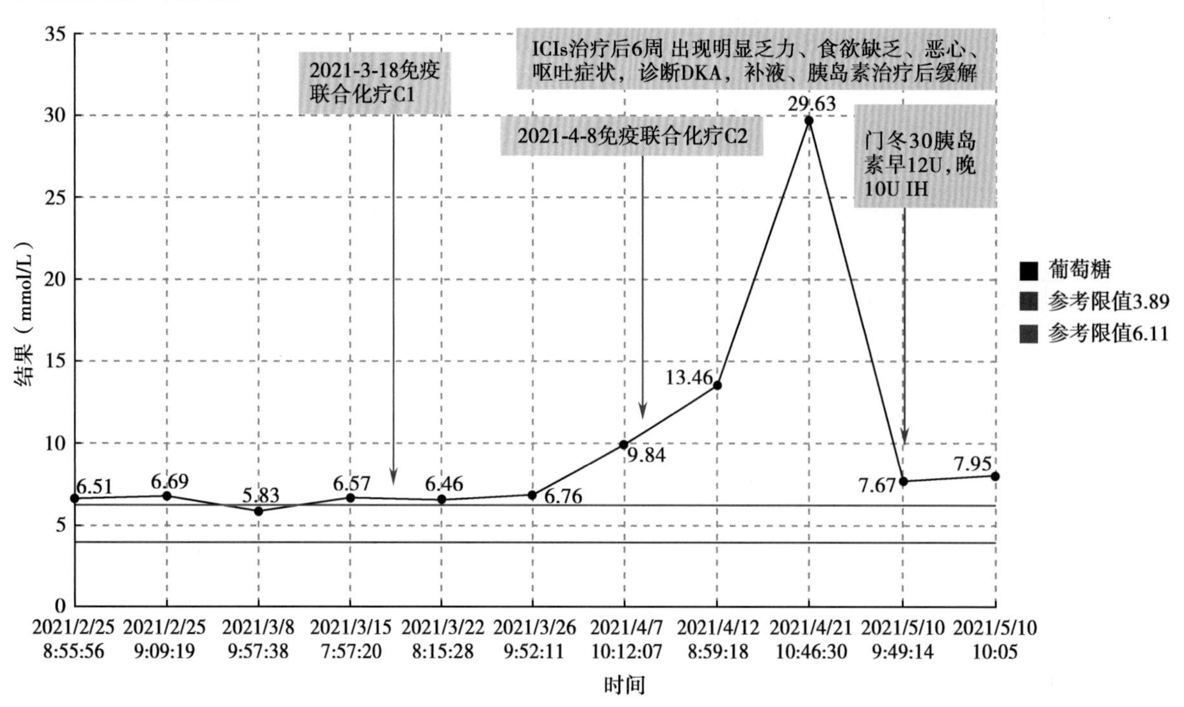

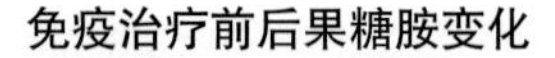

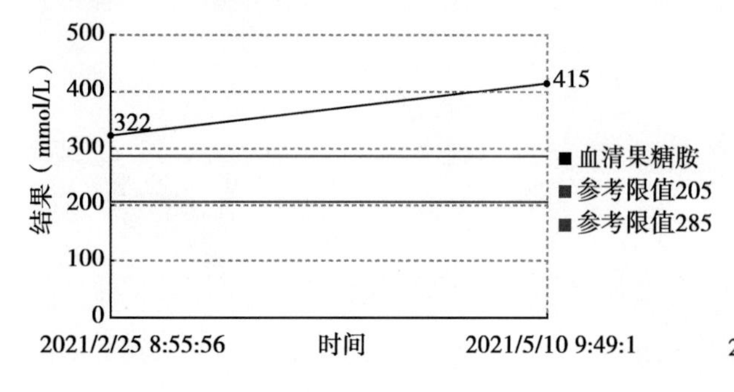

免疫治疗前后糖化血红蛋白变化

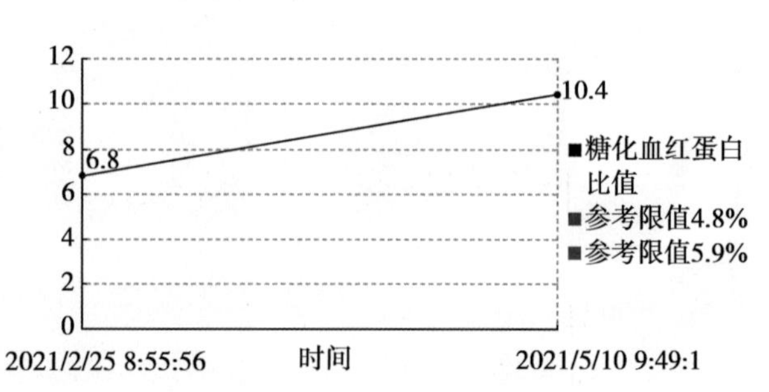

免疫治疗前后尿糖变化

［尿葡萄糖（GLU）］历史数据，参考范围：阴性（-）

检验日期	检验结果
2021-05-17 16：26	3+
2021-05-16 22：29	4+
2021-05-12 09：48	阴性（-）
2021-04-21 14：56	4+
2021-04-07 09：49	2+
2021-02-25 09：03	阴性（-）

免疫治疗前后尿酮体变化

［酮体（KET）］历史数据，参考范围：阴性（-）

检验日期	检验结果
2021-05-17 16：26	阴性（-）
2021-05-16 22：29	阴性（-）
2021-05-12 09：48	阴性（-）
2021-04-21 14：56	1+
2021-04-07 09：49	阴性（-）
2021-02-25 09：03	阴性（-）

免疫治疗后胰岛素 C 肽结果

2021-05-19 胰岛素 C 肽释放试验

项目名称	缩写	结果	单位	参考区间	方法
血糖（空腹）	GLU^0	6.61	mmol/L	3.20~5.60	己糖激酶法
血糖（2 小时）	GLU^2	15.23	mmol/L	-	己糖激酶法
空腹 C 肽	CPs^0	1.62	ng/ml	0.81~3.85	化学发光法
空腹胰岛素	IRI	11.28	mU/L	3.50~25.00	化学发光法
餐后 2 小时 C 肽	CPs^2	5.46	ng/ml	-	化学发光法
餐后 2 小时胰岛素	IRI	44.37	mU/L	-	化学发光法

免疫治疗后自身抗体结果

2021-05-19 自身抗体测定

项目名称	缩写	结果	参考区间
胰岛细胞抗体 -120kD	ICA-120kD	阴性（-）	阴性（-）
谷氨酸脱羧酶抗体 -65kD	GADA-65kD	阴性（-）	阴性（-）
胰岛细胞抗体 -64kD	ICA-64kD	阴性（-）	阴性（-）
胰岛细胞抗体 -40kD	ICA-40kD	阴性（-）	阴性（-）
胰岛素抗体 -5.8kD	ICA-5.8kD	阴性（-）	阴性（-）

治疗前：患者否认既往糖尿病史，入院空腹血糖 6.51mmol/L，存在糖耐量受损，未干预。

治疗后：免疫检查点抑制剂（ICPis）治疗后第 6 周患者出现明显乏力、食欲缺乏、恶心、呕吐等症状，血糖高达 29.63mmol/L，诊断糖尿病酮症，予补液、胰岛素治疗后糖尿病酮症纠正；予门冬 30 胰岛素每日 2 次联合阿卡波糖降糖治疗后血糖控制平稳，顺利完成第 3~6 周期免疫联合化疗转归。现患者门诊替雷利珠单抗单药维持治疗，一般情况良好，门冬 30 胰岛素早 12U，晚 8U 联合阿卡波糖 50mg，t.i.d.，血糖控制可（空腹血糖 7~8mmol/L，餐后 2 小时血糖 9~10mmol/L）。

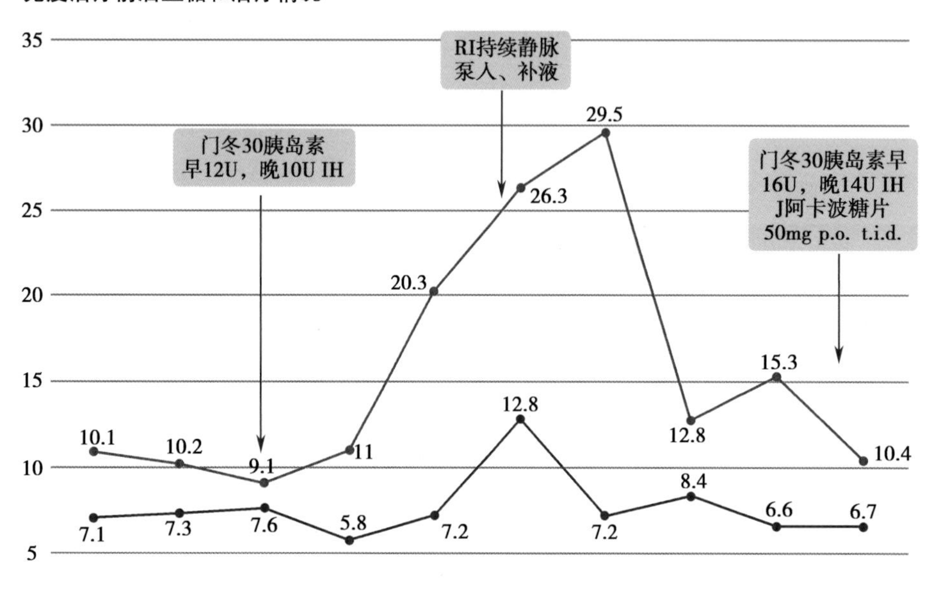

免疫相关性糖尿病的特点如下。

免疫治疗药物的种类：ICPis 相关性糖尿病是一种罕见（发生率<1%）但可能危及生命的 ICPis 相关的 irAEs，主要见于 PD-1 抑制剂治疗。大多数 ICPis 相关性糖尿病与抗 PD-1 或抗 PD-L1 治疗有关；在抗 CTLA-4 治疗中很少出现。

危险因素及发生时间：研究发现 76% 的 ICPis 相关性糖尿病患者携带 1 型糖尿病易感基因 *HLA-DR4*，曾患其他自身免疫性疾病、肠道菌群紊乱也是高危因素之一。ICPis 相关性糖尿病通常发生于药物使用后数周至 1 年内，开始使用后的 13~504 天，前 6 个月内发生率更高，平均 20 周左右发病。糖尿病的临床表现无特异性，个体间差异显著，轻者可仅表现为血糖升高，重者可出现酮症（DK）或酮症酸中毒（DKA）。

发病特征：①迅速发生的高血糖；② ICPis 相关性糖尿病患者中胰岛 β 细胞衰竭的速度更快，迅速发展为内源性胰岛素缺乏症；③ 2/3 以上（76%）的新发 1 型糖尿病患者出现 DKA。

主要临床表现：糖尿病前期或原有 2 型糖尿病血糖变得难以控制［除外其他原因，定义为糖化血红蛋白(HbA1c)在6个月内增加10%,临床需要第二种降糖药或胰岛素,DKA,或新发酮尿症或酮症酸血症]和新发1型糖尿病(暴发性1型糖尿病)。发病年龄晚,平均为61.7岁,中位发生时间是在ICPis治疗4个周期或ICIs治疗开始4~5个月后,50%以上的患者抗GAD65的抗体阳性,胰岛素C肽释放实验呈低平曲线(胰岛素及C肽水平常快速下降至正常值的1/3以下)。

根据指南及专家共识:ICPis应用PD-1/PD-L1抑制剂后应常规监测静脉血糖、HbA1c和空腹胰岛素、C肽水平,仅使用CTLA-4抑制剂者无须常规监测血糖。

诊断:主要依据静脉血糖水平,同时需结合HbA1c、胰岛自身抗体、胰岛功能等综合评估并明确分型。ICPis相关性糖尿病根据临床症状严重程度可分4级,2级及2级以上需暂停ICPis直至血糖控制平稳后可重启治疗。

治疗:以胰岛素注射及对症支持治疗为主。ICPis相关性糖尿病可导致胰岛素分泌能力的完全破坏和长期胰岛素依赖,胰岛素泵或基础胰岛素+多次短效胰岛素治疗是治疗的主要手段,同时需注重患者自我血糖监测及健康教育。ICPis相关性糖尿病的诊断、分型,DKA的处理及胰岛素治疗方案的制订和调整均需内分泌科医师参与指导(具体参照《2020版中国2型糖尿病防治指南》)。ICPis相关性糖尿病不太可能自行缓解,与其他irAEs相比,ICPis相关性糖尿病不需要使用糖皮质激素治疗。

【析评】

患者为高龄男性,诊断左肺低分化鳞癌晚期,既往无糖尿病病史,入院检查空腹血糖6.51mmol/L。ICPis治疗前基线评估:存在糖耐量受损,但未监测餐后2小时血糖,未行口服葡萄糖耐量试验(OGTT)试验确诊治疗前是否存在2型糖尿病。经2周期PD-1免疫联合化疗后出现血糖明显升高[ICPis治疗后6周因明显乏力、恶心、呕吐就诊,静脉血空腹血糖29.63mmol/L,尿糖(4+),酮体(+);期间未使用过糖皮质激素]并发糖尿病酮症,根据《免疫检查点抑制剂引起的内分泌不良反应专家共识2020》及《CSCO免疫检查点抑制剂相关的毒性管理指南2021》,考虑免疫相关性糖尿病,分级G4(有严重症状,空腹血糖>27.8mmol/L,HbA1c治疗前6.8% vs. 治疗后10.4%),经积极补液、持续小剂量胰岛素静滴等治疗后,糖尿病酮症纠正,予门冬胰岛素30注射液每日2次降糖治疗后血糖控制平稳,空腹血糖5.6~7.3mmo/L,2小时血糖9.1~10.9mmo/L。

2周期免疫联合化疗肿瘤疗效评价PR,根据指南及专家共识血糖水平<11.1mmo/L;继续行第3周期免疫联合化疗,化疗期间血糖明显升高[晚餐后2小时血糖27.8mmol/L,尿糖(4+),酮体阴性],经静脉泵入胰岛素强化治疗,并调整胰岛素用量后血糖控制平稳,予完善胰岛素C肽释放试验提示空腹胰岛素及C肽分泌正常,餐后2小时出现分泌高峰,分泌延迟,胰岛细胞自身抗体全套阴性(GAD抗体阴性),考虑存在胰岛素抵抗,餐后高血糖,予门冬胰岛素30注射液早16U,晚14U餐时皮下注射,联合阿卡波糖片50mg p.o.t.i.d.,出院当日空腹血糖6.7mmo/L。综合以上结果,该患者考虑为糖尿病前期或原有的2型糖尿病血糖变得难以控制的免疫相关性糖尿病。

该病例的提示：患者ICPis治疗前存在糖耐量受损，应行OGTT试验除外糖尿病，免疫联合化疗后空腹血糖逐渐升高，考虑应激性血糖升高，应引起足够重视，严密监测血糖。

（庄莉　李雪芹）

参考文献

[1] 王周城, 许南炜, 刘宇, 等. 免疫检查点抑制剂介导型糖尿病的研究进展 [J]. 实用医学杂志, 2020, 36 (18): 2474-2477, 2482.
[2] 中华医学会内分泌学分会免疫内分泌学组. 免疫检查点抑制剂引起的内分泌系统免疫相关不良反应专家共识 (2020)[J]. 中华内分泌代谢杂志, 2021, 37 (1): 1-16.

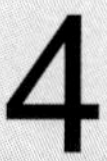

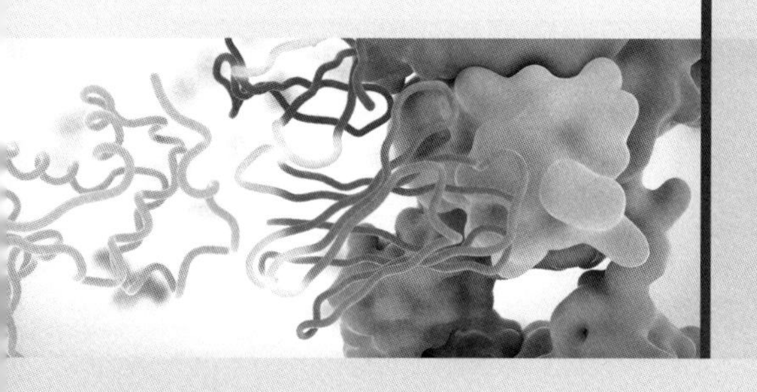

4 当格雷夫斯病遇到肺癌

【病情介绍】

患者，男，48岁。因“发现肺占位6个月，咳嗽、痰中带血5天”于2020年12月首诊入院。2020年6月患者因甲状腺功能亢进症（甲亢）就诊，发现右肺结节，未进一步诊治。5天前患者无诱因出现咳嗽、痰中带血。CT检查提示：右肺下叶占位，肺癌可能，遂至笔者医院就诊。既往史：格雷夫斯病（Graves disease）甲亢病史6个月，经 ^{131}I治疗。吸烟指数600，否认饮酒史、肿瘤家族史。

查体：神清，生命体征平稳，体形消瘦，ECOG为1分，体重指数（BMI）18.5kg/m^2，无突眼，双手细颤征阴性，双侧甲状腺未触及肿大，右上肺呼吸音减弱，双肺未闻及干湿啰音，余查体无明显异常。诊断为右肺小细胞神经内分泌癌 $cT_4N_2M_{1a}$ ⅣA期（胸膜、右肺门、纵隔淋巴结转移）（Graves病）甲亢 ^{131}I治疗后。

患者既往肺CT资料

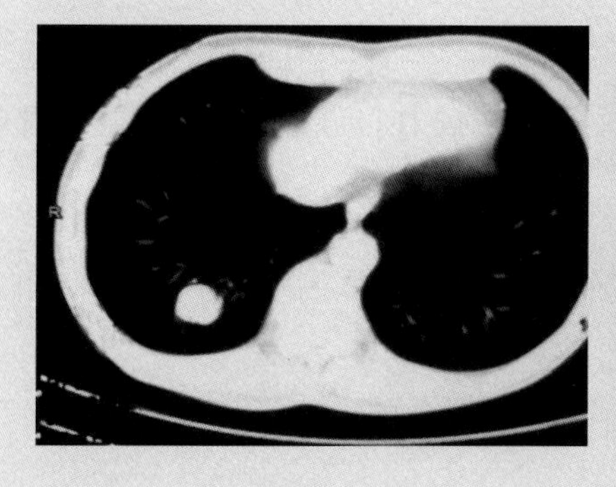

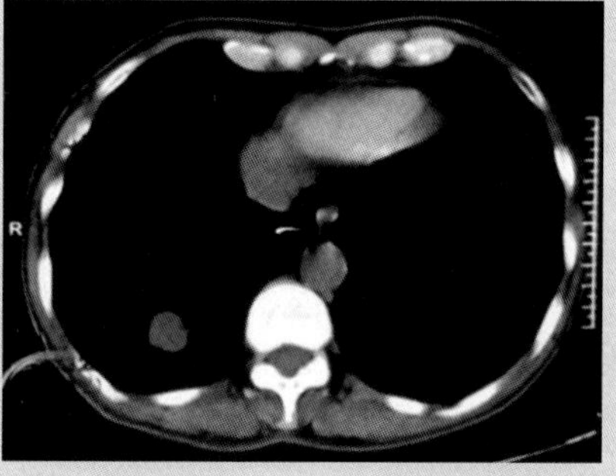

患者甲状腺摄碘率检查结果(2020-06-16)

名称	测量值 /%	参考值 /%	计数	源计数
3h 摄碘率	35.7	7~18	15 666	43 020
6h 摄碘率	59.8	10~27	25 645	42 564
24h 摄碘率	68.3	18~41	27 436	39 929

患者甲状腺功能检查结果(2020-06-11)

指标	项目	单位	结果		参考值
TSH	促甲状腺激素	mIU/L	<0.005	↓	0.27~4.2
T_4	甲状腺激素	nmol/L	200.5	↑	66~181
T_3	三碘甲状腺原氨酸	nmol/L	5.33	↑	1.3~3.1
FT_4	血清游离甲状腺素	pmol/L	66.57	↑	12~22
FT_3	游离三碘甲状腺素	pmol/L	23.62	↑	3.1~6.8
TRAh	促甲状腺受体抗体	IU/L	10.92	↑	≤1.75

患者甲状腺功能检查结果(2020-09-08)

指标	项目	结果		单位	参考值
FT_3	游离三碘甲状腺素	6.000		pmol/L	3.3~8.5
FT_4	血清游离甲状腺素	20.712		pmol/L	6.6~24.8
TSH	促甲状腺激素	0.011	↓	mIU/L	0.3~4.6
T_4	甲状腺激素	121.02		μg/L	50~124
T_3	三碘甲状腺原氨酸	1.301		μg/L	0.61~1.63

影像学检查结果:(2020-12-19)胸部CT平扫提示,右肺下叶后基底段肿块大小约4.8cm×3.8cm×4.1cm,纵隔、右肺门淋巴结范围约6.7cm×5.9cm。

纤维支气管镜提示:右肺中叶,黏膜充血、开口狭窄;右肺下叶,开口狭窄。左肺主支气管及分支各叶、段、亚段支气管管腔通畅,黏膜光滑,未见新生物及出血。右主支气管及上叶支气管、中间支气管、中叶支气管黏膜充血,增生、粗糙、管腔狭窄。右肺上叶支气管黏膜活检刷检及右肺灌洗。

免疫组化结果提示:Syn(+),CgA(-),CD56(+),CK(±),TTF1(+),LCA(-),Ki-67(+,约90%),NAPSIN-A(-),P63(-),P40(-),CK5/6(-),CK7(-)。

右肺上叶支气管开口黏膜活检:恶性肿瘤,结合HE染色及免疫组化结果,符合小细胞神经内分泌癌。

2020年12月头颅MRI提示:颅脑未见确切异常MRI征象。全身骨显像提示:全身骨未见明显异常代谢。

实验室检查:血清肿瘤标志物,神经元特异性烯醇化酶(NSE)77.14μg/L↑,ProGRP 4 728pg/ml ↑;血细胞分析、肝肾功能、电解质无明显异常。

标本活检病理类型

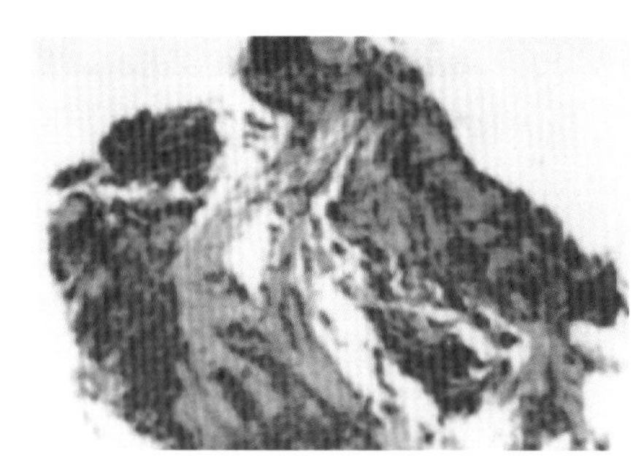

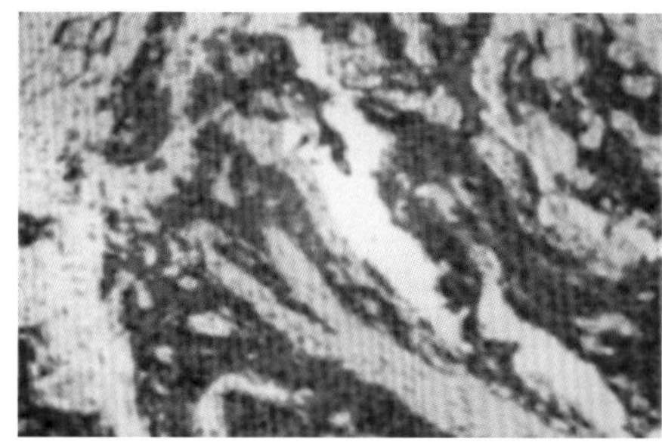

基线甲状腺功能及超声（2020-12-21）

指标	检验项目	单位	结果	参考区间 / 值
T_3	三碘甲状腺原氨酸	ng/L	1.11	0.8~1.9
T_4	甲状腺素	μg/dl	8.40	5~13
TSH	血清促甲状腺素	μIU/ml	<0.01 ↓	0.27~4.20
TG	甲状腺球蛋白	ng/ml	0.64 ↓	3.5~77.0
TG-Ab	抗甲状腺球蛋白抗体	IU/ml	470.30 ↑	<115
TPO-Ab	抗甲状腺过氧化酶抗体	IU/ml	388.40 ↑	<40
fT_3	游离三碘甲状腺素	pmol/L	5.24	3.5~7.0
fT_4	游离甲状腺素	pmol/L	19.76	8.5~22.5
rT_3	血清反 T_3	ng/dl	62.45	20~64

超声检查提示：甲状腺两侧叶及峡部切面形态大小正常，表面光滑，包膜完整，内部回声不均。

治疗方案：免疫＋化疗（替雷利珠单抗＋依托泊苷＋顺铂 ×6 周期）。

首诊诊断：

1. 右肺小细胞神经内分泌癌，$cT_4N_2M_{1a}$ ⅣA 期（胸膜、右肺门、纵隔淋巴结转移）。

2. 甲亢 ^{131}I 治疗后。

2020-12-21：第 1 周期免疫联合化疗。

替雷利珠单抗＋EP 方案第 1 周期。

2021-01-19：第 2 周期免疫联合化疗。

肺 CT 影像（2020-12-30）

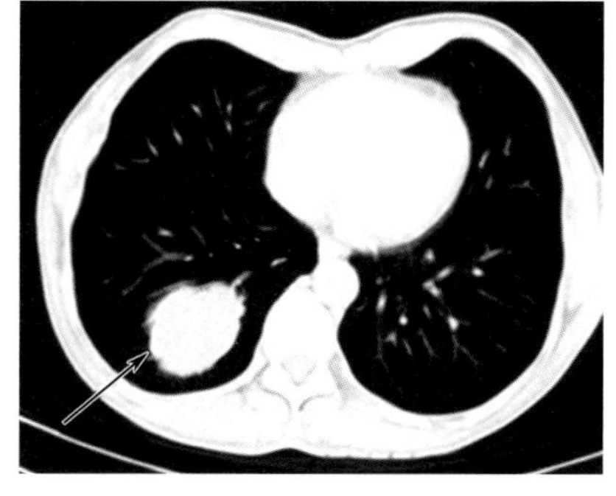

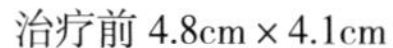

治疗前 4.8cm × 4.1cm

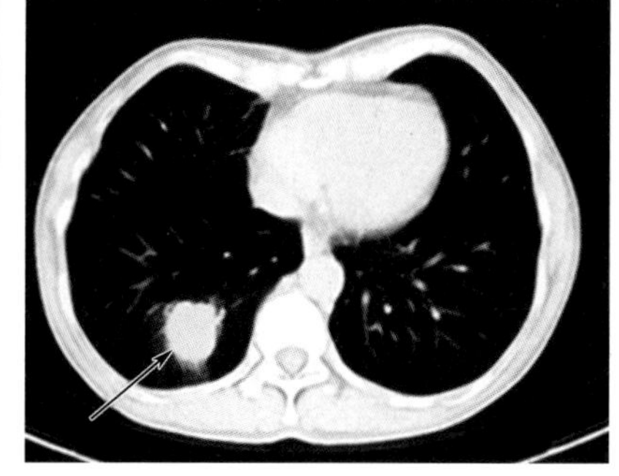

1 周期治疗后 3.4cm × 2.9cm

甲状腺功能（2021-01-19）

指标	检验项目	结果		单位	参考区间 / 值
T_3	三碘甲状腺原氨酸	1.24		ng/L	0.8~1.9
T_4	甲状腺素	8.25		μg/dl	5~13
TSH	血清促甲状腺素	0.03	↓	μIU/ml	0.27~4.20
TG	甲状腺球蛋白	2.47	↓	ng/ml	3.5~77.0
TG-Ab	抗甲状腺球蛋白抗体	715.00	↑	IU/ml	＜115
TPO-Ab	抗甲状腺过氧化酶抗体	268.48	↑	IU/ml	＜40
fT_3	游离三碘甲状腺素	5.00		pmol/L	3.5~7.0
fT_4	游离甲状腺素	16.63		pmol/L	8.5~22.5
rT_3	血清反 T_3	45.93		ng/dl	20~64

甲状腺功能（2021-02-19）

指标	检验项目	结果		单位	参考区间 / 值
T_3	三碘甲状腺原氨酸	0.56	↓	ng/L	0.8~1.9
T_4	甲状腺素	3.56	↓	μg/dl	5~13
TSH	血清促甲状腺素	5.96	↑	μIU/ml	0.27~4.20
TG	甲状腺球蛋白	0.44	↓	ng/ml	3.5~77.0
TG-Ab	抗甲状腺球蛋白抗体	873.90	↑	IU/ml	＜115
TPO-Ab	抗甲状腺过氧化酶抗体	＞400.00	↑	IU/ml	＜40
fT_3	游离三碘甲状腺素	3.11	↓	pmol/L	3.5~7.0
fT_4	游离甲状腺素	7.96	↓	pmol/L	8.5~22.5
rT_3	血清反 T_3	24.09		ng/dl	20~64

2021-02-19 第 3 周期免疫联合化疗

2021-04-19 第 5 周期免疫联合化疗

肺 CT 影像前后对比（2021-01-23、2021-02-21 和 2021-05-08）

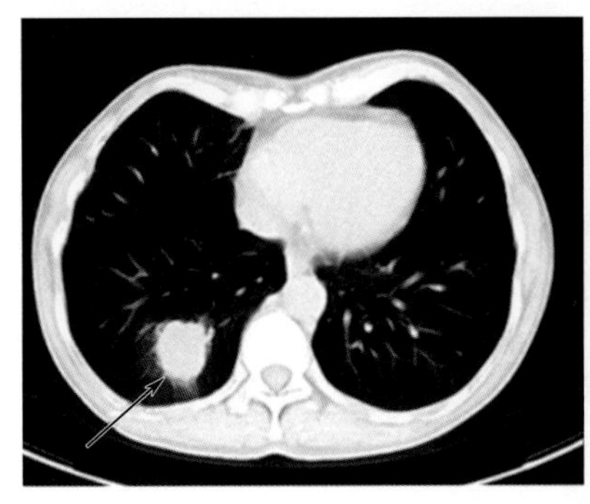
1 周期治疗后 3.4cm × 2.9cm

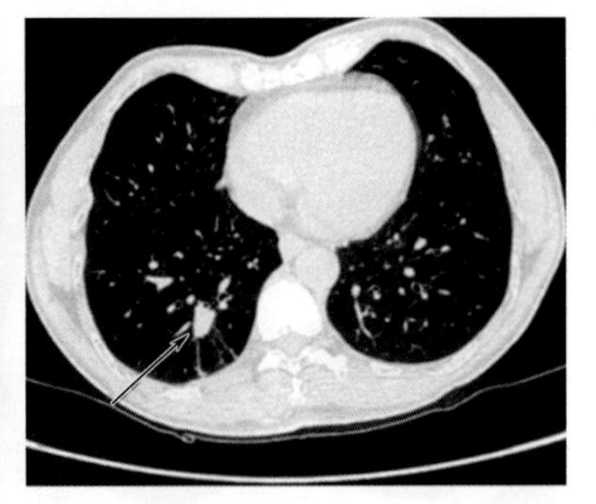
2 周期治疗后 2.1cm × 1.7cm

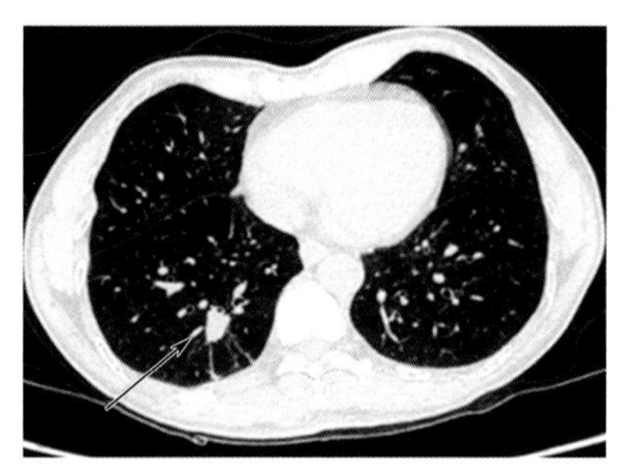
2 周期治疗后 2.1cm × 1.7cm

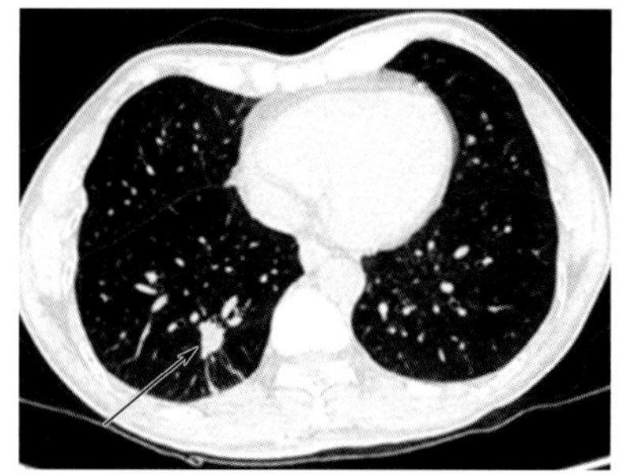
4 周期治疗后 1.9cm × 1.2cm

甲状腺功能（2021-03-19）

指标	检验项目	结果		单位	参考区间 / 值
T_3	三碘甲状腺原氨酸	0.47	↓	ng/L	0.8~1.9
T_4	甲状腺素	1.52	↓	μg/dl	5~13
TSH	血清促甲状腺素	29.00	↑	μIU/ml	0.27~4.20
TG	甲状腺球蛋白	<0.04	↓	ng/ml	3.5~77.0
TG-Ab	抗甲状腺球蛋白抗体	736.10	↑	IU/ml	<115
TPO-Ab	抗甲状腺过氧化酶抗体	>400.00	↑	IU/ml	<40
fT_3	游离三碘甲状腺素	2.53	↓	pmol/L	3.5~7.0
fT_4	游离甲状腺素	2.95	↓	pmol/L	8.5~22.5
rT_3	血清反 T_3	15.50		ng/dl	20~64

甲状腺功能（2021-04-12）

指标	检验项目	结果		单位	参考区间 / 值
T_3	三碘甲状腺原氨酸	0.52	↓	ng/L	0.8~1.9
T_4	甲状腺素	3.20	↓	μg/dl	5~13
TSH	血清促甲状腺素	73.55	↑	μIU/ml	0.27~4.20
TG	甲状腺球蛋白	0.37	↓	ng/ml	3.5~77.0
TG-Ab	抗甲状腺球蛋白抗体	660.20	↑	IU/ml	<115
TPO-Ab	抗甲状腺过氧化酶抗体	>400.00	↑	IU/ml	<40
fT_3	游离三碘甲状腺素	3.16	↓	pmol/L	3.5~7.0
fT_4	游离甲状腺素	5.42	↓	pmol/L	8.5~22.5
rT_3	血清反 T_3	20.50		ng/dl	20~64

2021-05-07 第 6 周期免疫联合化疗

TSH 36.73μIU/L，左甲状腺素片 75μg q.d.

替雷利珠单抗 +EP 方案第 6 周期

甲状腺功能（2021-05-07）

指标	检验项目	结果		单位	参考区间/值
T_3	三碘甲状腺原氨酸	0.67	↓	ng/L	0.8~1.9
T_4	甲状腺素	7.58		μg/dl	5~13
TSH	血清促甲状腺素	36.73	↑	μIU/ml	0.27~4.20
TG	甲状腺球蛋白	0.46	↓	ng/ml	3.5~77.0
TG-Ab	抗甲状腺球蛋白抗体	654.10	↑	IU/ml	<115
TPO-Ab	抗甲状腺过氧化酶抗体	>400.00	↑	IU/ml	<40
fT_3	游离三碘甲状腺素	3.60		pmol/L	3.5~7.0
fT_4	游离甲状腺素	13.81		pmol/L	8.5~22.5
rT_3	血清反 T_3	42.75		ng/dl	20~64

甲状腺功能（2021-05-31）

指标	检验项目	结果		单位	参考区间/值
T_3	三碘甲状腺原氨酸	0.83		ng/L	0.8~1.9
T_4	甲状腺素	8.85		μg/dl	5~13
TSH	血清促甲状腺素	11.87	↑	μIU/ml	0.27~4.20
TG	甲状腺球蛋白	0.19	↓	ng/ml	3.5~77.0
TG-Ab	抗甲状腺球蛋白抗体	744.90	↑	IU/ml	<115
TPO-Ab	抗甲状腺过氧化酶抗体	371.09	↑	IU/ml	<40
fT_3	游离三碘甲状腺素	4.18		pmol/L	3.5~7.0
fT_4	游离甲状腺素	18.00		pmol/L	8.5~22.5
rT_3	血清反 T_3	48.82		ng/dl	20~64

免疫维持治疗

肺 CT 影像前后对比（2021-05-08 和 2021-06-03）

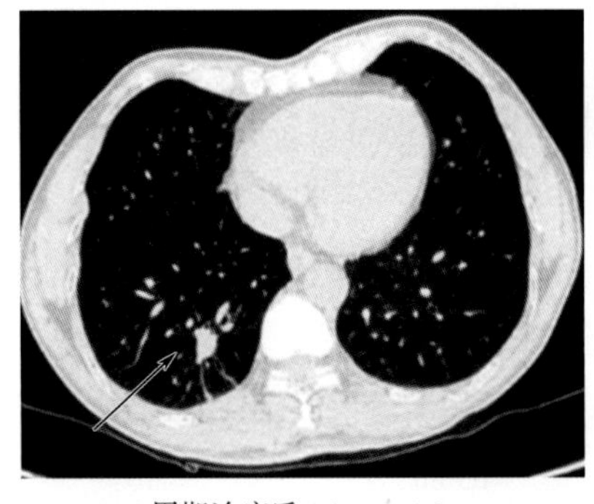

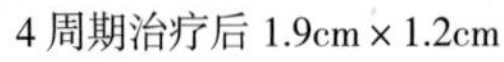

4 周期治疗后 1.9cm × 1.2cm

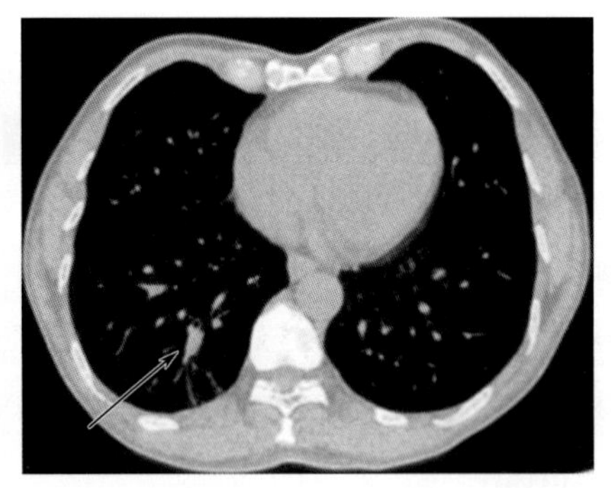

6 周期治疗后 1.4cm × 0.5cm

【免疫治疗相关不良反应】

治疗前，患者为亚临床甲亢，暂未行特殊治疗；ICPis 治疗后第 7 周患者出现轻度亚临床甲减，暂未干预；第 11 周，患者 TSH 升至 29μIU/L，予左甲状腺素片（L-T_4）25μg/d 治疗，第 14 周出现乏力、食欲缺乏症状，属于临床甲减，TSH 高达 73.55μIU/L，调整 L-T_4 剂量至 50μg/d，继续 ICIs 治疗，经 L-T_4 干预后患者症状改善，据 TSH 水平逐渐调整 L-T_4 至维持剂量 75μg q.d. [1~1.6μg/(kg·d)]；转归：现门诊替雷利珠单抗单药维持治疗，一般情况良好，口服 L-T_4 75μg q.d.，TSH 4.56μIU/L。

【免疫相关甲状腺功能异常的处理思路】

1. 免疫相关性甲状腺功能异常的特点

（1）发病率：ICPis 相关的甲状腺功能异常发生率为 6%~20%，其中 PD-1 抑制剂治疗引发甲状腺功能紊乱最为常见发病率为 5%~10%，略高于 PD-L1 抑制剂治疗（0~5%）和 CTLA-4 抑制剂治疗（0~5%），ICPis 联合应用时发生率较单药治疗更高，文献中报道风险可达 3 倍。

免疫治疗前后甲状腺功能变化

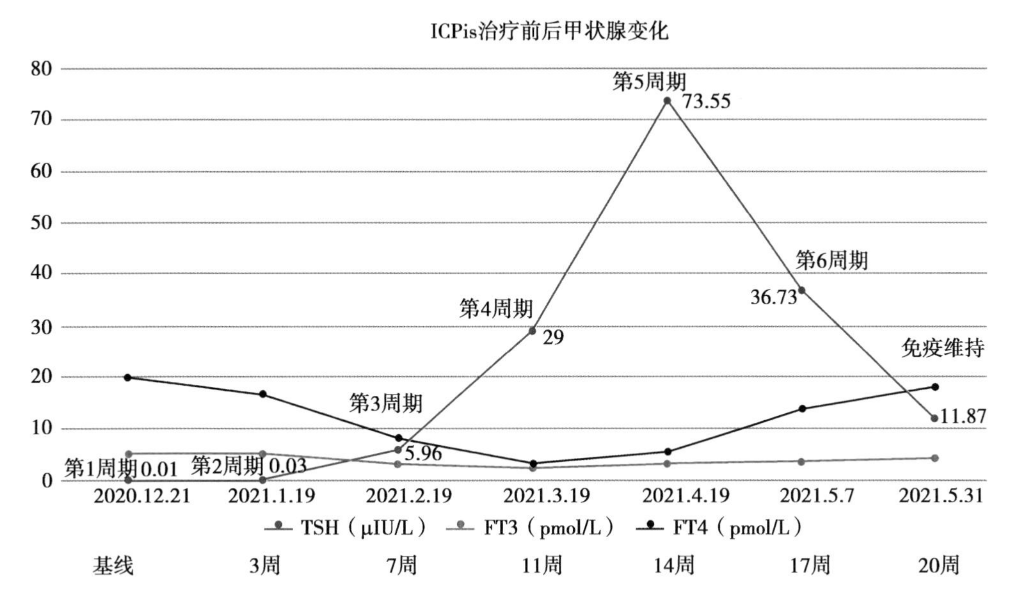

免疫治疗前后 TSH 变化及治疗

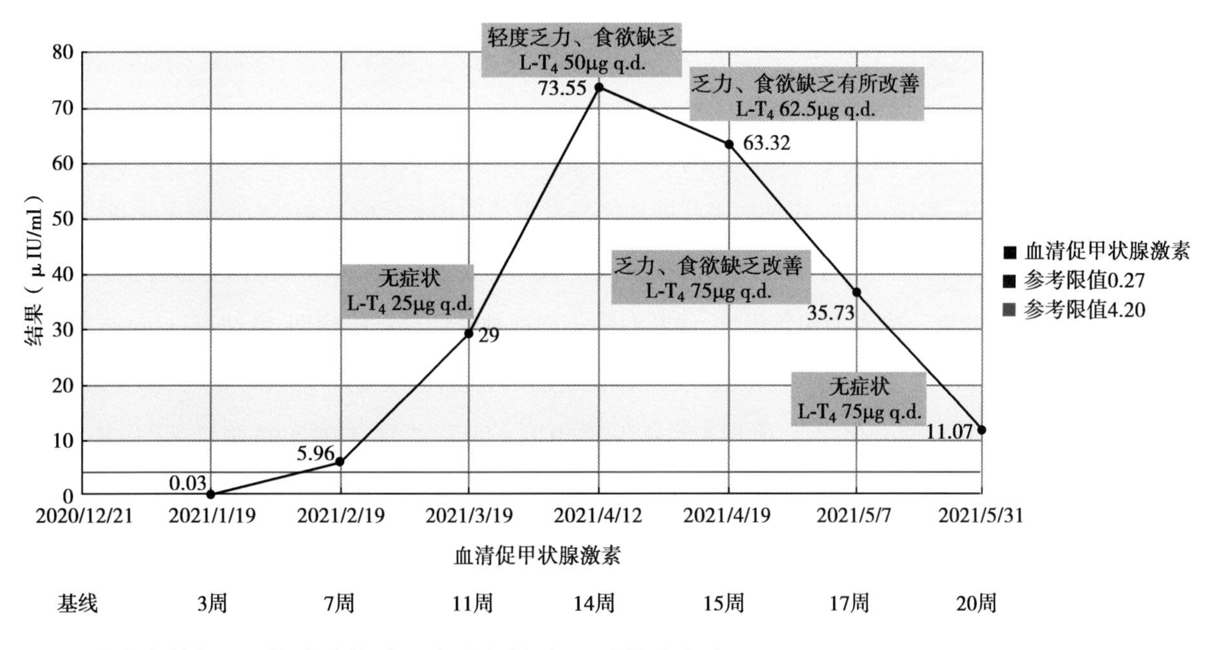

（2）发病特征：甲状腺功能减退症（甲减）多于甲状腺毒症。

1）致甲减风险：PD-1 抑制剂 > PD-L1 抑制剂 > CTLA-4 抑制剂。

2）致甲状腺毒症风险：PD-1 抑制剂>CTLA-4 抑制剂>PD-L1 抑制剂。

（3）危险因素及发生时间：甲状腺损伤易发生于年轻女性群体与种族、与是否有基础甲状腺疾病相关。ICPis 所致甲状腺功能障碍的发病时间：通常发生于药物使用后，短则用药后 1 周，长则可达停药后 2~3 年。目前各类指南普遍认为，主要在给药后的 2~6 周发生。

（4）临床表现：ICPis 引起的免疫相关性甲状腺功能异常临床表现无特异性，个体间差异显著，大多无症状或轻微症状。部分患者经历短暂的甲状腺毒症期（多为 2~12 周）后转为甲减与甲状腺炎的自然病程相似，存在基础甲状腺疾病或甲状腺病史的患者，使用 ICPis 可能导致患者原有甲状腺疾病复发或加重，甲状腺损伤在诊断时常有激素水平异常及甲状腺相关抗体阳性。

（5）诊断及治疗：根据指南及专家共识，ICPis 应用 PD-1/PD-L1 抑制剂应用前常规行甲状腺超声及甲状腺功能基线评估，应用后应在治疗开始的第一个月后开始监测甲状腺功能（每 3~4 周检测 TSH 和 FT_4、FT_3 水平），TRAb 检测有助于鉴别甲状腺毒症的病因。

1）诊断主要依据甲状腺功能、超声等综合评估。①甲状腺毒症：血清 TSH↓，FT_4 和或 FT_3↑；②甲减：血清 TSH↑、FT_4 和或 FT_3↓，需与中枢性甲减鉴别；③ TSH 正常，仅表现为甲状腺相关抗体（TPOAb）效价不同程度的升高。

ICPis 相关甲状腺功能异常，根据临床症状严重程度可分 4 级，除 G4 级甲减黏液性水肿昏迷及甲状腺危象需要使用类固醇激素并永久停用 ICPis，其他级别甲减仅需常规甲状腺补充治疗，无须停用 ICPis。

2）治疗

甲亢：常使用 β 受体阻滞剂控制心率及症状，除 Graves 病外通常不需使用抗甲状腺药物，在症状及甲状腺功能改善后可以重启 ICPis 治疗。

甲减：有临床症状或 TSH>10mIU/L 应接受治疗，TSH 在 5~10mIU/L 应结合临床症状和 TPOAb 情况决定是否治疗，L-T_4 推荐剂量为 1~1.6μg/（kg·d），起始剂量为 25~50μg/d（老年人或心脏病患者推荐 12.5μg/d 起始）。

ICPis 相关甲减不太可能自行缓解，需要长期甲状腺激素补充治疗，但这些不良事件分级很少超过 G2 级，与其他的 irAEs 相比，ICPis 相关的甲状腺功能异常需要使用类固醇激素治疗的情况罕见，除 G4 级以外，G1~3 级甲减无须停用 ICPis，甲亢者在症状及甲状腺功能改善后可以重启 ICPis 治疗。

2. **病例总结及特点** 患者为中年男性，诊断右肺小细胞神经内分泌癌晚期，既往有（Graves 病）甲亢病史 6 个月，经 ^{131}I 治疗，ICIs 治疗前基线评估：存在亚临床甲亢，但未复查 TRAb 及甲状腺吸碘率。

经 3 周期 PD-1 免疫联合化疗后，出现亚临床甲减（ICIs 治疗后 7 周，TSH 5.96μIU/L，无症状，暂未干预），14 周出现乏力、食欲缺乏，临床甲减，TSH 高达 73.55μIU/L，根据《免疫检查点抑制剂引起的内分泌不良反应专家共识 2020》及《CSCO 免疫检查点抑制剂相关的毒性管理指南 2021》，考虑存在免疫相关性甲状腺功能异常，分级 G2，经补充左甲状腺激素治疗后，TSH 恢复正常，25μg/d 起始，逐渐调整剂量至 75μg/d，最高 TSH 由 73.55μIU/L 降至 11.87μIU/L，目前 TSH 为 4.56μIU/L。

1 周期免疫联合化疗肿瘤疗效评价 PR，3 周期时出现亚临床甲减，4 周期后出现临床甲减，根据指南及专家共识无须停用 ICPis；予继续行第 5~6 周期免疫联合化疗及免疫维持治疗，经积极补充左甲状腺素片，并逐渐上调该药物剂量后，TSH 基本接近目标值，目前口服左甲状腺素 75μg/d，无症状，患者生活质量良好。

综合以上结果，考虑本患者属于既往有甲状腺基础疾病，PD-1 抑制剂治疗后并发免疫相关性甲减。

提示：本例患者 ICPis 治疗前存在亚临床甲亢，未行 TRAb 检测及吸碘率检测，未引起足够重视，不清楚既往 Graves 病甲亢经 ^{131}I 治疗后的甲状腺功能，最后因常规复查甲状腺功能发现甲减，发现甲减后 L-T_4 剂量替代不足，TSH 在较长时间才降至正常。

（庄 莉 李雪芹）

参考文献

[1] 中华医学会内分泌学分会免疫内分泌学组. 免疫检查点抑制剂引起的内分泌系统免疫相关不良反应专家共识 (2020)[J]. 中华内分泌代谢杂志, 2021, 37 (1): 1-16.

[2] 中国临床肿瘤学会指南工作委员会. 中国临床肿瘤学会 (CSCO) 免疫检查点抑制剂相关的毒性管理指南: 2019 [M]. 北京: 人民卫生出版社, 2019: 1-116.

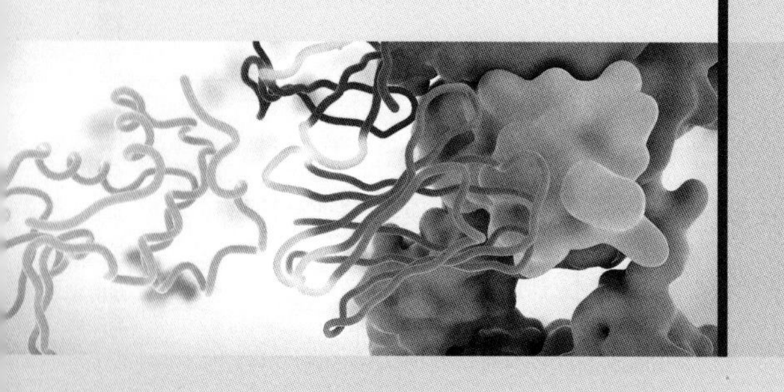

5

免疫治疗 3 个月后突发的肝损伤

【病情介绍】

患者，女，51 岁。因 "左肺腺癌 3 周期免疫联合化疗后 20 余天" 于 2020-10-22 入院。现病史：2020 年 7 月患者因咳嗽行 CT 检查发现右肺占位，为进一步诊治至云南省肿瘤医院就诊，完善相关检查后明确诊断为左肺腺癌 $cT_4N_3M_{1a}$ ⅣA 期，行基因检测示 *KRAS Exon-2* 突变。先后于 2020-07-31、2020-08-28 予帕博利珠单抗免疫治疗联合 "培美曲塞 + 顺铂" 方案化疗 2 周期，期间无特殊不适，无肝功能损伤。2020 年 9 月底返院复查，评估病情 SD，故于 2020-09-30 继续予帕博利珠单抗免疫治疗联合 "培美曲塞 + 顺铂" 化疗一周期，出院后未动态复查。2020-10-22 拟继续治疗再次入院。既往史：无病毒性肝炎、脂肪肝、自身免疫性疾病、肝转移及口服中药等病史。无其他特殊病史。诊断：①左肺腺癌 $cT_4N_3M_{1a}$ ⅣA 期；②恶性胸腔积液；③胸膜继发恶性肿瘤；④(左锁骨上、左肺门、纵隔) 淋巴结继发恶性肿瘤。病理结果提示：左肺腺癌 $cT_4N_3M_{1a}$ ⅣA 期，*KRAS Exon-2* 突变。2020 年 10 月 CT 检查结果提示：① "左肺恶性肿瘤" 复查：左侧胸膜大致均匀性广泛性增厚，左侧胸腔中等量积液 (部分包裹) 并左肺膨胀不全及多发条絮影，上述较前 (2020-07-21) 变化不明显。②左锁骨上、左肺门、纵隔、左前心膈角区多发淋巴结肿大，病灶较前变化不明显。③右肺多发实性小结节及粟粒影，大致同前。心包稍厚，心包少量积液，较前变化不明显。④肝右前叶上段稍低密度结节，考虑血管瘤可能。余未见明显异常。

2020 年 10 月 B 超检查结果提示：①肝实质回声增粗欠均匀，请结合肝功能检查。②肝内实质性占位病变，性质待查，考虑肝血管瘤可能，其他疾患待排。

③空腹胆囊囊壁增厚。④门静脉系统：未见明显异常。

肝脏B超

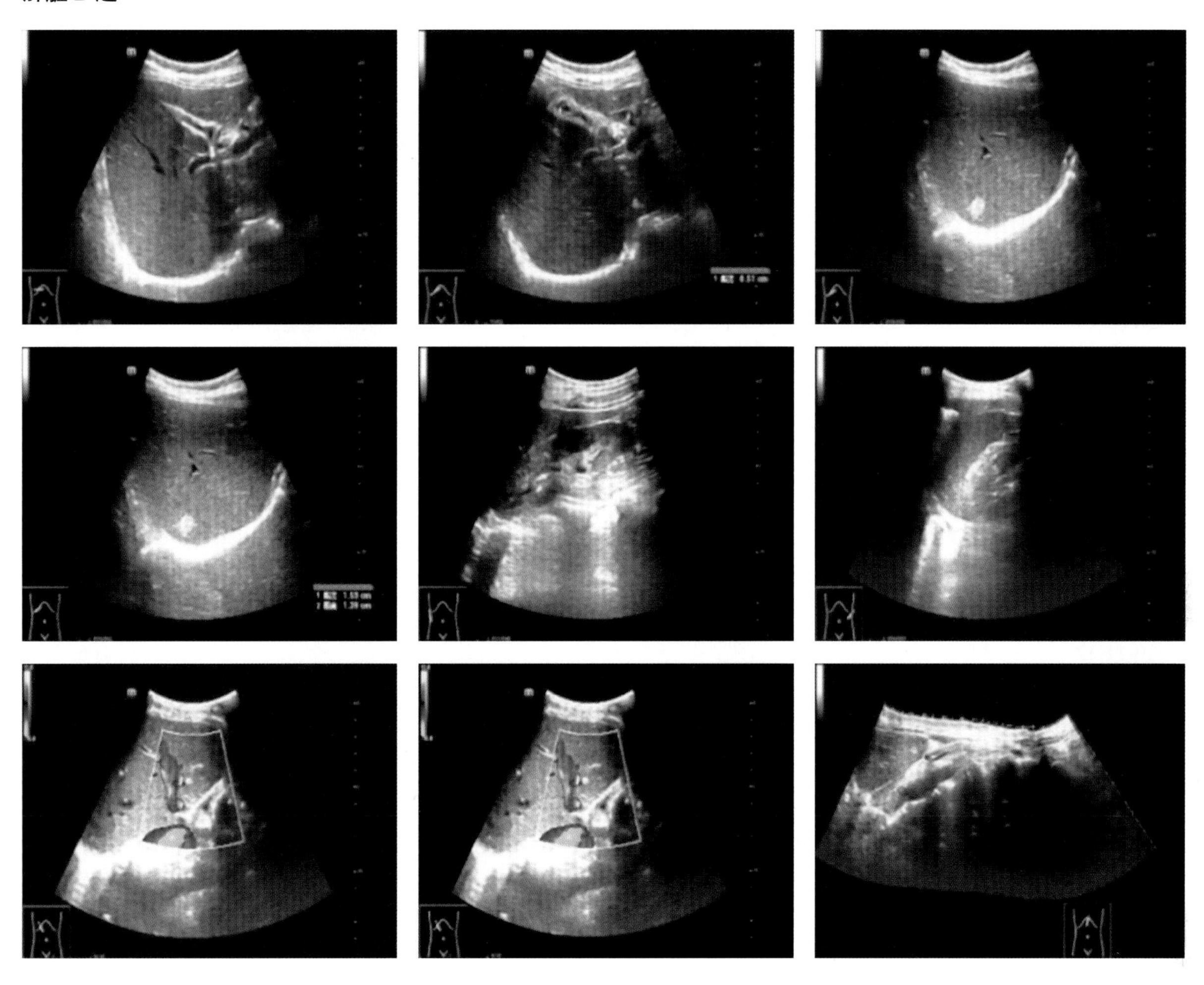

【免疫治疗相关不良反应】

治疗方案及预后：

1. 2020-07-31　帕博利珠单抗 200mg d0，培美曲塞 700mg d1，顺铂 40mg d1~2 30mg d3；iv.gtt q.21d.。

2. 2020-08-28　帕博利珠单抗 200mg d0，培美曲塞 700mg d1，顺铂 40mg d1~2 30mg d3；iv.gtt q.21d.。

3. 2020-09-30　帕博利珠单抗 200mg d0，培美曲塞 700mg d1，顺铂 40mg d1~2 30mg d3；iv.gtt q.21d.。

4. 2020-10-30　出现肝功能异常，予异甘草酸镁 + 多烯磷脂酰胆碱保肝治疗（直至 2020-11-13）。

5. 2020-11-05　胆红素呈进行性升高，考虑免疫性肝损伤 G3 级，故予甲泼尼龙琥珀酸钠 50mg q.d.，按 1mg/(kg·d)计算。

6. 2020-11-10　改为口服泼尼松 40mg q.d.。

7. 2020-11-13 病情好转出院。

8. 出院后继续口服泼尼松治疗，并逐渐减量，2020-12-08 复查肝功能基本恢复正常。

肝功能指标变化情况

肝功能检测	白蛋白（40~55g/L）	总胆红素（5.1~20μmol/L）	结合胆红素（1.7~6.8μmol/L）	非结合胆红素（5.1~14μmol/L）	AST（13~35U/L）	ALT（7~10U/L）
2020-07-31	35	3.9	2.3	1.6	29	21
2020-08-24	33	4.4	2.5	1.9	12	8
2020-09-29	39	3.1	2.0	1.1	12	6
2020-10-26	30	3.3	1.7	1.6	23	12
2020-10-30	29	37	35.8	1.2	531	307
2020-11-02	30	86.6	83.9	2.7	151	161
2020-11-05	34	129.6	121	8.6	129	138
2020-11-08	37	58.8	54.4	4.4	173	185
2020-11-12	39	38.9	36.5	2.4	96	166
2020-12-08	45	16.9	13.7	3.2	43	41
2020-12-14	43	18.3	11.4	6.9	29	50
2020-12-29	44	9.6	6.7	2.9	29	26

2021 年 1 月复查 CT 结果：①左侧胸腔少量积液，较前减少；左侧胸膜增厚，程度较前稍减轻。左肺上叶长条片灶及不规则结节灶；左肺下叶条索。纵隔多发肿大淋巴结。上述大致同前。左肺上叶尖后段结节较前减小；右肺中叶非实性密度小结节未见。②右肺多发实性密度结节、小粟粒影，大致同前。③肝右前叶上段稍低密度结节，大致同前(2020-11-02)，考虑血管瘤。余未见明显异常。

肺 CT 影像（2021 年 1 月）

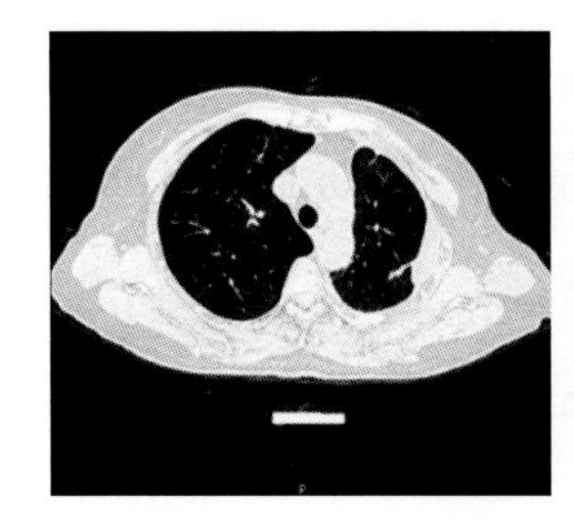
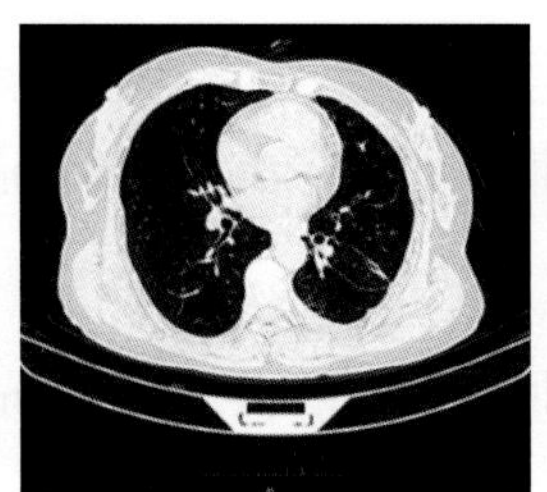
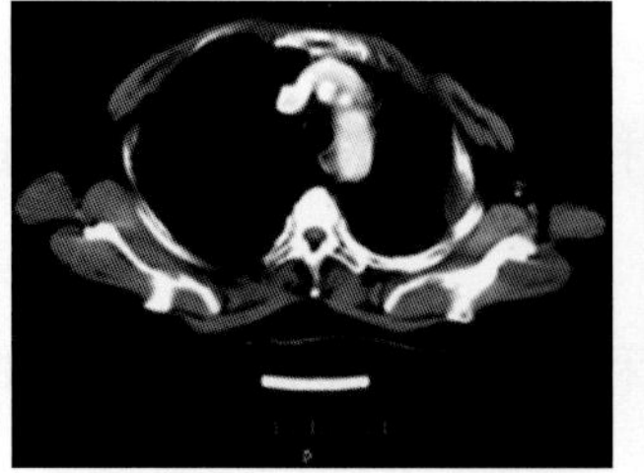
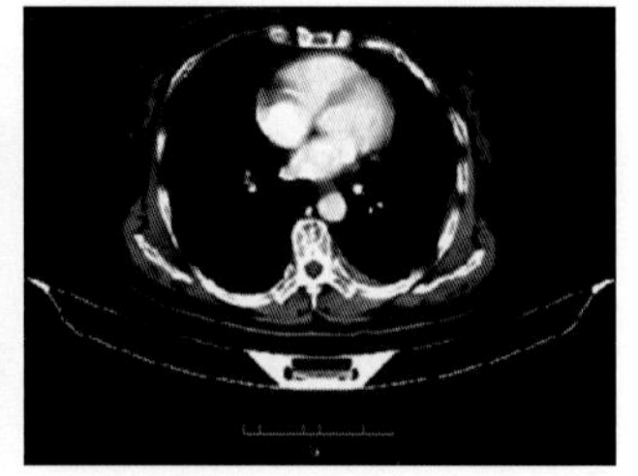

2021 年 3 月复查 CT 结果：①"左肺恶性肿瘤"复查，对比 2021-01-21 片，左侧胸腔包裹性积液，较前增多；左侧胸膜增厚，大致同前。左肺上叶长条片灶及不规则结节灶；左肺下叶条索。纵隔多发肿大淋巴结。上述大致同前。前片左肺上叶尖后段结节未见。右肺多发实性密度结节、小粟粒影，大致同前。②肝右前叶上段稍低密度结节，大致同前，考虑血管瘤。余无特殊异常。

肺 CT 影像(2021 年 3 月)

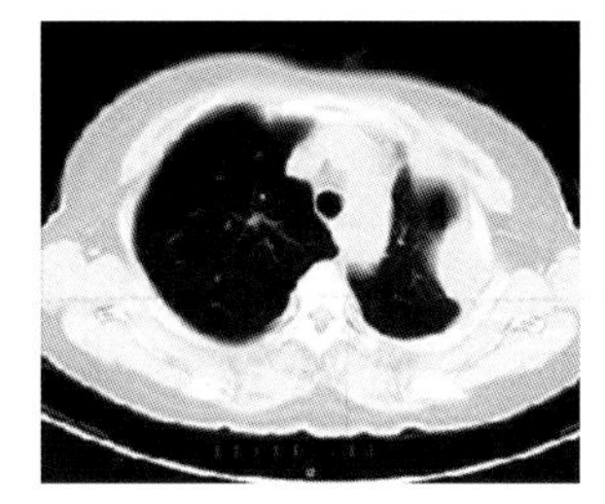
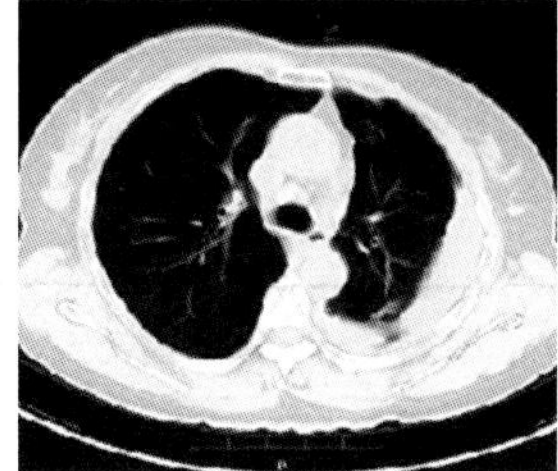
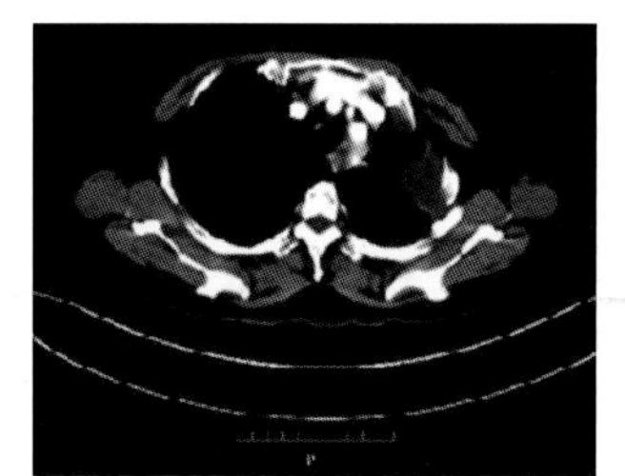
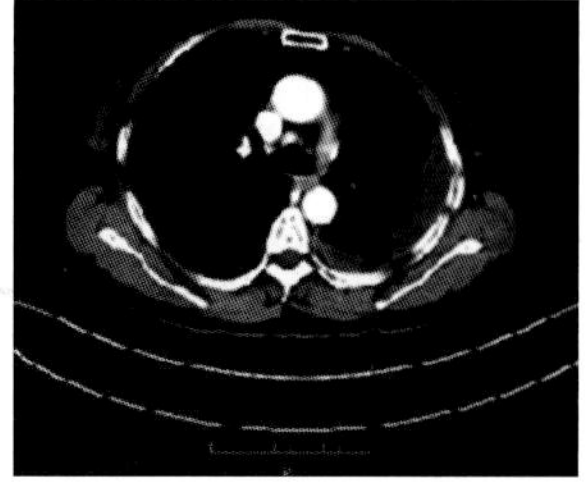

【析评】

此病例在免疫治疗 3 个月后出现免疫相关性肝炎,经激素治疗获得临床治愈,该病例是驱动基因阴性的晚期肺腺癌,一线选择含铂双药化疗联合免疫治疗,是指南推荐的标准方案,治疗规范。

此病例提示:①肺癌患者应用免疫治疗常见的不良反应,除了该病例出现的免疫相关性肝炎,还有免疫相关性肺炎、免疫相关性肠炎、甲减以及皮疹等,在临床诊疗过程中要高度警惕。该病例在发现转氨酶和胆红素异常升高时,及时考虑可能是 irAEs,严重程度为 3 级,按照专家共识推荐的 3 级 irAEs 处理意见,立即停用免疫检查点抑制剂,并给予激素治疗甲泼尼龙 1~2mg/(kg·d),由于及时发现、尽早用药,该患者免疫相关性肝炎缓解迅速,转归治愈。②考虑可能出现免疫相关性肝炎之时,如能有穿刺病理结果协助诊断,则循证医学证据更充分。③免疫相关肝损伤多发生于免疫治疗后数周至 3 个月,尽早识别、迅速干预是关键。

(庄 莉　李 俊)

参考文献

[1] 中国临床肿瘤学会指南工作委员会. 中国临床肿瘤学会 (CSCO) 免疫检查点抑制剂相关的毒性管理指南: 2019 [M]. 北京: 人民卫生出版社, 2019: 1-116.

[2] 中国医师协会肿瘤医师分会, 中国医疗保健国际交流促进会肿瘤内科分会. Ⅳ期原发性肺癌中国治疗指南 (2021 年版) [J]. 中华肿瘤杂志, 2021, 43 (1): 39-59.

[3] GARASSINO M C, GADGEEL S, ESTEBAN E, et al. Patient-reported outcomes following pembrolizumab or placebo plus pemetrexed and platinum in patients with previously untreated, metastatic, non-squamous non-small-cell lung cancer (KEYNOTE-189): a multicentre, double-blind, randomised, placebo-controlled, phase 3 trial [J]. Lancet Oncol, 2020, 21 (3): 387-397.

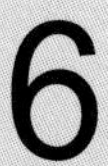

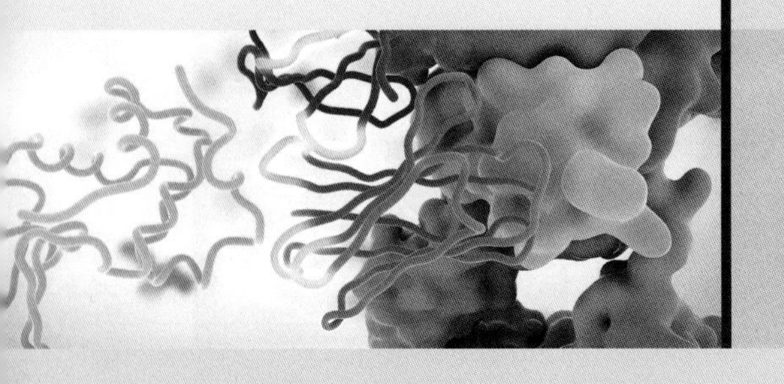

6 一场突如其来的“亢奋”所隐藏的真相

【病情介绍】

患者，男，65岁。因“发现左下肺结节1个月余”于2021-09-01入院。既往史：慢性阻塞性肺疾病病史10年，规律用药症状控制良好。3年前患活动性肺结核，规律治疗后转为陈旧性肺结核。现病史：吸烟20余年，戒烟10年。2021-09-02肺CT提示：肺气肿。左肺下叶背段见一团块肿物，可见分叶、毛刺、空泡征，邻近胸膜牵拉，34mm×28mm。左气管肺门处见一淋巴结，短径约9mm。右肺下叶后基底段结节，约8mm×6mm，考虑转移。双肺上叶纤维增殖、钙化灶，考虑陈旧性肺结核。2021-09-02肺功能检查提示：①中重度阻塞性肺通气功能障碍；②弥散功能重度降低。

左肺下叶背段团块肿物CT影像（2021-09-02）

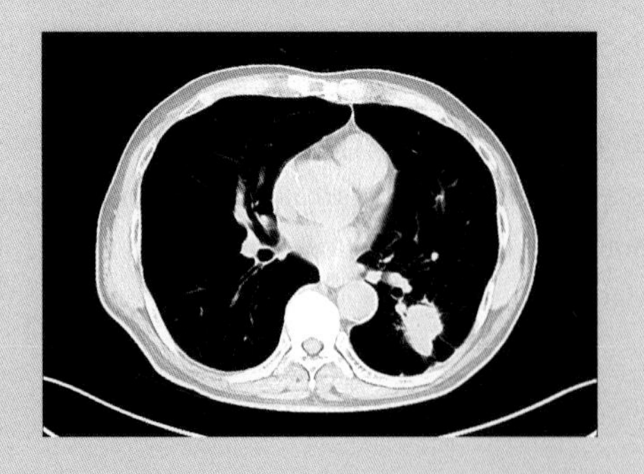

左气管肺门处淋巴结肿大CT影像（2021-09-02）

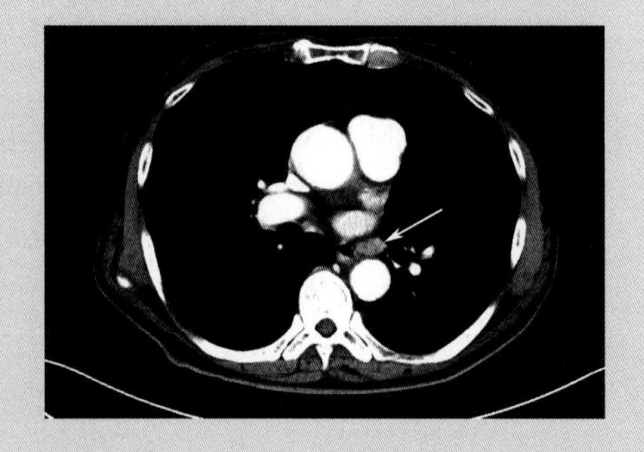

颅脑MRI：未见明显占位性病变。液体活检：*EGFR*、*ALK*、*ROS-1*驱动基因野生型。

2021-08-18行超声支气管镜（EBUS）活检结果提示：(左下叶背段）低分化腺癌。免疫组化结果示：CK（+），CK7（+），TTF-1（+），NapsinA（+），P40（–），CK5/6（–），

P63(-)。

最终诊断：左肺腺癌并左肺门淋巴结，对侧肺单发转移，$cT_{2a}N_1M_{1a}$ ⅣA 期。

考虑双肺结节，肺功能差，无手术及放疗指征，一线治疗考虑含铂双药化疗联合免疫检查点抑制剂。遂患者于 2021-09-08、2021-09-29 行 2 疗程 AC(培美曲塞 500mg/m^2，第 1 天静脉滴注；卡铂 AUC=5，第 1 天静脉滴注)+ keytruda 200mg 治疗。

2 疗程治疗后复查：左肺下叶背段肿物较前稍缩小，大小约 30mm × 26mm。左肺门淋巴结、右肺下叶后基底段结节较前变化不明显。

右肺下叶后基底段结节 CT 影像(2021-09-02)，考虑转移

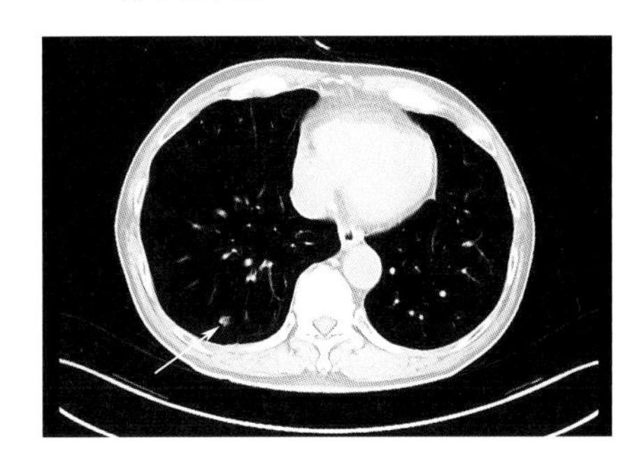

免疫治疗后肺 CT 影像 - 左肺下叶背段团块肿物较前稍缩小

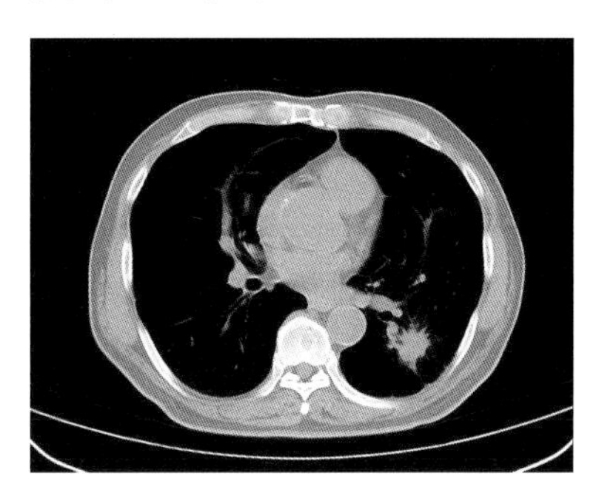

免疫治疗后肺 CT 影像 - 左气管肺门处淋巴结较前相仿

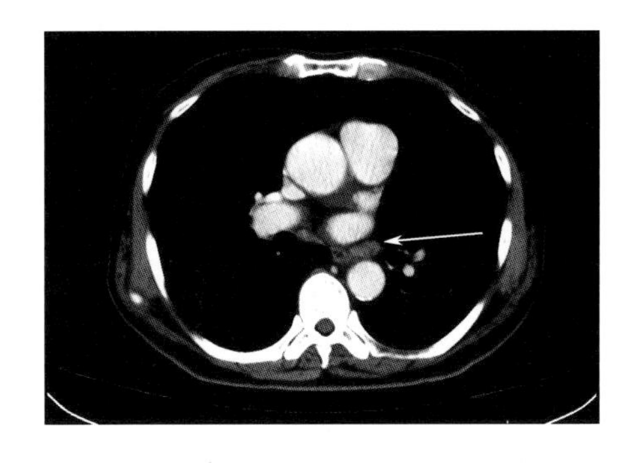

免疫治疗后肺 CT 影像 - 右肺下叶后基底段结节较前相仿

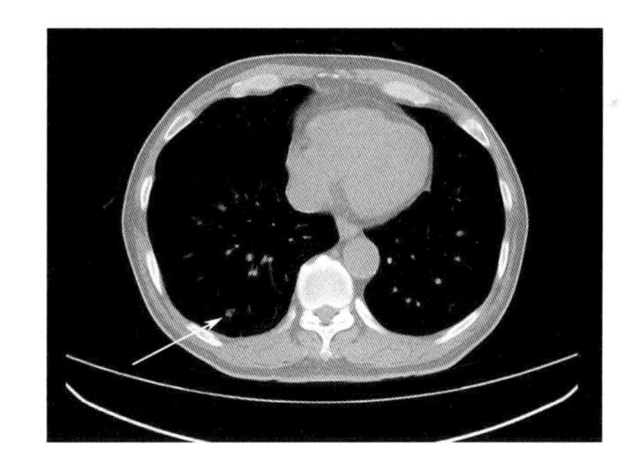

【免疫治疗相关不良反应】

该患者第 2 疗程治疗后，2021-10-21 甲状腺功能五项提示：游离 T_3 11.60pmol/L，游离 T_4 44.90pmol/L，促甲状腺素(TSH)0.000 7μIU/ml，甲状腺过氧化物酶抗体(A-TPO)253U/ml，甲状腺球蛋白(Anti-TG) 600ng/ml。心电图提示窦性心律，血压正常，无消瘦，无震颤、焦虑等症状，考虑免疫治疗所致甲亢。

同时患者诉活动后气促、胸闷症状较前明显，完善检查排除心血管疾病。胸部 CT 未见新增肺部炎症改变，复查肺功能通气障碍较前相仿，因此排除免疫性肺炎、肺结核活动期及慢性阻塞性肺疾病急性发作期可能。综合考虑可能为 2 程化疗后，患者血红蛋白水平由化疗前 132g/L 降低至 109g/L，携氧能力下降，引起活动耐量减低。追问病史及结合尿、便常规，排除出血可能，予对症治疗贫血。

因上述症状加重，第 3 疗程治疗暂停 keytruda，2021-10-26 予 AC 方案化疗 1 疗程。针对甲状腺毒症予甲巯咪唑 10mg q.d. 治疗。

3 疗程治疗后，2021-11-17 复查甲状腺功能游离 T_3 1.39pmol/L，游离 T_4 2.40pmol/L，TSH 37.000μIU/ml，A-TPO 252U/ml，Anti-TG 7.89ng/ml，皮质醇激素水平正常，考虑免疫治疗后甲状腺毒症转为甲减。患者贫血经过对症治疗后气促、胸闷症状较前明显好转，无食欲减退、肢体水肿及疲乏不适，因此第 4 疗程恢复免疫治疗。2021-11-19 予 AC+keytruda，并停甲巯咪唑改予左甲状腺素钠（优甲乐）50μg q.d. 口服补充治疗。

FT_3、FT_4、TSH 动态改变

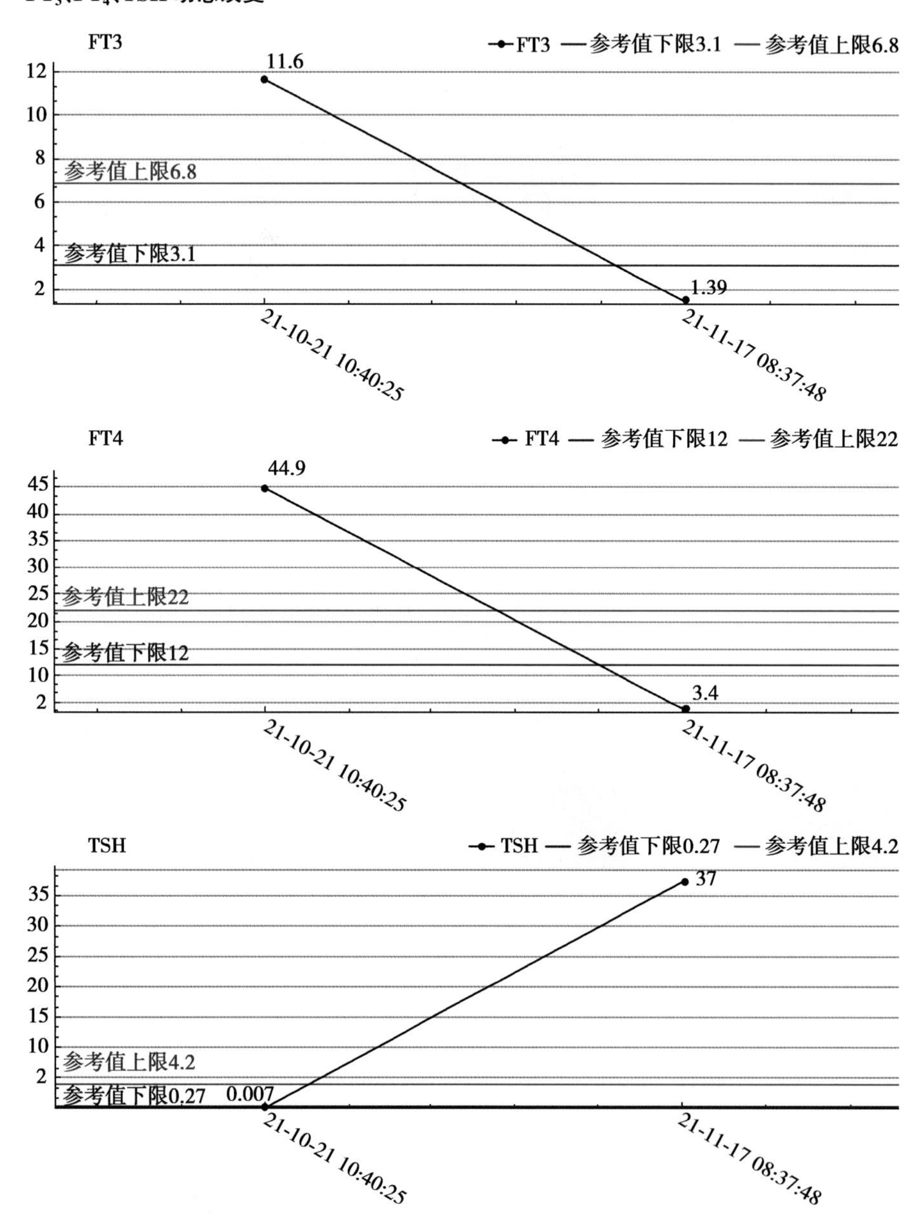

【析评】

该患者肺腺癌ⅣA 期诊断明确，为对侧肺部单发转移。患者肺功能较差，无手术及放疗指征。因无驱动基因突变，针对该患者使用了 KEYNOTE-189 模式——一线含铂的培美曲塞双药化疗联合

keytruda。基线评估显示：①患者虽有慢性阻塞性肺疾病病史，但规律用药后疾病处于长期稳定状态；②肺结核也已转为陈旧性；③血常规、血生化及心功能无异常。综上，患者无明显治疗禁忌。

患者2疗程治疗后复查影像学提示左肺下叶肿物较前缩小，左肺门淋巴结及右肺小转移灶较前相仿，因此疗效评价为SD（缩小）。但2程疗效得到肯定的同时，该患者出现了甲亢。第3疗程暂停keytruda及进行抗甲状腺毒症治疗后，患者甲亢转为甲减。第4疗程恢复免疫治疗并持续口服补充甲状腺激素中。

该病例提示：①免疫治疗前已存在抗甲状腺相关抗体的患者更易发生免疫检查点抑制剂（ICIs）相关甲状腺功能障碍[1,2]，因此治疗前应完善基线甲状腺功能检测。A-TPO及Anti-TG可能作为免疫治疗后甲状腺相关不良反应的预测指标。② ICIs相关甲状腺毒症的机制可能为可逆性破坏型甲状腺炎[3]，50%~90%的甲亢将转为甲减[4]。当该患者甲状腺功能检查提示甲亢时，虽然初始甲巯咪唑剂量为常规治疗剂量的1/4~1/2，但考虑该患者无明显甲亢相关症状，根据NCCN指南可考虑暂不予治疗。如4~6周复查甲状腺功能提示为持续性甲状腺毒症，再考虑予普萘洛尔对症治疗或甲巯咪唑抗甲状腺毒症治疗。

（杨云鹏　黄　岩）

参考文献

[1] TOI Y, SUGAWARA S, SUGISAKA J, et al. Profiling preexisting antibodies in patients treated with anti-PD-1 therapy for advanced non-small cell lung cancer [J]. JAMA Oncol, 2019, 5 (3): 376-383.

[2] BASAK E A, VAN DER MEER J, HURKMANS D P, et al. Overt thyroid dysfunction and anti-thyroid antibodies predict response to anti-PD-1 immunotherapy in cancer patients [J]. Thyroid, 2020, 30 (7): 966-973.

[3] DELIVANIS D A, GUSTAFSON M P, BORNSCHLEGL S, et al. Pembrolizumab-induced thyroiditis: comprehensive clinical review and insights into underlying involved mechanisms [J]. J Clin Endocrinol Metab, 2017, 102 (8): 2770-2780.

[4] FERRARI SM, FALLAHI P, GALETTA F, et al. Thyroid disorders induced by checkpoint inhibitors [J]. Rev Endocr Metab Disord, 2018, 19 (4): 325-333.

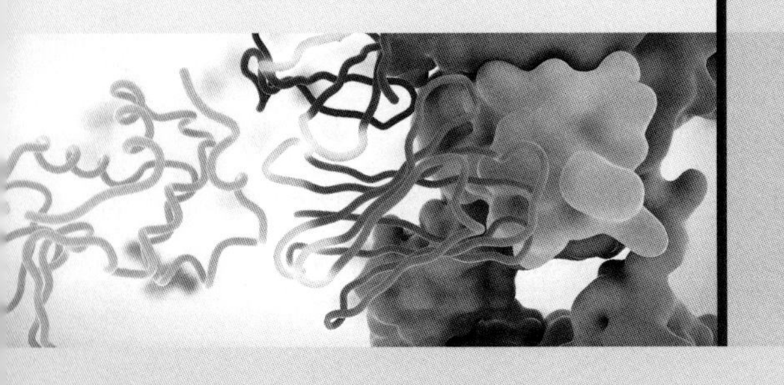

7 少见的双重内分泌毒性

【病情介绍】

患者,女,58 岁。患者 2018 年 7 月于外院行左下肢包块及左腹股沟肿大淋巴结切除术;病理学检查提示:转移性黑色素瘤;免疫组化示:S100(+),HMB45(+),Melan(+)。2018-08-06 行全身 PET-CT 提示:左侧缝匠肌走行区前侧结节 18 氟脱氧葡萄糖(18F-FDG)代谢异常增高。2018-08-30 行淋巴结清扫术,术后病理示:左淋巴结可见低分化肿瘤转移(3/9),结合病史及形态符合,黑色素瘤转移。基因检测示:*CKIT*、*BRAF*、*NRAS* 均为野生型。2018-09-12 行大剂量干扰素治疗,具体用药:甘乐能(重组人干扰素 α2b 注射液)18MIU d1~5,q.w.×4 周,其后甘乐能 9MIU t.i.w. 治疗 11 个月。2020-03-25 复查腹盆腔 CT 提示:左髂血管旁多发淋巴结转移。

最后诊断:原发不明黑色素瘤 $T_xN_3M_1$ Ⅳ期左下肢移行转移术后,左腹股沟淋巴结清扫术后(4/10),左髂血管旁多发淋巴结转移。患者遂入组"评估 IBI310 单药及联合信迪利单抗治疗晚期恶性肿瘤受试者的耐受性、安全性的开放性Ⅰ期研究"。2020-04-30 至 2020-07-24 给予第 1~5 次治疗,具体用药:信迪利单抗 200mg iv.gtt,q.3w.,IBI310 3mg/kg iv.gtt,q.3w.。3 次治疗后复查:左侧髂血管旁淋巴结缩小。后续复查时总体评价 PR。

腹盆腔 CT(2020-03-25)

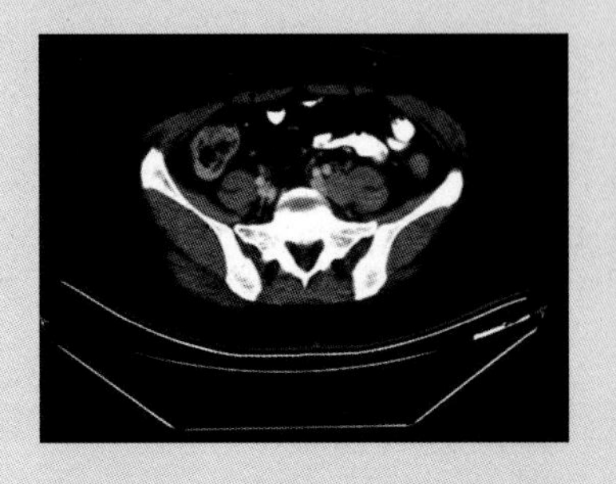

治疗后腹盆腔 CT

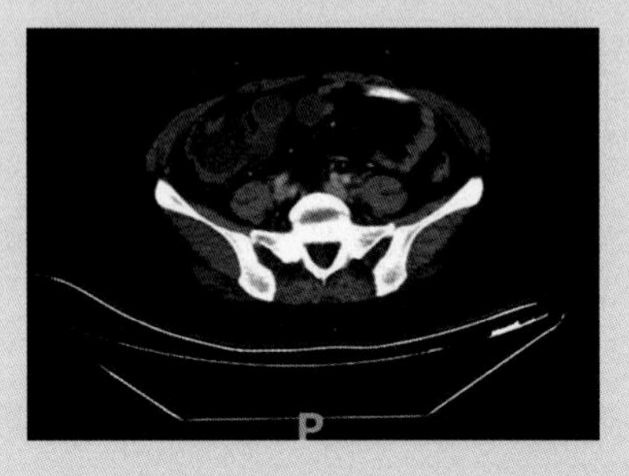

【免疫治疗相关不良反应】

患者第 5 次治疗后，2020-08-03 起出现间断恶心，呕吐，呕吐物为胃内容物，双下肢凹性水肿，伴乏力，无腹痛、腹胀。2020-08-20 甲状腺功能：FT_3 20.85pmol/L，FT_4 35.29pmol/L，TSH 0.010mIU/L；皮质醇功能：血清皮质醇Ⅱ 192nmol/L，促肾上腺皮质激素 5.06ng/L。双下肢血管彩超：未见血栓。胸腹盆 CT：左侧髂血管旁淋巴结较前相仿。头颅 CT：未见明确转移灶。综合医院内分泌科专家会诊后考虑患者相关症状的病因：甲状腺毒症（甲状腺炎可能性大）和继发性肾上腺皮质功能减退症。2020-08-25 开始予激素补充治疗：醋酸泼尼松 7.5mg 8am，2.5mg 2pm 及营养支持、抑酸等对症治疗，患者症状逐渐好转后出院并继续当前双免治疗。

【析评】

该患者诊断原发不明黑色素瘤 $T_xN_3M_1$ Ⅳ期，主要转移病灶为盆腔淋巴结转移和左下肢移行转移。患者接受免疫治疗前曾行基线评估：无基础自身免疫性疾病，心功能、肺功能、内分泌系统检查均未见明显异常，排除了免疫治疗相关禁忌。

此病例提示：① PD-1 单抗联合 CTLA-4 单抗是晚期恶性黑色素瘤治疗的标准选择之一。该患者入组相关临床试验，疗效较好，5 次治疗后疗效评价为 PR。但 5 次治疗后出现恶心呕吐、乏力及双下肢凹陷性水肿等症状，结合实验室检查，排除其他因素外，考虑为出现免疫相关内分泌毒性：免疫性肾上腺炎，合并甲状腺毒症（甲状腺炎可能性大）。②免疫相关内分泌炎发生率不高，甲状腺功能异常是最常见的免疫相关内分泌毒性。双免治疗导致垂体炎发生率约为 6.4%，甲状腺炎发生率约为 13.2%，而肾上腺炎发生率更低，一般免疫相关肾上腺炎约为 0.7%[1]。内分泌毒性发生率不高，但症状多样，有时缺乏特异性，当常规检查无明显异常发现时，应警惕内分泌毒性的可能，尽早行相关激素水平检测以发现问题。③治疗上，内分泌毒性多以对症治疗和激素补充治疗为主，因此，准确分析其激素异常是治疗的前提[2]。该患者经内分泌科会诊，制订激素补充方案，很快症状得以改善。可能与其他免疫相关毒性不同的是，内分泌毒性多不影响免疫治疗重启，当激素补充治疗起效后，重启免疫治疗，仍能给患者带来生存获益。

（斯 璐 连 斌 杨 玥 崔传亮 郭 军）

参考文献

[1] BARROSO-SOUSA R, BARRY W T, GARRIDO-CASTRO A C, et al. Incidence of endocrine dysfunction following the use of different immune checkpoint inhibitor regimens: a systematic review and Meta-analysis [J]. JAMA Oncol, 2018, 4 (2): 173-182.

[2] THOMPSON J A, SCHNEIDER B J, BRAHMER J, et al. NCCN Guidelines insights: management of immunotherapy-related toxicities, version 1. 2020 [J]. J Natl Compr Canc Netw, 2020, 18 (3): 230-241.

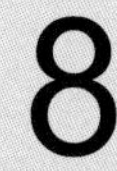

8

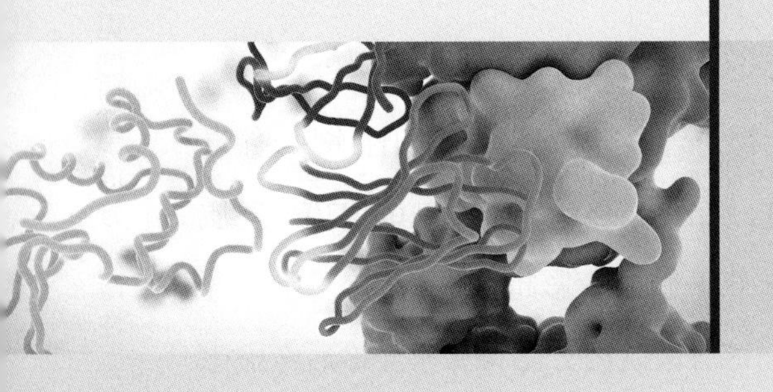

如何鉴别免疫相关的结肠炎和小肠炎?

【病情介绍】

患者,男,47 岁。2019-05-09 外院腹部 CT 检查:左输尿管中下段肿瘤性病变。2019-05-15 膀胱镜活检提示(左输尿管)浸润性尿路上皮癌。2019-05-21 行左输尿管肿物切除,术后病理学检查:(左输尿管)移行细胞癌,断端及左肾均未见癌累及;左髂外淋巴结未见转移(0/3)。术后给予表柔比星膀胱灌注约 4 次。2019-09-10 膀胱镜检查:左输尿管黏膜异常隆起,病理提示高级别尿路上皮癌。2019 年 10 月外院行吉西他滨 + 顺铂化疗、表柔比星膀胱灌注,间断治疗共计约 8 周期(末次为 2020 年 8 月)。2020-12-16 复查腹部 CT:腹膜后多发肿大淋巴结。

最后诊断:左输尿管中下段尿路上皮癌术后 $T_xN_0M_0 \rightarrow T_4N_2M_0$ Ⅳ期,多发腹膜后淋巴结转移。患者入组"评估 IBI310 单药及联合信迪利单抗治疗晚期恶性肿瘤受试者的耐受性、安全性的开放性Ⅰ期研究"。于 2020-12-30 行第一周期治疗,具体用药:IBI310 3mg/kg d1 + 信迪利单抗 200mg d1 q.3w.。

泌尿系 CT

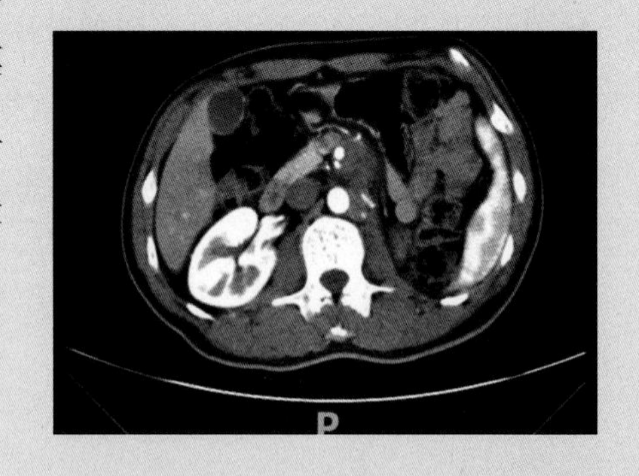

【免疫治疗相关不良反应】

第 1 次治疗后,2021-01-13 起患者出现间断腹泻,每日 8~10 次,为糊状 / 水状便为主,无黏液,伴乏力不适,无便血,无腹痛、腹胀。入院后完善血常规、便常规等检查,提示 Hb 129g/L;便隐血阳性,镜检偶见红细胞。完善肠镜检查:可见结肠多发浅溃疡（免疫相关性肠炎）。结合患者症状、体征及肠镜检查，综合考虑为免疫性结肠炎。遂按免疫性肠炎给予患者相关治疗。2021-01-22 起予甲泼尼龙 60mg q.d. 治疗，同时予止泻、抑酸、营养支持等对症治疗。

肠镜检查：患者取左侧卧位，肠道准备满意（评分 2+2+2=6）；勾拉后达回盲部；阑尾开口正常，回盲瓣呈中间型；回盲瓣口黏膜可见浅溃疡形成，所见升结肠、横结肠、降结肠、乙状结肠黏膜水肿改变，散在浅溃疡形成，直径 2~4mm，取检送病理；直肠黏膜未见异常。

检查过程中，血压 135/68mmHg，心率 79 次 /min，SPO_2 97%~99%。

检查结论：结肠多发浅溃疡（免疫相关性肠炎）。

免疫治疗后肠镜

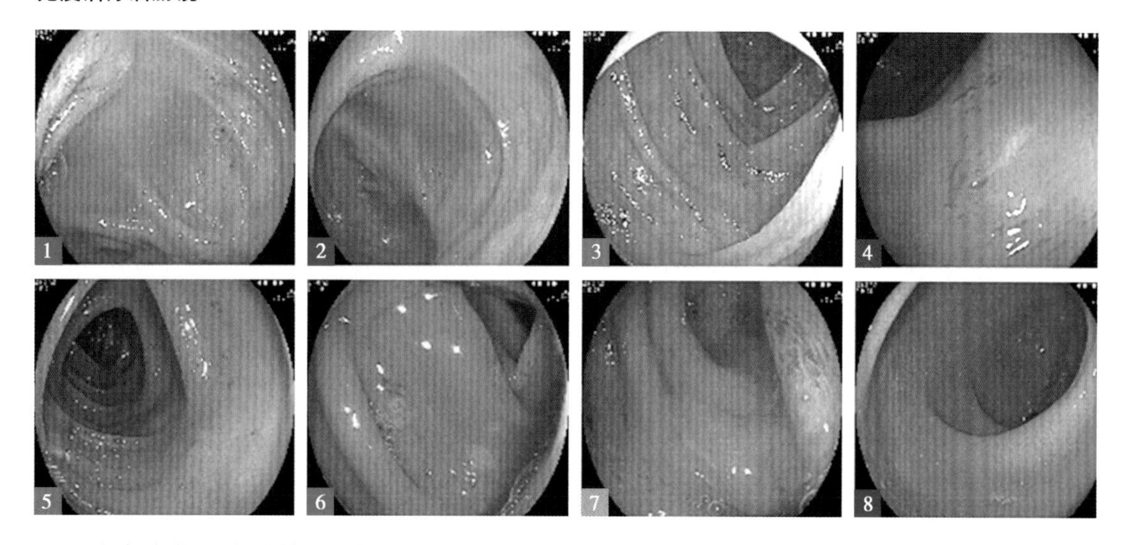

患者症状逐渐改善，再次行肠镜检查：结肠水肿较前好转，未见明显浅溃疡形成，予逐步激素减量。

检查所见：患者取左侧卧位，肠道准备欠满意（评分 2+1+2=5）；勾拉后达回盲部；阑尾开口正常，回盲瓣呈中间型；所见结肠黏膜水肿较前好转，未见明显浅溃疡形成；直肠黏膜未见异常。

检查过程中，血压 135/68mmHg，心率 79 次 /min，SPO_2 97%~99%。

检查结论：免疫相关性肠炎治疗后改变。

激素治疗后肠镜

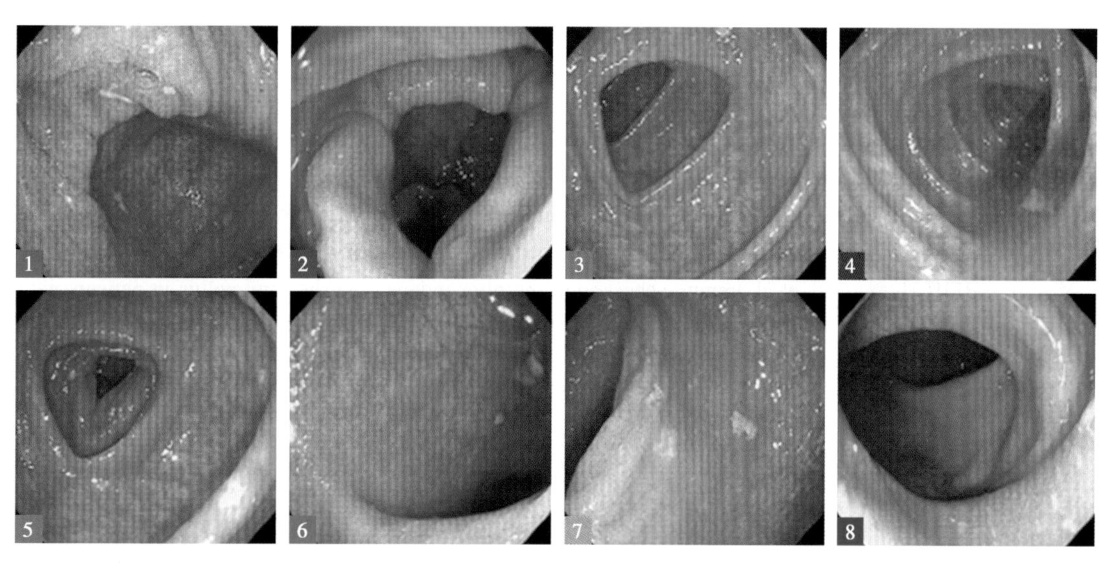

【析评】

该患者诊断左输尿管中下段尿路上皮癌术后 $T_xN_0M_0 \rightarrow T_4N_2M_0$ Ⅳ期，多发腹膜后淋巴结转移。一线吉西他滨联合顺铂治疗后出现疾病进展。晚期尿路上皮癌二线治疗方案仍不明确，各项指南均将参加临床试验作为Ⅰ级推荐。PD-1/L1 单抗为主的免疫治疗较传统化疗显著改善了晚期尿路上皮癌的二线治疗客观有效率，特别是 KEYNOTE-045 的研究奠定了免疫治疗在晚期尿路上皮癌二线治疗的地位。该患者二线治疗时参加免疫治疗相关临床试验，符合指南及患者利益最大化等相关要求。免疫性结肠炎是抗 CTLA-4 治疗的患者中常见的不良反应，有报道，8%~22% 的患者出现腹泻或结肠炎[1]，而联合免疫治疗肠炎的发生率更高。有研究报道[2]，CTLA-4 和 PD-1 联合阻断治疗因其严重免疫相关不良反应而中断治疗的 80 例患者中，不良反应包括结肠炎（41%）、肝炎（36%）和肺炎（4%）。因此，对于 CTLA-4 和 PD-1 联合免疫治疗，免疫性结肠炎是不可忽视的不良反应。免疫性肠炎好发于结肠，也可见于小肠。对于怀疑免疫性肠炎的，可行血常规、便常规、血生化、腹盆腔 CT、便细菌学等常规检查，特别注意与感染性肠炎的鉴别，必要时应行肠镜检查以明确诊断。该患者出现症状后完善肠镜检查，最终明确诊断。大部分免疫性肠炎给予激素后可在短期内缓解。此患者使用甲泼尼龙治疗后症状缓解，肠镜显示水肿好转，溃疡消失。但少数患者会出现症状控制不佳或病情反复等情况，可采取加大激素使用剂量、延长激素使用时间和加用英夫利西单抗等措施。研究显示，短期激素联合 IFX 治疗消化道 irAEs 可降低其他感染风险[3]。同时在处理免疫性肠炎时，也不应忽视止泻、抑酸、保护胃肠黏膜、维持水电解质平衡、营养支持等对症治疗。

此病例提示：①免疫性肠炎是双免治疗常见的不良反应，临床中应予以重视；②患者出现间断腹泻等症状后，尽快完善肠镜检查，有助于免疫性肠炎的诊断；③大部分免疫性结肠炎，短期内使用糖皮质激素治疗后可缓解。

（斯 璐　连 斌　杨 玥　崔传亮　郭 军）

参考文献

[1] NISHIDA T, IIJIMA H, ADACHI S. Immune checkpoint inhibitor-induced diarrhea/colitis: Endoscopic and pathologic findings [J]. World J Gastrointest Pathophysiol, 2019, 10 (2): 17-28.

[2] POLLACK M H, BETOF A, DEARDEN H, et al. Safety of resuming anti-PD-1 in patients with immune-related adverse events (irAEs) during combined anti-CTLA-4 and anti-PD1 in metastatic melanoma [J]. Ann Oncol, 2018, 29 (1): 250-255.

[3] WANG Y, ABU-SBEIH H, MAO E, et al. Immune-checkpoint inhibitor-induced diarrhea and colitis in patients with advanced malignancies: retrospective review at MD Anderson [J]. J Immunother Cancer, 2018, 6 (1): 37.

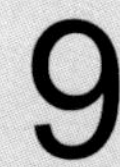

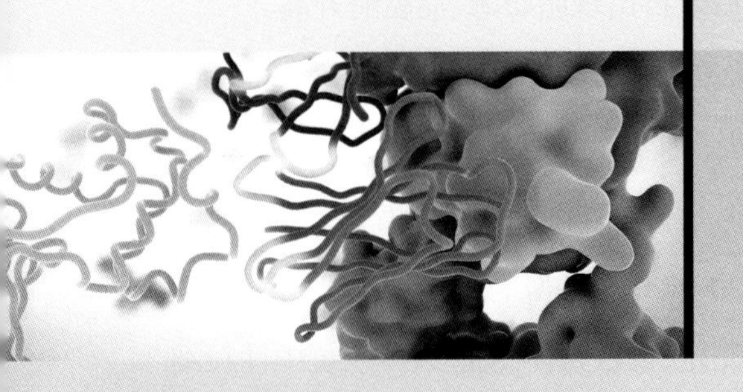

9 面对免疫治疗的不良反应接踵而至，该怎么办？

【病情介绍】

患者，男，65岁。因“咳嗽伴痰中带血丝2^+个月”2019-08-19入院，胸部增强CT提示：左肺下叶近肺门处软组织肿块影，多系肺癌，伴左肺门淋巴结增大，左肺下叶阻塞性炎症；双肺散在结节及肿块影，多系转移瘤。头部MRI结果示：未见占位。全身骨显像结果示：未见骨转移。2019-08-23纤维支气管镜病理示：鳞状细胞癌。免疫组化结果示：表型PCK（+）、CH5/6（+）、P63（+）、ALK-V（-）、ROS-1（-），PD-L1 TPS 30%。NGS基因检测示：*TP53*，5号外显子p.C176Y错义突变，丰度26.95%。最后诊断：左肺下叶鳞癌伴左侧肺门淋巴结及双侧肺内转移［$T_4N_1M_{1a}$ ⅣA期，EGFR（-），ALK-V（-），ROS（-），PD-L1 30%］。

患者于2019-10-01至2019-12-04予以4周期紫杉醇288mg d1+卡铂581mg d1+科研药PD-L1单抗/安慰剂d1方案治疗。2周期后复查CT：左肺下叶近肿块较前明显缩小，疗效评价为PR，4周期后疗效评价维持PR。于2019-12-26至2020-02-06行第5~7周期科研药PD-L1单抗/安慰剂治疗。

【免疫治疗相关不良反应】

2020-02-18复查胸部CT，疗效评价维持PR，但腹部CT提示：胰腺边缘毛糙模糊，胰腺周围可疑少许渗出：胰腺炎？免疫性胰腺炎？患者无腹痛、腹泻、呕吐等症状，腹部查体无异常。2020-02-25查淀粉酶488IU/L，脂肪酶1 423IU/L，予以禁饮禁食、补液、营养支持治疗。2天后2020-02-27查淀粉酶418IU/L，脂肪酶855IU/L，较前明显下降，未给予激素治疗，继续禁饮禁食、补液、营养支持治疗。之后患者淀粉酶逐渐降至正常，脂肪酶仅轻微升高，恢复免疫治疗。2020-04-24至

2021-06-05 行第 8~10 周期科研药 PD-L1 单抗 / 安慰剂治疗。之后未再出现脂肪酶、淀粉酶升高。

患者 2020-06-18 查肌酐 147μmol/L。2020-06-25 查血肌酐 265μmol/L，肾小球滤过率 20.85ml/(min·1.73m^2)；尿常规：隐血，250(3+)Cell/μl，尿蛋白(2+)；血常规：血红蛋白 75g/L。血压逐渐升高，160/90mmHg 左右。患者停止免疫治疗，入肾内科，给予药用炭片、尿毒清颗粒保肾治疗，苯磺酸氨氯地平降血压。但患者血肌酐进行性升高，最高为 364μmol/L(2020-07-06)，估算肾小球滤过率 14.21ml/(min·1.73m^2)。为排查原因完善检查：ENA 抗体谱，抗 dsDNA 抗体测定，抗核抗体测定(ANA)、抗中性粒细胞胞质抗体(ANCA)、抗肾小球基底膜抗体测定均未见明显异常；BK-JC 病毒载量分析：阴性。2020-07-07 治疗方案揭盲：患者为试验组。考虑患者为免疫相关性肾炎，2020-07-07 使用甲泼尼龙 40mg 静滴，q.d.。2020-07-09 行“肾脏穿刺活检术”，病理学检查提示：肾小球病变轻微，刚果红染色(–)。甲泼尼龙治疗后患者肾功能逐渐好转，之后改为泼尼松口服，并缓慢减量。2020 年 9 月肌酐恢复正常，贫血明显改善，停用泼尼松，2020 年 10 月患者小便基本恢复正常。该患者停止免疫治疗后定期复查 CT，肿瘤无进展。

【析评】

该患者诊断Ⅳ期肺鳞癌明确，基线评估后患者无化疗和免疫治疗禁忌，无基础自身免疫性疾病，一线给予化疗 + 免疫治疗，治疗后疗效评价为 PR。但是第 7 个疗程之后出现了 2 级免疫相关胰腺炎，在第 10 个疗程后出现了严重的免疫相关性肾炎，经积极治疗患者免疫相关炎症均好转，且疗效维持 PR 至今。

此病例提示：①目前临床中并没有将脂肪酶和淀粉酶作为免疫治疗患者的常规检测，但是对有可疑胰腺炎表现或影像学提示胰腺炎改变的患者应监测脂肪酶和淀粉酶。本例患者虽然没有胰腺炎症状，但是 CT 提示有胰腺炎可能，结合脂肪酶和淀粉酶结果，临床考虑免疫相关性胰腺炎，经早期处理，无须激素治疗患者胰腺炎明显好转。②免疫相关性肾炎初发时可能无临床表现，对接受免疫治疗的患者都应常规监测肾功能，早期发现免疫相关性肾炎，早期治疗，避免发展为重症肾炎。免疫相关性肾炎患者 40%~87% 既往或同时伴有其他肾外免疫相关不良反应[1-3]，本例患者就在免疫相关性肾炎前 4 个月发生免疫相关性胰腺炎。出现免疫性肾炎患者需警惕其他器官的免疫相关不良反应。有研究报道，免疫相关性肾炎中肾小管间质性肾炎占 93%[2]。但本例患者肾穿刺活检证实为肾小球肾炎，没有明显的肾小管间质改变，经多方病因搜索排除了其他可能导致肾炎的原因，故考虑该患者的肾炎仍为免疫治疗药物所致。

（李艳莹）

参考文献

［1］MANOHAR S, ALBRIGHT R C Jr. Interstitial nephritis in immune checkpoint inhibitor therapy [J]. Kidney Int, 2019, 96 (1): 252.

［2］CORTAZAR F B, KIBBELAAR Z A, GLEZERMAN IG, et al. Clinical features and outcomes of immune checkpoint inhibitor-associated AKI: a multicenter study [J]. J Am Soc Nephrol, 2020, 31 (2): 435-446.

［3］SEETHAPATHY H, ZHAO S, CHUTE D F, et al. The incidence, causes, and risk factors of acute kidney injury in patients receiving immune checkpoint inhibitors [J]. Clin J Am Soc Nephrol, 2019, 14 (12): 1692-1700.

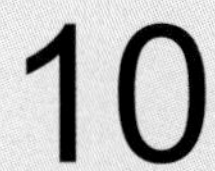

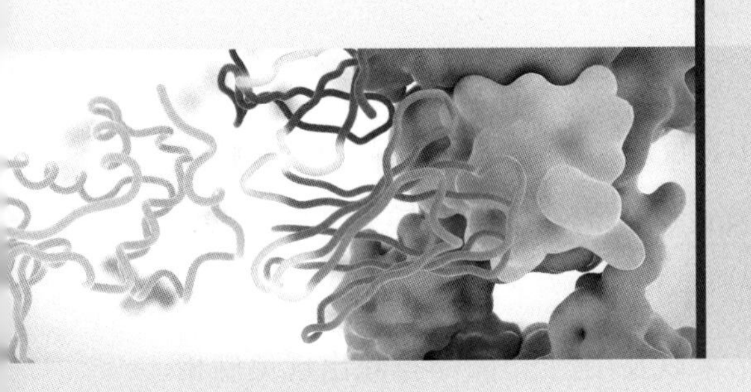

10 对话慢性乙肝患者免疫治疗引发的肝毒性

【病情介绍】

患者，男，52 岁。因“咳嗽、咳痰，痰中带血丝 1 周”于 2018-09-28 入院。2018-09-29 肺 CT 示：①右肺门团块，考虑肺癌，并阻塞性肺不张，请结合临床；②两肺散在结节，建议随诊；③右肺门、纵隔散在淋巴结；④右侧胸腔积液；⑤左肾上腺增粗，请结合临床；⑥腹膜后多发淋巴结；⑦盆腔微量积液。颅脑 MRI 和全身骨 ECT 结果示：未发现明显转移。外院病理学检查(2018-09-26)：(右主活检)癌，免疫组化示右肺鳞状细胞癌。基因检测结果：*TP53* 9 号外显子突变。PD-L1<1%。最后诊断：原发性右肺鳞癌并纵隔淋巴结转移，右侧胸腔积液，$cT_2N_2M_1$ Ⅳ期。

患者于 2018-10-08 始行吉西他滨 + 顺铂方案(吉西他滨 1 000mg/m^2 d1、8，顺铂 75mg d1、2、3)化疗 1 周期，化疗后出现咯血，转入介入科。于 2018-10-23 行“超选择性支气管动脉造影 + 动脉栓塞化疗术”，咯血好转。2018-11-20、2018-12-19 行帕博利珠单抗 + 吉西他滨 + 顺铂方案化疗 2 周期，复查 CT 疗效评价为 PR。

治疗前肺 CT

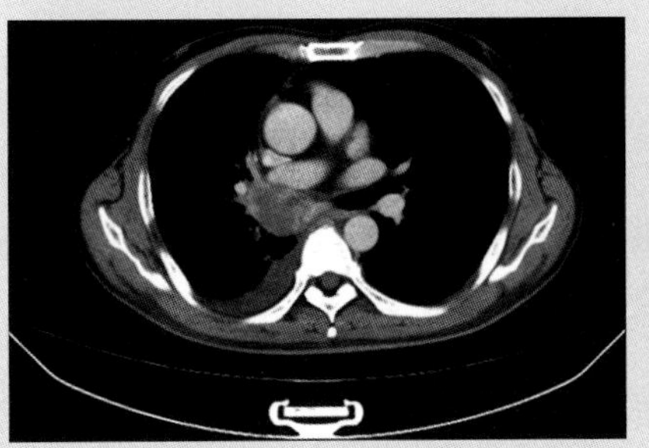

治疗后肺 CT

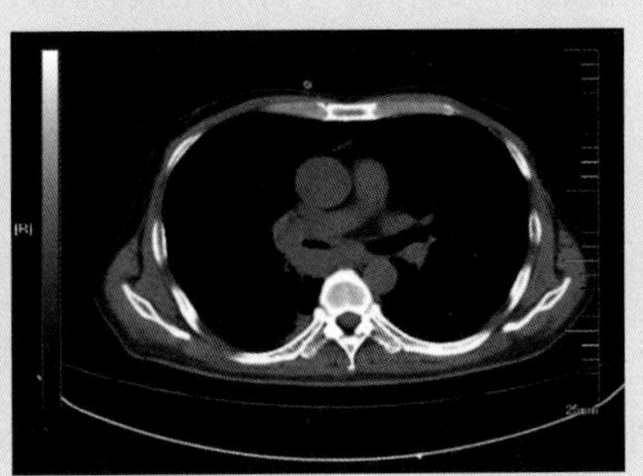

【免疫治疗相关不良反应】

患者3周期帕博利珠单抗治疗后，2018-12-28出现免疫相关不良反应：全身皮肤黏膜黄染及巩膜黄染。2018-12-29复查肝功能示：胆红素71.3μmol/L，结合胆红素65.4μmol/L，丙氨酸转氨酶（ALT）307U/L，天冬氨酸转氨酶（AST）200U/L，碱性磷酸酶261U/L，谷氨酰转肽酶479U/L。给予保肝治疗，效果欠佳。肝功能异常进行性加重，综合患者的临床表现、实验室检查结果以及用药经历，不排除出现免疫相关性肝炎。随后行肝穿刺活检，病理学检查示：肝细胞轻度浊胀，肝窦扩张，灶性区肝细胞淤胆，可见汇管区纤维化伴炎细胞浸润（淋巴细胞为主），小叶内偶见炎细胞，未见明确坏死及脂肪变性，Metavir分级F1A2。免疫组化结果示：CD3 T细胞（+），CD4 T细胞（+），CD8 T细胞（+），ERG散（+）。病理学检查结果：肝细胞淤胆、淋巴细胞浸润。

肝穿刺病理

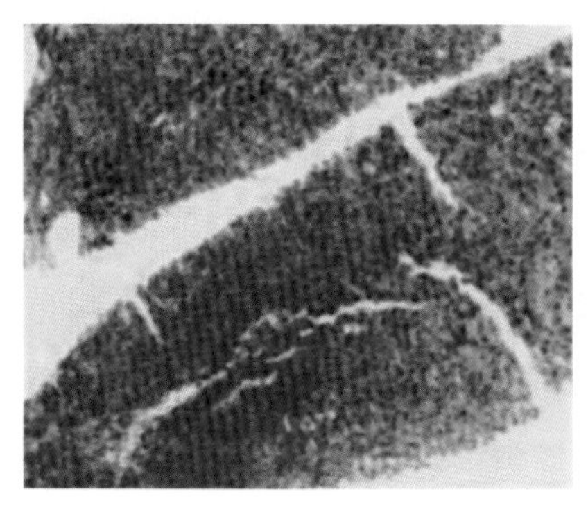
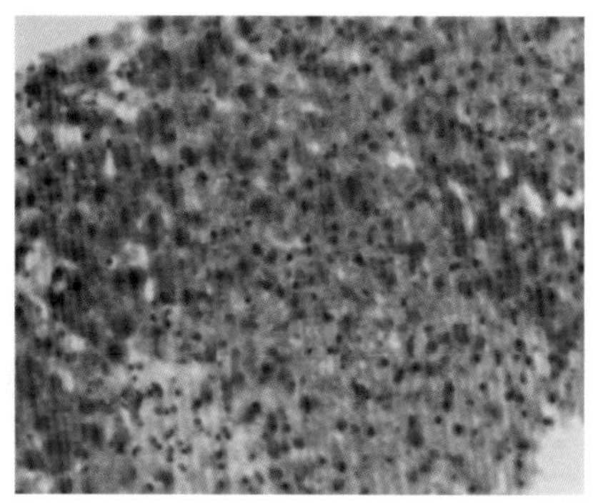

根据病理学检查结果考虑为免疫性肝炎，遂予患者相关治疗。2019-01-03给予甲泼尼龙120mg q.d.i.v.治疗，转氨酶稍有下降，胆红素进行性升高，考虑可能合并胆道梗阻；CT检查提示：胆道稍狭窄。遂于2019-01-10行经皮穿刺胆道造影穿刺引流术（PTCD），同时继续给予激素治疗。2019-01-12开始行大剂量激素冲击治疗，给予甲泼尼龙500mg iv.gtt连续3天，250mg iv.gtt连续3天，125mg iv.gtt连续3天，80mg iv.gtt连续3天，转氨酶明显下降，胆红素下降不理想。遂于2019-01-29开始行血浆置换，2019-01-30开始激素联合吗替麦考酚酯胶囊500mg q.d.p.o.治疗，转氨酶继续下降，胆红素开始明显下降，免疫性肝炎逐渐缓解。由于患者长期应用激素，后面多次出现细菌和真菌感染，以及高糖血症，多次进行血浆置换，影响抗肿瘤药物的疗效，很快出现疾病进展。

【析评】

该患者原发性右肺鳞癌 $cT_2N_2M_1$ Ⅳ期诊断明确，根据KEYNOTE-407和ORIENT-12研究结果，行一线免疫+化疗治疗。经基线评估后，患者无治疗禁忌，无基础自身免疫性疾病，心功能、肺功能、内分泌系统检查均未见明显异常。患者经3周期治疗后虽取得较好疗效，但却出现了免疫相关性肝炎的严重不良反应。与其他癌症类型相比，接受抗PD-1/PD-L1治疗的原发性肝癌患者，发生肝毒性的风险更大、程度更深[1]。

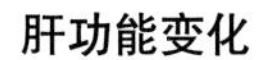

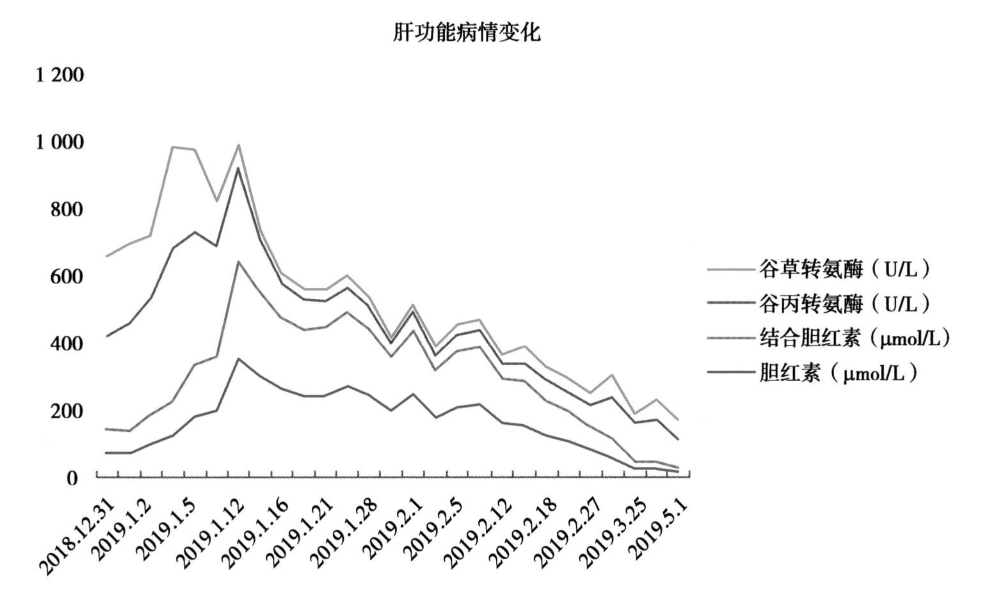

此病例提示：①接受免疫治疗的既往肝炎病史的患者，即使基线病毒拷贝数正常，其发生免疫相关性肝炎的风险也更大，因此建议一旦发现胆红素和转氨酶明显升高，要尽快排除免疫性肝炎，条件允许的情况下行肝穿刺活检明确病变性质。免疫相关肝毒性最常见的形式是肝炎，其特征是肝细胞损伤，定义为血清转氨酶（ALT 和 AST）升高，伴或不伴血清胆红素升高。伴血清胆红素升高的患者要尽早行彩超或 CT 检查，排除胆道梗阻。胆汁淤积性肝损伤的患者对类固醇或类固醇与吗替麦考酚酯（MMF）联合治疗的反应均相当差。如果在开始皮质类固醇治疗后的 1 周内肝功能没有明显好转，则建议添加 MMF，剂量为 500~1 000mg，每天 2 次。英夫利昔单抗目前不推荐用于治疗免疫相关的肝炎[2]。②免疫相关性肝毒性要鉴别肝细胞性和胆汁淤积性，对于胆汁淤积性，应尽早大剂量激素联合 MMF 治疗。

（赵艳秋　高方方）

参考文献

[1] FU J, LI W Z, MCGRATH N A, et al. Immune checkpoint inhibitor associated hepatotoxicity in primary liver cancer versus other cancers: a systematic review and Meta-analysis [J]. Front Oncol, 2021, 11: 650292.

[2] REDDY H G, SCHNEIDER B J, TAI A W. Immune checkpoint inhibitor-associated colitis and hepatitis [J]. Clin Transl Gastroenterol, 2018, 9 (9): 180.

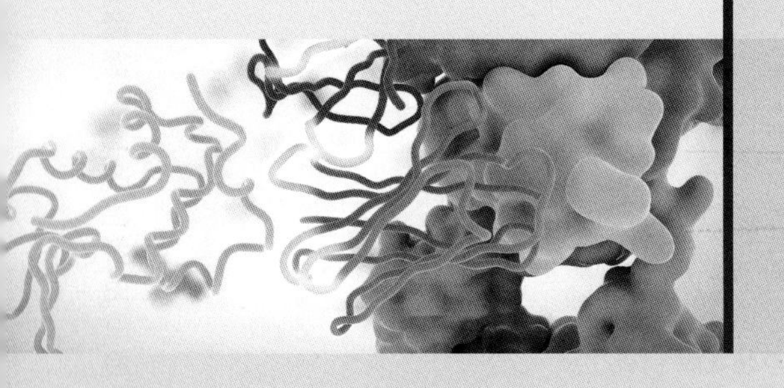

11

容易混淆的急性肠炎与免疫性结肠炎

【病情介绍】

患者,男,57岁。因"右侧胸痛2月余,确诊右肺小细胞肺癌1月余"于2020-12-11入院治疗。既往40余年吸烟史,无特殊疾病史。2020-12-13胸部增强CT:右肺上叶肺门处软组织肿块(较大截面约8.3cm×4.0cm),右侧胸膜多发结节,可见强化,考虑右侧肺癌伴右肺上叶阻塞性肺炎,右侧胸膜转移可能性大。右侧纵隔及双肺门淋巴结增大,多系转移。2020年12月颈部及全腹部增强CT、全身骨扫描、头部MRI:未见确切肿瘤转移征象。

肺增强CT影像

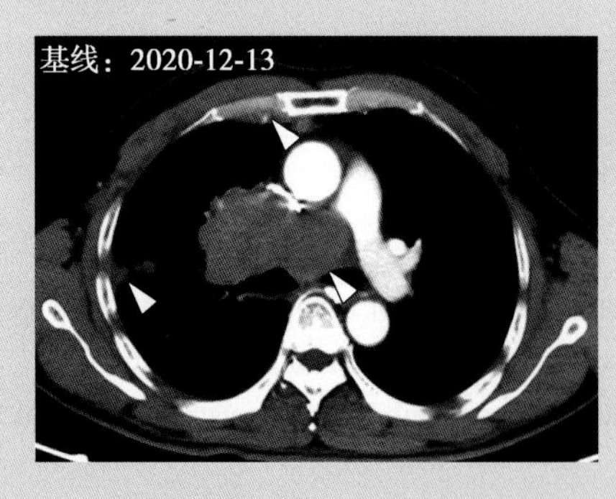

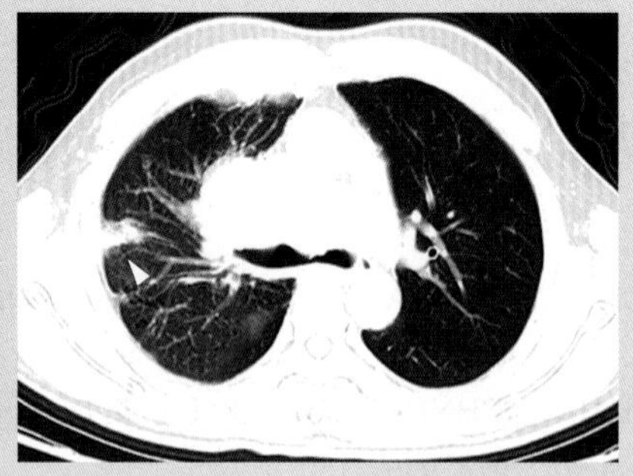

2020-11-26右侧胸膜病灶穿刺活检病理提示:疑为小细胞癌,免疫组化结果示:PCK点状(+)、TTF-1(+)、CD56(+)、Syn(+)、CgA点状(+)、LCA(−)、MIB-1(+,~70%),支持小细胞癌诊断。诊断:右肺上叶小细胞癌伴双肺门、右侧纵隔淋巴结、右侧胸膜转移($cT_4N_3M_{1a}$ ⅣA期,广泛期)。

患者于2020-12-25开始行2周期依托泊苷100mg/m^2 iv.gtt d1~3+顺铂25mg/m^2 iv.gtt d1~3+阿替利珠单抗1 200mg iv.gtt d1治疗。于2021-02-01完善2周期治

疗后全面复查，肿瘤缩小 77%。

治疗前后肺 CT 对比（2020-12-13，2021-02-01）

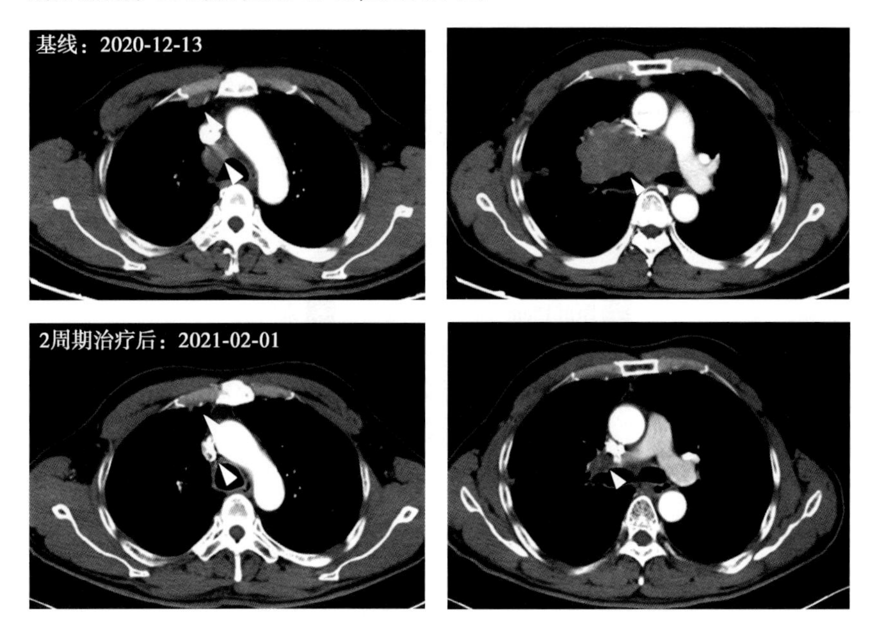

【免疫治疗相关不良反应】

患者于 2021-02-20 开始第 3 周期治疗，具体用药：依托泊苷 100mg/m^2 iv.gtt d1~3 + 顺铂 25mg/m^2 iv.gtt d1~3 + 阿替利珠单抗 1 200mg iv.gtt d1。2021-02-22 患者出现腹泻 10 余次，为黏液血便，伴下腹部胀痛。便常规：白细胞（3+）、脓细胞（2+）、红细胞（3+）；C 反应蛋白 5.75mg/L（升高）；降钙素原（PCT）0.05ng/ml（升高）；粪便培养（–）。患者自诉腹泻前有不洁饮食史。考虑腹泻，CTCAE 分级 3 级，与化疗可能无关，与阿替利珠单抗可能有关，与不洁饮食可能有关。治疗：予口服左氧氟沙星抗感染、蒙脱石散止泻、补液等治疗后腹泻好转。

2021-03-01 患者开始排鲜血便，20 余次 /d，每次量 5~10ml，伴下腹部胀痛，里急后重，无发热，无寒战。院外抗感染治疗 3 天未见好转于华西医院就诊。查体：脐下压痛。血常规：白细胞计数 1.94 × 10^9/L、中性粒细胞计数 0.91 × 10^9/L；便常规：隐血（+）、红细胞（4+）、白细胞（+）、脓细胞（少许）；粪便寄生虫检测（–）、粪便细菌（–）、粪便真菌培养（–）、粪便艰难梭菌（–）。2021-03-03 CT 全腹部平扫：左半横结肠至直肠肠壁肿胀，边缘毛糙，系膜内见多发条索影及小淋巴结影。2021-03-08 肠镜结果：乙状结肠、降结肠、脾曲、横结肠、肝曲、升结肠、回盲部处可见黏膜弥漫充血、水肿，呈颗粒状改变，可见散在较多点状糜烂，血管网消失，部分黏膜可见陈旧性出血点，触之易出血，结肠袋囊变浅。肠镜诊断：溃疡性结肠炎（广泛结肠型，活动期，重度）？

2021-03-09 肠镜活检病理报告：（升结肠）黏膜重度慢性炎，活动（3+），腺体数量减少。（横结肠、降结肠及距肛 15cm）黏膜重度慢性炎，活动（3+），可见隐窝脓肿，腺体数量减少，个别腺体分支。

肠镜镜下表现

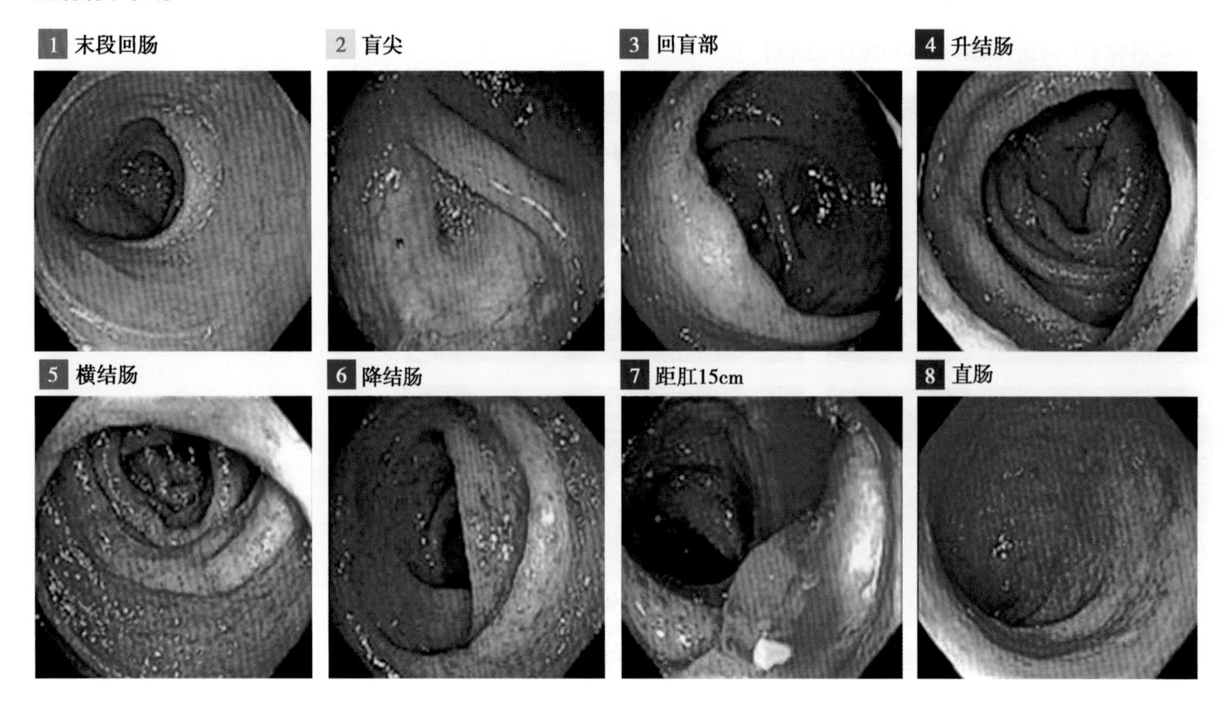

肠镜活检病理

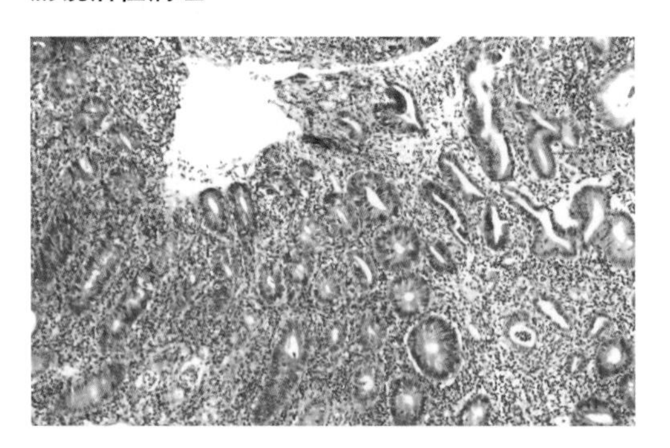

患者腹泻，不良事件通用术语标准（CTCAE）3级；便血，CTCAE 2级，患者有应用免疫检查点抑制剂治疗史、不洁饮食史且合并3度白细胞及中性粒细胞减少，考虑腹泻、血便原因可能与化疗后骨髓抑制合并肠道感染有关，不排除免疫相关肠炎可能。治疗：①禁食禁饮＋静脉营养＋抑酸；②止血，氨甲环酸＋卡络磺钠＋巴曲亭＋生长抑素；③抗感染，左氧氟沙星；④甲泼尼龙 40mg b.i.d.；⑤升白细胞治疗。

患者升白细胞治疗3天后白细胞恢复正常，综合治疗1周后腹泻及便血恢复到1级。未调整激素用量，治疗10天后再次出现解鲜红色血便10余次/d，新发咳嗽、咳少量白色黏稠痰。腹泻，CTCAE 3级；便血，CTCAE 2级。分析腹泻血便加重可能原因：①出现新的病原菌感染导致肠炎加重及呼吸道症状；②存在难治性/激素抵抗性免疫相关肠炎。2021-03-12多学科讨论建议：①完善检查排查感染因素；②继续全身使用激素治疗；③考虑患者可能合并活动性感染，暂不应用英夫利昔单抗。

2021-03-17实验室检查：PCT 0.05ng/ml；便CMV-DNA弱阳性；便真菌培养：白念珠菌，较多（3+）。痰培养：烟曲霉复合群，较多（3+）；TB-IGRA（–）；粪便艰难梭菌检查（–）。考虑患者出现肠道真菌及巨细胞病毒感染合并呼吸道曲霉菌感染，这可以解释为何激素治疗肠炎早期有效但很快腹泻症状复发。遂调整治疗：①加用制霉菌素漱口；②加用伏立康唑抗真菌治疗；③加用更昔洛韦抗病毒治疗。用药3天后患者解果酱样便减少为3次/d，咳嗽、咳痰较前好转，腹泻，CTCAE 1级，血便，CTCAE1级。2021-03-23腹泻和便血停止，继续甲泼尼龙缓慢减量，6周内完成甲泼尼龙减量。

患者目前未再诉腹泻、血便等，停用免疫检查点抑制剂治疗，继续后线化疗。

【析评】

该患者广泛期小细胞肺癌诊断明确，一线治疗参考IMpower 133研究进行，经基线评估后，患者无治疗禁忌，基线排除自身免疫性疾病，心功能、肺功能、内分泌系统检查等后，行2周期依托泊苷+顺铂+阿替利珠单抗治疗。2周期治疗后，患者肿瘤快速消退，缩小77%，但在第3周期治疗中出现严重的免疫性结肠炎。

抗PD-1/PD-L1单抗治疗诱导的结肠炎发生率为0.7%~1.6%，可在治疗开始后2~4个月出现，也可在首次用药后2年出现。常见的症状是腹泻(92%)、腹痛(82%)、便血(64%)、发热(46%)、呕吐(36%)、结肠穿孔(1%~2.2%)。若考虑免疫性肠炎，应完善病原体检查，包括艰难梭菌、粪便培养、寄生虫和虫卵、病毒病原体、梭状芽胞杆菌、巨细胞病毒、沙门氏菌等检测；腹盆腔CT检查；内镜检查和病理检查等。最常见的CT影像特征是肠系膜血管充血、肠壁增厚和结肠扩张。免疫性结肠炎在内镜下多表现为黏膜红斑、糜烂、溃疡形成。其中27%~40%的病例出现黏膜溃疡；而36%~42%的非溃疡性炎症表现为水肿、血管改变、糜烂、渗出和红斑。疾病范围可为全结肠炎(23%~40%)、左侧结肠炎(31%~43%)和回肠炎(11%~14%)[1]。活检被认为是诊断免疫性肠炎和分期疾病活动的金标准。免疫治疗引起的肠道毒性组织学表现通常不同于炎性肠病的表现。大多数免疫性结肠炎患者表现为急性结肠炎(中性粒细胞和嗜酸性粒细胞浸润)，或者是弥漫性或局灶性片状隐窝脓肿[2]。

在治疗方面，除了暂停免疫治疗，给予相应的对症支持治疗以外。全身性皮质类固醇如泼尼松是免疫性结肠炎一线治疗，对87.5%的患者有效[3]。如中度患者治疗有效(即，出现皮质类固醇反应：临床改善到1级或更少)，激素可在2~4周减停；重度患者可在4~8周减停。对于2~4级腹泻，建议早期评估皮质类固醇反应，对于无反应者建议升级为生物制剂，如英夫利昔单抗或维多珠单抗。对于激素及TNF-α抑制剂控制不佳的免疫性肠炎，应用钙调神经磷酸酶抑制剂，如他克莫司或环孢素可能有效[4]。对于激素、英夫利昔单抗、维多珠单抗均无效的难治性免疫性肠炎，有病例报道显示肠道菌群移植治疗有效[5]。

此病例提示：①首次出现腹泻和便血时，因为患者同时有近期不洁饮食史，及便常规见脓细胞等，考虑患者为急性肠炎。但患者同时在接受免疫治疗，所以诊断时应该提高警惕，患者可能合并免疫性结肠炎，或者应该考虑在免疫治疗期间，急性肠炎有诱发免疫性肠炎发生的可能。②患者在初次使用激素治疗时腹泻好转，在后续激素治疗期间出现腹泻加重，此时应鉴别分析：长期激素治疗过程中并发感染，还是难治免疫性结肠炎。所以在使用激素治疗期间应该根据患者症状变化，及时监测病原学变化，协助诊断及鉴别诊断。本例患者在出现腹泻再次加重时，复测病原学检查，最后确诊合并肠道真菌和肠道巨细胞病毒感染，经过积极抗真菌和抗病毒治疗后腹泻得以快速控制。

（黄媚娟）

参考文献

[1] BELLAGUARDA E, HANAUER S. Checkpoint Inhibitor-Induced Colitis [J]. Am J Gastroenterol, 2020, 115 (2): 202-210.

[2] GEUKES FOPPEN M H, ROZEMAN E A, VAN WILPE S, et al. Immune checkpoint inhibition-related colitis: symptoms, endoscopic features, histology and response to management [J]. ESMO Open, 2018, 3 (1): e000278.

[3] COLLINS M, MICHOT J M, DANLOS F X, et al. Inflammatory gastrointestinal diseases associated with PD-1 blockade antibodies [J]. Ann Oncol, 2017, 28 (11): 2860-2865.

[4] ZHANG E, KIELY C, SANDANAYAKE N, et al. Calcineurin inhibitors in steroid and anti-TNF-alpha refractory immune checkpoint inhibitor colitis [J]. JGH Open, 2021, 5 (5): 558-562.

[5] WANG Y, WIESNOSKI D H, HELMINK B A, et al. Fecal microbiota transplantation for refractory immune checkpoint inhibitor-associated colitis [J]. Nat Med, 2018, 24 (12): 1804-1808.

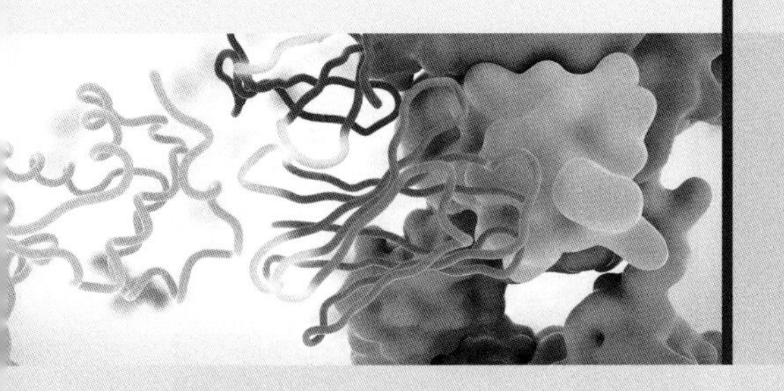

12

大面积的干性脱皮如何处置?

【病情介绍】

患者,男,66 岁。因“外院发现肺部肿物 2 天”入院。2021-02-24 行支气管镜穿刺活检,病理学检查:(右下叶)低分化鳞癌。免疫组化结果:2-CK7 少数(+)、NapsinA(-)、CK5/6(3+)、P63(3+)、CD56(-)、ALK(D5F3)(-),ALK(N)(-)、PD-L1(22C3)(+50%)、PD-L1(N)(-)。基因检测结果:PD-L1(-)。胸部 CT:右肺下叶基底段见一软组织肿块影,约 58mm × 47mm × 50mm,双肺门见肿大淋巴结,较大者约 21mm × 18mm,肝内可见散在结节、肿块,较大者约 37mm × 43mm。最后诊断:右肺下叶低分化鳞癌并纵隔、双肺门淋巴结、肝多发转移 $cT_3N_3M_{1c}$。

肺 CT 影像

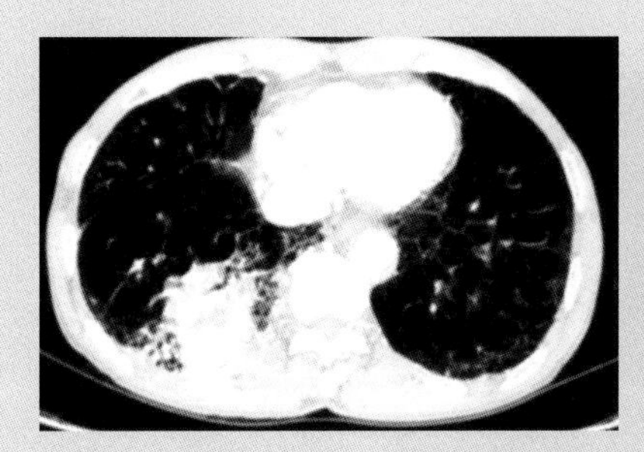

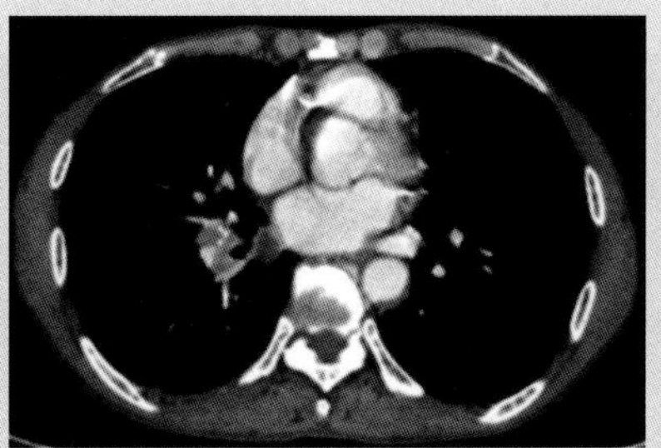

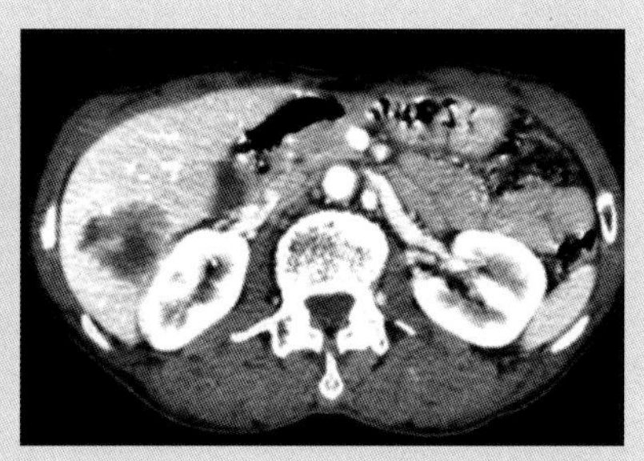

遂于 2021-03-11 给予 TP(白蛋白结合型紫杉醇 260mg/m^2,第 1 天静脉滴注 + 卡铂 AUC5,第 1 天静脉滴注)标准方案化疗。2021-04-02、2021-04-24 行(白蛋白紫杉醇 260mg/m^2,第 1 天静脉滴注 + 卡铂 AUC5,第 1 天静脉滴注 + 卡瑞利珠单抗 200mg,第 1 天静脉滴注)方案 2 疗程。2 程免疫联合化疗后复查肺 CT:右肺下叶基底段肿块较前缩小,大小约 39mm × 27mm × 32mm,纵隔、双肺门淋巴结转移部分较前缩小,肝转移瘤较前缩小,较大者大小约 21mm × 21mm。

治疗后肺 CT 影像

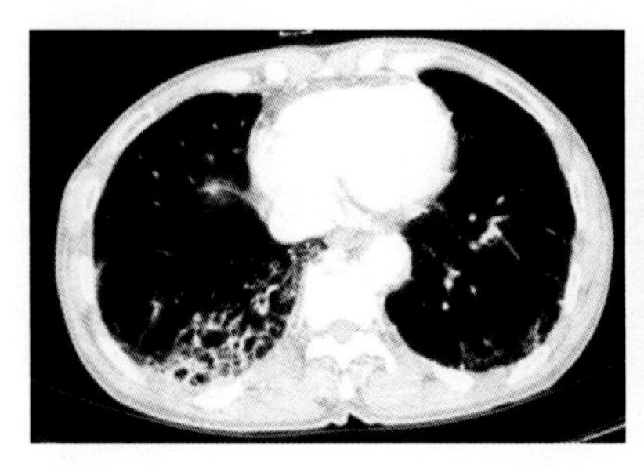
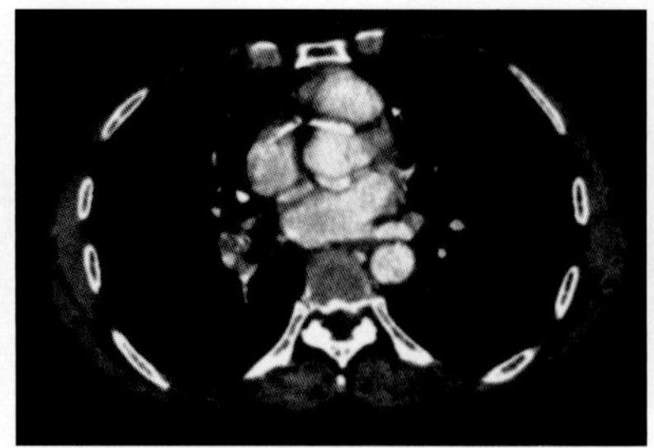
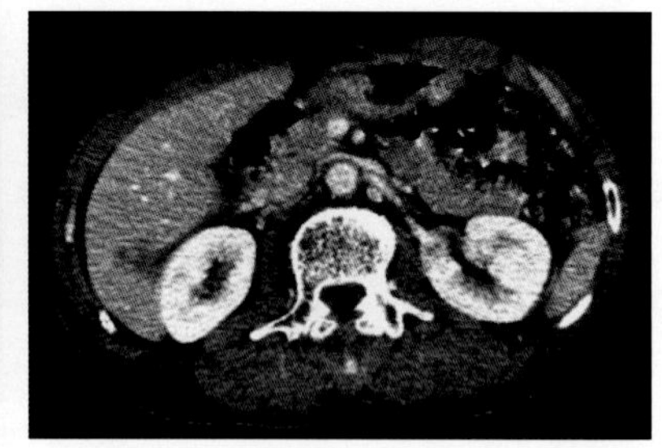

【免疫治疗相关不良反应】

第 1 次免疫治疗后第 1 天,患者躯干、四肢见多发红色斑丘疹,干性脱皮,皮损Ⅱ级,无水疱、渗液,颜面、手指及足趾局部皮肤见轻度水肿。

免疫治疗后皮疹表现

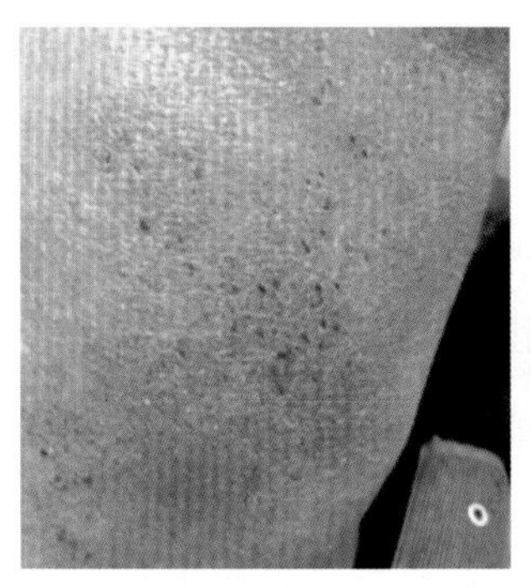
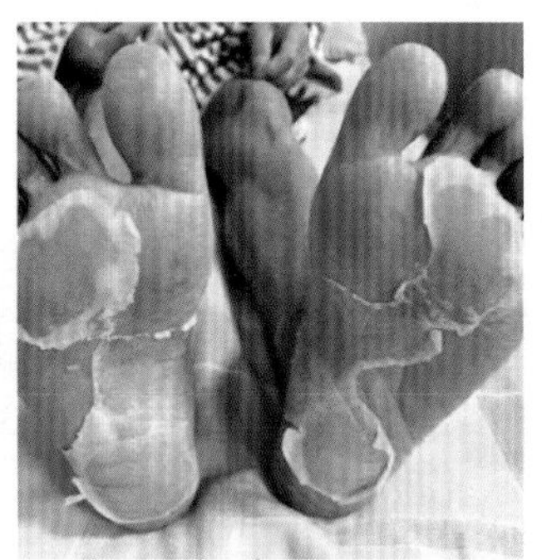
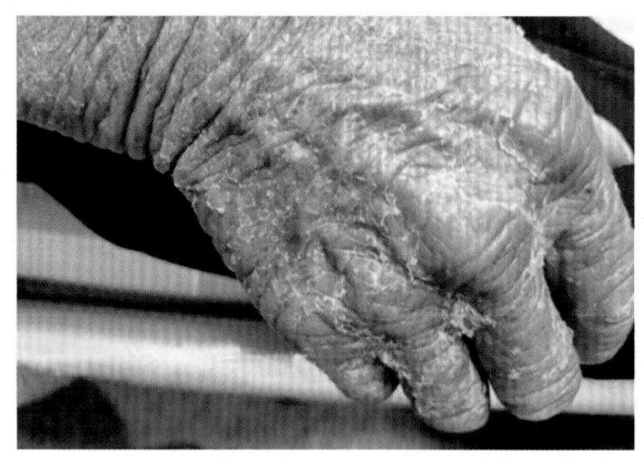

考虑患者使用免疫治疗后引起的皮肤反应,予氯雷他定(开瑞坦)抗过敏、复方醋酸地塞米松乳膏(皮炎平)局部外涂,异丙嗪肌内注射,艾灸、敷贴等中医治疗减轻化疗反应,治疗后脱皮及皮疹明显好转,无其他不良反应。

局部激素 + 口服抗过敏治疗后皮疹好转

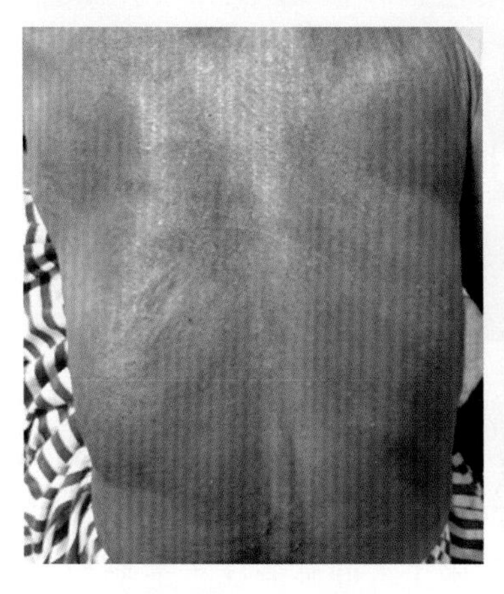
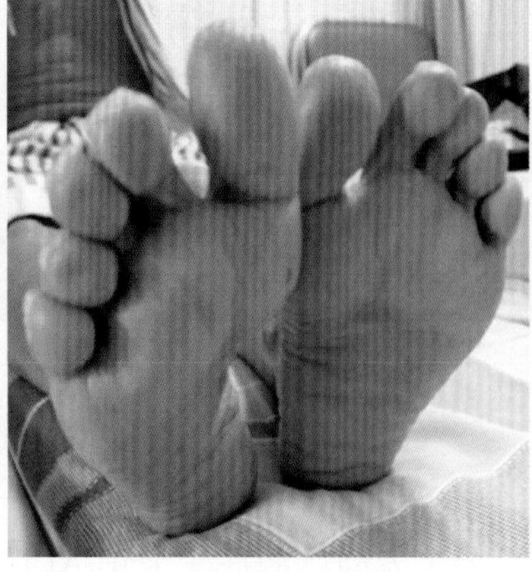
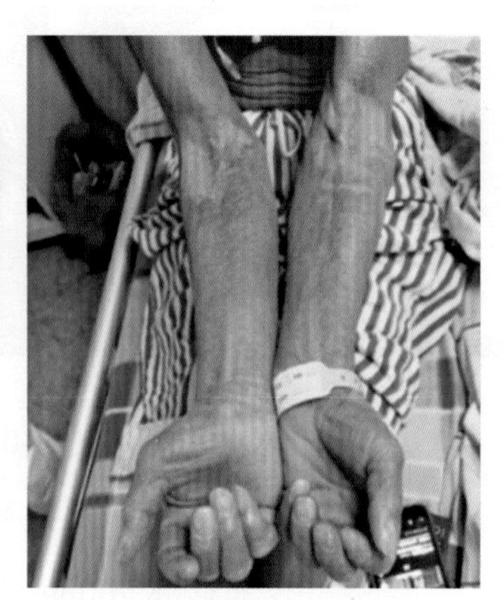

患者耐受性较好,血常规、血生化、甲状腺功能未见异常,患者第 2 次免疫治疗时未出现明显皮疹及皮肤瘙痒。患者随后接受了第 3、4 次免疫治疗联合化疗,疗效评估为 PR。随后由于经济原因,患者暂停了治疗,目前仍在持续随访中。

【析评】

该患者诊断明确:右肺下叶低分化鳞癌并纵隔、双肺门淋巴结、肝多发转移 $cT_3N_3M_{1c}$ ⅣB 期。在本病例中,先采用"白蛋白紫杉醇+卡铂"化疗方案行全身治疗,再尝试联合卡瑞利珠单抗行免疫治疗。完善患者基线评估以及排除治疗相关禁忌后,按既定治疗方案执行。患者在接受治疗 2 个月后,复查胸腹部 CT 结果提示,原发灶及转移灶肿瘤均较前明显缩小,疗效评价为部分缓解。

本病例中的治疗方案结合了患者实际情况,考虑患者肿瘤负荷大,先使用疗效确切的传统化疗初步控制,避免肿瘤溶解综合征和免疫治疗引起的肿瘤超进展,再后续联合免疫治疗进一步加强疗效。其次,免疫治疗药物也符合当下的指南推荐。如果患者经济情况允许,可继续使用卡瑞利珠单抗维持治疗。此外,本病例采用全麻下支气管镜检取淋巴结标本,根据影像资料,肺部病灶位于右肺下叶基底段,采取局部麻醉下 CT 引导穿刺活检取原发灶标本或许更加方便,减少全身麻醉对患者的损伤;根据病史描述,基因检测只完善了 *PD-L1* 基因检测,尽管肺鳞癌驱动基因突变的概率较低,倘若存在 *EGFR* 等基因突变,便可为患者的治疗多一份选择和保障。

患者在第一次使用卡瑞利珠单抗后出现明显皮肤黏膜受损,皮肤毒性分级为 G2 级,根据 CSCO 指南指导,使用糖皮质激素外用、口服抗组胺药后,患者症状得到改善。由于本病例症状较轻,控制迅速,并未暂停免疫检查点抑制剂(ICIs)的使用。皮肤毒性是 ICIs 导致的最常见的不良事件,通常发生在治疗的早期,治疗后几天或几周后都有可能出现,也可能延迟至治疗数月后[1]。这需要临床医生早期发现并及时干预,如仅表现为皮肤或内分泌症状,可继续 ICIs 治疗[2]。糖皮质激素是皮肤免疫相关不良反应(irAEs)的主要治疗药物,使用泼尼松治疗时(4~6 周内逐步减量),应维持使用直至毒性等级 ≤1 级。

此病例提示:①卡瑞利珠单抗联合白蛋白紫杉醇及卡铂,治疗晚期肺鳞癌患者疗效显著,但同时也应警惕不良事件的发生,如免疫性皮炎;②针对免疫治疗的不良反应,及时快速处理,有助于控制不良反应,使患者从免疫治疗中获益。

(郑燕芳)

参考文献

[1] POSTOW M A, SIDLOW R, HELLMANN M D. Immune-Related Adverse Events Associated with Immune Checkpoint Blockade [J]. N Engl J Med, 2018, 378 (2): 158-168.

[2] PUZANOV I, DIAB A, ABDALLAH K, et al. Managing toxicities associated with immune checkpoint inhibitors: consensus recommendations from the Society for Immunotherapy of Cancer (SITC) Toxicity Management Working Group [J]. J Immunother Cancer, 2017, 5 (1): 95.

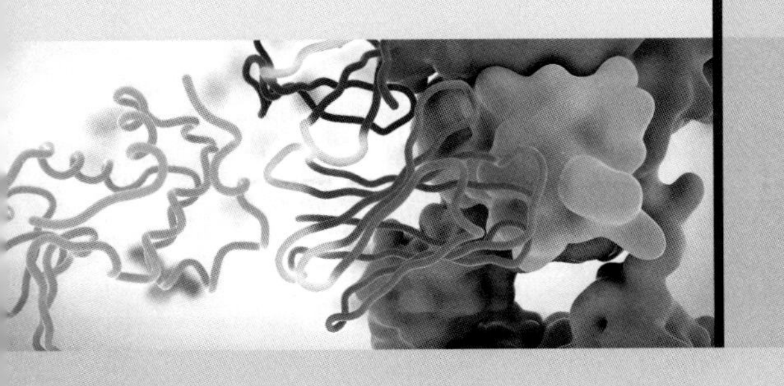

13

被妥善处置的免疫相关肝毒性

【病情介绍】

患者,男,65 岁。因“进行性吞咽困难 3 月余”于 2019 年 8 月入胸外科治疗。行电子胃镜:距门齿 35~38cm 见隆起性占位性病变,考虑食管占位(性质待定)。病理学检查:(食管)鳞状细胞癌。胸腹部 CT:食管下段管壁增厚,右侧腋窝增大淋巴结。

2019-08-06 于全身麻醉下行“胸腔镜下食管癌根治术”。术后病理学检查:(食管)中分化鳞状细胞癌,侵及食管壁全层,累及贲门,未见神经侵犯及脉管内癌栓。送检食管残端、食管切缘及胃体切缘均未见癌累及。胃旁组织中找及淋巴结 5 枚,均未见癌组织转移。最后诊断:食管鳞状细胞癌,$pT_3N_0M_0$,胸下段。根据指南患者行术后定期复查。2020-08-25 患者再次因“进食梗阻感”入院,行电子胃镜:食管 - 胃吻合术后状态,距门齿 20cm 处见吻合口伴吻合钉,吻合口处见一大小约 1.5cm × 2cm 的溃疡,考虑:①吻合口溃疡性质待定;②食管 - 胃吻合术后。病理学检查示:(吻合口)鳞状细胞癌。颈胸腹部 CT:胸廓入口处吻合口食管壁增厚并异常强化,考虑肿瘤复发;肝 S4 段包膜下结节考虑转移瘤;腹膜后肿大淋巴结考虑转移瘤。最后诊断:①肝继发恶性肿瘤;②淋巴结继发恶性肿瘤;③食管癌术后复发。

遂患者于 2020 年 8 月至 2020 年 11 月行卡瑞利珠单抗 200mg D1+ 白蛋白紫杉醇 400mg D1+ 卡铂 500mg D1 免疫联合化疗 4 个周期。4 周期后复查 CT:肝 S4 段包膜下结节及腹膜后肿大淋巴结明显缩小,疗效评价 PR。

免疫 + 化疗前后颈胸腹部 CT 对比

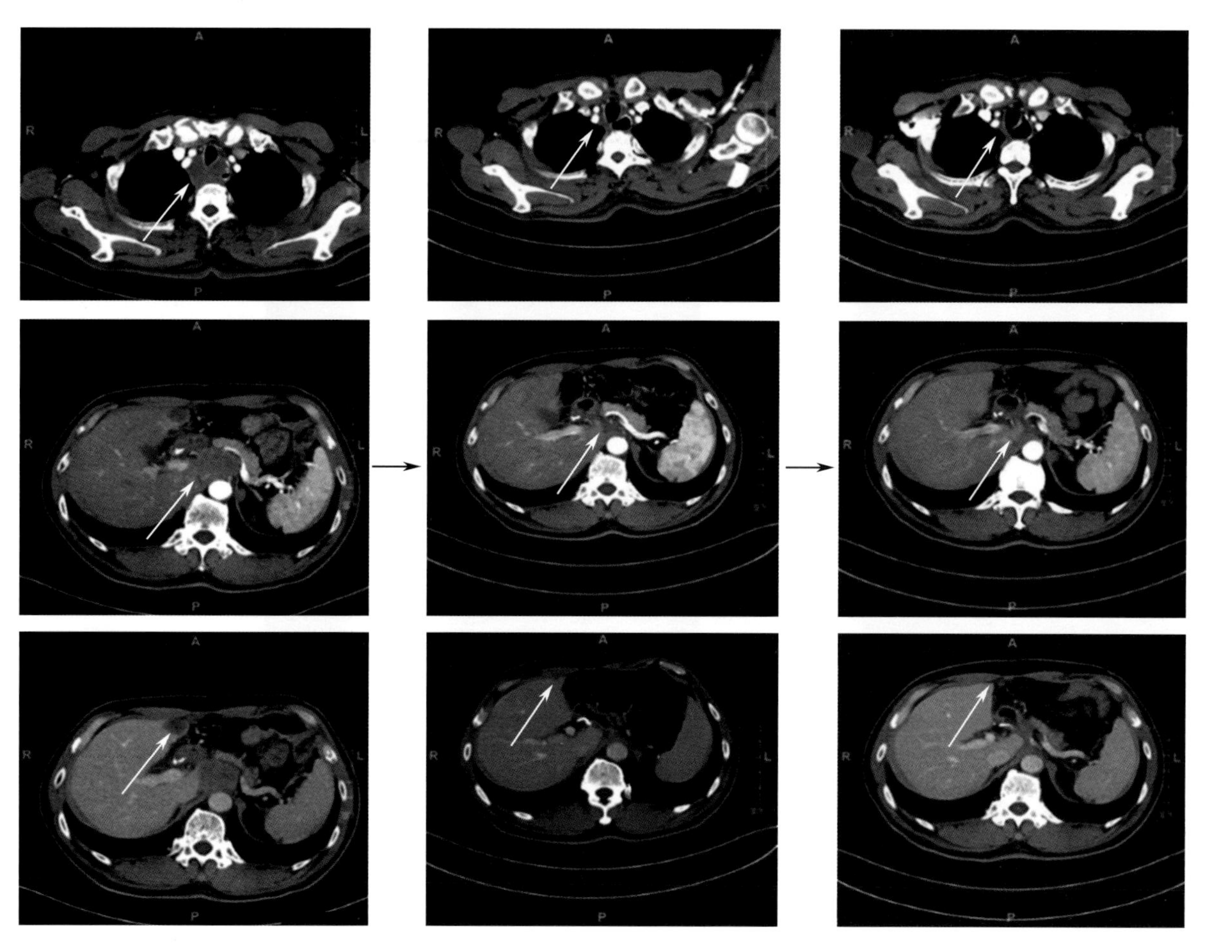

于 2020 年 12 月至 2021 年 2 月行卡瑞利珠单抗 200mg D1 免疫维持治疗 4 个周期，4 个周期后复查 CT 原吻合口增厚程度减轻，腹膜后淋巴结体积有所减小。疗效评价 PR。

于 2021-03-01 行放射治疗，包括术后吻合口及纵隔阳性淋巴结剂量达 5 040cGy/180cGy × 28F/6W，2021-03-17 拟再次予卡瑞利珠单抗 200mg D1，免疫维持治疗。

患者既往身体一般，否认其他既往病史。

查体可触及右侧腋窝增大淋巴结，无其他特殊阳性体征。

【免疫治疗相关不良反应】

患者于 2021-03-17 入院行常规检查提示：AST、ALT 增高。急查乙肝六项和输血四项：乙肝、丙肝、戊肝、HIV 阴性；急查自身免疫性肝炎相关抗体：均为阴性。结合患者用药史，排外其他原因导致的肝炎，考虑为免疫相关性肝脏毒性，ALT 和 AST>5 倍<20 倍的正常上限，总胆红素>3 倍<10 倍的正常上限，分级为 3 级。

维持免疫治疗前后颈胸腹部 CT 对比

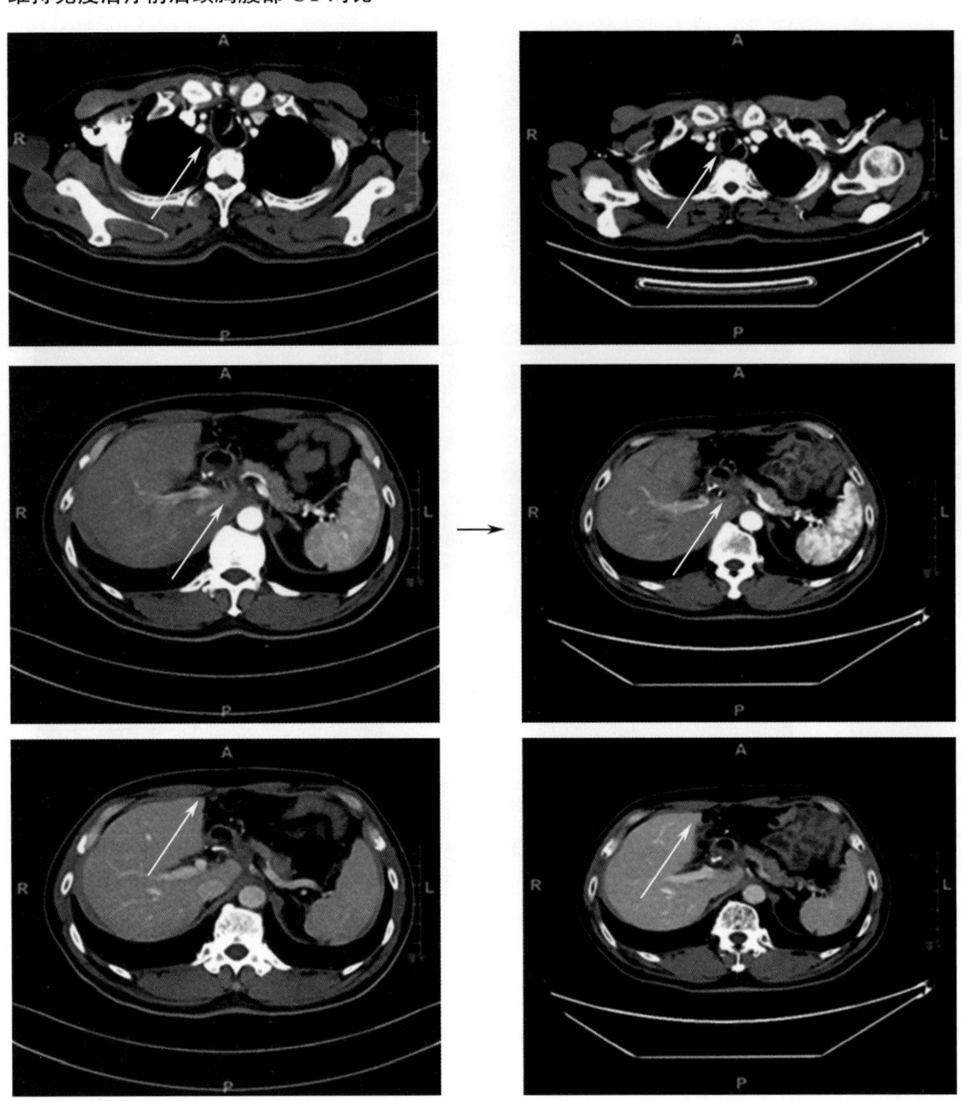

肝功能变化 -AST

天门冬氨酸氨基转移酶
单位：U/L

834.30
588.65
343.00
97.34
-148.31
670.53
248.81
182.27
177.09
146.08
87.29
66.45
69.61
21.9
23.06
34.02
42.22
时间
20201211
20210126
20210317
20210326
20210402
20210409

肝功能变化 -ALT

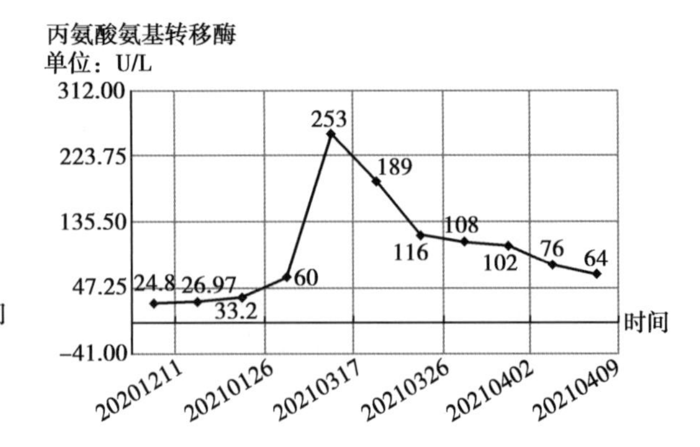

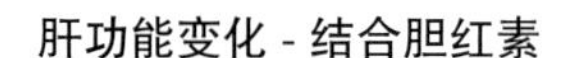
肝功能变化 - 结合胆红素

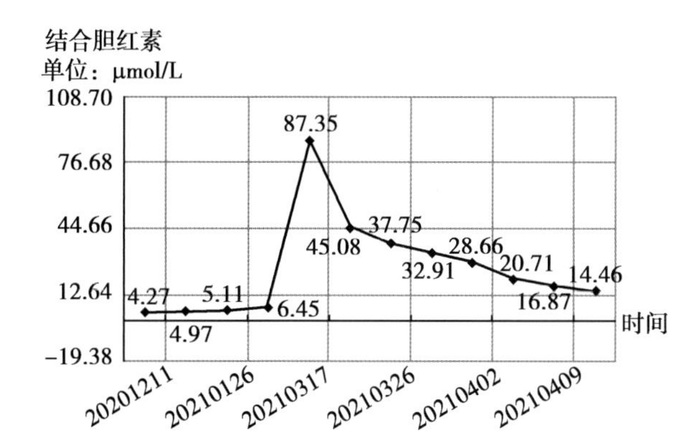

肝功能变化 - 非结合胆红素

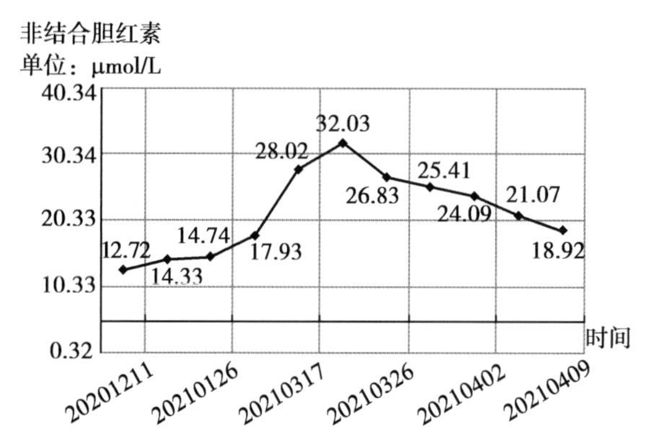

遂嘱患者停用卡瑞利珠单抗免疫维持治疗，2021-03-17 予以甲泼尼龙琥珀酸钠 60mg 治疗，效果欠佳，2021-03-23 加用吗替麦考酚酯 0.5g，p.o.，b.i.d. 及人免疫球蛋白 10g 3 日，免疫相关性肝脏毒性降为 G2，2021-03-26 停用人免疫球蛋白，2021-03-28 甲泼尼龙琥珀酸钠减量为 50mg，2021-04-04 甲泼尼龙琥珀酸钠减量为 40mg。后续治疗方案：2021-04-27 卡瑞利珠单抗 200mg Q.3W.，未发现肝功能异常。

【析评】

本病例为复发晚期食管鳞癌患者在接受化疗联合卡瑞利珠治疗 7 个月后，出现免疫相关性肝炎（irH）的病例。此患者初诊时为ⅡB 期（$pT_3N_0M_0$）食管鳞癌，行食管癌根治术后 1 年复发，并出现肝转移及腹膜后淋巴结的转移，给予了 4 周期卡瑞利珠联合化疗（白紫杉醇 + 卡铂）后 PR，继续卡瑞利珠维持治疗，4 周期后疗效评估仍为 PR，接受免疫治疗的疗效显著。

此病例提示：①卡瑞利珠单抗作为 PD-1 免疫治疗药物，其不良反应发生率低于传统化疗，但要警惕少见、严重的免疫相关不良反应，其发生率可达 10%，当服用卡瑞利珠单抗后可产生毛细血管增生症、贫血、发热、乏力，部分患者还可出现蛋白尿、甲减、食欲降低等不良反应。②当患者出现Ⅱ级或以上免疫相关肺炎、肝炎、肾炎、肠炎及心肌炎等，应及时停药，并且永久性断药。该患者使用卡瑞利珠 7 个月后（化疗结束 3 个月后）出现的肝功能异常，且无特殊不适，基本可以排除化疗所致肝损伤，患者虽有肝转移瘤，但治疗后已未见明显肝结节，可排除肝转移瘤所致肝功能异常，结合乙肝六项、自身免疫性肝炎相关抗体均为阴性等结果，irH 诊断明确。③对于免疫相关性肝炎，结合转氨酶及胆红素升高水平进行分级，此病例为 G3，甲泼尼龙 1mg/（kg·d）给予 6 天后效果不明显，加用吗替麦考酚酯及人免疫球蛋白，肝功能好转，1 个月后卡瑞利珠再挑战，再未出现肝功能异常。

综上所述，此例患者的治疗方案及对 irH 的处理给我们一些启示和思考：①哪一类免疫检查点抑制剂更容易出现肝毒性，需要严密监测患者的肝功能？哪些患者会发生严重的 irH，有没有相关的预测指标？②胆红素升高和非胆红素升高的 irH 的差异及可能的发生机制是什么？③irH 的发生是否与更好的免疫应答有关，发生的时间是否与严重程度相关？④irH 后再挑战的时机，既往出现过 irH 是否在再挑战中更易诱发 irH 或其他 irAEs。以上问题均值得我们思考。针对此例病例，建议更佳细化 irH 发生后治疗用药持续时间，如吗替麦考酚酯何时停用。

（刘安文　蔡 婧）

参考文献

[1] JOHNCILLA M, MISDRAJI J, PRATT D S, et al. Ipilimumab-associated Hepatitis: Clinicopathologic Characterization in a Series of 11 Cases [J]. Am J Surg Pathol, 2015, 39 (8): 1075-1084.

[2] GAUCI M L, BAROUDJIAN B, LEBBE C, et al. When steroids are not enough in immune-related hepatitis: current clinical challenges discussed on the basis of a case report [J]. J Immunother Cancer, 2021, 9 (3)

[3] European Association for the study of the liver. EASL clinical practice guidelines: drug-induced liver injury [J]. J Hepatol, 2019, 70 (6): 1222-1261.

[4] SANGRO B, GOMEZ-MARTIN C, DE LA MATA M, et al. A clinical trial of CTLA-4 blockade with tremelimumab in patients with hepatocellular carcinoma and chronic hepatitis C [J]. J Hepatol, 2013, 59 (1): 81-88.

[5] EL-KHOUEIRY A B, SANGRO B, YAU T, et al. Nivolumab in patients with advanced hepatocellular carcinoma (CheckMate 040): an open-label, non-comparative, phase 1/2 dose escalation and expansion trial [J]. Lancet, 2017, 389 (10088): 2492-2502.

[6] ZHU A X, FINN R S, EDELINE J, et al. Pembrolizumab in patients with advanced hepatocellular carcinoma previously treated with sorafenib (KEYNOTE-224): a non-randomised, open-label phase 2 trial [J]. Lancet Oncol, 2018, 19 (7): 940-952.

[7] ZHANG X, ZHOU Y, CHEN C, et al. Hepatitis B virus reactivation in cancer patients with positive Hepatitis B surface antigen undergoing PD-1 inhibition [J]. J Immunother Cancer, 2019, 7 (1): 322.

[8] LAKE AC. Hepatitis B reactivation in a long-term nonprogressor due to nivolumab therapy [J]. AIDS, 2017, 31 (15): 2115-2118.

[9] PANDEY A, EZEMENARI S, LIAUKOVICH M, et al. A rare case of pembrolizumab-induced reactivation of hepatitis B [J]. Case Rep Oncol Med, 2018, 2018: 5985131.

[10] KOKSAL A S, TOKA B, EMINLER A T, et al. HBV-related acute hepatitis due to immune checkpoint inhibitors in a patient with malignant melanoma [J]. Ann Oncol, 2017, 28 (12): 3103-3104.

[11] WANG W, LIE P, GUO M, et al. Risk of hepatotoxicity in cancer patients treated with immune checkpoint inhibitors: A systematic review and meta-analysis of published data [J]. Int J Cancer, 2017, 141 (5): 1018-1028.

[12] PARLATI L, VALLET-PICHARD A, BATISTA R, et al. Incidence of grade 3-4 liver injury under immune checkpoints inhibitors: A retrospective study [J]. J Hepatol, 2018, 69 (6): 1396-1397.

[13] BHAVE P, BUCKLE A, SANDHU S, et al. Mortality due to immunotherapy related hepatitis [J]. J Hepatol, 2018, 69 (4): 976-978.

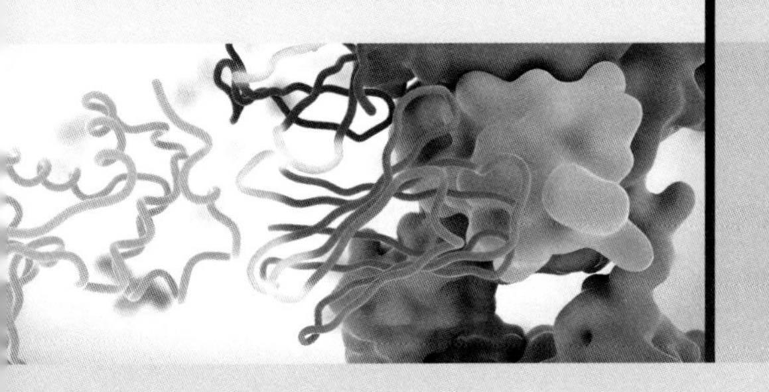

14

如何应对免疫治疗中的假性进展?

【病情介绍】

患者,男,64 岁。患者于 2018 年 7 月无明显诱因出现间断咳嗽,无明显咳痰,无胸痛、气短、咯血、发热、盗汗、乏力等症状,起初未予重视,后 8 月咳嗽增多,于 2018-08-11 入住山西省肿瘤医院呼吸一病区诊治,胸部 CT 检查提示左肺上叶近肺门、右肺上叶前段占位,考虑肺癌。

既往史:确诊“冠状动脉粥样硬化性心脏病”18 年余,支架(3 枚)植入术后 10 年,目前口服他汀类、单硝酸异山梨酯、氯吡格雷、阿司匹林等药物治疗。否认“高血压”“糖尿病”史,否认肝炎、结核等传染病史,预防接种史不详,否认其余手术史,否认外伤史,否认输血史,否认食物、药物过敏史。

体格检查:一般情况,基本正常,全身浅表淋巴结未触及肿大;胸廓对称,无畸形,双侧呼吸运动对称,节律规整;双肺呼吸音清,未闻及干湿啰音及胸膜摩擦音;心率 85 次 /min,心律齐,心音情况正常,各瓣膜听诊区未闻及杂音;腹部平坦;肠鸣音正常,3~5 次 /min。

辅助检查:CT 提示,右肺上叶近纵隔旁分叶状肿物,密度不均匀,边缘可见多发毛刺,有胸膜牵拉,病灶 3.4cm × 3.1cm,考虑肺癌;而左肺上叶支气管根部分叶状肿物,沿上叶支气管主干浸润生长,密度不均匀,边缘可见多发毛刺,病灶 3.1cm × 3.0cm,考虑肺癌;纵隔 2R,4R/L、7 组多发肿大淋巴结,考虑转移,双肺多发小结节,考虑转移。

之后患者左肺病变经过气管镜检查明确病理诊断为鳞癌,基因检测结果显示:*EGFR*、*ALK*、*ROS-1* 无基因突变,*PD-L1*(22C3)表达为 80%。右肺病灶经 CT

定位穿刺病理结果：低分化腺癌；基因检测显示：*Kras* 突变，突变负荷为 28.27/MB。

最后诊断：右肺上叶低分化腺癌，左肺上叶低分化鳞癌，纵隔淋巴结转移，双肺转移，PS 1 分。

遂患者于 2018-09-01 至 2018-09-22 行帕博利珠单抗单药治疗 2 周期（帕博利珠单抗 200mg × 2）。2 程治疗后复查 CT：右肺上叶病灶由免疫治疗前的 3.4cm × 3.1cm，缩小为 2.9cm × 1.6cm，达到大部分缓解（PR），但是左肺病灶情况正好相反，出现左肺上叶不张，不张的肺组织与左肺肿块连在一起，分界不清，无法测量，如果根据 Recist 评估标准，患者出现病情进展。

当时患者一般情况基本正常，未诉咳嗽、咳痰、气短、发热等不适，未进行相应的治疗。

治疗前后肺 CT 影像对比（2018 年 8 月与 2018 年 10 月）

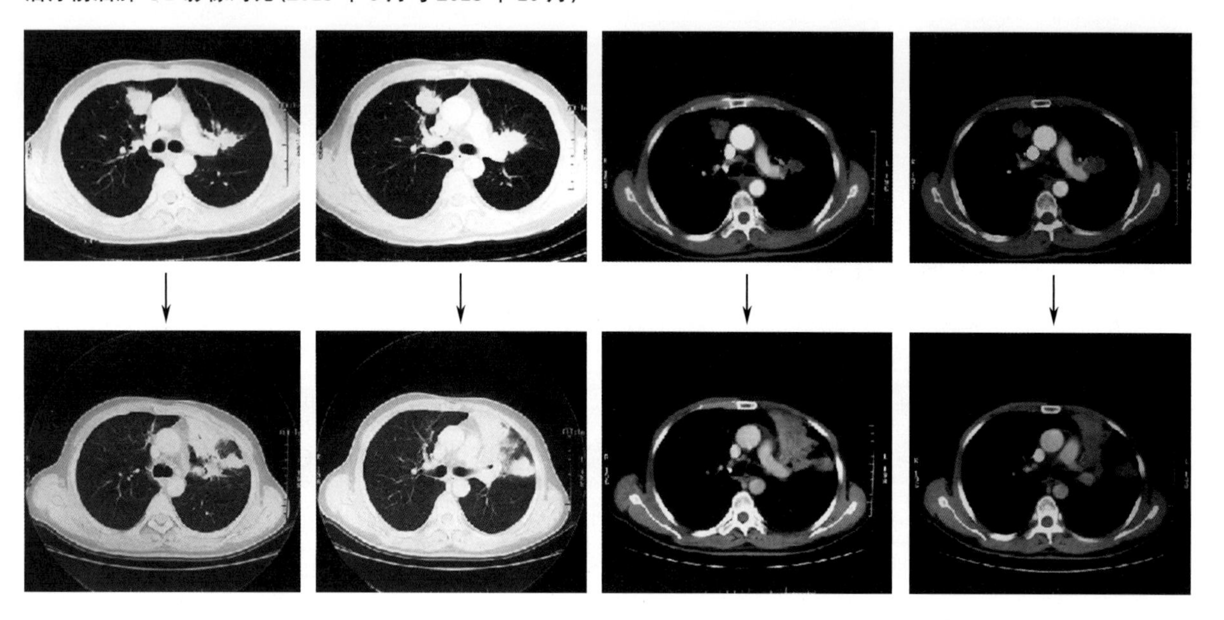

之后于 2018-10-14 及 2018-11-26 又进行了第三次和第四次的帕博利珠单抗单药免疫治疗。4 个周期后再次进行了疗效评估。

治疗前后肺 CT 影像对比（2019 年 1 月）

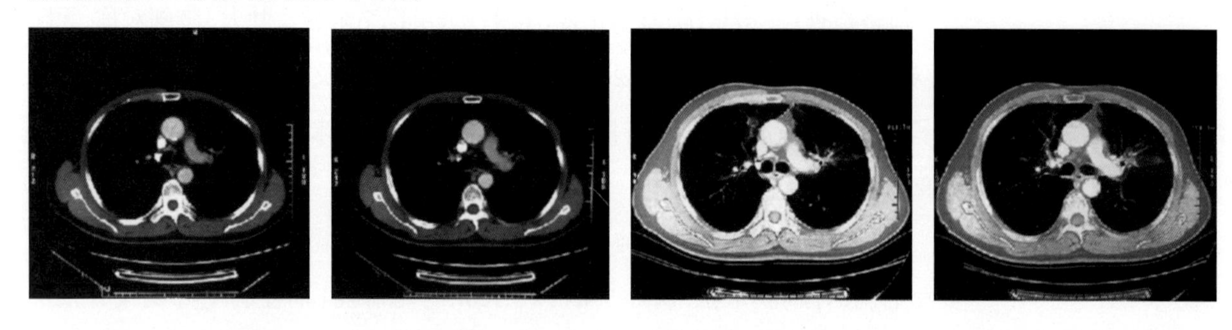

2019-01-08 胸部 CT 右肺上叶病灶消失，疗效达到完全缓解（CR），左肺上叶支气管根部管壁略增厚。病灶已经无法测量，疗效评价为 CR。之后患者继续行帕博利珠单抗单药免疫治疗。该患者于 2018 年 8 月确诊为双原发肺癌，目前一线免疫单药治疗已经达到 37 个月。一直维持 CR 状态，未发生任何的不良反应。

【析评】

该患者诊断为双原发肺癌(左肺鳞癌,右肺腺癌,淋巴结转移,双肺转移),左肺PD-L1高表达,右肺TMB高突变负荷,对于多原发肺癌[1,2]的治疗,原则上应对多个肿瘤进行独立的分期评估,在无禁忌证的情况下,尽可能手术切除;但是患者存在淋巴结及双肺转移,建议患者行全身化疗,手术不作为主要治疗手段。

此病例提示:①由于患者不论是PD-L1的表达抑或是TMB的高突变负荷,都是支持免疫治疗的,最终根据KEYNOTE-024的研究[3],采用免疫单药治疗,在免疫单药进行了2个周期后评价疗效。②患者右肺病灶达到部分缓解(PR),而左肺病灶出现了疾病进展(PD),当时患者未诉任何不适,无咳嗽、咳痰、气短、发热等,考虑到接受免疫检测点抑制剂治疗的部分患者可出现一些特殊的应答模式,包括假性进展(pseudoprogression,PsPD)、延迟反应(delayed response)和疾病超进展(hyper-progressive disease,HPD)等,考虑该患者可能出现假性进展。关于免疫治疗的假性进展(pseudoprogression)就是一部分接受抗PD-1/PD-L1治疗的患者在治疗后的头几周内出现一过性的肿瘤增大或出现新病灶,但随后出现肿瘤客观缓解或较长时间的疾病稳定[4],其机制并未完全阐明。一种解释就是免疫治疗后大量的T细胞和免疫调控细胞涌入肿瘤病灶区域,短期内肿瘤体积的增大,并非肿瘤负荷的增加,并非肿瘤细胞的增长。所以传统的实体肿瘤评价标准不能准确评价肿瘤免疫治疗中患者疗效反应和生存获益情况。③在免疫治疗后采用免疫治疗的疗效评估标准(irRECIST标准)或者iRECIST标准,这种评价标准最突出的改变在于引入两个关键概念:待证实的疾病进展(unconfirmedprogressive disease,iUPD)和已证实的疾病进展(confirmed progressive disease,iCPD),将之前RECIST1.1标准评定的PD暂视为iUPD,iCPD必须是在iUPD出现后紧随其后的一次评估中出现肿瘤增大。因为患者未诉任何不适,就继续进行了第三次和第四次的免疫治疗。结果显示在4个周期后患者左肺假性进展的病灶达到CR。

(单彬彬)

参考文献

[1] ROMASZKO A M, DOBOSZYńSKA A. Multiple primary lung cancer: A literature review [J]. Adv Clin Exp Med, 2018, 27 (5): 725-730.

[2] MARTINI N, MELAMED M R. Multiple primary lung cancers [J]. J Thorac Cardiovasc Surg, 1975, 70 (4): 606-612.

[3] BRAHMER J R, RODRíGUEZ-ABREU D, ROBINSON A G, et al. Health-related quality-of-life results for pembrolizumab versus chemotherapy in advanced, PD-L1-positive NSCLC (KEYNOTE-024): a multicentre, international, randomised, open-label phase 3 trial [J]. Lancet Oncol, 2017, 18 (12): 1600-1609.

[4] HODI F S, HWU W J, KEFFORD R, et al. Evaluation of immune-related response criteria and RECIST v1. 1 in patients with advanced melanoma treated with pembrolizumab [J]. J Clin Oncol, 2016, 34 (13): 1510-1517.

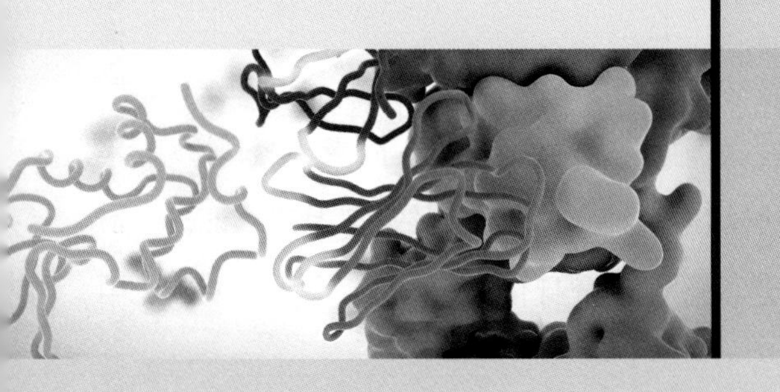

15

免疫相关重症肺炎，该何去何从

【病情介绍】

患者，男，63 岁。因“左侧胸部刺痛 10 余天，伴咳嗽、白色黏痰”于 2018-09-15 就诊。门诊行胸部增强 CT 提示：慢性支气管炎（慢支）- 肺气肿征象，双肺下叶间质性改变，左肺上叶舌段肿块，边缘毛刺，周围纤维条索牵拉及斑片状高密度影，明显强化伴坏死，双侧肺门淋巴结肿大，考虑周围型肺癌伴淋巴结转移，右肺上叶前段胸膜下、右肺中叶外侧段小结节，转移瘤可能，建议随访。全身骨显像：左侧 5 前侧肋骨代谢增高。肋骨三维重建：①左侧第 5 肋骨局部骨质破坏，骨髓腔内片状稍高密度影，结合病史，不排除骨转移可能；②左肺上叶舌段占位，双侧肺门淋巴结肿大，左侧少量胸腔积液，多考虑中央型肺癌并淋巴结及左侧胸膜转移，右肺上叶前段胸膜下、右肺中叶外侧段及左肺下叶外基底段小结节，肺内转移可能，慢性肺气肿征象，双肺下叶间质性改变。

患者既往体健，无高血压、糖尿病、心脏病、脑血管疾病、精神疾病史，无手术史、外伤史、输血史，无饮酒史，吸烟 40 年，平均 20 支 /d，戒烟半月，父母及同胞无肿瘤病史。入院查体无明显阳性体征。

胸部 CT：左肺上叶舌段肿块，边缘毛刺，周围纤维条索牵拉及斑片状高密度影，明显强化伴坏死，右肺中叶外侧段小结节，转移瘤可能。同时通观患者的 CT，慢性支气管炎及肺气肿征象，双肺下叶间质性改变。

骨显像

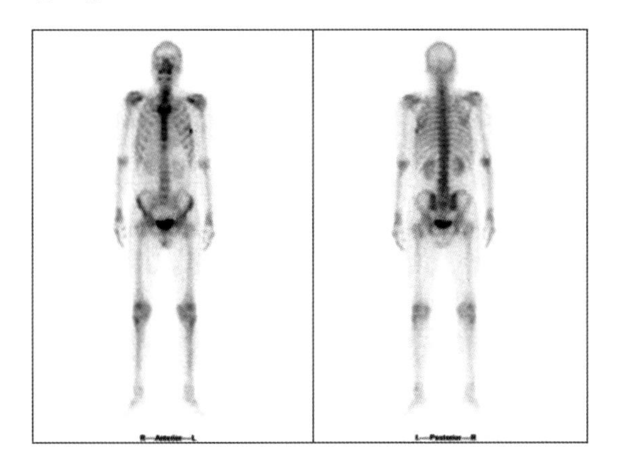

肋骨三维重建

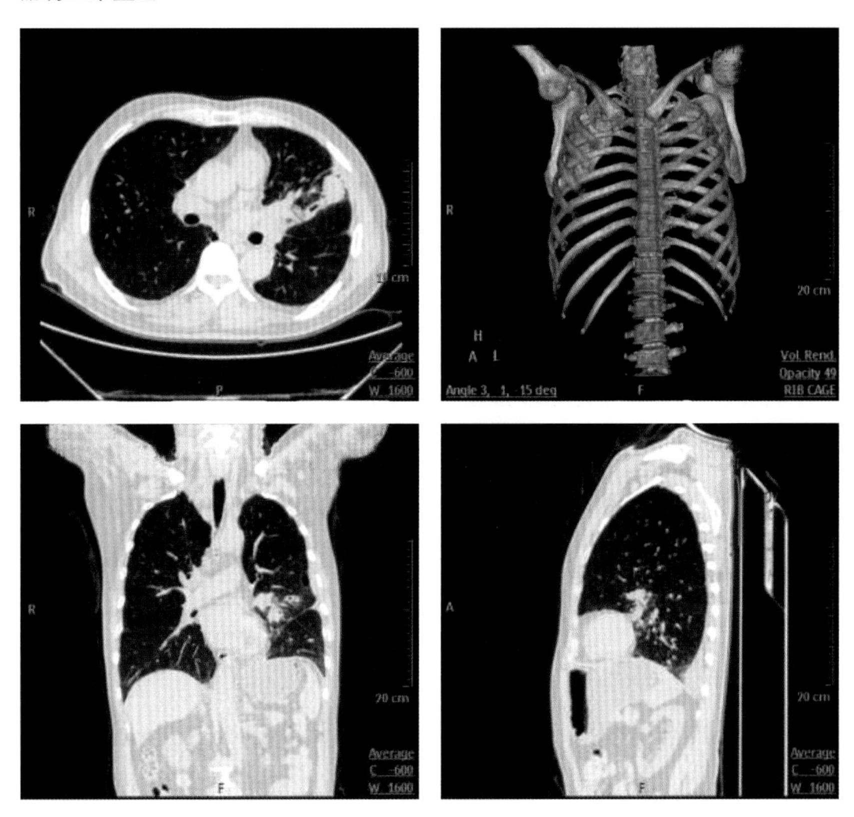

2018-09-18 行气管镜检查，细胞学诊断："左肺上叶舌段灌洗液涂片、刷片" 找见少量异型细胞，倾向分化差的癌细胞。2018-09-20 行肺穿刺活检，病理学检查提示：低分化鳞状细胞癌。免疫组化示：CK7（+），TTF1（–），NapsinA（–），P63（+），CK5/6（+），P40（+）。基因检测示：*TP53-p.Cys176Tyr* 突变，突变丰度为 5.24%；*PD-L1* 表达率为 10%。最后诊断：左肺低分化鳞癌、肺内转移、骨转移 $cT_{2a}N_2M_1$，Ⅳ期。遂患者于 2018-09-30 起行白蛋白紫杉醇（200mg，D1、D8）+ 卡铂（500mg，D1）+ 帕博利珠单抗（200mg，D1）治疗。2 周期治疗后复查胸部 CT：左肺上叶舌段病灶较治疗前缩小 >30%。胸痛消失，咳嗽、咳痰较前缓解。肿瘤标志物水平也降至正常。疗效评估为 PR，继续原方案治疗。

肺 CT 影像（2018 年 9 月）

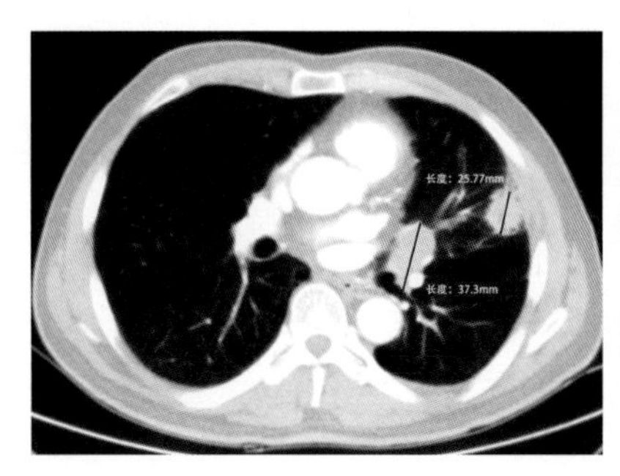

基线

肺 CT 影像（治疗 2 周期后）

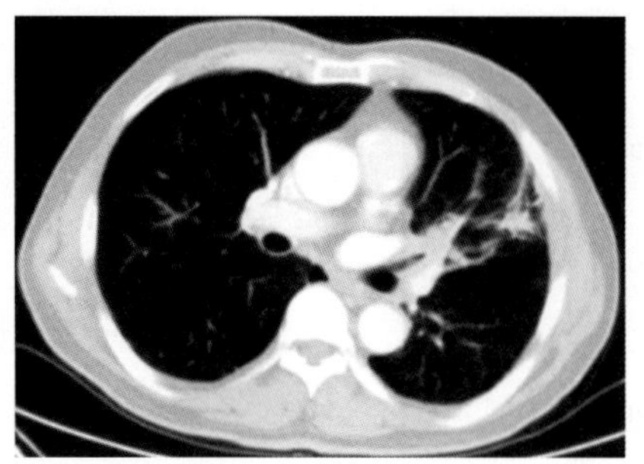

2 周期治疗后

肺 CT 影像

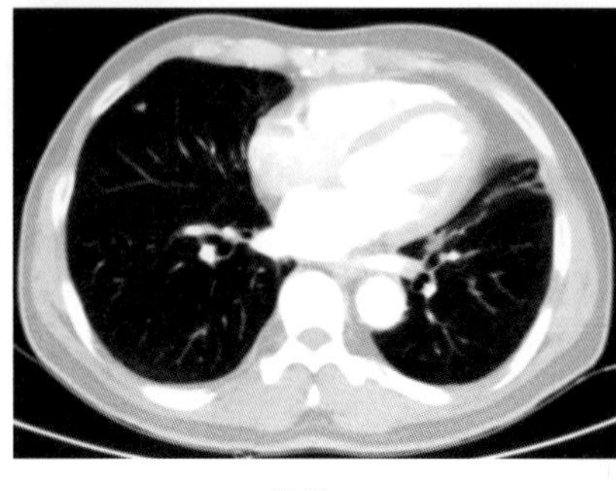

基线

肺 CT 影像（治疗 2 周期后）

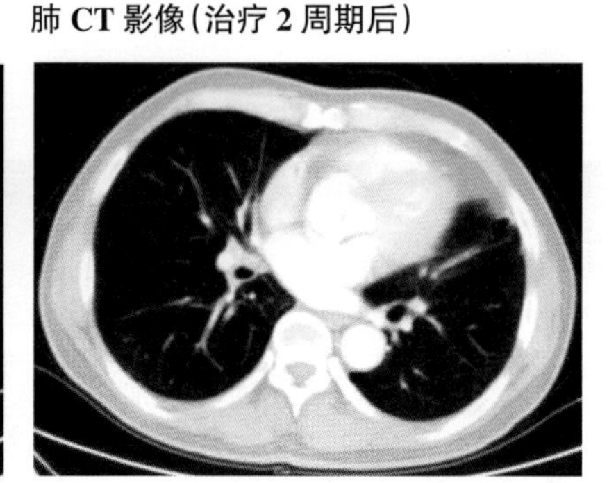

2 周期治疗后

4 周期治疗后查 PET-CT 提示：①左肺上叶舌段肿瘤灶明显缩小，相应部位见不规则斑片影，SUV_{max}1.9；②右肺上叶前段、中叶外侧段及左肺下叶背侧段多发小结节影，核素摄取未见增高；③全身骨髓核素普遍、均匀增高，左侧 5 前肋未见异常密度影，未见核素摄取增高。

此时患者肿瘤负荷较前明显减轻，肺功能检查提示肺功能储备良好，且体力状况良好，建议接受手术治疗，但患者及家属拒绝手术治疗。考虑患者对前期化疗方案反应良好，随后决定继续原治疗方案。

【免疫治疗相关不良反应】

在第 5 周期第 1 天治疗后，患者出现了呼吸困难、气短、体温升高（最高 38.9℃）等症状。立即给予吸氧、心电血氧监护、建立静脉通路、利尿等处理，并急查血气、感染相关指标、血培养及胸部 CT。

新出现间质性肺炎肺 CT（激素治疗前）

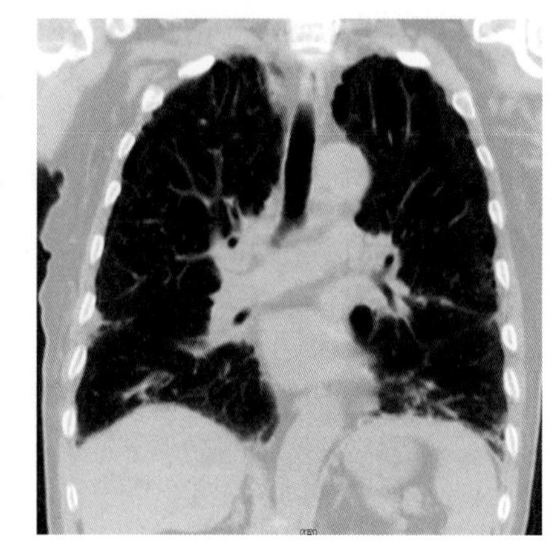

患者胸部 CT 提示：间质性肺炎较前加重，加之外周血白细胞计数（20.70×10^9/L）、中性粒细胞计数（19.91×10^9/L）升高，降钙素原（14.32ng/ml）升高，考虑感染性病变，同时患者正在接受免疫治疗，也应考虑免疫相关性肺炎，给予甲泼尼龙（120mg × 5 天、80mg × 2 天，累计 760mg）联合莫西沙星抗感染治疗，同时给予化痰、平喘等对症支持治疗，患者症状明显缓解，吸氧的氧流量由 10L/min 下降至 2L/min，复查胸部 CT 提示：间质性肺炎较前明显减轻。

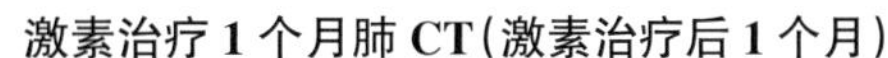

激素治疗 1 周肺 CT（激素治疗后 1 周）　**激素治疗 1 个月肺 CT（激素治疗后 1 个月）**

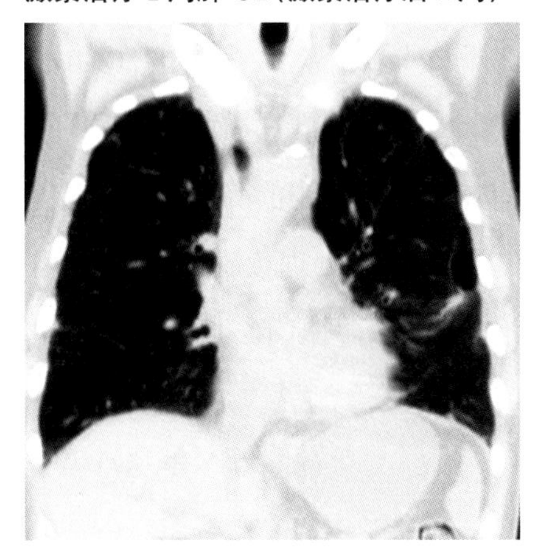

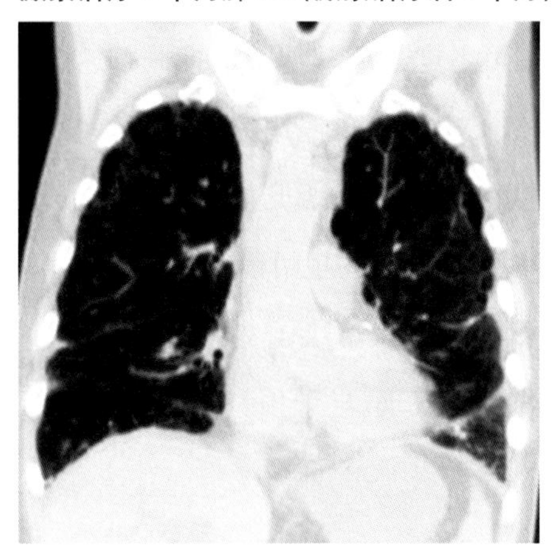

1 个月后再次接受白蛋白紫杉醇（200mg，D1、8）+ 卡铂（500mg，D1）+ 帕博利珠单抗（200mg，D1）治疗。治疗过程中未出现呼吸困难、气短等不适。

患者出院后 1 周开始出现胸闷、气短，无明显咳嗽、咳痰、头晕、头痛等不适，伴发热，体温最高 39℃，就诊于当地医院，给予抗感染（具体不详）等治疗后，体温未见明显下降，仍波动于 38~39℃。后因症状加重，就诊于医院急诊科，查超声心动图：肺动脉高压（中度）、左室舒缓功能减低。查痰涂片示：大量革兰氏阳性球菌、少量革兰氏阴性杆菌。诊断为"重症肺炎"，收住于本院 EICU。住院期间给予美罗培南联合伏立康唑抗感染及对症支持治疗，但患者病情持续恶化，于 2019-06-02 抢救无效死亡。

【析评】

该患者诊断低分化肺鳞癌明确，并且存在肺内转移及骨转移，无手术指征。行基线检查排除治疗禁忌，根据 NCCN 指南，给予一线化疗联合免疫治疗。经过 4 个周期的治疗，患者取得了理想的治疗效果及良好的治疗耐受性。但在第 5 周期第 1 天治疗后，患者出现了免疫相关性肺炎（CIP）的表现。CIP 是免疫治疗过程中不常见但有致命威胁的严重不良反应，5%~10% 的患者会发生 CIP，从而导致免疫治疗暂停或终止。CIP 的发生与免疫治疗的疗效是否有关尚无定论。2021 年 6 月在 *Cancer Medicine* 上发表的一项回顾性研究认为，发生 CIP 的肺癌患者的 PFS 和 OS 较未发生者更长，并且有 25% 的 CIP 患者的肿瘤在停止免疫治疗后的较长时间内未出现明显增大[1]。该患者在第 2 周期治疗后的胸部 CT 评估显示原发肿瘤缩小超过 30%，第 4 周期治疗后的 PET-CT 显示原发肿瘤进一步缩小，未见明显肺转移灶及骨转移灶，也未见间质性肺炎的范围较治疗前增大。这些都说明患者对于免疫治疗的反应十分理想。但是，随后的治疗过程中患者很快出现了胸闷、气短等症状，并且胸部 CT 提示间质性肺炎较前加重。在给予甲泼尼龙 1.85mg/(kg·d) 连续 3 天冲击治疗后，患者的临床症状明显缓解，之后又接受了 1 周期的一线化疗联合免疫治疗。

此病例提示：① irAEs 的管理提倡预防为主、动态监测，做到早发现、早干预。2021 年 CSCO 的免疫检查点抑制剂相关毒性管理指南中指出：对于 irAEs 进行分级管理，胸部 CT 仍是诊断并且监测治疗效果的重要手段[2]。对于 1 级 CIP 可暂停或不暂停免疫治疗，并且无须使用糖皮质激素。②对于 2 级

CIP 应暂停免疫治疗，并且全身应用（口服或静脉）糖皮质激素 1~2mg/（kg·d），若 48~72 小时后症状缓解可逐渐减量，若症状不缓解则可考虑加用其他免疫抑制剂，如英夫利昔单抗或吗替麦考酚酯，也可静脉注射免疫球蛋白。对于 3~4 级 CIP 应永久停用免疫治疗，同时给予 2mg/（kg·d）糖皮质激素，48 小时后症状有改善则继续治疗直至症状改至 ≤1 级开始逐渐减量，若症状改善不明显则可考虑加用其他免疫抑制剂，如英夫利昔单抗或吗替麦考酚酯，也可静脉注射免疫球蛋白。③此外，处理免疫相关肺炎，需注意合并感染性肺炎可能，监测感染指标、病原学检查，及时抗感染治疗。此病例提示：当免疫治疗出现 irAEs 时，应进行动态监测，做到早发现、早干预。

（郭 卉　焦 敏）

参考文献

[1] ONO K, ONO H, TOI Y, et al. Association of immune-related pneumonitis with clinical benefit of anti-programmed cell death-1 monotherapy in advanced non-small cell lung cancer [J]. Cancer Med, 2021, 10 (14): 4796-4804.

[2] 中国临床肿瘤学会指南工作委员会. 中国临床肿瘤学会 (CSCO) 免疫检查点抑制剂相关的毒性管理指南: 2021 [M] 北京: 人民卫生出版社, 2021: 1-148.

16

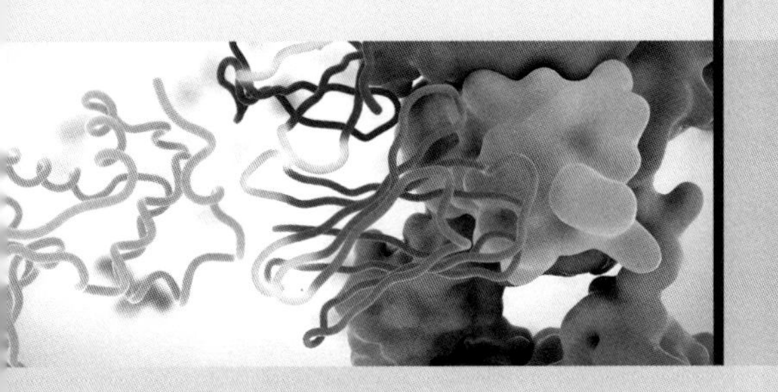

一场由干咳引发的治疗危机

【病情介绍】

患者，男，32岁。因"反复便血3个月余"于2020年6月就诊于陕西安康市中心医院。肠镜检查示：进展期直肠癌（溃疡浸润型），病理学检查示：(直肠）腺癌；基因检测示：*KRAS/NRAS/BRAF V600E* 基因均为野生型；既往史：乙肝病毒携带者20余年，恩替卡韦抗病毒治疗中。查体：ECOG 2分，神志清楚，浅表淋巴结未触及肿大。心、肺查体未见异常。腹平软，腹部无压痛、反跳痛及肌紧张，肠鸣音正常。肛门指诊：距肛缘5cm处触及直肠肿物，2~7点的位置，质硬，不可推动，上极未及，大小无法判断，指套退出可见脓液。转诊于笔者医院结直肠外科，MR全腹平扫+增强及PET-CT示："中位直肠癌，$T_{4b}N_2M_x$，距肛下缘7.3cm，累及右侧肛提肌、右侧精囊腺、右侧尾骨肌，直肠系膜区、双侧髂血管旁、骶前血管旁多发淋巴结肿大，考虑转移，CRM+，EMI+"；诊断：直肠腺癌（$cT_{4b}N_2M_0$，Ⅲc期，KRAS/NRAS/BRAF野生型）。经MDT讨论：2020-07-14至2020-08-17行术前同步放化疗（直肠肿瘤为GTV，包含全直肠系膜、骶前软组织及髂内、闭孔淋巴引流区）；2020-08-07起行"卡培他滨"化疗1周期（1.5g b.i.d.d1~14，q.3w.）；2020-08-26~2020-09-16于结直肠外科行第1~2周期"XELOX"方案化疗。2020年10月患者出现下腹部阵发性疼痛，伴肛门流脓，呈果冻样，伴发热，体温最高达39.2℃，考虑肛周脓肿，予抗感染治疗后好转。2020-11-20至2020-12-04行"西妥昔单抗（爱必妥）+FOLFOX"治疗2周期，疗效：PD。

放化疗治疗前后腹部 **MRI** 对比

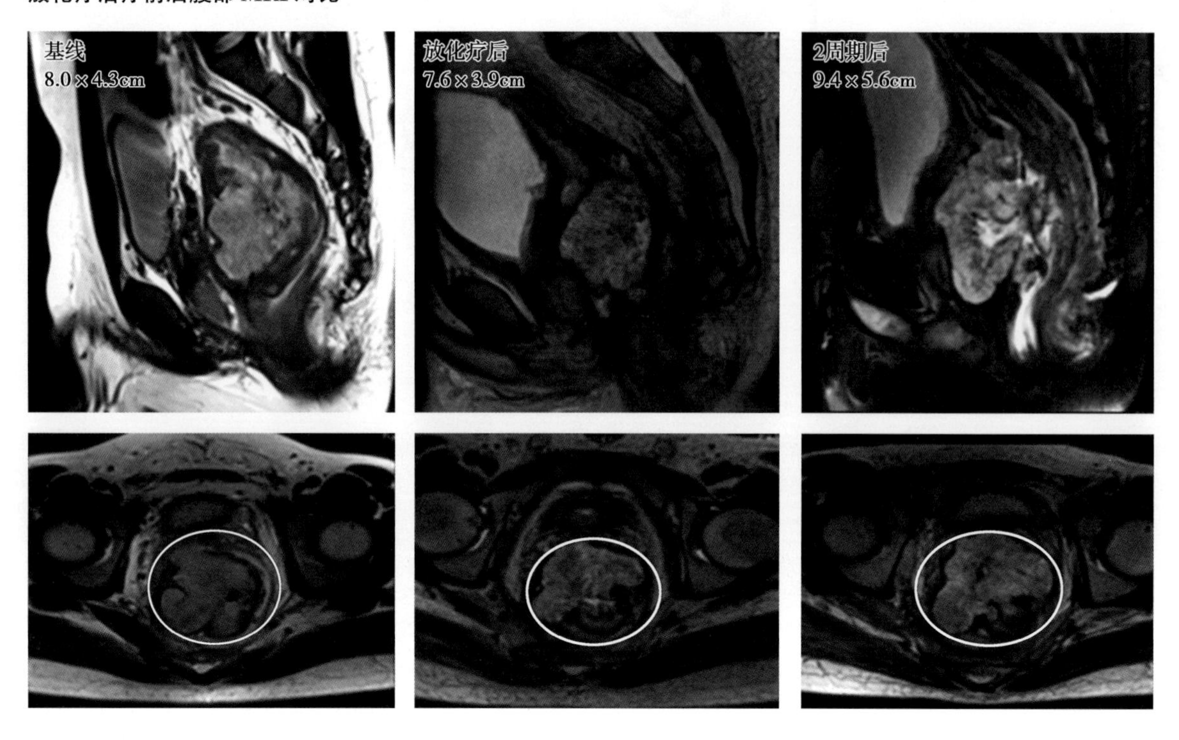

【免疫治疗相关不良反应】

2020-12-22 免疫组化示：MLH1（0）、MSH2（3+）、MSH6（3+）、PM2S（0），显示 dMMR，HER-2 阴性；2021-01-02 改行“帕博利珠单抗 200mg d1，q.3w.”治疗 1 周期；2020-01-10 患者再次反复发热，最高至 39.0℃，复查 MR 示：可疑肠瘘。于 2021-01-29 在结直肠外科行“腹腔镜探查 + 末段回肠袢式造口 + 术中清洁洗肠”，术后持续肛管引流、抗感染治疗；再次定基线，于 2021-03-05 至 2021-03-26 再行“帕博利珠单抗 200mg d1，q.3w.”免疫治疗 1~2 周期；患者仍反复发热，于 2021-04-13 在全麻下行“肛周脓肿切开引流术”，定期冲洗；2021-06-01 至 2021-07-20 再行“帕博利珠单抗”免疫治疗 3~5 周期，体能状态明显改善，4 周期后评估 SD 稍缩小，缩瘤不明显，但体能状态明显好转、肿瘤标志物水平下降。

免疫治疗前后腹部 **MRI** 对比及肿瘤标志物变化

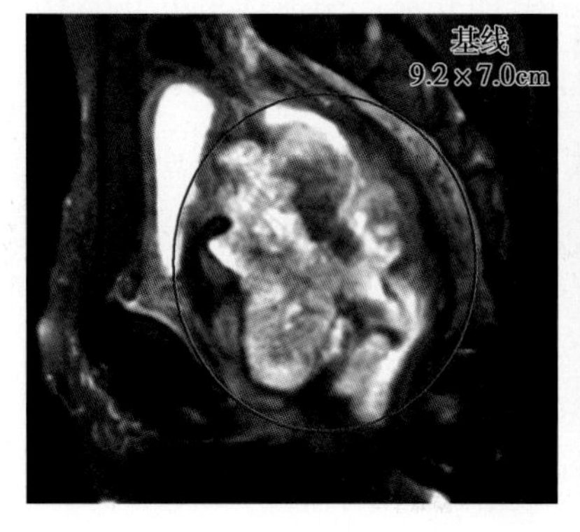

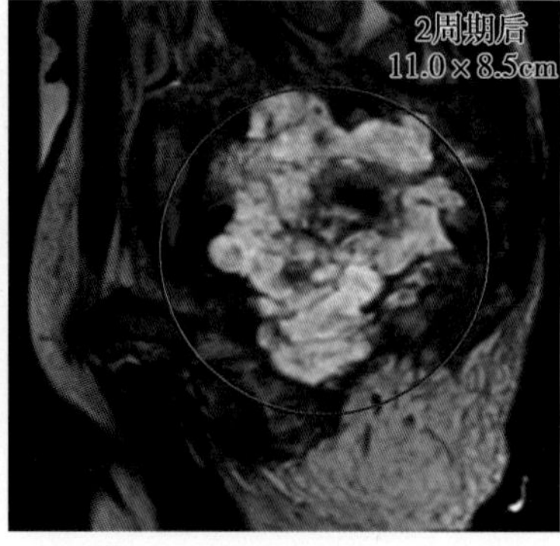

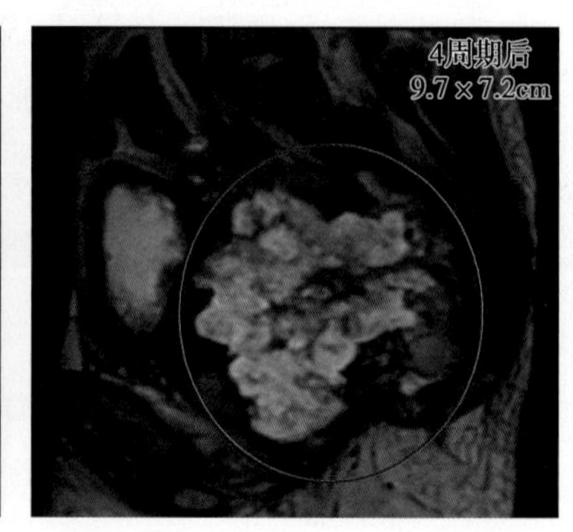

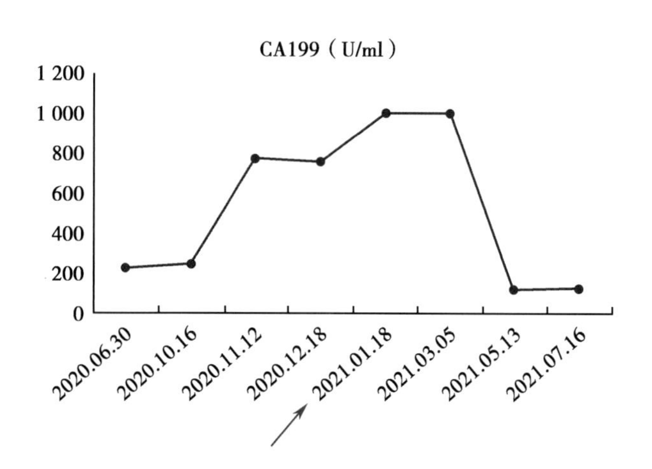

2021-08-11 患者出现干咳，无咳痰，无发热，肺 CT 示：双肺透亮度不均匀减低，弥漫多发片状磨玻璃影，密度增高，提示间质性炎症。

免疫治疗后肺 CT（2021 年 8 月）

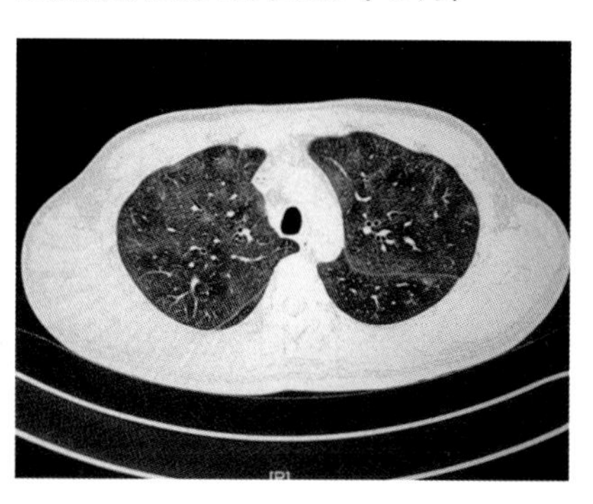

停用帕博利珠单抗；甲泼尼龙 80mg × 2 周→ 60mg × 1 周→逐渐减量。

1 周后复查肺部 CT 示：较前吸收；2021-08-29 复查肺部 CT 示：原肺部多发磨玻璃影吸收未见。

再次定基线，于 2021-08-20 至 2021-10-20 行 FOLFIRI 方案化疗 4 周期（可疑肠瘘，暂不使用贝伐珠单抗），复查评估 PD。2021-11-04 至 2021-11-29 重启 PD-1 治疗 2 周期。

激素治疗前后肺 CT 对比

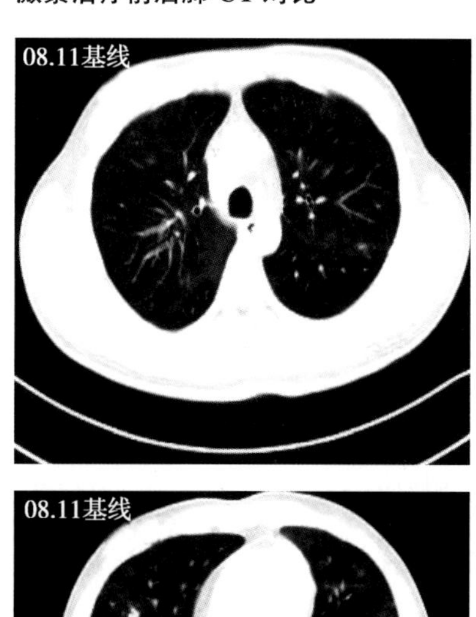

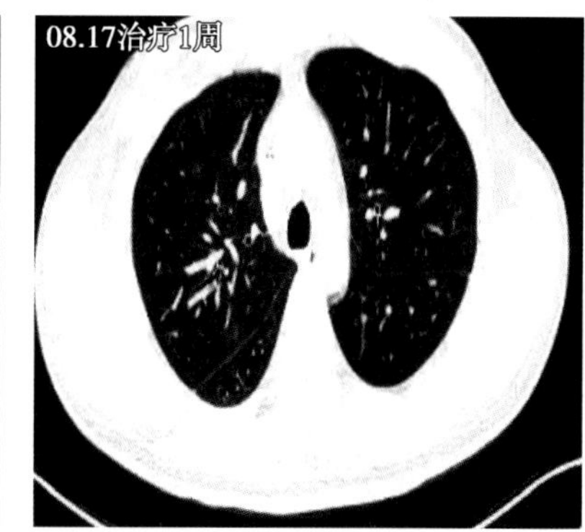

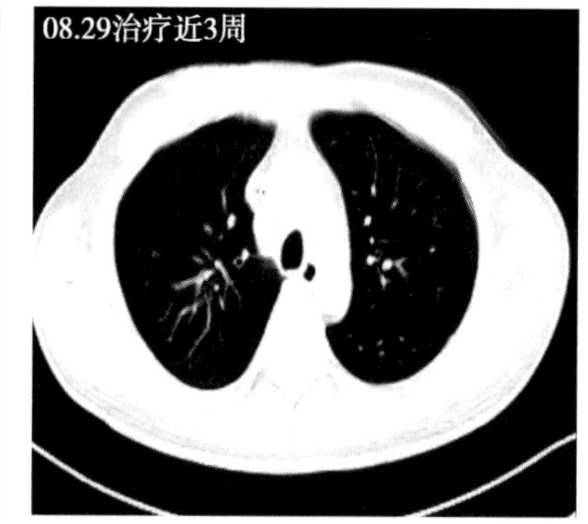

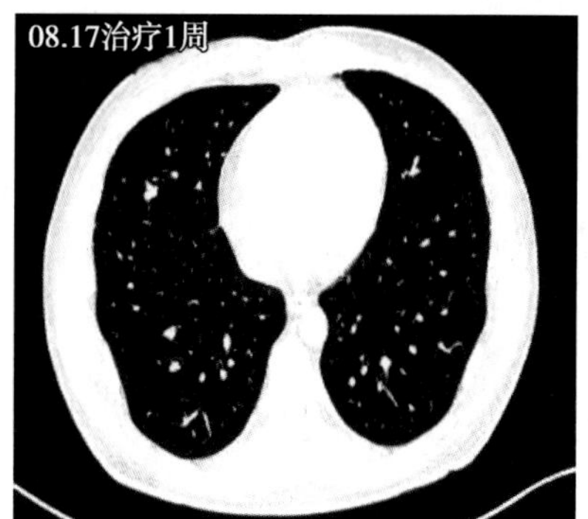

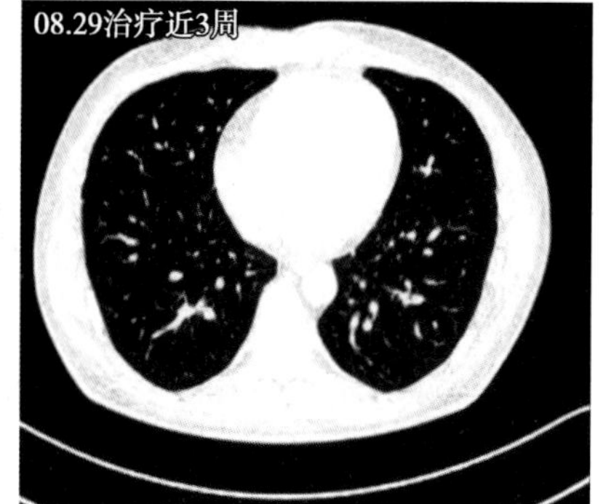

【析评】

该患者诊断局部晚期中位直肠癌（dMMR），患者经过化疗及抗 EGFR 单抗治疗后病情进展，帕博利珠单抗治疗后虽然肿瘤无明显缩小，但肿瘤标志物下降，体能状态明显好转，考虑免疫治疗有效。但患者从诊断为直肠癌到确诊为 dMMR 型，中间经历了 6 个月时间，如能在确诊直肠癌时即行 MMR 蛋白检测，可早发现 dMMR，早接受免疫治疗，可能会取得更好的治疗效果。因此，对于所有结直肠癌患者建议常规行 MMR 免疫组化筛查是否为 dMMR 或者行 PCR 检测筛查是否为 MSI-H。

此病例提示：①该患者为年轻男性，且 *BRAF* 无突变，需考虑是否有林奇综合征的可能。林奇综合征作为最常见的遗传性结直肠癌的类型，虽然仅占 2%~5%，但因其存在着显著的遗传风险，且诊断和治疗与散发性结直肠癌也存在着一些不同，需要临床充分认识并高度关注。该患者未提及是否进行了基因检测，应检测有无 *MMR* 基因错义突变及有无 MLH1 启动子区域的甲基化，进一步了解 dMMR 是 MLH1 甲基化导致，还是 *MMR* 基因突变所致。如有 *MMR* 基因突变，则可进一步行外周血或口腔黏膜 DNA 检测 *MMR* 基因，确定是否为种系突变，并完善家系调查，进一步诊断是否存在林奇综合征。此病例未提及家族史，需补充。如该患者诊断为林奇综合征，需要对家系成员进行筛查及进一步健康指导。②该患者免疫治疗过程中出现免疫相关性肺炎（2 级），早期发现、及时停药并予甲泼尼龙治疗后，取得了较好的治疗效果。免疫性肺炎得到控制后，在适当时机重启免疫治疗，以期达到最好的治疗效果。下一步在观察疗效的同时，仍需密切监测有无再次发生免疫性肺炎可能。③该病例展示了 dMMR 患者免疫治疗的良好疗效及可控的毒副作用，提示对于所有结直肠癌患者应常规行 dMMR/MSI-H 筛查，以早期发现免疫治疗优势人群。

（林小燕　王新利）

参考文献

[1] ANDRé T, SHIU K K, KIM T W, et al. Pembrolizumab in microsatellite-instability-High Advanced Colorectal Cancer [J]. N Engl J Med, 2020, 383 (23): 2207-2218.

[2] 中国临床肿瘤学会指南工作委员会. 中国临床肿瘤学会 (CSCO) 免疫检查点抑制剂相关的毒性管理指南: 2019 [M]. 北京: 人民卫生出版社, 2019: 1-116.

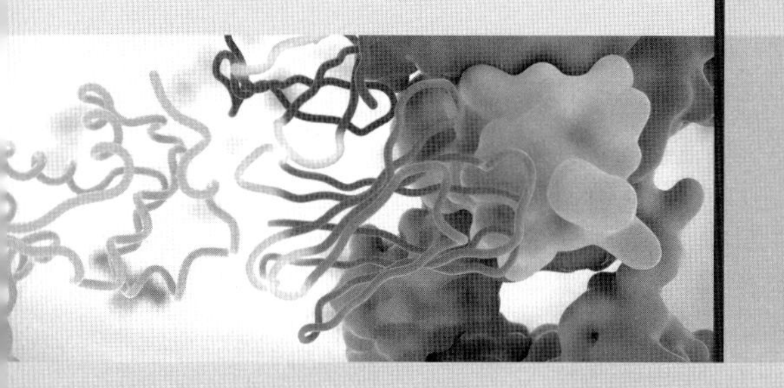

17

全身治疗与局部治疗，该如何选择？

【病情介绍】

患者，男，70 岁。因“咳嗽、咳痰伴胸痛 2 个月”于 2019 年 10 月就诊于当地医院。主要表现为咳嗽，伴咳黄白色痰，易咳出。伴胸痛，胸痛位于左胸部，咳嗽时加重。既往史：高血压 10 年，血压平素波动于 140~150/70mmHg。个人史：吸烟 10 余年，平均 20 支 /d，已戒烟 20 年。查体：ECOG 1 分，生命体征平稳，全身浅表淋巴结未触及肿大，双肺呼吸音粗，未闻及明显干湿啰音。胸部 CT 示：左上肺占位。2019-10-12 于外院行肺穿刺结果示：左肺鳞状细胞癌。补充基因检测结果示：*EGFR*/*ALK*/*ROS1* 基因野生型，*PD-L1*（-），*PD-1*（-）。患者转诊笔者医院，2019-10-14 胸部 CT 示：右肺上叶占位，肿瘤最长径 8.5cm，侵犯邻近肋骨，与心脏大血管关系密切。颅脑 MRI 示：未见异常。骨扫描示：左侧第 3、4 肋骨高浓聚。

MDT 会诊：结合胸部 CT 及骨扫描，考虑患者肋骨为肿瘤直接侵犯，非远处转移。初步诊断：左肺鳞状细胞癌［$cT_4N_xM_0$，Ⅲ期，*EGFR*/*ALK*/*ROS1* 基因野生型，*PD-L1*（-），*PD-1*（-）］。胸外科评估无法根治切除，放疗科评估后考虑放疗风险大，不建议局部放疗。综合 MDT 意见，内科药物治疗为主。

诊疗经过：2019-10-30 至 2019-12-11 行白蛋白紫杉醇（200mg d1、8）+ 卡铂（500mg d1）+ 帕博利珠单抗（200mg d1，q.3w.）治疗 2 周期，2 周期后复查，评估疗效为 PR。再次请放疗科会诊，2020-01-14 针对左肺病灶行 Cyber-Knife 15Gy/1F。2020 年 1 月至 3 月继续行白蛋白紫杉醇 + 卡铂 + 帕博利珠单抗治疗第 3~6 周期。疗效评价为持续 PR。

肺 CT 影像变化（2019 年 10 月 ~2020 年 3 月）

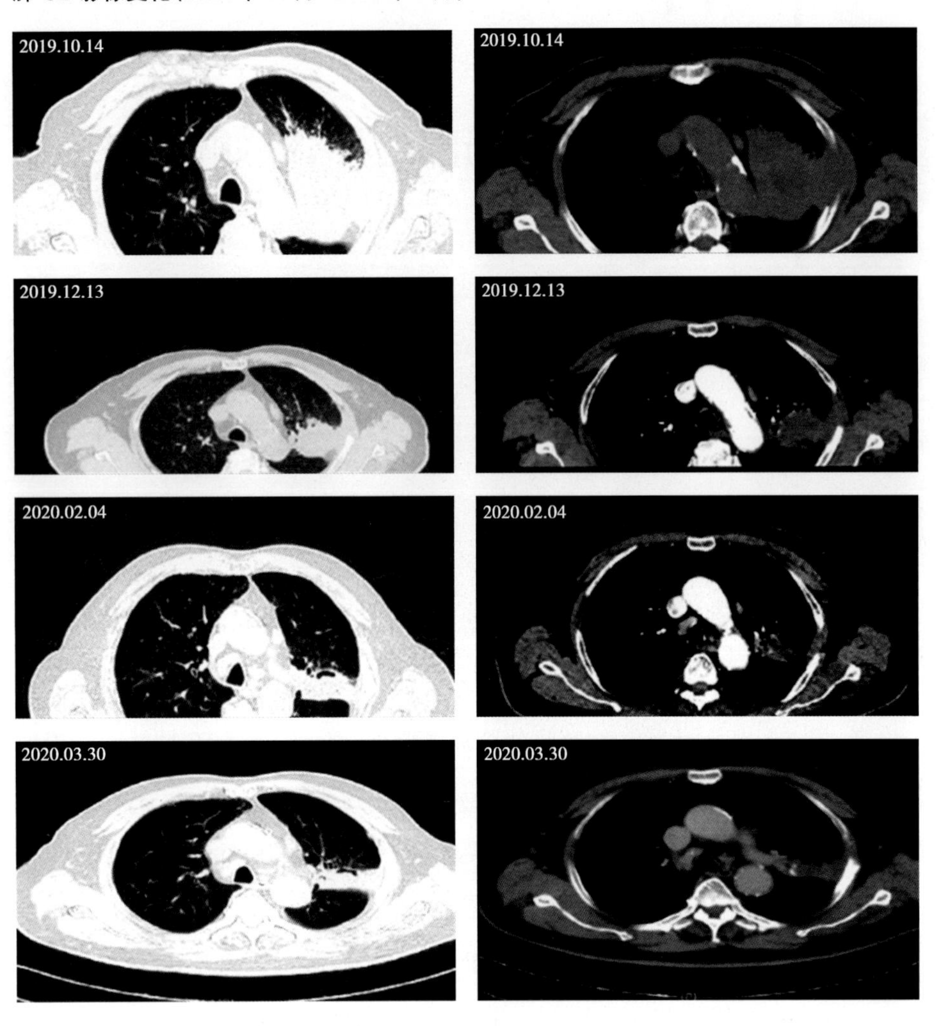

2020-04-13 起予帕博利珠单抗 200mg d1，q.3w. 单免维持治疗。维持治疗 2 周期后，复查见局部肿瘤较前饱满，伴实变增加。患者拒绝二次活检，要求直接治疗，介入科会诊后，于 2020-05-29 行左肺病灶射频消融。

肺 CT 影像变化（2020 年 3 月 ~2020 年 5 月）

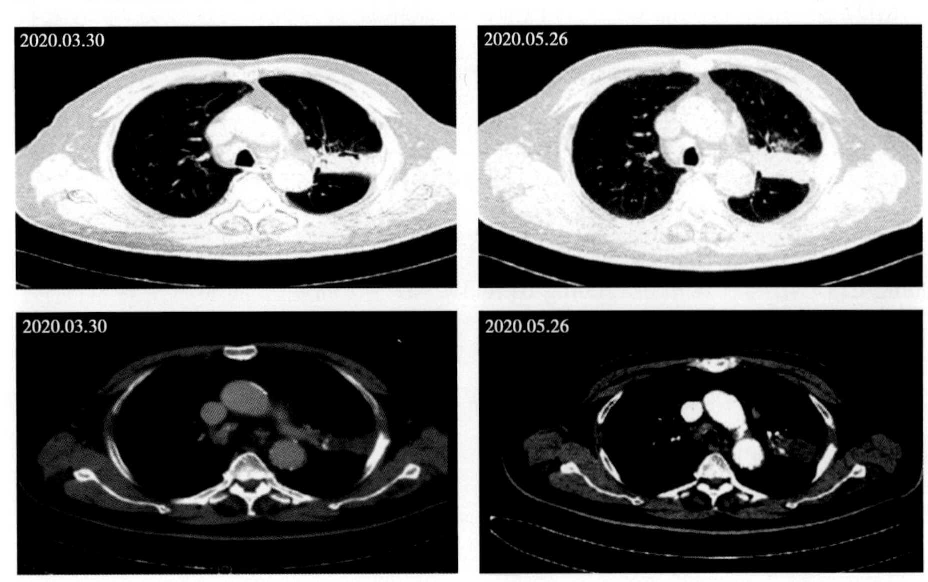

2020-06-15 至 2021-05-19 帕博利珠单抗维持治疗 17 周期。

肺 CT 影像变化(2020 年 5 月~2021 年 5 月)

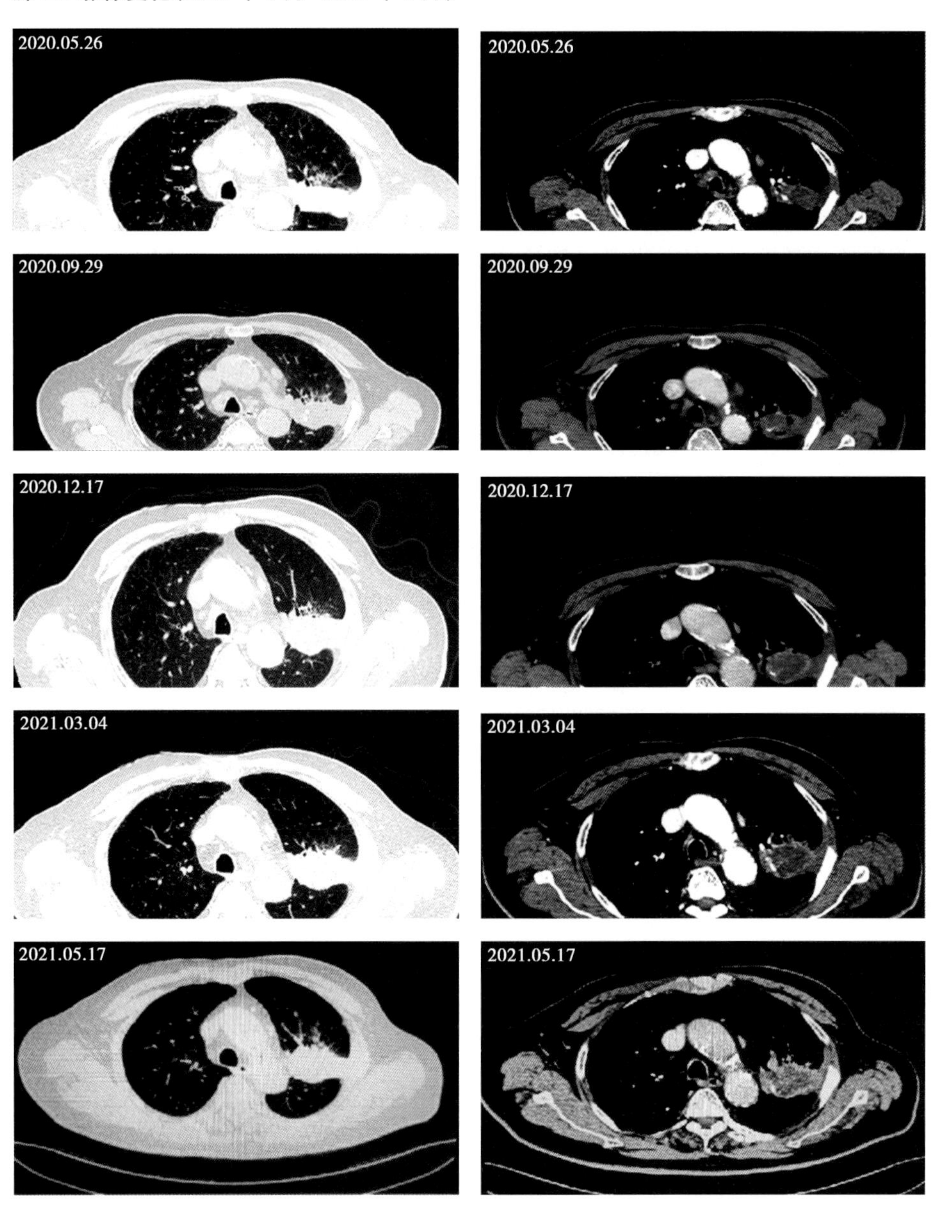

后因疫情导致的交通不便，患者于当地继续行帕博利珠单抗维持治疗 5 周期，末次治疗时间为 2021 年 10 月。目前当地随访中。

【免疫治疗相关不良反应】

每次随访均进行体格检查(包含皮肤黏膜)，每 3 周复查血常规及生化全套、心肌酶、心电图，每 6 周复查甲状腺、肾上腺、垂体功能及影像学，未见明显免疫不良反应。

【析评】

该患者诊断为局部晚期肺鳞状细胞癌，无驱动基因突变，*PD-L1* 阴性。经 MDT 讨论后，建议内科药物治疗为主。参考 KEYNOTE-407 研究的治疗模式，对于帕博利珠单抗联合化疗治疗 *PD-L1*<1% 的肺鳞癌患者，联合治疗组 ORR 为 67.4%，高于化疗组的 41.4%；中位 PFS 达 6.3 个月；疾病进展风险降低了 33%；中位 OS 达 15 个月，相比化疗其死亡风险降低了 21%。故我们一线采用了帕博利珠单抗联合化疗的治疗方案，并联合局部 SBRT 放疗增敏，治疗过程中最佳疗效为 PR。在维持治疗期间，病灶出现饱满伴实变增加。因患者拒绝二次活检，仅针对肿瘤追加了局部介入治疗。目前患者一线 PFS 已达 2 年余。

此病例提示：在药物全身治疗的同时，不应忽视局部治疗的联合。特别是局部放疗的加入，可能与免疫治疗起到意想不到的协同作用，进一步增加免疫治疗的疗效。

（姚光宇）

参考文献

[1] PAZ-ARES L, LUFT A, VICENTE D, et al. Pembrolizumab plus chemotherapy for squamous non-small-cell lung cancer [J]. N Engl J Med, 2018, 379 (21): 2040-2051.

[2] PAZ-ARES L, VICENTE D, TAFRESHI A, et al. A randomized, placebo-controlled trial of pembrolizumab plus chemotherapy in patients with metastatic squamous nsclc: protocol-specified final analysis of KEYNOTE-407 [J]. J Thorac Oncol, 2020, 15 (10): 1657-1669.

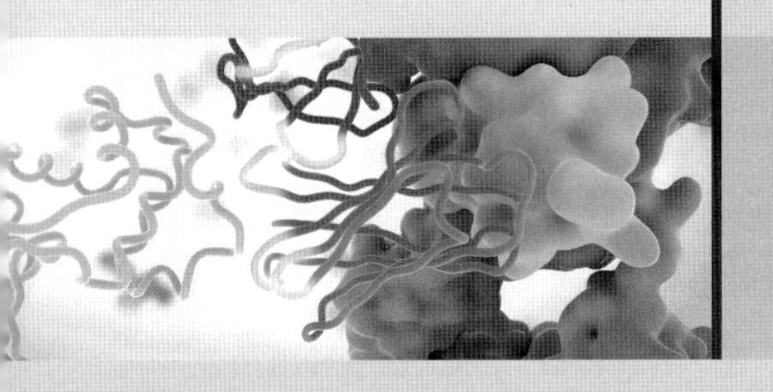

18 由繁入简，减少的还有免疫相关不良反应

【病情介绍】

患者，女，64岁。因“间断咳嗽伴咯血 1^+ 月”于2019-02-11入医院。既往史：无特殊。否认肝炎、结核传染病史，药物及食物过敏史。个人史：无吸烟史，无饮酒史。工作中接触粉尘 20^+ 年，无石棉接触史，无放射性物质接触史。查体：左肺下叶可闻及少许干啰音。

2019-02-12胸部CT示：左肺下叶见一囊状团块影，范围约9.1cm×8.0cm，边界较清，其内见气液平，邻近肺组织不张，增强扫描囊壁强化。左肺下叶背段结节，大小约1.8cm×1.7cm，增强扫描可见强化。纵隔淋巴结增多、部分增大。2019-02-20全腹部CT示：脾脏见片状稍低密度影，增强后未见明显强化，多系梗死。肝脏、胆囊、胰腺、双肾及双侧肾上腺未见明显异常。

腹部CT影像（2019-02-20）

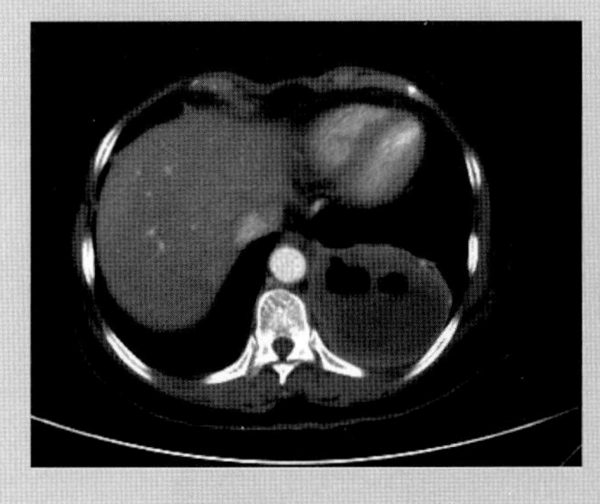

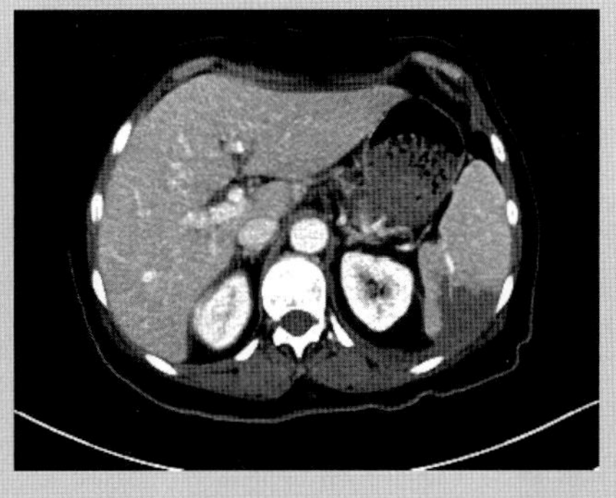

于2019-02-13纤维支气管镜活检，病理学检查示:(左肺下叶)查见少许异型细胞。2019-02-15经皮肺穿刺活检术，病理学检查示:(左肺)非小细胞癌；免疫组化示：肿瘤细胞P63(+)、P40(+)、CK5/6(+)、CgA(−)、TTF-1(−)、NapsinA(−)、

ALK-V(-)、ROS-1(-)，支持为鳞状细胞癌。初诊诊断：左肺下叶鳞状细胞癌伴左下肺内转移（$cT_4N_0M_0$ ⅢA 期）。

患者于 2019-04-16 行“左肺下叶切除 + 淋巴结清扫术”，术中见：左侧胸腔致密粘连，胸壁可见种植结节；左肺上叶可见一巨大包块，大小约 10cm × 9cm × 8cm，质硬，肿瘤内部液化坏死；纵隔淋巴结多个肿大，直径 0.5~2cm。遂加做“胸壁种植肿瘤切除术；胸膜粘连烙断术”，术后病理学检查示：(左肺下叶）中分化鳞状细胞癌（角化型）。支气管断端：阴性。胸膜受累：有。胸膜转移：送检“胸壁种植结节”查见癌累及。淋巴结：送检“10 组”1 枚，未见癌转移；“5 组”为纤维结节，未见癌累及。

术后 2019-05-21 胸部 CT 示：支气管残端少许软组织密度影，左侧胸膜不均匀增厚，并包裹性积液，多系胸膜转移。部分胸椎及左侧肋骨骨质破坏，并软组织肿块形成，多系转移瘤。双肺散在小结节，对比上述片，结节增多、增大，多系转移。2019-05-21 全腹部 CT 示：脾脏内肿块，多系转移瘤，对比 2019-04-15 旧片明显增大。修正诊断：左肺下叶中分化鳞状细胞癌伴胸膜种植转移、脾脏转移，左肺下叶切除术后复发伴双肺内、骨多发转移（$cT_4N_0M_{1c}$ ⅣB 期）。

腹部 CT 影像（2019-05-21）

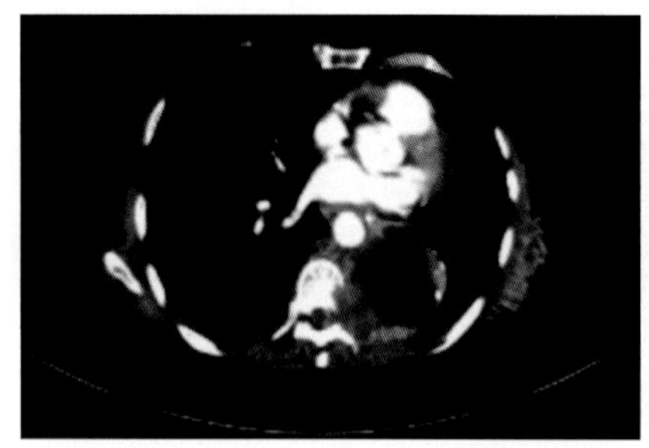
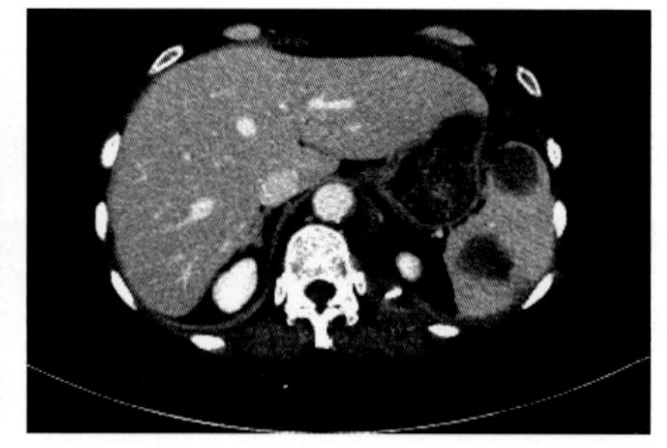

患者于 2019-05-23 行一线第 1 周期 TP 方案化疗（紫杉醇脂质体 170mg d1 + 洛铂 35mg d1，q.3w.）。随后手术组织 NGS 基因检测示：*EGFR* 20 号外显子插入突变，*TP53* 基因突变，*EGFR* 拷贝数增加（*n*=3.39），*TMB* 5.0922/Mb（中等）。*PD-L1*（+，5%）。根据患者疾病分期及基因检测情况，考虑在化疗基础上联合免疫治疗。于 2019-06-20 行一线第 2 周期 TP 方案化疗，同时联合帕博利珠单抗免疫治疗（帕博利珠单抗 100mg d1 + 紫杉醇脂质体 170mg d2 + 洛铂 35mg d2，q.3w.）。第 2 周期治疗后，2019-07-10 全面复查提示：肺部及脾脏病灶增多增大。疗效评价：iUPD。

腹部 CT 影像（2019-07-10）

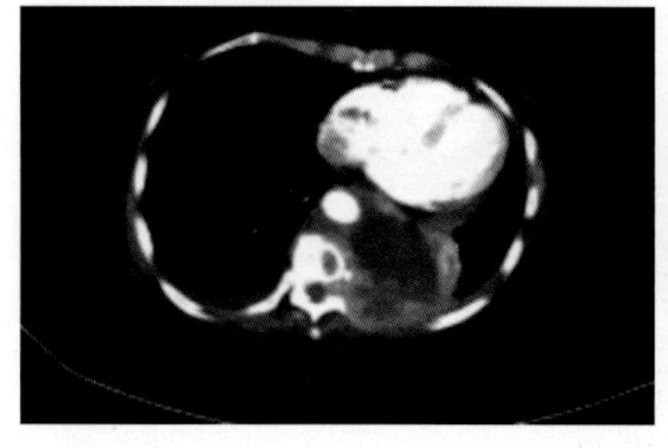
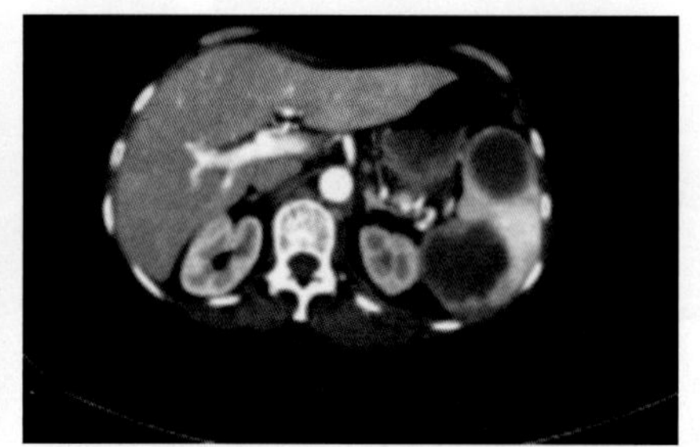

【免疫治疗相关不良反应】

考虑患者行免疫治疗后体能状况明显好转，遂继续行化疗联合免疫治疗。于 2019-08-01 行一线第 3 周期治疗（帕博利珠单抗 100mg d1+ 紫杉醇脂质体 170mg d2+ 洛铂 35mg d2，q.3w.）。第 3 周期治疗后，患者出现Ⅲ度白细胞减少及Ⅲ度血小板减少，血小板最低为：$47 \times 10^9/L$（3 级），予以特比澳升血小板治疗后恢复正常，故未行骨髓穿刺活检，未考虑为免疫治疗相关不良反应，予以密切观察。遂调整治疗方案为免疫治疗联合紫杉醇脂质体单药化疗。于 2019-09-03 行一线第 4 周期治疗（帕博利珠单抗 100mg d1+ 紫杉醇脂质体 140mg d2，q.3w.）。第 4 周期治疗后，2019-09-24 复查示：胸椎旁占位及脾脏病灶明显减小，缩小。疗效评价：iPR。

腹部 CT 影像（2019-09-24）

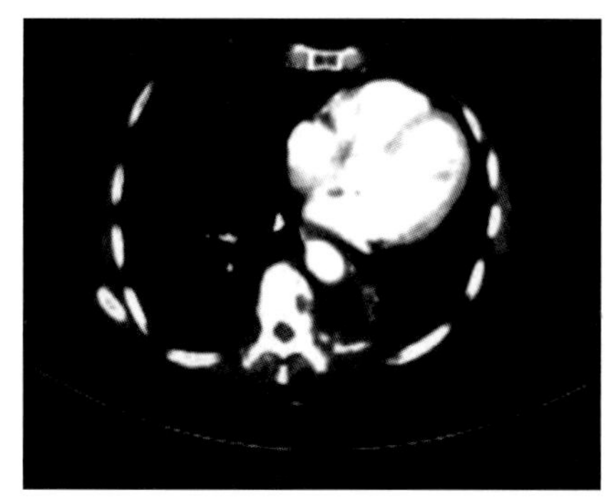
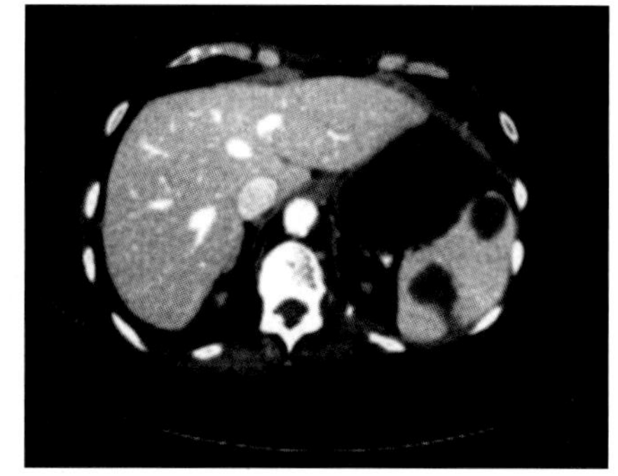

第 4 周期治疗后，患者再次出现Ⅲ度白细胞减少。考虑患者既往治疗期间反复出现骨髓抑制，遂调整治疗方案为单药免疫治疗。于 2019-09-29 至 2021-08-31 行第 5~28 周期单药免疫治疗（帕博利珠单抗 100mg d1，q.3w.）。第 6、10、13、16、19、22、26 周期免疫治疗后，疗效评价为：iPR。2021-11-01 胸部 CT 示：左肺术后，左肺部分缺如，支气管残端条状高密度影及少许软组织影，多系术后改变。左侧胸腔少量包裹性积液、积气，左侧胸壁软组织稍肿胀。纵隔淋巴结增多、部分增大。部分胸椎及左侧部分肋骨骨质破坏伴软组织影，多系转移瘤。上述与旧片比较，未见明显变化。2021-11-01 全腹部 CT 示：脾脏内见 2 个混杂密度结节影，边界欠清，分别约 2.1cm × 1.9cm、2.3cm × 1.8cm，增强扫未见确切强化。上述脾脏结节，多系转移瘤治疗后改变，对比 CT 旧片，病变大小未见明显变化。疗效评价为：iPR。患者行免疫治疗满 2 年后，目前于门诊定期复查随诊。

腹部 CT 影像（2021-11-01）

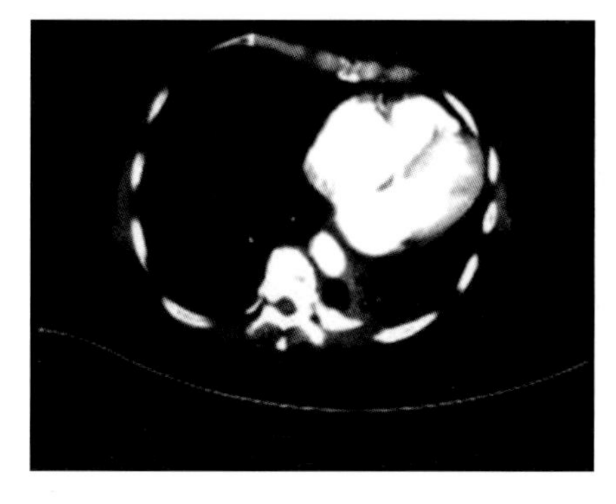
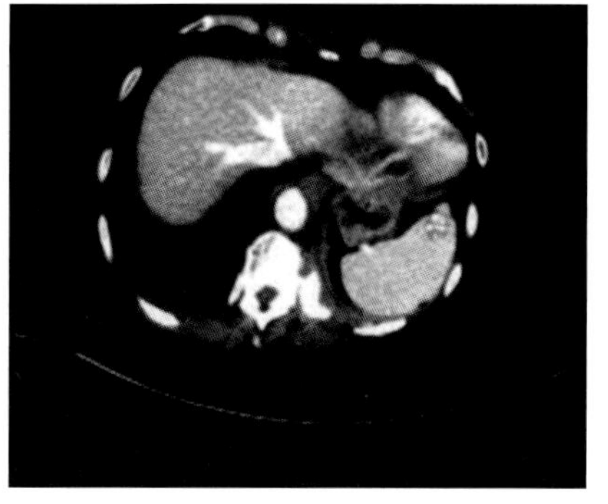

【析评】

现代肺癌的治疗正走在精准化、个体化的“快车道”上。本例非小细胞肺癌（NSCLC）患者为术中偶然发现胸膜转移的病例，但术后1个月即发现全身多发转移，可见患者肿瘤恶性程度高，病情进展迅速。在免疫治疗时代，*PD-L1* 高表达和高 *TMB* 的 NSCLC 患者接受免疫检查点抑制剂（ICIs）治疗的疗效更佳。一项发表在 2021 年 8 月 *Journal of ImmunoTherapy of Cancer* 的研究揭示，即使 *PD-L1* 高表达，*EGFR*、*HER2* 突变以及 *ALK*、*ROS1*、*RET* 和 *MET* 融合的 NSCLC 患者从 ICI 单药治疗获益很少[1]。这部分基因突变患者接受 ICIs 治疗的 ORR 低于 15%~20%，因此不建议在没有任何指标支持下进行免疫治疗。然而，对于靶向治疗药物不可及、靶向治疗耐药或是特殊的驱动基因突变患者，免疫联合治疗也是值得探索的策略。

目前，帕博利珠单抗联合化疗方案成为驱动基因阴性的晚期非小细胞肺癌的一线治疗优先方案。本例患者行手术组织 NGS 基因检测示：*EGFR* 20 号外显子插入突变，*TP53* 基因突变，*EGFR* 拷贝数增加（n=3.39），*TMB* 5.0922/Mb（中等）。*PD-L1*（+，5%）。患者虽然合并 *EGFR* 20 号外显子插入突变，但当时国内没有已上市的 *EGFR* 20 号外显子插入突变抑制剂，且患者病情进展迅速，对化疗不敏感。故综合考虑后，建议患者行化疗联合帕博利珠单抗免疫治疗。未来也可考虑予以伏美替尼或奥希替尼联合西妥昔单抗治疗的策略[2]。

使用免疫治疗的患者在治疗过程中可能出现假进展，表现为影像学进展，但实际上病理学检查为巨噬细胞或其他炎症细胞局限性浸润和增生，而非肿瘤进展。因此，免疫治疗后影像学评估疗效具有局限性。本例患者免疫治疗后首次出现影像学进展，根据患者临床症状、ECOG 体力状况等情况综合判断，患者并无病情快速进展或症状明显恶化，考虑患者属于无临床恶化的 iUPD，遂建议患者继续免疫治疗（go on and see），同时间隔 6~8 周后再次进行影像学检查确认疗效评价，最终第二次疗效评价为 iPR。

晚期肺癌两条重要策略：尽可能将每一个药物的作用都发挥到最大；尽可能将每一个对患者有用的药物都用。免疫联合用药方案中，目前免疫联合化疗及免疫联合抗血管治疗较为常见，且未明显增加新的不良反应。与免疫单药相比，免疫联合抗血管治疗从作用机制上，均可作用于肿瘤微环境（TME），有显著的抗肿瘤疗效协同作用。本例患者对化疗耐受不佳，长期予以单药免疫治疗。未来亦可采取免疫联合抗血管治疗策略，有望进一步增加患者的疗效。本例晚期肺癌患者治疗时，患者的 PS 评分曾阶段性地下降，但综合评估患者仍存在较大可能从现有的系统性抗肿瘤治疗手段中获益。同时，治疗在“联合”“全局观”的基础上，既要治癌，也要关注肺及免疫相关不良反应，做到“癌肺同治”[3]。

肿瘤精准医疗的理念不应该是简单地测几个常见的基因和判断靶向药物，因为不是所有患者都能找到靶向药物，即使找到的靶向药物未来也会耐药。精准医疗更高层次的追求是尽可能灵敏地、准确地、全面地了解和跟踪肿瘤的生物学信息，并基于这些信息的变化路径（或者说是进化模式），有策略地主动在手术（介入）、化疗、放疗、靶向、免疫、抗血管等多种治疗手段进行有机结合及全程管理，最终达到把晚期肿瘤控制为慢性疾病的目的。

如何能最大化利用好上述这些手段，为肺癌患者带来长期生存获益，是临床医生需要面对的现实问题。在现实世界里，所有治疗原则都必须与患者的具体情况密切结合。患者只有有机会生存下来，才有机会在未来拥有更多的选择！

该晚期肺鳞癌患者经一线化疗联合免疫治疗后目前生存期达到近3年，其中免疫治疗应用了2年左右，很好地体现了免疫治疗带来的临床获益。目前对于免疫治疗的使用时长没有太多的循证学依据。既然该患者免疫治疗无明显的不良反应，结合明确的疗效，可以尝试继续使用免疫治疗，不过治疗间隔可以适当延长，如1~2个月甚至更长时间使用一次，另外，需要严密监测不良反应的发生。

此病例提示：①该患者在治疗当中出现了影像学上的"假性进展"。"假性进展"是一种相对罕见的临床现象，最常见于免疫治疗开始后的前几个月。目前的观点认为是由于肿瘤微环境中的免疫细胞反应性增生导致，所以从另外一个角度考虑，出现假性进展的患者是否也意味着好的疗效，这个就需要我们不断去积累病例进行进一步的探索。对于临床工作中出现影像学进展，区分真性进展还是假性进展至关重要，这就需要我们进行综合的评估，如患者一般情况、肿瘤标志物的变化等，当然，如果能够进行病理的穿刺活检可能会更有说服力。②出现影像学上的进展后，应加上治疗过程中肿瘤标志物的变化情况，如肿瘤标志物水平较治疗前明显下降，再结合一般情况变化进行鉴别分析。

（罗 锋 李之曦）

参考文献

[1] NEGRAO MV, SKOULIDIS F, MONTESION M, et al. Oncogenespecific differences in tumor mutational burden, PD-L1 expression, and outcomes from immunotherapy in non-small cell lung cancer [J]. J Immunother Cancer, 2021, 9 (8): e002891.

[2] HAN B, ZHOU C, WU L, et al. 1210P Preclinical and preliminary clinical investigations of furmonertinib in NSCLC with EGFR exon 20 insertions (20ins)[J]. Ann Oncol. 2021, 32: S964.

[3] 谢展鸿, 周承志, 秦茵茵, 等. 晚期重症肺癌的诊疗策略 [J]. 中国实用内科杂志, 2019, 39 (5) 416-419.

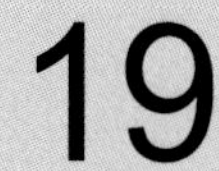

19

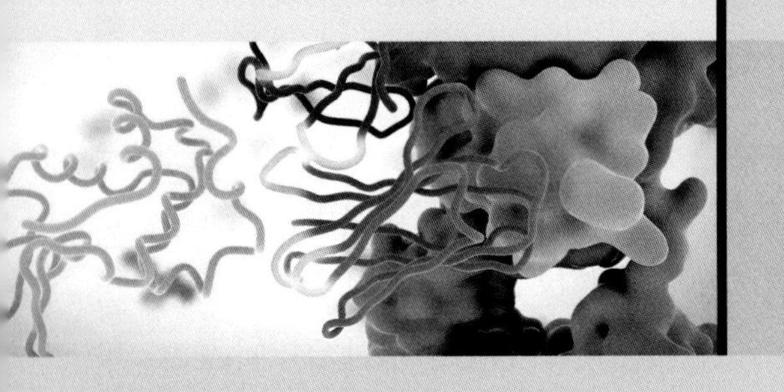

“心、肌”同时受损，该如何拯救她的心脏

【病情介绍】

患者，女，72 岁。因“右足底皮肤黑色肿物 1 年余后破溃”于 2017 年 4 月组织活检病理学检查:“足跟部溃疡”免疫组化染色结果支持恶性黑色素瘤细胞浸润，于 2017-04-18 在手术室全麻下行右小腿中下段截肢术。术后患者未行进一步治疗。间断复查均未见肿瘤复发转移征象。2019 年 12 月复发，右侧腘窝及右侧腹股沟淋巴结转移。影像学诊断：腹股沟及腘窝淋巴结超声（2019 年 12 月）：右侧腹股沟区及右侧腘窝淋巴结肿大（右腹股沟，3.6cm × 2.2cm，右腘窝，1.6cm × 0.5cm）。颈胸腹盆腔增强 CT（2019 年 12 月）：①右肺中叶、左肺上叶纤维条索。②右侧腹股沟区多发结节，考虑转移。左侧腹股沟区小淋巴结。③颈部、腹部 CT 增强未见明显异常。分期：Ⅲ期（c $T_xN_{3b}M_0$）。

既往史：2 型糖尿病病史 20 年，目前应用“阿卡波糖、二甲双胍、瑞格列奈片口服及甘精胰岛素皮下注射”降糖治疗，自诉血糖控制较好。否认“高血压、心脏病”病史，否认食物及药物过敏史。

【免疫治疗相关不良反应】

患者于 2019-12-19、2020-01-15 予特瑞普利单抗 240mg 免疫治疗 2 周期后，出现胸闷、左侧眼睑下垂。心电图：窦性心律，三度房室传导阻滞，交界性逸搏，38 次 /min，未见明显 ST-T 改变，心肌酶谱回报：肌酸激酶同工酶 60U/L，肌酸激酶 748U/L，α- 羟丁酸脱氢酶 393U/L，乳酸脱氢酶 425U/L；肝功能：天冬氨酸氨基转移酶 59U/L，碱性磷酸酶 36U/L，余未见异常。全院会诊意见：患者曾因恶性黑色素瘤右侧淋巴转移应用免疫抑制剂 PD-1，此次出现三度房室传导阻滞，心脏停搏，考虑存在 PD-1 单抗相关性心脏及肌肉受损。因家属拒绝应用大剂量激素，2020-01-05 植入永久性起搏器并予小剂量激素治疗 PD-1 相关毒性。起搏器植入术后程控参数。

随访：患者出院后口服泼尼松 10mg 每日一次，未再出现胸闷、气短等不适，3 个月后患者未再就诊，电话联系未果，患者失访。

【析评】

根据 CSCO 指南，目前肢端型一线治疗并无标准治疗方案，可参考皮肤型黑色素瘤治疗方案，结合患者高龄、存在内科合并症，一线推荐 PD-1 单药治疗是合理的。但是，高龄患者在免疫治疗中出现免疫相关副作用风险超过其他年龄段患者，因此在使用免疫治疗时，应充分向患者和家属宣教，做好定期监测。

此病例提示：①患者第 2 次治疗后，出现了三度房室传导阻滞，心脏停搏，根据指南推荐，可使用大剂量激素治疗，但是因患者家属拒绝而植入永久性起搏器并予小剂量激素治疗 PD-1 相关毒性。免疫相关性心肌炎在临床上并不常见，主要表现与心肌炎类似，患者可出现胸闷、憋气，实验室检查心肌酶升高。②免疫相关性心肌炎一般病情较急，应积极采取应对措施，本例中采用相关措施进行干预，但应规律监测心肌酶变化水平。

（贾友超　韩贵良）

参考文献

[1] 中国临床肿瘤学会指南工作委员会. 中国临床肿瘤学会 (CSCO) 免疫检查点抑制剂相关的毒性管理指南: 2019 [M]. 北京: 人民卫生出版社, 2019: 1-116.

[2] 田慧, 连斌, 斯璐, 等. 化疗联合 PD-1 抑制剂在晚期黑色素瘤患者中的疗效和安全性分析 [J]. 临床肿瘤学杂志, 2021, 26 (9): 816-821.

[3] CSCO 黑色素瘤专家委员会. 中国黑色素瘤诊治指南 [M]. 北京: 人民卫生出版社, 2015.

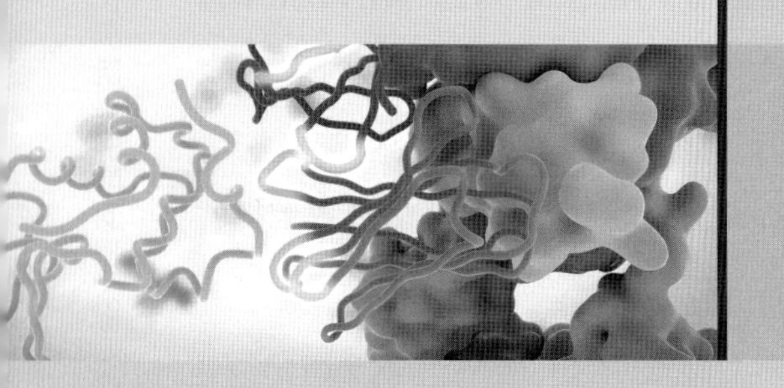

20 放化疗不敏感的晚期肺腺癌如何应对？

【病情介绍】

患者，男，69 岁。因“确诊左肺癌 1 个月余”于 2019-01-09 入院诊治。外院胸腹部 CT 提示：左肺上叶肿瘤性病变，考虑周围型肺癌，伴纵隔淋巴结转移。脑 MR 提示：未见明显异常。左肺穿刺病理提示：非小细胞肺癌伴广泛坏死，结合免疫组化腺癌不除外。2019 年 1 月入院完善检查：胸腹部 CT：①左肺上叶肿物，考虑肺癌，纵隔（4R、4L、5、7 区）、左肺多发淋巴结转移可能性大。②双肺上叶磨玻璃密度影，建议薄层 CT 追随。③双肺下叶胸膜下淡片影，部分内可见空洞；双肺多发微小结节；建议追随。④双肺肺气肿。基因检测：未见驱动基因突变。

既往史：2 型糖尿病病史 8 年，现口服降糖药治疗，血糖控制可；高血压病史 20 余年，现口服降压药治疗，血压控制可。个人史：吸烟史 50 年，1 包 /d。无酗酒等其他不良嗜好。

查体：生命体征平稳，全身浅表淋巴结未触及肿大，心脏查体阴性，双肺呼吸音低，双肺未闻及啰音。全腹平软，无压痛，双下肢不肿。

肺 CT 影像（2019 年 1 月）

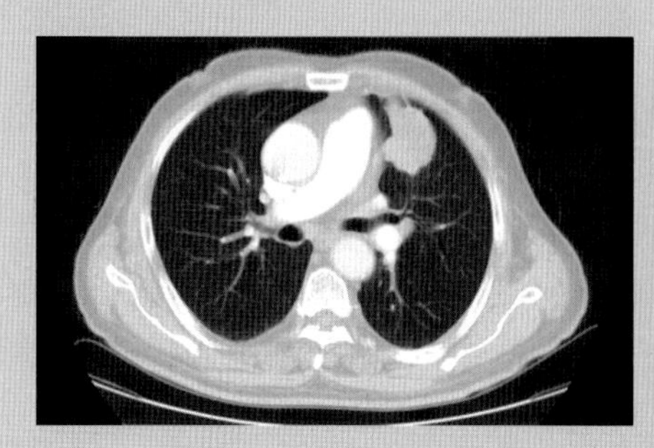

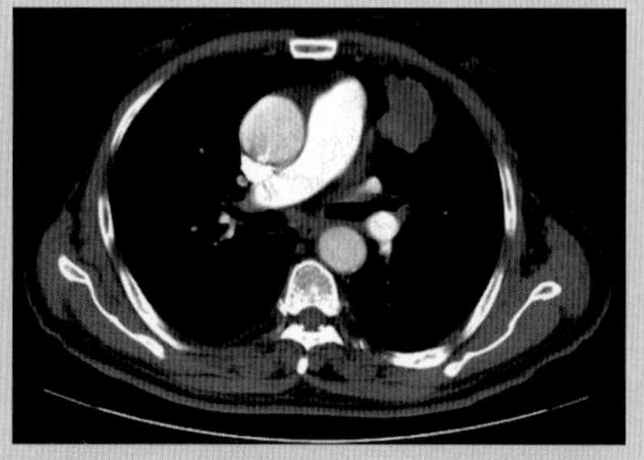

最后诊断：左肺上叶腺癌，$T_2N_3M_0$ ⅢB 期→Ⅳ期，纵隔淋巴结转移，2 型糖尿

病，高血压 3 级，很高危，冠状动脉粥样硬化性心脏病。

遂患者于 2019-01-14~2019-03-04 行培美曲塞 1.0g d1+ 卡铂 450mg d2/q.21d. × 3 周期，2 周期评效：SDa。后续外院行同步放化疗：化疗方案依托泊苷 + 顺铂 ×2 周期。2019 年 6 月疾病复发，外院脑 MR 示：右额转移瘤，外院胸部 CT 示：肺部病灶进展。外院 ECT 示：第 6 胸椎骨盐代谢异常旺盛灶。2019-06-21 外院行伽马刀治疗。2019-07-03 外院行肺部病灶射频微波消融术。2019-07-27~2019-08-14 行二线免疫检查点抑制剂联合化疗：白蛋白紫杉醇 200mg d1+ 纳武利尤单抗 200mg d2/Q12d × 2 周期，2 周期疗效评价：SDa。

【免疫治疗相关不良反应】

患者第 2 次治疗后，左肺上叶肿物较前稍缩小，双肺多发转移瘤缩小，但治疗过程中患者逐渐出现气短，活动后加重，外周血化验提示白细胞绝对值及中性粒细胞比率升高，提示感染，复查 CT 发现双肺新增多发片状影，考虑二度间质性肺炎；结合近期免疫治疗病史，考虑免疫相关性肺炎，遂予停药。予以甲泼尼龙治疗结合头孢哌酮钠舒巴坦钠静脉输液，患者气短症状较前明显好转。

肺 CT 影像（2019-07-26）2 周期免疫联合化疗前

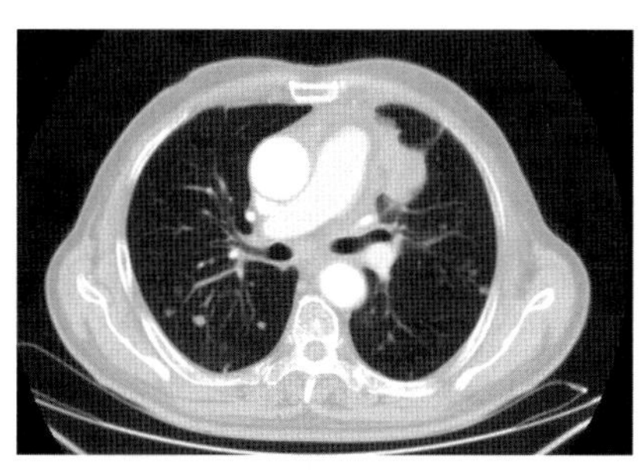

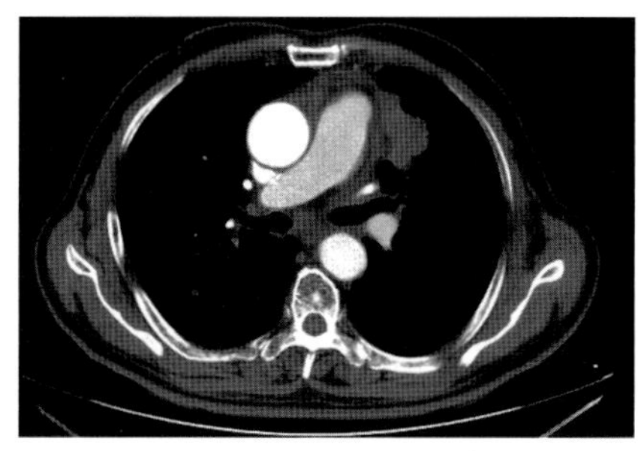

肺 CT 影像（2019-08-28）2 周期免疫联合化疗后

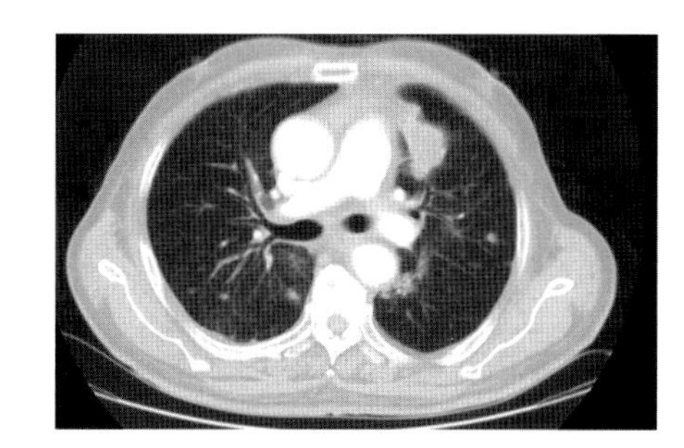

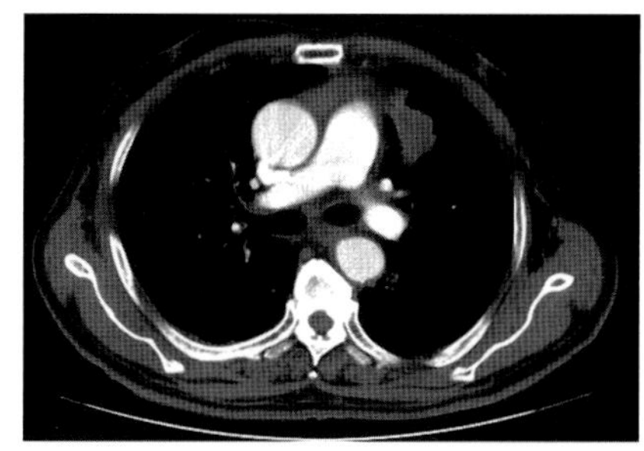

后续治疗：2019-10-09 因脑部转移瘤进展再次行伽马刀治疗，同时伴有肺部病灶进展。全身治疗方面，2019 年 11 月 ~2020 年 4 月患者接受免疫再挑战治疗：白蛋白结合型紫杉醇 200mg d1，100mg d5+ 帕博利珠单抗 200mg d6/q.21d. × 6 周期，2020 年 5 月 ~2020 年 11 月：帕博利珠单抗维持治疗 ×8 周期（其间于当地医院行冠脉支架植入术；左支气管动脉干内灌注化疗，具体方案：雷替曲塞 + 洛铂；动脉栓塞治疗），治疗期间病灶较前有所缩小，最佳评效 SDa。患者接受免疫再挑战治疗期间未再出现间质性肺炎。2021-01-31 患者因突发窒息死亡。

【析评】

该患者为肺腺癌ⅢB 期，行同步放化疗控制时间仅为 5 个月，后出现原发灶进展和颅内转移灶。考虑到患者一线含铂双药化疗方案疗效不明显，同步放化疗控制时间不长，提示该患者对化疗及放疗不敏感。二线治疗予2周期化疗联合免疫检查点抑制剂治疗后，左肺上叶肿物稍缩小，双肺转移瘤明显缩小、减少，疗效较为明显；提示该患者对免疫治疗较为敏感。但因二度免疫相关不良反应不耐受停药。免疫相关性肺炎是可危及生命的不良反应，在肺癌患者中报道发生率约5%，但真实世界中发生率可能更高。临床症状主要包括呼吸困难、活动耐量下降、咳嗽、发热等，也可仅有影像学异常，应积极处理。该患者诊断为2级免疫相关性肺炎，接受经验性抗生素治疗联合激素治疗后，不良反应得到控制及好转。停药后，患者出现颅内进展及肺部病灶进展，下一步应考虑是否可再次尝试免疫治疗。根据2019-12-30发表于*Lung Cancer*的一项回顾性队列研究[1]，患者初次免疫治疗暂停后再次接受免疫治疗再挑战可能获益，中位OS延长，且初次免疫治疗的持续时间越长，中位OS的时间就越长。这提示了患者初次免疫治疗后再挑战是可行的。而关于2级及以上irAEs患者接受免疫再挑战的安全性问题，2020年发表的一项药物警戒性研究提示[2]，发生≥2级irAEs停用免疫治疗的患者接受免疫再挑战后，有61.6%的患者没有再次复发≥2级irAEs；因irAEs导致的免疫治疗中止后再挑战与更严重的复发irAEs不相关。

此病例提示：①结合免疫再挑战治疗的有效性及安全性，我们可以得知对于发生1~2级免疫相关性肺炎的患者，如果激素治疗敏感，并且前期免疫检查点抑制剂治疗为部分缓解或疾病稳定，但治疗周期不足，可考虑行免疫再挑战。②目前暂无研究提示同药再挑战和换药再挑战的获益是否有差异，对于初次免疫检查点抑制剂有效且尚未进展的患者可考虑同药再挑战，但对该例患者而言，初次免疫治疗停药后较短时间内出现进展，因此可以考虑更换免疫检查点抑制剂的种类进行再挑战治疗。

（李峻岭　许子宜）

参考文献

[1] GIAJ LEVRA M, COTTé F E, CORRE R, et al. Immunotherapy rechallenge after nivolumab treatment in advanced non-small cell lung cancer in the real-world setting: A national data base analysis [J]. Lung Cancer, 2020, 140: 99-106.

[2] ALLOUCHERY M, LOMBARD T, MARTIN M, et al. Safety of immune checkpoint inhibitor rechallenge after discontinuation for grade ≥ 2 immune-related adverse events in patients with cancer [J]. J Immunother Cancer, 2020, 8 (2): e001622.

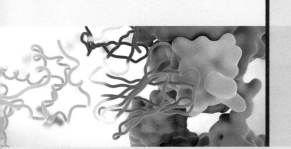

21

怀疑免疫相关性心肌炎，应如何应对？

【病情介绍】

患者，男，58 岁。因“确诊右肺腺癌伴双肺转移、骨转移 4 周”于 2019-04-15 入院诊治。肺 CT 提示：右肺上叶尖段病灶，恶性病变可能性大，建议穿刺检测；双肺多发小结节，考虑转移灶；心包少量积液；双侧肾上腺显示饱满。脑 MR 提示：未见明显异常。骨扫描提示：左侧第 1 前肋、胸骨角、第 12 胸椎异常放射性摄取增高灶。2019-03-18 外院行胸腔镜下右肺上叶肿块部分切除术，术后病理学检查示：右肺上叶中分化腺癌，主要呈微乳头型，部分呈腺泡型和乳头型，可见脉管癌栓，未见明确神经侵犯，肿瘤未累及脏层胸膜。基因检测示：*ALK* 及 *EGFR* 基因未见突变。最后诊断：右肺腺癌Ⅳ期，姑息术后，双肺转移，纵隔淋巴结转移，双侧肾上腺转移，骨转移，2 型糖尿病，高血压 3 级，很高危。

入院后完善相关检查：2019-04-15 血液检测提示心肌酶谱正常。2019-04-16 心电图：正常心电图。2019-04-17 胸腹部 CT：①右肺上叶高密度条索影，考虑术后所致；②右肺上叶前段不规则结节，考虑肺癌伴少许阻塞性改变；③双肺多发结节，考虑转移；④纵隔多发肿大淋巴结，倾向转移；⑤右侧胸腔少量积液；⑥双肾上腺增厚，警惕转移。

既往史：2 型糖尿病病史 4 年，现注射胰岛素治疗，血糖控制可；高血压病史 20 余年，现口服降压药治疗，血压控制可。个人史：无吸烟、酗酒等不良嗜好。

查体：生命体征平稳，全身浅表淋巴结未触及肿大，心脏查体阴性，右肺呼吸音偏低，双肺未闻及啰音。全腹平软，无压痛，双下肢不肿。

遂患者于 2019-04-18~2019-05-10 培美曲塞 900mg d1+ 顺铂 60mg d1~2+ 帕

博利珠单抗 200mg d3/q.21d.×2 周期，疗效评价 PR。

肺 CT 影像(2019-04-17)免疫联合化疗前　　**肺 CT 影像(2019-07-02)免疫联合化疗 2 周期后**

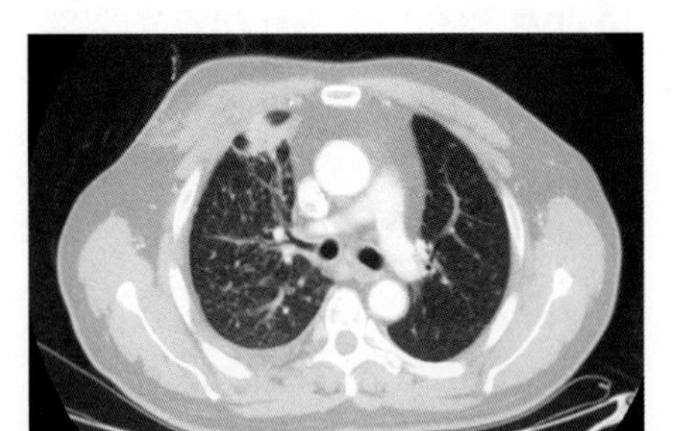

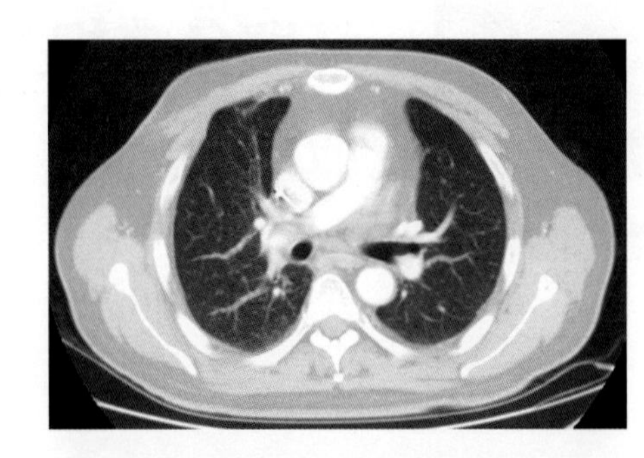

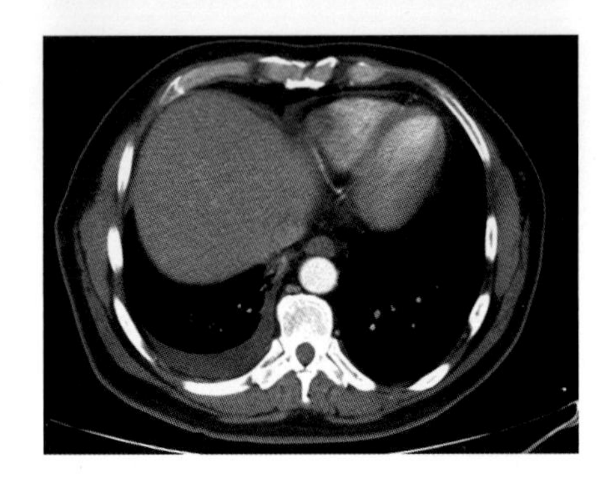

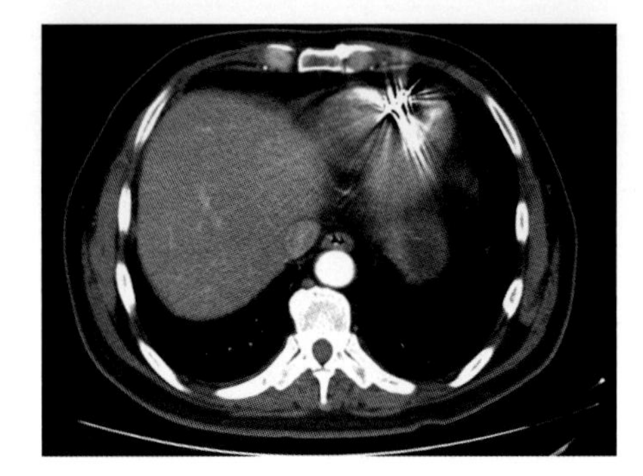

【免疫治疗相关不良反应】

患者第 2 次治疗后，出现了心悸不适，心电图提示三度房室传导阻滞，心肌酶谱检查提示 CK-MB 升高。结合近期免疫检查点抑制剂治疗病史，心内科会诊诊断为免疫相关性心肌炎、三度房室传导阻滞。为治疗三度房室传导阻滞，患者 2019-06-04 于外院行单腔起搏器植入术。因考虑免疫相关性心肌炎，遂停用免疫相关药物，外院行激素治疗。

激素治疗减量结束后，患者不适症状好转，心肌酶谱及心电图检查恢复正常。2019-09-18 复查颈胸腹部 CT 提示疾病进展：①双肺弥漫、多发结节，较前增多、增大，大者的直径达 0.8cm；②右侧胸腔新出现积液；心包少量积液。2019-09-20~2020-01-07 行二线治疗：白蛋白结合型紫杉醇 200mg d1、2/q.21d.×5 周期，疗效评价：PR。2020-03-19 颈胸腹部 CT 示：①双肺弥漫、多发转移结节，部分较前增大，大者长径约 1.1cm；②右侧胸腔积液较前增多；病情进展。2020-04-01~2020-04-23 行三线治疗：培美曲塞 900mg d1+ 安罗替尼 12mg d1~14/q.21d.×2 周期，疗效评价：PD。2020-06-15~2020-07-27 服用阿法替尼四线治疗，因严重腹泻停药，疗效评价：PD。患者于 2020 年 9 月底死亡。

【析评】

该患者初诊诊断肺腺癌，全身多发转移，行姑息切除术后，且组织基因检测为野生型，无靶向治疗指征。患者未行 *PD-L1* 及 *TMB* 的检测，免疫检查点抑制剂单药治疗疗效未知。目前已有临床研究证明，无论 *PD-L1* 的表达水平如何，免疫检查点抑制剂联合化疗在非小细胞肺癌中疗效明显。

KEYNOTE-189 临床研究提示[1]：化疗联合免疫治疗组的中位 PFS 和 OS 分别为 9.0 个月(95% 置信区间：8.1~9.9) 和 22.0 个月(95% 置信区间：19.5~25.5)；化疗联合安慰剂组的中位 PFS 和 OS 分别为 4.9 个月(95% 置信区间：4.7~5.5) 和 10.7 个月(95% 置信区间：8.7~13.6)。化疗联合免疫治疗组疗效明显好于化疗联合安慰剂组，且提示各 *PD-L1* 表达水平的患者均能从该联合方案中获益。遂于患者初诊时考虑予免疫检查点抑制剂联合含铂双药化疗。该患者对联合治疗敏感，但因出现免疫性心肌炎、三度房室传导阻滞停药。免疫相关性心脏损伤的发生率不高，但死亡率高达 40%~50%。已报道的心脏相关不良反应包括心肌病变、心律失常、心包积液、瓣膜病变等，多发生在首次用药后 15~30 天。患者可有胸闷、胸痛等临床症状，发病快，可出现心源性休克或心搏骤停。怀疑免疫相关性心肌炎的患者应立即停用免疫治疗，尽早予甲泼尼龙冲击治疗，持续 3~5 天直至病情好转后减量，若 24 小时内病情无缓解，可加用其他免疫抑制剂。

此病例提示：①患者后续行单腔起搏器植入术治疗三度房室传导阻滞，且行激素治疗免疫性心肌炎，后相关指标及症状好转，但对于出现免疫相关性心肌炎这类较为凶险的 irAEs 的患者，后续是否再挑战免疫治疗，值得我们思考。在初次免疫治疗中，患者获益明显，2 周期联合治疗后疾病部分缓解，但因出现免疫相关性心肌炎及心律失常停药，并于对症治疗好转后出现疾病进展。② Haanen 等[2]研究总结了出现严重 irAEs 后进行免疫再挑战的三种情况，分别为在两类免疫检查点抑制剂中直接转换[如 CTLA-4 抑制剂与 PD-(L)1 抑制剂]；在处理严重 irAEs 后使用同一种免疫治疗药物再挑战，以及免疫检查点抑制剂与免疫抑制剂同时使用。对于第二种情况而言，有几项单臂研究都提示了免疫再挑战再次发生不良反应多为可控的，尤其是再次挑战 PD-(L)1 抑制剂发生 irAEs 的复发率更低。但数据大多来自于小样本的回顾性研究，因此，严重 irAEs 治疗后是否可再挑战免疫治疗，其疗效和安全性仍待更多前瞻性研究探索，并在治疗过程中结合多学科诊疗意见。

(李峻岭　许子宜)

参考文献

[1] GADGEEL S, RODRíGUEZ-ABREU D, SPERANZA G, et al. Updated Analysis From KEYNOTE-189: Pembrolizumab or placebo plus pemetrexed and platinum for previously untreated metastatic nonsquamous non-small-cell lung cancer [J]. J Clin Oncol, 2020, 38 (14): 1505-1517.

[2] HAANEN J, ERNSTOFF M, WANG Y, et al. Rechallenge patients with immune checkpoint inhibitors following severe immune-related adverse events: review of the literature and suggested prophylactic strategy [J]. J Immunother Cancer, 2020, 8 (1): e000604.

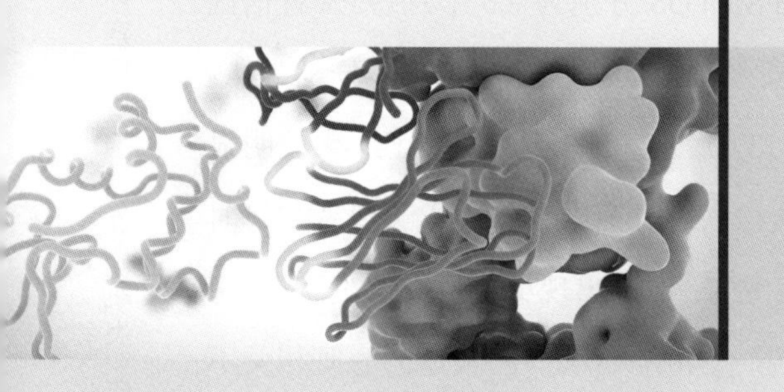

22

渐渐消失的皮疹

【病情介绍】

患者，男，61岁。因"痰中带血10天"于2019-08-21入院首次诊治。胸部增强CT提示：左肺下叶背段见不规则含气空洞及软组织密度影混杂肿块，最大截面大小约4.6cm×3.7cm；左侧叶间胸膜小结节；左肺门及纵隔4L、5区淋巴结肿大。考虑恶性病变伴远端阻塞性炎症可能性大，纵隔淋巴结转移，左侧叶间胸膜小结节，胸膜转移。PET-CT示：左肺下叶背段软组织肿块，伴高代谢，考虑肺癌牵拉邻近胸膜，左肺斜裂小结节，未见高代谢，纵隔4L、5、6区及左肺门淋巴结转移。

骨扫描、头磁共振、胸部CT结果示：均未见转移。病理学检查示：经(左肺下叶穿刺)非小细胞肺癌；结合免疫组化，支持肺腺癌。免疫组化结果：CK7(+)，CKpan(+)，TIF-1(+)，Napsin-A(-)，p40(-)，CK5/6(-)，PD-L1(22C3)(80%)。组织标本行罗氏基因检测示：*KRAS*突变(G12C)。病理论断:(左肺下叶穿刺)非小细胞癌，结合免疫组化，支持肺腺癌。

肺穿刺部位CT影像

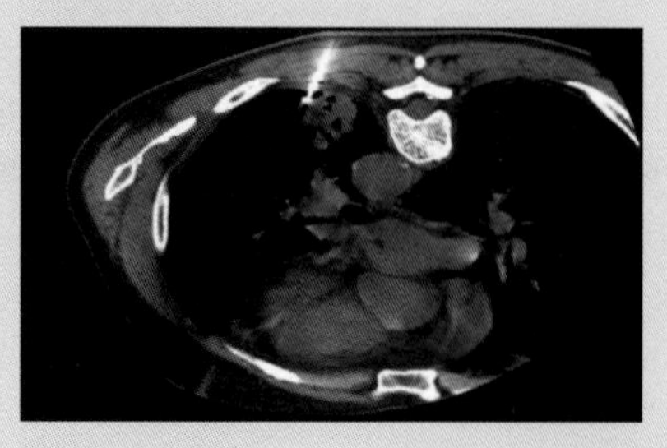

肺穿刺活检病理

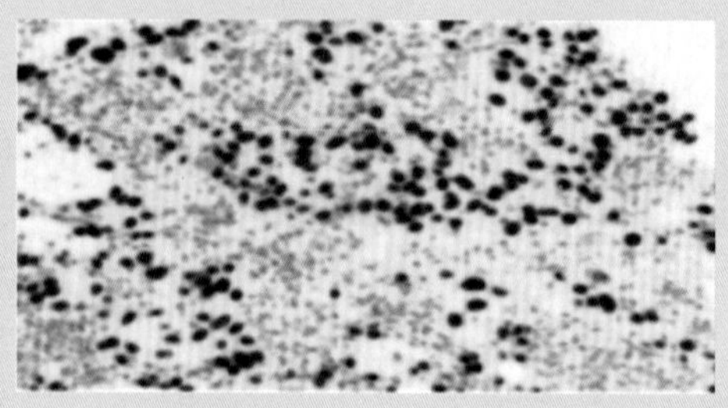

确定诊断：左肺非小细胞肺腺癌，左下肺腺癌 $T_{2b}N_1M_{1a}$，左肺门淋巴结转移，左胸膜转移，肿瘤分期 M_x。*KRAS*突变(G12C)，*PD-L1*高表达(80%)。一线治疗：

帕博利珠单抗（可瑞达）单药治疗：于 2019-09-05 开始第一周期：pembrolizumab 200mg 静脉滴注 q.3w.。

最佳疗效：PR。

肺 CT 影像变化（2019-08-22~2019-10-18）

疗效 PR

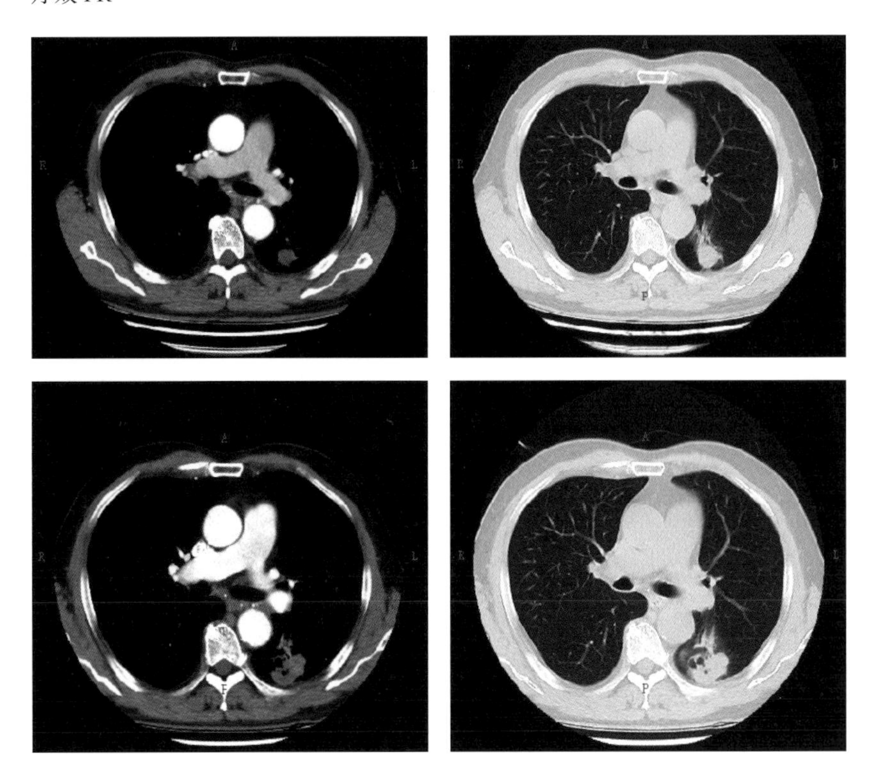

现患者已经应用帕博利珠单抗（可瑞达）34 周期。

肺 CT 影像变化（2019-10-18~2020-10-14）

持续 PR

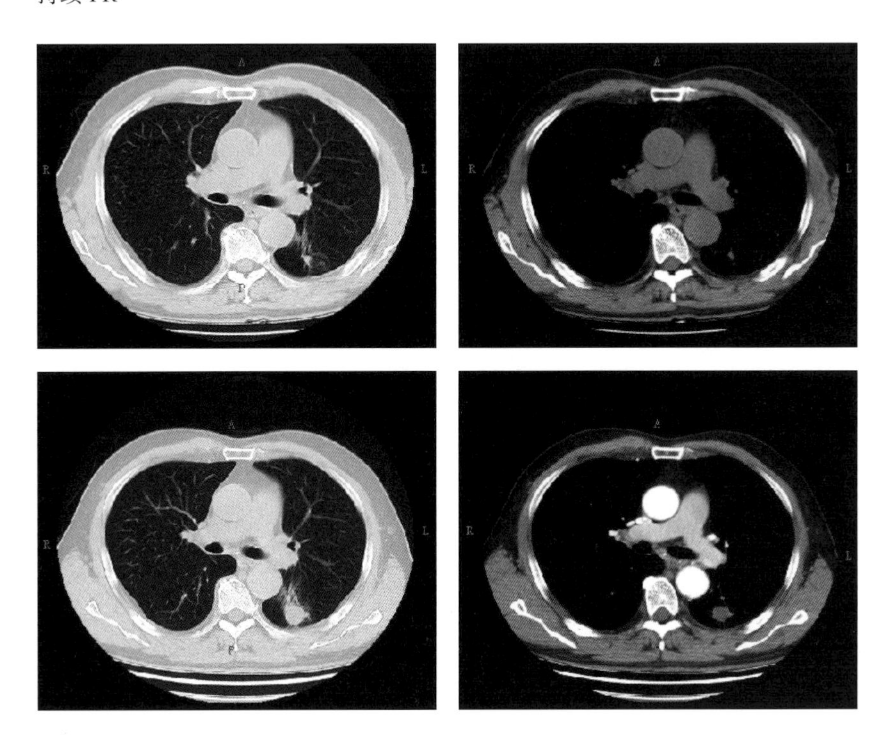

【免疫治疗相关不良反应】

患者第 2 周期 pembrolizumab 治疗后，出现免疫相关不良反应：Ⅱ级皮疹。在第 3 周期治疗当日开始输注帕博利珠单抗(可瑞达)之前，服用阿瑞匹坦，连服 3 天，后皮疹症状减轻至Ⅰ度，第 4~10 周期治疗前均进行阿瑞匹坦治疗；皮疹不良反应不再出现，后停止服用阿瑞匹坦。

免疫治疗后皮疹

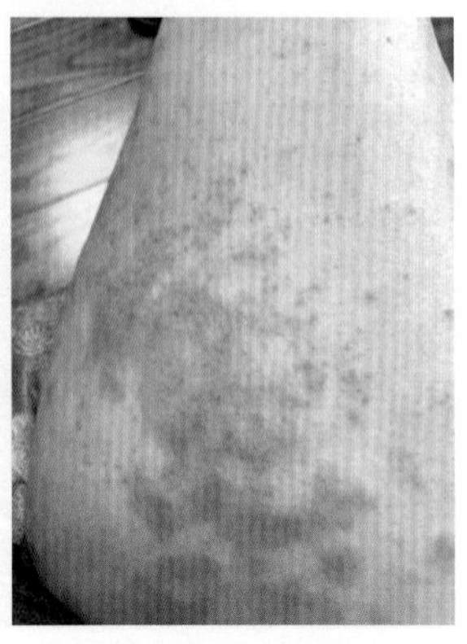

【析评】

该患者诊断为左肺腺癌胸膜、纵隔淋巴结转移Ⅳ期，*PD-L1 TPS* 80%(22C3)，*KRAS G12C* 突变。因患者拒绝手术、放疗、化疗，治疗决策为一线免疫单药治疗，符合指南的优选推荐，其循证医学证据来自 KEYNOTE-024 和 KEYNOTE-042 研究结果[1,2]。患者在治疗前已进行了详尽的肿瘤评估，并排除了免疫治疗相关禁忌证。患者单药免疫治疗最佳疗效为 PR，缓解持续时间(duration of response，DoR)和无进展生存时间(progression-free survival，PFS)接近 2 年。免疫相关不良反应表现为Ⅱ级皮疹，经阿瑞匹坦对症治疗后完全缓解，未干扰免疫治疗的应用。

此病例提示：①对于 *PD-L1* 高表达的晚期非小细胞肺癌，单药帕博利珠单抗疗效优于含铂双药化疗，并且患者可以获得更高的生活质量。对于这一类人群，虽然帕博利珠单抗联合化疗相比于帕博利珠单抗单药可以带来更高的缓解率和更长的 PFS，但并没有带来显著性的总生存获益[3]。因此，对于肿瘤负荷不大的 *PD-L1* 高表达患者，应该优选帕博利珠单抗单药。②免疫相关不良反应(immune related adverse events，irAEs)的监控应该常态化，早期发现和早期治疗，可以避免其演变成严重棘手的不良反应，进而避免患者因为 irAEs 而导致免疫治疗中断或者威胁生命安全。本病例中展现的皮肤不良反应是最常见的 irAEs 之一，随访时可以早期发现。免疫相关皮肤不良反应的临床表现多种多样，包括斑丘疹、瘙痒症、苔藓样改变、免疫性水疱疾病、牛皮癣样改变、肉芽肿、多形性红斑、Stevens-Johnson 综合征等类型。其治疗策略需根据毒性分级，采取包括抗过敏药物、局部糖皮质激素、系统性糖皮质激素、暂停或停用免疫治疗等。复杂或严重的皮肤不良反应还需要多器官支持治疗、免疫抑制剂介入和必要的抗感染治疗等。总之，对于 *PD-L1* 强阳性晚期非小细胞肺癌，帕博利珠单抗单药可给患者带来生存获益和生活质量提升。

(李　曦)

参考文献

[1] RECK M, RODRíGUEZ-ABREU D, ROBINSON A G, et al. Pembrolizumab versus chemotherapy for PD-L1-positive non-small-cell lung cancer [J]. N Engl J Med, 2016, 375 (19): 1823-1833.

[2] RECK M, RODRíGUEZ-ABREU D, ROBINSON AG, et al. Updated Analysis of KEYNOTE-024: Pembrolizumab Versus Platinum-Based Chemotherapy for Advanced Non-Small-Cell Lung Cancer With PD-L1 Tumor Proportion Score of 50% or Greater [J]. J Clin Oncol, 2019, 37 (7): 537-546.
[3] MOK T, WU YL, KUDABA I, et al. Pembrolizumab versus chemotherapy for previously untreated, PD-L1-expressing, locally advanced or metastatic non-small-cell lung cancer (KEYNOTE-042): a randomised, open-label, controlled, phase 3 trial [J]. Lancet, 2019, 393 (10183): 1819-1830.

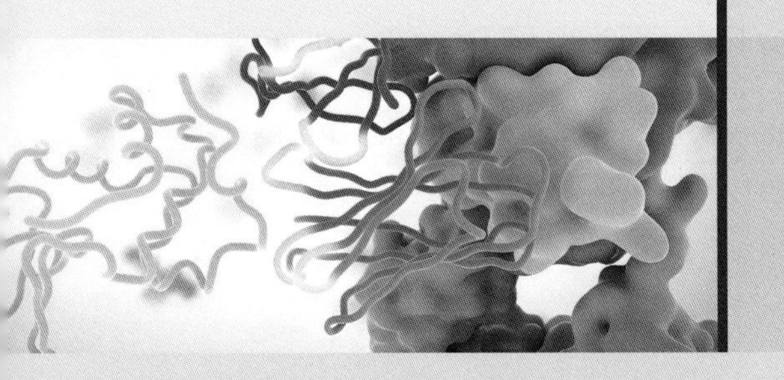

23

谁是升高血糖的罪魁祸首？

【病情介绍】

患者，男，67岁。因“咳嗽、胸闷10余天”于2020年7月入院诊治。既往史：无糖尿病、高血压、心脏病等病史。过敏史：碘造影剂过敏。胸上腹部CT示：左肺下叶见团块状软组织影，大小约63mm×54mm×57mm，内部密度欠均匀，CT值20~43Hu，边界毛糙，呈浅分叶状，其周见多发长、短毛刺影，邻近胸膜增厚、牵拉凹陷，双肺上叶、右肺中叶散在多发实性结节，较大约0.8cm，考虑转移。双肺门、纵隔淋巴结未见明确肿大，$T_{5\sim6}$骨质破坏，考虑转移。颅脑MRI示：未见明确颅内转移征象。

肺CT影像（2020年7月）

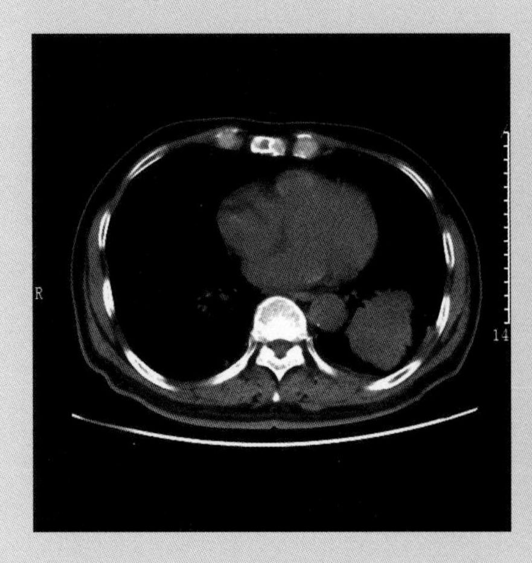

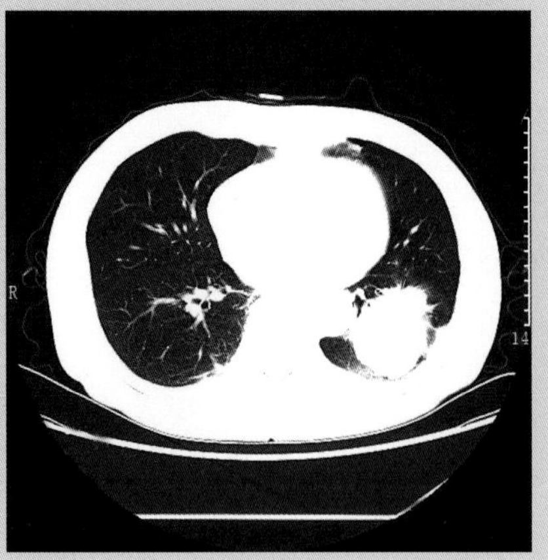

全身骨显像示：胸5~6椎体、右第4前肋、右侧肱骨上段局灶性骨盐代谢异常活跃，结合病史，考虑为转移性病变影像。2020年7月行CT引导下左肺肿物穿刺活检病理示：“左肺”腺癌。分子病理：*EGFR*、*ALK*、*BRAF*、*MET*、*RET*、*ROS1*、

KRAS 基因均未见突变，*PD-L1*（22C3 TPS 30%+），*TMB* 12.79Muts/mb，MSS。

最后诊断：原发性支气管肺癌，左下肺，周围型，腺癌，$cT_4N_0M_{1c}$ ⅣB期；双肺转移；多发骨转移；驱动基因（–），*PD-L1*（22C3 TPS 30%），*TMB* 12.79Muts/mb，MSS。

治疗方案：2020 年 7 月至 10 月，帕博利珠单抗 200mg D1 + 培美曲塞 500mg/m^2 + 卡铂 AUC 5，q.3w. × 4 周期。2020 年 11 月至 2021 年 4 月：帕博利珠单抗 200mg + 培美曲塞 500mg/m^2 D1 q.3w. × 7 周期。治疗后复查肺 CT 示：左肺下叶背段结节较前明显减小；双肺实性结节，未见显示。CT 评价：PR。

骨显像

肺 CT（2020 年 9 月）

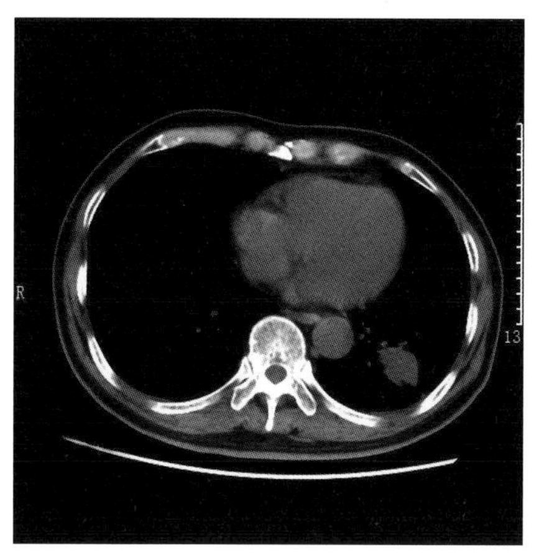

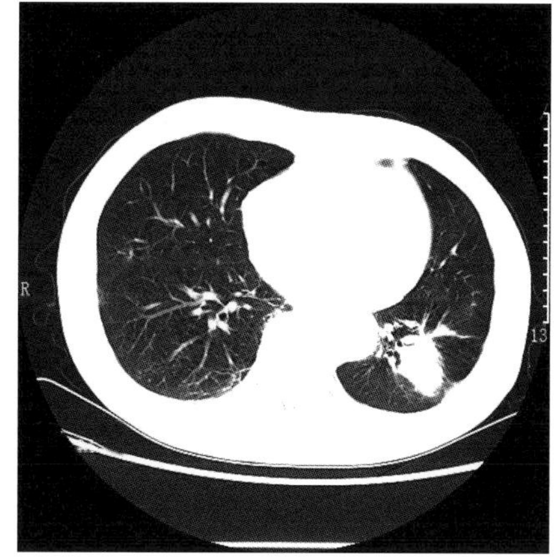

肺 CT（2021 年 5 月）

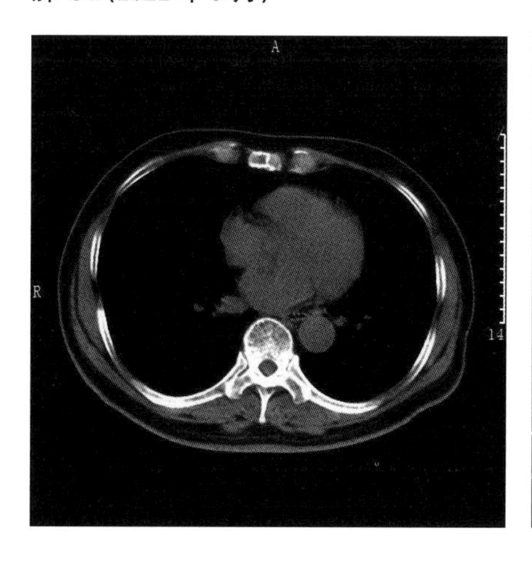

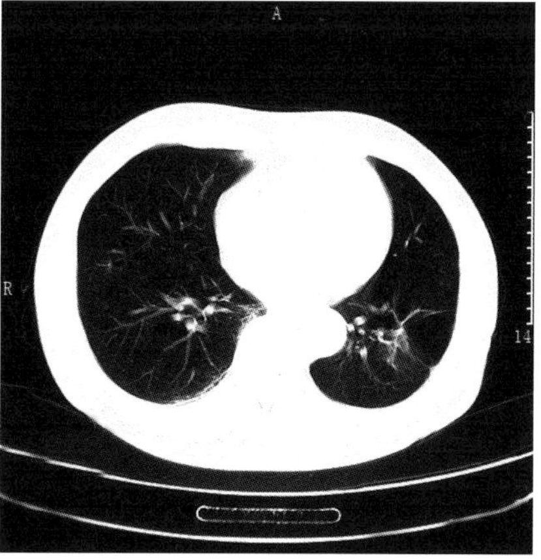

【免疫治疗相关不良反应】

2021-03-10 患者开始出现体重下降，未予重视。2021-04-09 患者开始出现口干、多饮、多尿，1 个月内体重下降 6kg。2021-04-25 出现乏力、食欲缺乏，伴呕吐，无腹痛、腹泻。体格检查：体温 36.7℃，心率 92 次 /min，呼吸 21 次 /min，血压 123/82mmHg，血氧饱和度（SpO_2）98%。神志清楚，急性病容，皮肤干燥，轻度脱水貌。

1. 相关检查：

（1）糖尿病酮症酸中毒相关检查

检查项目	实测值
动脉血气分析	
血 pH	7.390 ↓
动脉血二氧化碳分压（mmHg）	38
动脉血氧分压（mmHg）	85
实际碳酸氢盐（mmol/L）	20.0 ↓
二氧化碳总量（mmol/L）	21.2
标准碱剩余（全血，mmol/L）	–3.0
标准碳酸氢根（mmol/L）	20.7 ↓
动脉血氧饱和度（%）	97.8
其他项目	
HbA1c（%）	8.2
酮体（mmol/L）	0.5 ↑
β- 羟丁酸（mmol/L）	5.56 ↑
血钾（mmol/L）	3.99
血钠（mmol/L）	130
尿葡萄糖	3+
尿酮体	3+

（2）胰岛相关抗体及胰岛功能评价

检查项目	实测值
谷氨酸脱羧酶抗体	阴性
抗胰岛素抗体	阴性
抗胰岛细胞抗体	阴性
酪氨酸磷酸酶抗体	阴性
0h 血糖	13.78
1h 血糖	17.03
2h 血糖	18.33
3h 血糖	19.18
0h C 肽	55.8
1h C 肽	107.8
2h C 肽	145.0
3h C 肽	136.8

(3)其他相关检查

检查项目	结果
甲状腺功能四项＋甲状腺抗体二项＋促甲状腺素受体抗体(TRAb)	正常
免疫功能六项	血清总补体 46.9U/ml ↑
生长激素(GH)	1.880ng/ml ↑
性激素六项	正常
骨质疏松四项	骨钙素 3.55ng/ml ↓
皮质醇＋ACTH：皮质醇(8am-4pm-0mn)	正常
胰岛素样生长因子	18.33
抗核抗体(ANA)	19.18
淀粉酶	69U/L
脂肪酶	185U/L
尿微量白蛋白	1.77mg/L
24 小时尿蛋白	0.32g

2. 不良反应诊断及诊断依据

(1)主要诊断：① PD-1 抑制剂相关糖尿病；②糖尿病酮症酸中毒。

(2)依据

1)中老年男性，正常体重，起病较急，口干、多饮、多尿、体重下降等“三多一少”症状典型。

2)1 个月内进展为酮症酸中毒表现：血 pH 下降，血糖明显升高，尿糖及尿酮体强阳性。

3)排除其他类型糖尿病：HbA1C 8.2%，胰岛自身抗体阴性，血清 C 肽空腹及葡萄糖负荷后均明显低于正常。

4)免疫治疗后发生，既往无糖尿病史。

3. 治疗及转归

(1)补液，纠正电解质紊乱，持续静脉胰岛素治疗。

(2)后续胰岛素泵强化治疗

门冬胰岛素注射液 8U，三餐前，皮下注射。

德谷胰岛素注射液 14U，睡前，皮下注射。

(3)转归

疾病演变与转归

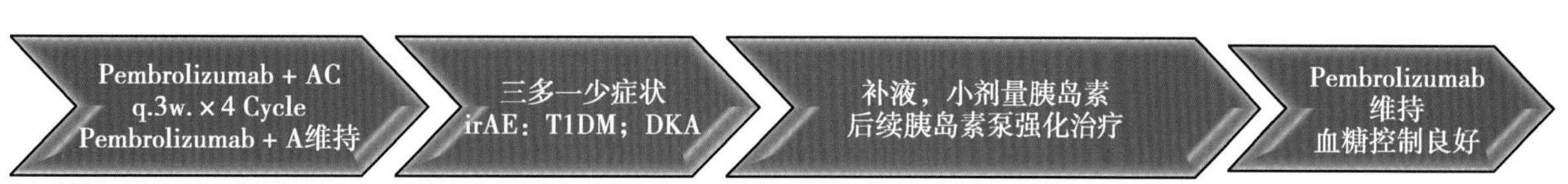

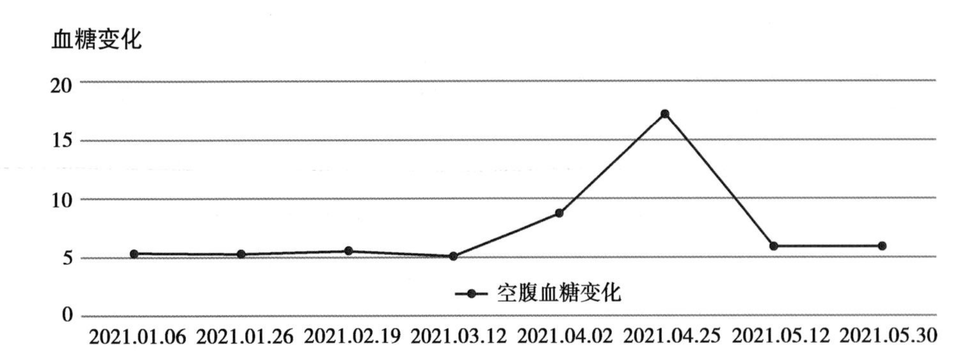

【析评】

该患者为驱动基因阴性晚期肺腺癌，一线治疗选择 K+PC 方案，为目前标准用药，且获得影像学 PR，是一个免疫治疗获得成功的病例；患者在治疗过程中出现血糖轻度异常，未引起足够重视，后出现血糖迅速升高，并发生酮症酸中毒，考虑为免疫相关性 1 型糖尿病，属临床少见 irAEs，具有重要的警示意义，临床上需要足够重视。本病例 irAEs 诊断依据充分，处理得当。但该患者 2021 年 3 月开始出现体重下降，未予重视，2021 年 4 月开始出现口干、多饮、多尿，1 个月内体重下降 6kg，此时如能考虑到糖尿病的可能并加强血糖的监测，可能可以避免酮症酸中毒的发生。

此病例提示：①对于免疫治疗患者，应把血糖、糖化血红蛋白作为常规监测指标；②出现不明原因的体重下降，需排除内分泌系统疾病如糖尿病、甲亢的可能，尤其是出现典型的“三多一少”症状时，应尽快排除糖尿病。

（王树滨　吴 烜）

参考文献

[1] SELVIN E, WANG D, MCEVOY J W, et al. Response of 1, 5-anhydroglucitol level to intensive glucose-and blood-pressure lowering interventions, and its associations with clinical outcomes in the ADVANCE trial [J]. Diabetes Obes Metab, 2019, 21 (8): 2017-2023.

[2] CLOTMAN K, JANSSENS K, SPECENIER P, et al. Programmed cell death-1 inhibitor-induced type 1 diabetes mellitus [J]. Eur J Endocrinol, 2019, 181 (3): 363-374.

[3] STAMATOULI A M, QUANDT Z, PERDIGOTO A L, et al. Collateral damage: insulin-dependent diabetes induced with checkpoint inhibitors [J]. Diabetes, 2018, 67 (8): 1471-1480.

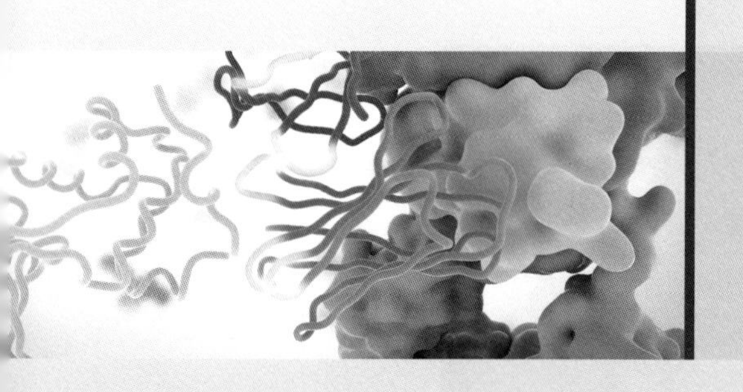

24

如何为免疫治疗撑起一把“心脏保护伞”

【病情介绍】

患者，男，65岁。因“进行性进食梗阻6个月，加重1个月”于2020年6月入院。能进半流质，进食时伴胸骨后疼痛。发病以来体重减轻5kg。查体：双侧锁骨上和颈部未触及淋巴结。CT示：食管中段管壁不均匀增厚，管腔变窄。食管碘水造影示：食管胸中段碘水通过受限，局部管壁僵硬，扩张度较差，黏膜破坏、中断，管腔不规则狭窄，累及长度约9.4cm，贲门开放自然。超声胃镜检查示：食管距离门齿28cm处开始见菜花样新生物，表面高低不平，食管腔明显狭窄。食管壁全层层次结构消失，外膜层锯齿样改变；病变紧邻胸主动脉，局部与胸主动脉分界欠清。活检病理示：食管中分化鳞状细胞癌。临床诊断：食管中段鳞癌 $cT_3N_xM_0$。诊疗经过为：入组食管癌化疗联合免疫新辅助治疗的临床试验。2020-06-29行白蛋白紫杉醇+卡铂+卡瑞利珠单抗方案第1周期治疗。治疗过程顺利，未见特殊不良反应。2020-07-23行白蛋白紫杉醇+卡铂+卡瑞利珠单抗方案第二周期治疗，治疗前2020-07-21心肌酶正常，2020-07-22心电图正常。

【免疫治疗相关不良反应】

2020-07-28心肌酶升高：CK-MB 10ng/ml，超敏肌钙蛋白I 180ng/L，患者无心慌、胸痛等症状。予以观察，并每天检测心肌酶、心电图。2020-07-29心肌酶明显升高：CK-MB 15.6ng/ml，超敏肌钙蛋白I 258.5ng/L，心电图出现完全性右束支传导阻滞。心脏超声未见明显异常。立即开始甲泼尼龙40mg/d，维生素C 2g/d，磷酸肌酸钠1g/L，曲美他嗪（万爽力），辅酶Q10（能气朗），美托洛尔缓释片治疗。

胃镜(2020 年 6 月)

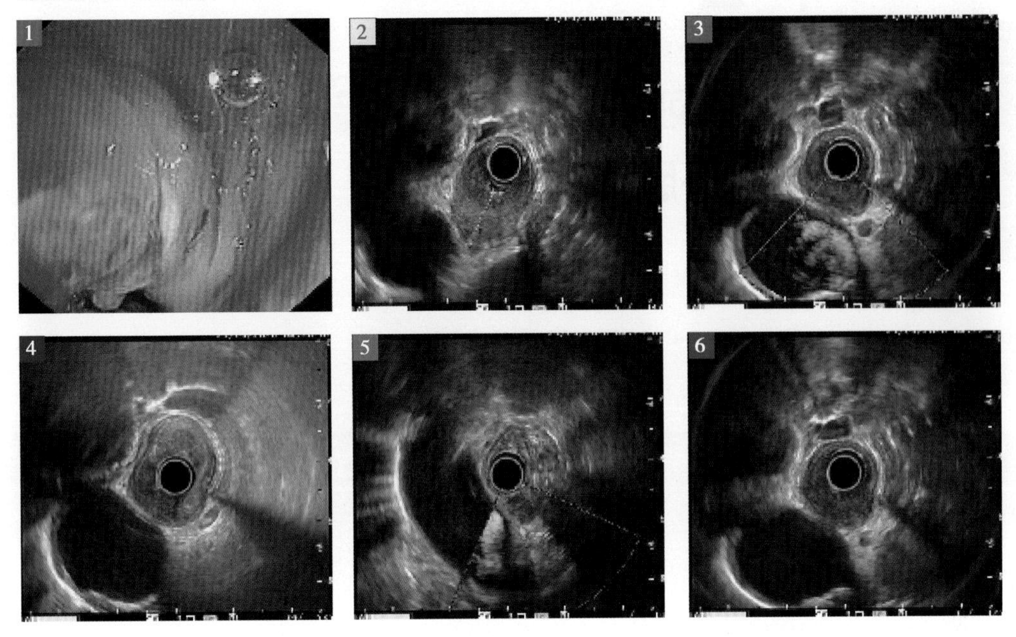

2020-08-02 心肌酶达到峰值,CK-MB 15.9ng/ml,超敏肌钙蛋白 I 413.9ng/L,后缓慢下降。2020-08-02 心电图恢复到不完全性右束支传到阻滞。甲泼尼龙 40mg/d 治疗 10 天,后改成泼尼松口服缓慢减量。2020-08-08 CK-MB 9.8ng/ml,超敏肌钙蛋白 I 80.1ng/L,明显恢复。整个过程中出现轻微活动后心慌。心脏超声未见异常。2020-09-01 随访心肌酶基本恢复正常,2020-10-16 心电图基本恢复正常。

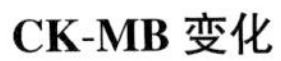

CK-MB 变化

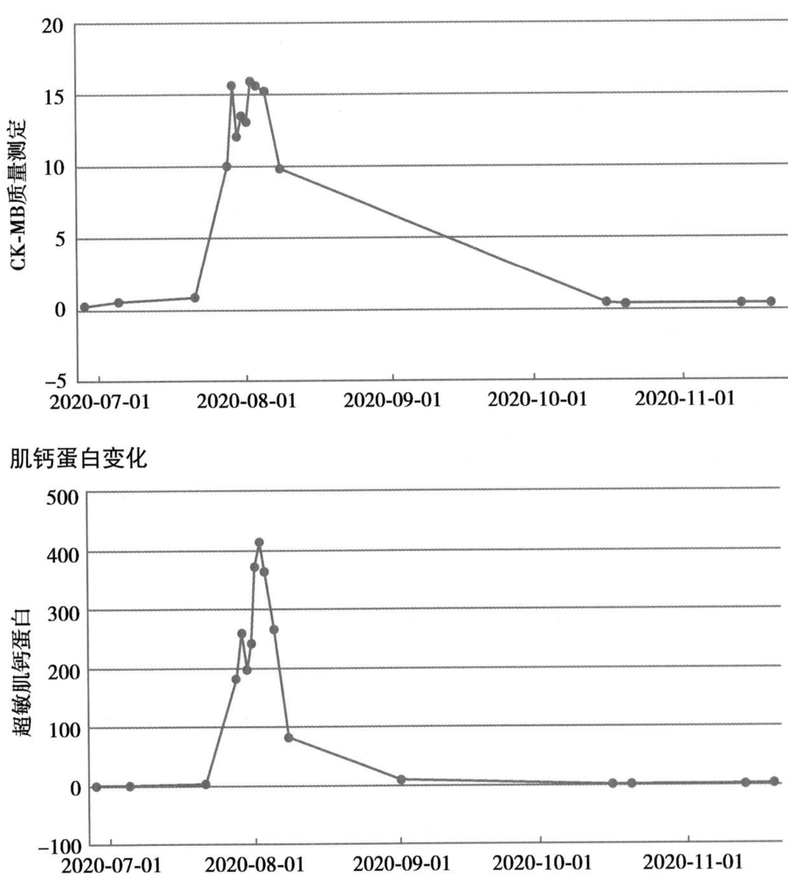

心肌酶（CK-MB，肌钙蛋白变化）

项目	2020-07-21	2020-07-28	2020-07-29	2020-07-30	2020-07-31	2020-08-01	2020-08-02	2020-08-03	2020-08-05	2020-08-08	2020-09-01
CK-MB（ng/ml）	0.8	10	15.6	12	13.5	13.1	15.9	15.6	15.2	9.8	10.5
超敏肌钙蛋白（ng/L）	3.3	180	258.5	196	241.4	371.9	413.9	362.8	264.2	80.1	8.8

【析评】

该患者在治疗 2 疗程后的第 6 天，没有任何症状、未描述任何异常体征的情况下复查了心肌酶，及时发现了心肌酶异常，随后紧密跟踪复查，发现了心肌酶进行性升高并出现了心电图异常改变，激素及时干预治疗，最终取得较好的治疗效果。

免疫性相关不良反应，大多为轻度不良反应，比较好控制，严重不良反应的发生率不高。但是免疫治疗相关心肌炎发生率为 0.21%~3.3%，死亡率可高达 39.7%~67%，在所有器官免疫毒性中致死性最高。免疫治疗相关心肌炎临床表型有心力衰竭、各种心律失常、心肌炎、心包炎、心肌病和心脏性猝死等。从接受免疫治疗到出现心肌炎的时间跨度很大，17~75 天，大部分心肌炎出现在用药后 3 个月内。

此病例提示：①预防与治疗措施包括密切检测心电图、心肌酶、心脏彩超，尽早发现对于减少重症免疫治疗相关心肌炎和相关死亡具有重要意义。②发生免疫治疗相关心肌炎时，需立即暂停免疫治疗，心内科会诊。患者卧床休息，心电图、血压、血氧饱和度监护。主要治疗药物是糖皮质激素，剂量尚未取得共识。其他免疫抑制剂还有英夫利昔单抗、吗替麦考酚酯、他克莫司、抗胸腺细胞球蛋白、阿仑单抗、阿巴西普、免疫球蛋白。其他方法还包括血浆置换和淋巴细胞清除。可选择其他保护心脏药物，如美托洛尔、维生素 C。必要时对症心力衰竭与生命支持治疗。③危重型心肌炎，建议转诊心血管专科或重症监护室。

（董晓荣　戴晓芳　李振宇）

参考文献

［1］中国临床肿瘤学会指南工作委员会. 中国临床肿瘤学会 (CSCO) 免疫检查点抑制剂相关的毒性管理指南: 2019 [M]. 北京: 人民卫生出版社, 2019: 1-116.

［2］JOHN A, BRYAN J, JULIE B, et al. NCCN Clinical practice guidelines in oncology [J]. Management of immunotherapy related toxicity, 2019, 17 (7): 855-883.

［3］SUN JM, SHEN L, SHAH MA, et al. Pembrolizumab plus chemotherapy versus chemotherapy alone for first-line treatment of advanced oesophageal cancer (KEYNOTE-590): a randomised, placebo-controlled, phase 3 study [J]. Lancet, 2021, 398 (10302): 759-771.

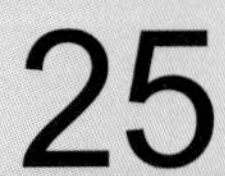

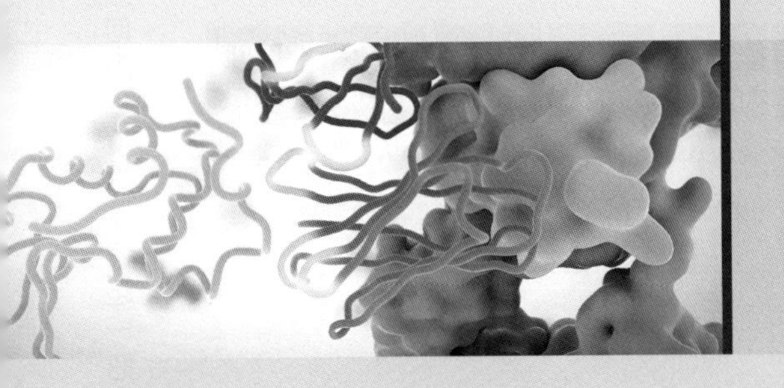

25 警惕隐藏的危机，无症状的免疫毒性

【病情介绍】

患者，男，72 岁。无高血压、心脏疾病病史。诊断：(AJCC 第 8 版）右上肺腺癌（$pT_2N_0M_0$）术后复发（右侧大腿、多发骨及胸膜转移；*EGFR* 野生型，*ALK*（–）；*PD-L1* 30%；*TMB* 13.44）。患者 2018-11-07 体检行胸部 DR 示：考虑右上肺感染性病变；左下肺小结节可疑。2019-01-11 武汉协和医院行 PET-CT 示：右上肺前段结节（大小 2.8cm × 2.1cm）。2019 年 1 月武汉协和医院胸外科行右肺上叶切除术，术后病理学检查示：(右肺上叶）浸润性肺腺癌伴广泛坏死，术后分期示：右肺腺癌 $pT_2N_0M_0$。送检基因检测示：*EGFR*（–）、*ALK*（–）、*c-MET*（2+）、*PD-L1* 30%。2019 年 6 月复查 CT 示：右侧第 3 肋骨骨质破坏。2019-07-16 行右侧肋骨转移灶放疗 45Gy/15F。2019 年 7 月发现右侧大腿肿物，入院后完善辅助检查，考虑肌肉转移瘤。于 2019 年 7 月始行 PD-1 单抗联合培美曲塞 + 卡铂治疗。

【免疫治疗相关不良反应】

患者 4 周期 PD-1 单抗 + 培美曲塞 + 卡铂治疗后，无明显心血管系统症状，常规复查心肌酶谱。

基线心肌酶谱实验室检查结果

项目	LDH	AST	CK	CK-MB	hsTNI
值	261（38~174）	24（8~40）	47（38~174）	0.5（<6.6）	3.2（<26）

4 周期 PD-1 单抗 + 培美曲塞 + 卡铂治疗后心肌酶谱实验室检查结果

项目	LDH	AST	CK	CK-MB	hsTNI
值	407↑（38~174）	78↑（8~40）	1 298↑（38~174）	18.9↑（<6.6）	251.6↑（<26）

BNP：正常；心电图：窦性心动过速；心脏超声：升主动脉增宽，左室舒张功能减低，左室射血分数 68%；冠脉 CTA：前降支轻微粥样硬化（狭窄 10%~15%）；心脏 MRI：①升主动脉管径稍增宽，主动脉壁轻度关闭不全表现；②左心室基底段侧壁少许心肌纤维化；③左心室功能分析显示部分指标稍减少。未见明显心肌炎表现。

患者基线检查，心电图：窦性心律 T 波改变。心脏超声：左室舒张功能减低，余心脏形态结构及瓣膜未见明显异常。冠脉 CTA：左冠前降支动脉粥样硬化，左前降支壁冠状动脉。暂停免疫治疗，甲泼尼龙 40mg/d，q.d.，5 天，减量至 30mg/d，q.d.，5 天，减量 20mg/d，q.d.，5 天；口服泼尼松 15mg/d，q.d.，5 天，减量 10mg/d，q.d.，5 天，减量至 5mg/d，q.d.，5 天。

激素治疗期间心肌酶谱实验室检查结果

日期	LDH	AST	CK	CK-MB	hsTNI
10-26（第 4 周期）	400↑	78↑	1 298↑	18.8↑	130.3↑
10-31	559↑	99↑	1 133↑	25.1↑	991.1↑
11-08	450↑	50↑	726↑	23.6↑	32↑
12-03	260↑	24	56	2.6	4.3
12-07	235	22	66	1.8	5.5

考虑为 1 级心脏毒性，再次启用免疫治疗，后续免疫治疗时长近 1 年，未再出现心肌酶谱异常。

【析评】

该患者右肺腺癌术后 6 个月出现多部位复发转移，特别是右侧大腿肌肉转移，为临床罕见部位转移灶，提示肿瘤进展迅速，临床上较多见于低分化或未分化肿瘤。患者驱动基因阴性，PD-L1 为 30%，TMB 较高，基线检查完备，是免疫治疗的适宜人群。患者行 PD-1 单抗 + 培美曲塞 + 卡铂化疗，方案选择符合指南推荐。应用 ICIs 治疗后，出现心肌酶谱指标升高通常提示存在免疫治疗相关性肌炎、心肌炎或者两者同时发生。心肌酶谱多项指标明显升高，而 hsTNI 正常，提示仅存在肌炎；包括 hsTNI 等多项心肌酶指标显著升高，提示存在心肌损伤。ICIs 相关心血管毒性相对少见，但有潜在死亡风险，死亡率高达 35%[1]。国内外多家大型医院调查研究显示，心肌炎发生率约为 1%，但真实发生率可能被低估。PD-1、PD-L1 和 CTLA-4 抑制剂的心肌炎发生率分别为 0.5%、2.4% 和 3.3%[2]。心肌标志物如肌钙蛋白升高通常早于临床症状的发生，与病情的严重程度呈正相关[3]。本例患者仅有心脏标志物升高（肌钙蛋白为正常上限的 9.7 倍），无明显心血管症状，诊断为免疫治疗相关性心脏毒性 G1，属于亚临床心肌损伤，亦可诊断为无症状性心肌炎。根据 2021 版 CSCO 免疫相关毒性指南，Ⅰ级推荐采用主动监测策略及心血管会诊，本例患者基线及动态监测数据翔实，为心肌炎的早期诊断打下良好基础。考虑到心肌炎潜在致命风险较高，本例暂停免疫治疗，立即给予甲泼尼龙 1mg/(kg·d)处理，合情合理，亦符合 CSCO 指南Ⅱ级推荐。该患者激素处理后，心肌酶谱各项指标恢复正常，证明激素治疗有效；后再启用免疫治疗，后续免疫治疗长达 1 年，未出现心肌损伤，进一步提示处理 irAEs，重在主动监测，早期发现，及时处理，多数不良反应可控并预后良好，是患者长期高质量生存的重要保证。

（董晓荣　童 凡）

参考文献

[1] SAMIP R MASTER, ARELIS ROBINSON, GLENN MORRIS MILLS, et al. Cardiovascular compli-cations of immune checkpoint inhibitor therapy [J]. J Clin Oncol, 2019, 37: Abstract 2568.

[2] MAHMOOD SS, FRADLEY MG, COHEN JV, et al. Myocarditis in patients treated with immune checkpoint inhibitors [J]. J Am Coll Cardiol, 2018, 71 (16): 1755-1764.

[3] ESCUDIER M, CAUTELA J, MALISSEN N, et al. Clinical features, management, and outcomes of immune checkpoint inhibitor-related cardiotoxicity [J]. Circulation, 2017, 136 (21): 2085-2087.

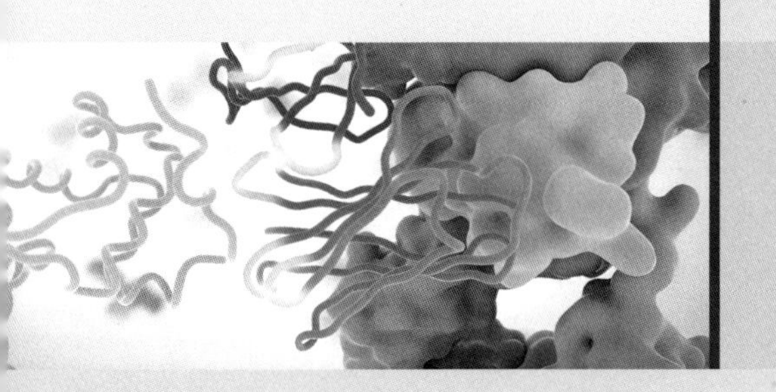

26

由双眼视力下降引发的思考

【病情介绍】

患者，男，72 岁。因“头面部肿胀 1 周”于 2021-02-12 入院，既往无特殊病史。查体：生命体征稳定，浅表淋巴结未及肿大，双肺呼吸音清，左肺呼吸音弱，肝脾肋下未及。PET-CT 提示：左肺下叶背段不规则软组织肿块（约 8.7cm × 6.0cm × 7.7cm）呈分叶状，生长跨越小叶间裂，局部支气管闭塞，SUV 异常升高活性，这与肺癌表现一致。左侧肺门淋巴结、纵隔淋巴结和右侧肺门淋巴结显示 SUV 活性增加。未观察到其他器官或系统中的转移性病变。支气管镜穿刺活检，免疫组化染色显示：CK5/6（+）、CK7（–）、PCK（+）、Ki67（LI：约 20%）、Napsin A（–）、P40（+）、P63（+）、TTF-1（–），支持鳞状非小细胞肺癌的诊断。未行 NGS 或 PD-L1 表达检查。

患者于 2021-05-05 开始使用信迪利单抗（200mg）加紫杉醇脂质体（270mg）和奈达铂（120mg）在内的 2 个周期的治疗。治疗后疗效达到 PR。

【免疫治疗相关不良反应】

患者治疗结束 3 周后出现双眼视力进行性下降，随即进行了专业眼部检查。右眼最佳矫正视力（BC VA）为 20/300，左眼指数眼前。双眼眼压为 15mmHg。眼底照相显示双眼视盘明显水肿，右眼伴有黄斑水肿，左眼视盘旁线状出血。通过光学相干断层扫描（OCT），平均视网膜神经纤维层（RNFL）厚度分别为右眼 153μm 和左眼 275μm。右眼黄斑区可见视网膜下积液。视觉诱发电位（VEP）双眼 P100 潜伏期延长，P100 波幅降低。荧光素眼底血管造影（FFA）显示两眼晚期视盘荧光渗漏，早期可疑低荧光灌注，提示前部缺血性视神经病变。

PET-CT 影像

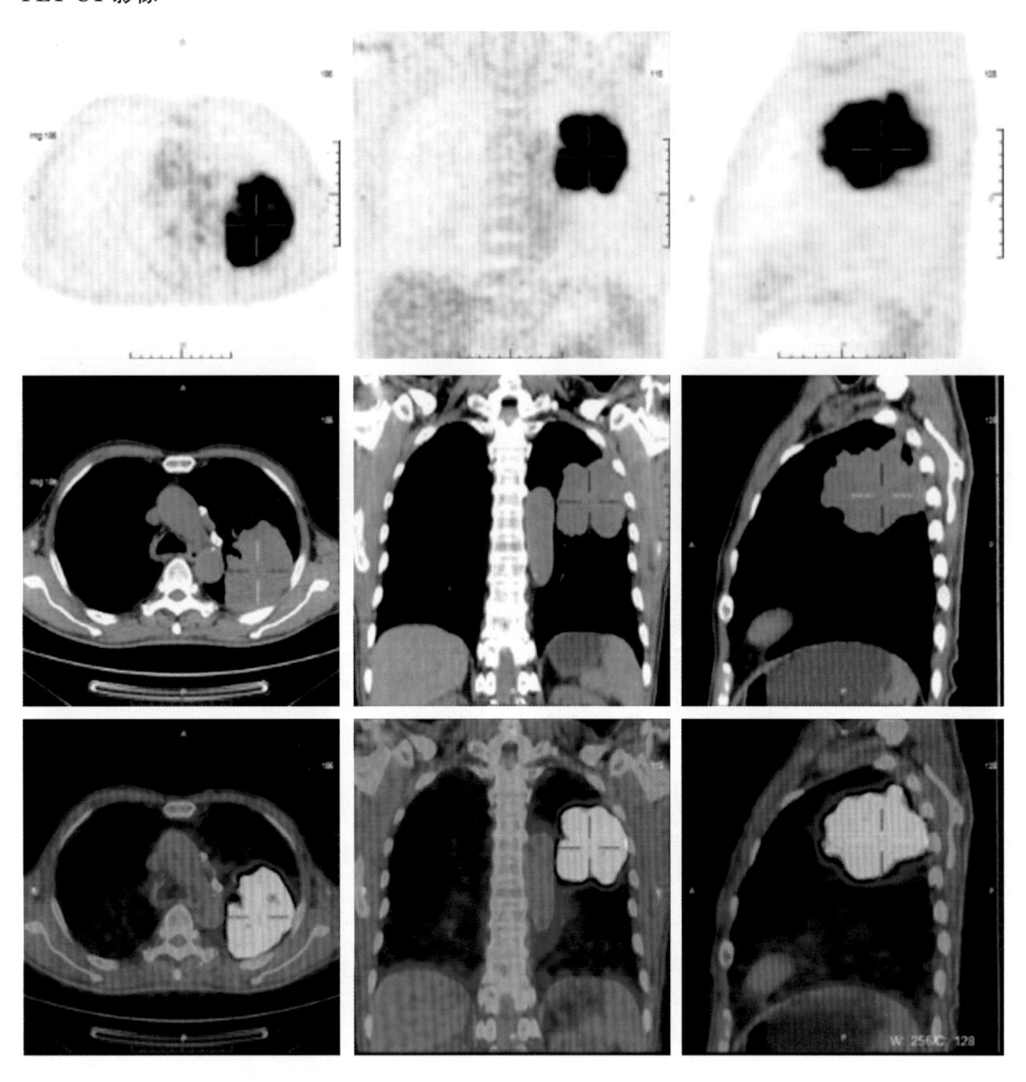

免疫 + 化疗 2 期后肺 CT 影像

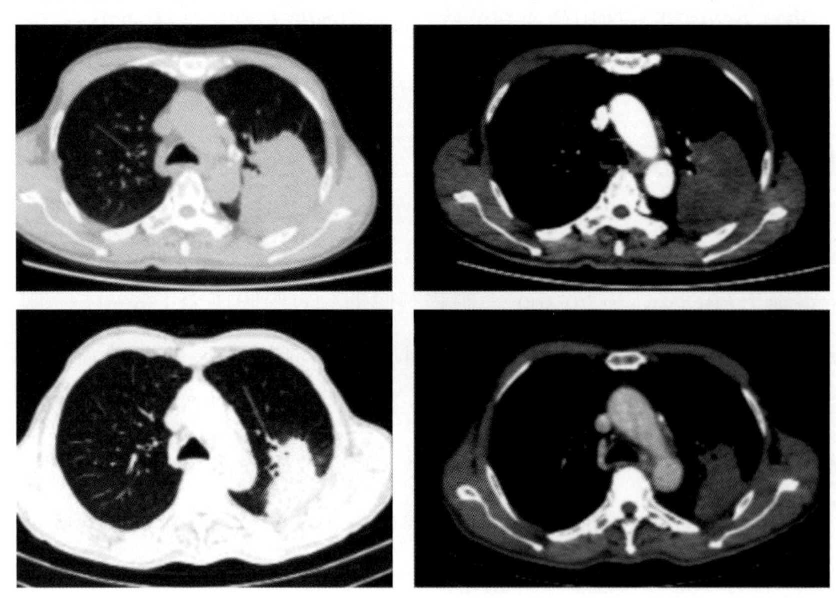

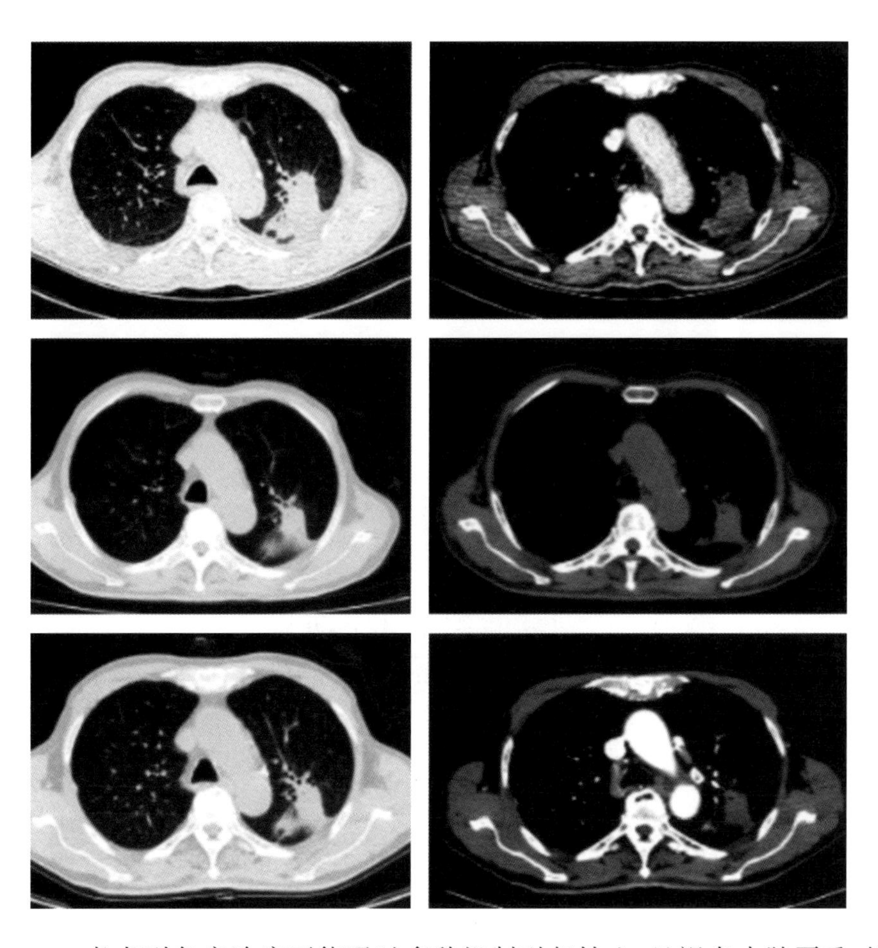

考虑到免疫治疗可能通过多种机制引起缺血，且视盘水肿严重，给予激素（甲泼尼龙冲击治疗500mg × 3 天、200mg × 3 天后改口服减量）和神经营养治疗（复方樟柳碱颞浅动脉旁皮下注射）。两个月后，右眼的 BC VA 恢复到 20/50，而左眼没有改善。眼底照相显示视盘色稍淡，边界清晰。OCT 显示，RNFL 厚度两眼都比正常范围变薄，右眼 65μm，左眼 74μm。

【析评】

本例患者诊断为左肺鳞癌，行免疫检查点抑制剂联合含铂化疗 2 周期后达到部分缓解，治疗结束后因双眼视力下降，完善检查发现缺血性视神经病变，考虑免疫治疗相关。经激素冲击治疗及减量治疗、对症治疗后，患者单侧视力恢复。一项由 11 例患者（其中 3 例 NSCLC）组成的回顾性队列研究报道，常见的三类 ICIs（抗 CTLA4、抗 PD-1 和抗 PD-L1）有可能诱发视神经炎，眼部症状出现时的免疫治疗周期为 2~95 个周期，在 ICIs 相关性视神经炎前的中位药物周期为 4 个药物周期。ICIs 相关性视神经炎具有独特的临床特征，即在完整色觉背景下双侧无痛性视力下降，这与“经典”视神经炎并不完全一致。ICIs 相关炎症和缺血的潜在后果可能在发病机制中起作用，全身性类固醇可以缓解视神经病变。本例中，从开始信迪利单抗治疗到出现眼部症状的总时间约为 10 周，完成了 3 个周期的信迪利单抗治疗。

眼部检查

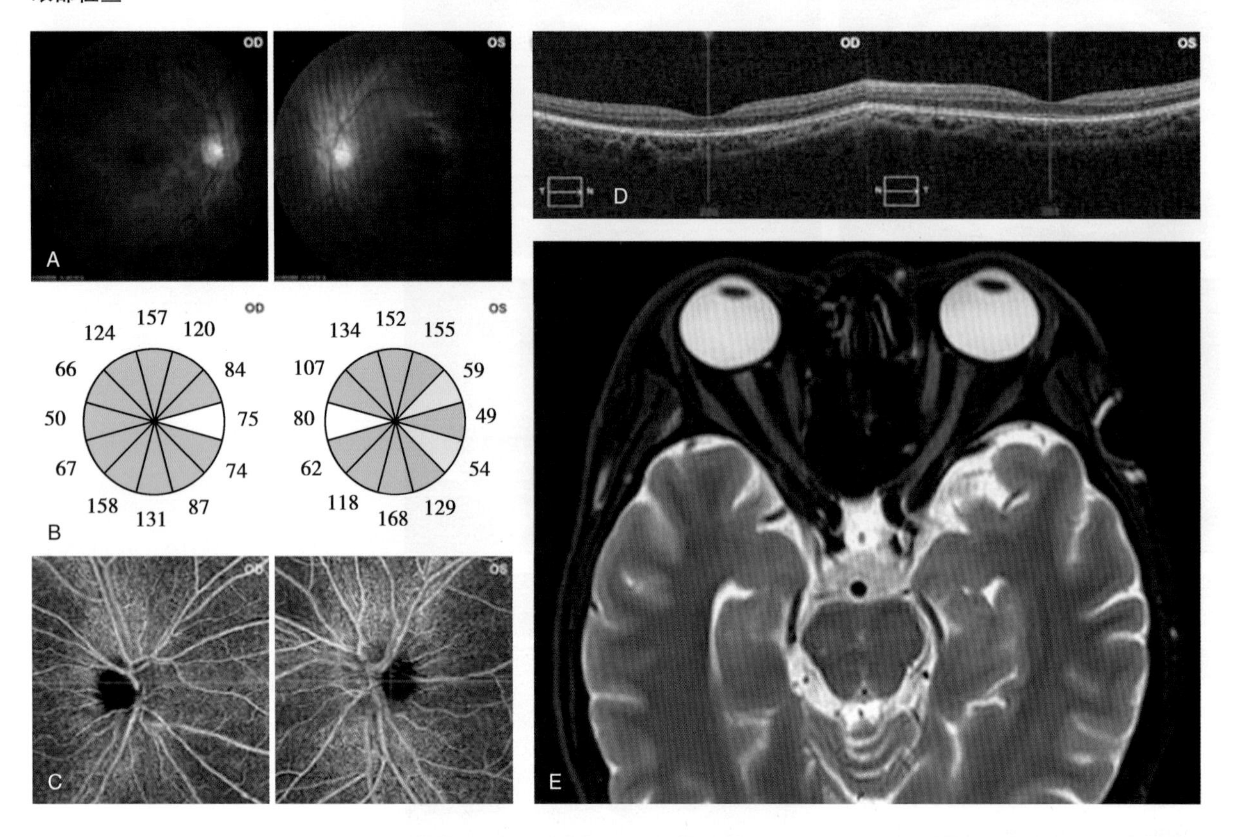

此病例提示：①免疫治疗能够影响全身的器官，需要特别关注少见不良反应的发生；②免疫相关不良反应应及早发现，并给予激素冲击治疗；③免疫治疗相关不良反应可能与肿瘤客观缓解率相关，对肿瘤治疗效果较好的患者，更应关注免疫相关不良反应的发生。

（董晓荣　张瑞光）

参考文献

[1] SIEGEL R L, MILLER K D, FUCHS H E, et al. Cancer statistics, 2021 [J]. CA Cancer J Clin, 2021, 71 (1): 7-33.

[2] PEREZ-MORENO P, BRAMBILLA E, THOMAS R, et al. Squamous cell carcinoma of the lung: molecular subtypes and therapeutic opportunities [J]. Clin Cancer Res, 2012, 18 (9): 2443-2451.

[3] SOCINSKI M A, OBASAJU C, GANDARA D, et al. Clinicopathologic features of advanced squamous NSCLC [J]. J Thorac Oncol, 2016, 11 (9): 1411-1422.

[4] DOROSHOW DB, SANMAMED MF, HASTINGS K, et al. Immunotherapy in non-small cell lung cancer: facts and hopes [J]. Clin Cancer Res, 2019, 25 (15): 4592-4602.

[5] RIBAS A, WOLCHOK JD. Cancer immunotherapy using checkpoint blockade [J]. Science, 2018, 359 (6382): 1350-1355.

[6] ZHANG Y, ZHOU H, ZHANG L. Which is the optimal immunotherapy for advanced squamous non-small-cell lung cancer in combination with chemotherapy: anti-PD-1 or anti-PD-L1？ [J]. J Immunother Cancer, 2018, 6 (1): 135.

[7] PAZ-ARES L, LUFT A, VICENTE D, et al. Pembrolizumab plus chemotherapy for squamous non-small-cell lung cancer [J]. N Engl J Med, 2018, 379 (21): 2040-2051.

[8] BORGHAEI H, GETTINGER S, VOKES EE, et al. Five-year outcomes from the randomized, phase Ⅲ trials CheckMate 017 and 057: nivolumab versus docetaxel in previously treated non-small-cell lung cancer [J]. J Clin Oncol, 2021, 39 (7): 723-733.

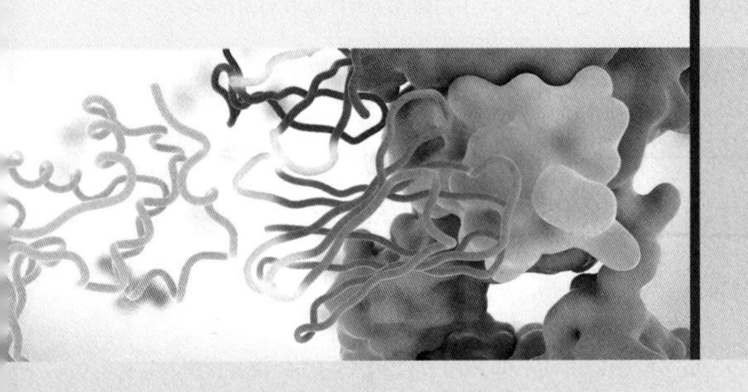

27

逆袭的暴发型心肌炎

【病情介绍】

患者，女，68 岁。因“结肠癌肝转移术后复发，胸闷气短 4 天”于 2020-05-30 入院诊治。既往史：1 年多前（2019-04-04）因“结肠癌肝转移”行腹腔镜辅助扩大右半结肠切除术 + 肝转移瘤切除。术后先行 1 周期 XELOX 方案、3 周期 FOLFOX 方案化疗，后定期复查。3 周前复查全腹部 + 盆腔 CT 提示病情复发。于 2020-04-27 和 2020-05-11 行瑞戈非尼 + 纳武利尤单抗治疗。

查体：神志清，精神差。体温 36.3℃，脉率 88 次 /min，呼吸频率 18 次 /min，Bp 156/89mmHg。心肺查体未见阳性体征。腹壁可见陈旧性手术瘢痕。四肢肌力 4 级，肌张力正常。双下肢无水肿。

【免疫治疗相关不良反应】

4 天前（2020-05-26）无明显诱因突然出现胸闷、胸痛，以左前胸为著，范围约手掌大小，呈闷痛，不向左上肢、左侧肩背部放射，伴心悸、气短、大汗，疼痛与深呼吸、咳嗽、体位无关，无发热、寒战、咳嗽、咳痰、咯血，无吞咽困难、吞咽后疼痛、声音嘶哑，无腹痛、腹胀、腹泻，无晕厥、眩晕、黑蒙，无肢体麻木、活动障碍，持续 10 余分钟后自行缓解，遂未治疗。1 天前（2020-05-29）再次出现胸痛伴头晕、全身疼痛。后再次出现胸闷、气短，于急诊科查高敏肌钙蛋白 T 0.329ng/ml、肌酸激酶 5 784U/L、肌酸激酶同工酶 367U/L。收住心血管内科重症监护室，查肝功能：天冬氨酸转氨酶 285U/L；丙氨酸转氨酶 325U/L。心肌酶谱：肌酸激酶 4 899U/L，肌酸激酶同工酶 259U/L。高敏肌钙蛋白 T 0.457ng/ml。心电图示：窦性心律，右束支传导阻滞。超声心动图示：射血分数

66%，室间隔、左室后壁运动欠协调，左室舒缓功能减低，老年性主动脉瓣退行性改变。计算机断层扫描肺动脉造影（CTPA）示：肺动脉干增宽，未见明显栓塞征象。冠脉造影示：冠脉血管无异常。

入院第二天复查肌酸激酶同工酶 5 053U/L；肌酸激酶 778U/L。高敏肌钙蛋白 T 0.568ng/ml。氨基末端脑钠肽前体 938.00pg/ml。复查心电图：①窦性心律不齐；②电轴左偏；③三度房室传导阻滞。在局麻下行临时起搏器植入术。诊断：①免疫检查点抑制剂相关毒性损害，重型心肌炎，心律失常，三度房室传导阻滞，临时起搏器植入术后，心功能Ⅲ级（NYHA 分级），客观评定 D，重症肌无力，肝损害；②横结肠腺癌肝转移术后复发（$rT_4N_{1c}M_1$，Ⅳ期），肝转移，附件转移。经医院 irAEs 多学科会诊讨论，给予甲泼尼龙 500mg q.d.+ 丙种球蛋白 30g q.d. 冲击治疗，联合溴吡斯的明 30mg t.i.d. 抗重症肌无力治疗。治疗 4 日，诉胸闷、气短症状较前有所缓解，抬头动作困难，精神、饮食及睡眠一般。

心肌酶及肝功能变化（2020-05-17~2020-05-23）

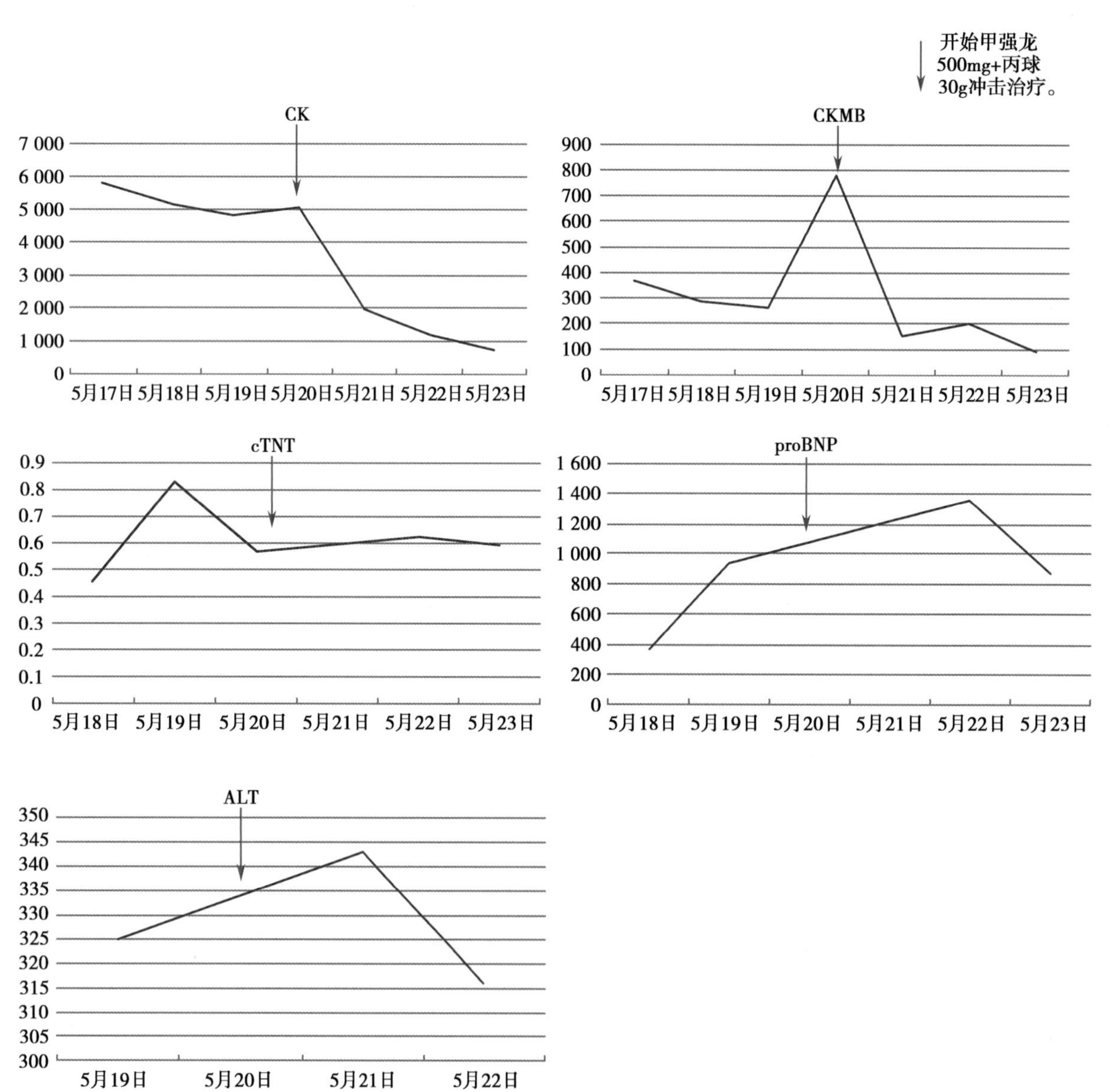

复查心电图：①结性心律，心室率 103 次 /min；②心电轴左偏；③室性期前收缩。

入院后第 7 天，感双眼畏光不适，无眼痛。感气短，体位变动时明显，给予鼻导管吸氧 3~5L/min，心电监护示指脉氧 92%~98%。无胸背痛、心悸、黑矇等。感唾液增多，间断阴道出血，夜休及饮食差。再次 MDT 后，给予血浆置换，联合甲泼尼龙 80mg q.d.+ 山莨菪碱 5mg q.d.。血浆置换 5 次后，精神状况、颈部及四肢肌力较前明显改善，双侧眼睑较入院明显恢复，高卧位休息，无发热、头痛，无恶心呕吐，无腹胀腹痛，无尿频、尿痛，无阴道流血等。

心肌酶及肝功能变化（2020-05-22~2020-05-30）

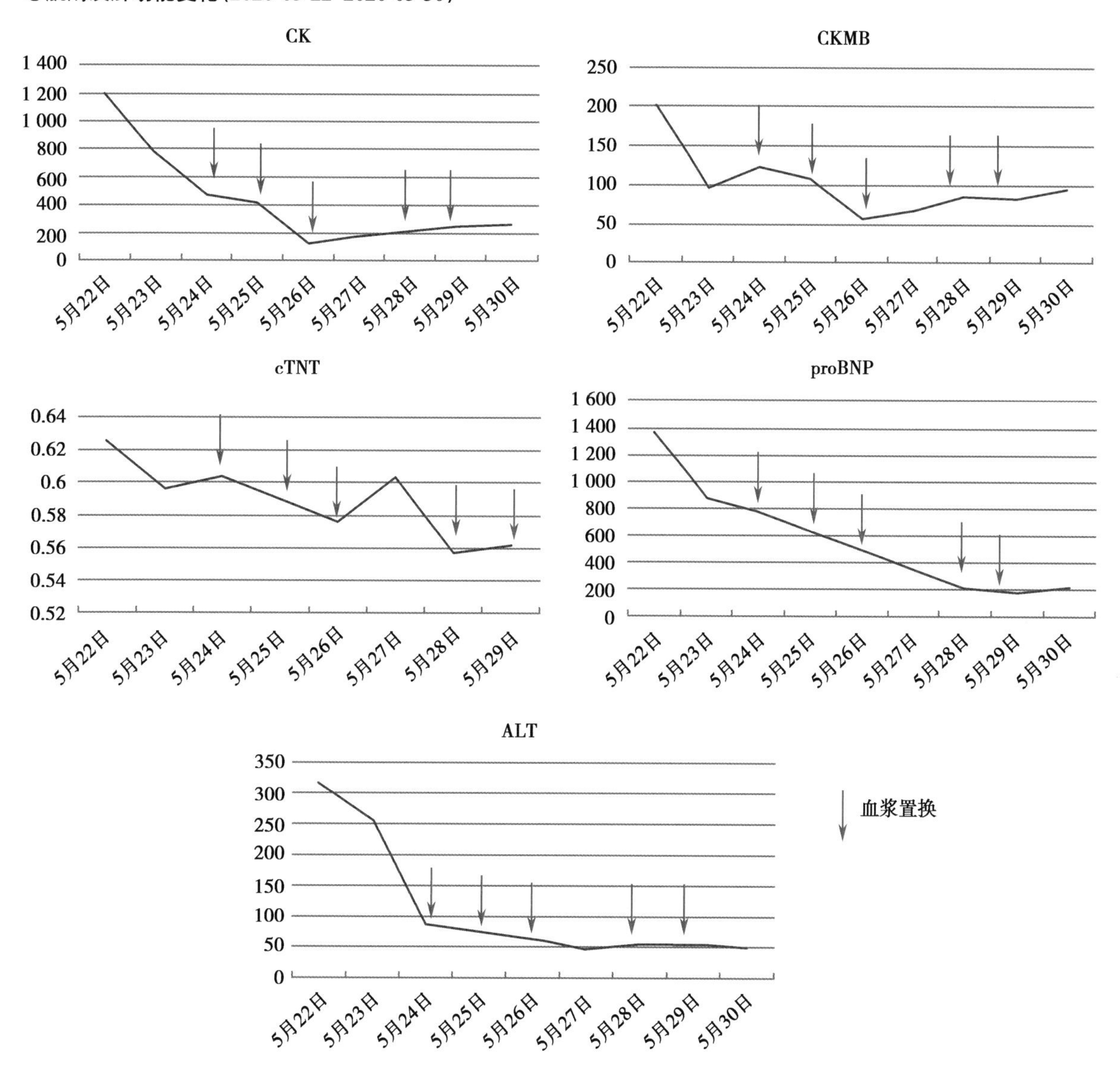

入院后第 13 天，移除临时起搏器，复查心电图：①窦性心律；②右束支传导阻滞。激素减量为美卓乐 40mg q.d.。

入院后第 15 天，复查心电图：胸前导联可见窦性 P 波，但肢体导联可见部分交界性心律。复查心肌酶谱较前升高。遂再次行血浆置换。

心肌酶变化(2020-05-30~2020-06-09)

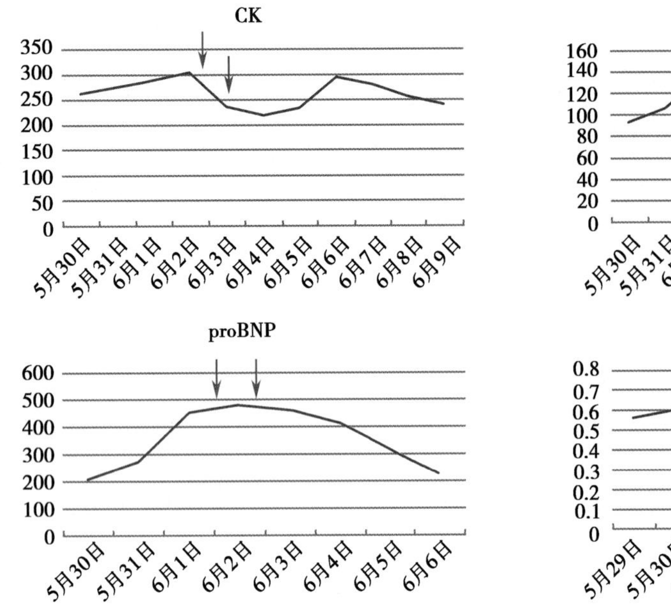

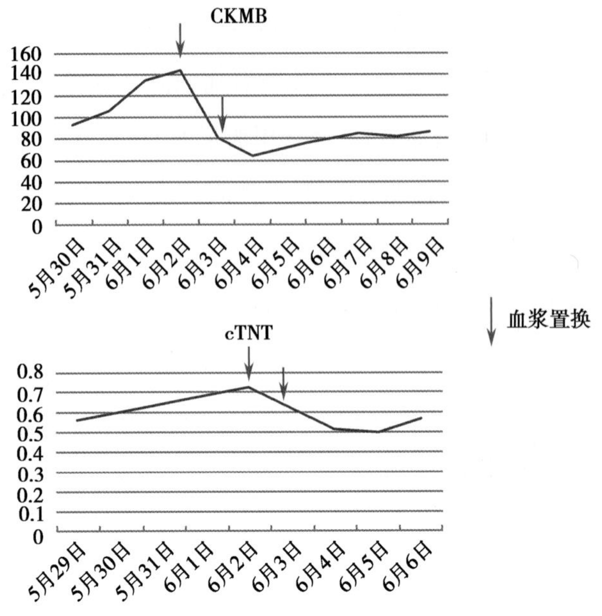

【析评】

此病例为一个免疫治疗相关暴发性心肌炎治疗成功的案例。该患者经过大剂量激素冲击 + 大剂量免疫球蛋白 + 血浆置换等处理后及时阻止了病情进一步加重，取得了较好的治疗效果。

该患者结肠癌肝转移手术后如果达到无瘤状态，且非治疗后 6 个月内复发，故术后治疗不能算严格意义上的“姑息治疗”，可以当作泛义的“辅助治疗”；其次，术后“1 周期 XELOX 方案、3 周期 FOLFOX 方案化疗”，1 周期 XELOX 方案是进展了(病史来看不是)还是不能耐受，什么原因导致换为 FOLFOX 方案？故术后的这两个方案不能算做二线，甚至也不能算一线。2020 年 4 月发现肿瘤复发后应根据患者既往术后治疗情况及副作用、基因状态、免疫治疗预测指标等选择姑息治疗。该患者选择了瑞戈非尼 + 纳武利尤单抗治疗，有无免疫治疗的适应证？有无提示免疫治疗疗效的相关指标？未描述 MMR/MSI 状态，未描述有无 *POLE*/*POLD1* 基因突变等预测免疫治疗疗效的指标，未描述 *K-RAS*、*N-RAS*、*BRAF*、*HER-2* 基因状态等预后及抗 EGFR、抗 HER-2 靶向治疗相关指标。综合评估后考虑是否适合瑞戈非尼 + 纳武利尤单抗方案治疗。

此病例所用免疫治疗引起的不良反应及应对措施：根据指南推荐，对于 G3~4 免疫检查点抑制剂心脏毒性，应立即给予甲泼尼龙冲击治疗 500~1 000mg/d，持续 3~5 天后，逐渐减量。待心功能恢复基线水平后，继续激素治疗 4 周左右。该患者在甲泼尼龙联合人免疫球蛋白冲击治疗 4 天后，激素减量为 80mg，减量幅度太大，并非逐渐减量，可能导致病情反复。此外，免疫治疗后需监测心肌标志物，有研究显示中国人群免疫性心肌炎中位发生时间为用药后 38 天(2~420 天)，中位发生年龄 65 岁(36~80)，81.2% 发生在 ICIs 用药的第 1~2 次。因此，在第 1~2 次免疫治疗后尤其应仔细观察有无心肌炎症状，并在首次治疗后 7 天内复查心肌损伤生物标志物。患者 2020-05-26 无明显诱因突然出现胸闷、胸痛，但未重视，未进一步及时就医诊治，3 天后(2020-05-29)，患者再次出现胸痛伴头晕、全身疼痛、胸闷、气短等症状才就诊，延误了诊治时间，导致病情严重。患者为 68 岁女性，需提供既往史(包括心脏病史、高血压、糖尿病等)及个人史(吸烟、饮酒史等)，了解是否存在心脏不良反应高危因素，首次治疗前基线的 CK-MB 及超敏肌钙蛋白、D- 二聚体、BNP 等心肌损伤相关生化指标及心电图、超声心动图等检查结果以及首次免疫治疗前基线心脏查体，免疫治疗后心脏的查体内容。

此病例提示：①首先把握好治疗的适应证。根据目前的疗效及副作用预测指标是否适合优先选择免疫治疗。②防范于未然。重视心脏基础病史，重视基线的评估及治疗前 3 个月内的监测，包括症状、体征、心肌损伤相关生化指标、心电图、超声心动图等。③加强患者宣教，尽早识别 irAEs。需反复跟患者及家属强调出现不适后及时联系主管医师、及时就医，强调哪些症状尤其需要重视，早期发现、早期诊断、早期治疗免疫治疗相关心肌炎，才能最大程度减少发展至重度心肌炎及死亡的概率。

(姚煜　傅潇)

参考文献

[1] CONSTANTINESCU C, PASCA S, TAT T, et al. Continuous renal replacement therapy in cytokine release syndrome following immunotherapy or cellular therapies?[J]. J Immunother Cancer, 2020, 8 (1).

[2] JOHN A, BRYAN J, JULIE B, et al. NCCN Clinical practice guidelines in oncology [J]. Management of Immunotherapy Related Toxicity, 2019, 17 (3): 255-289.

[3] 黄磊, 解玉泉. 免疫检查点抑制剂相关性心肌炎的研究进展 [J]. 临床心血管病杂志, 2020, 36 (5): 410-414.

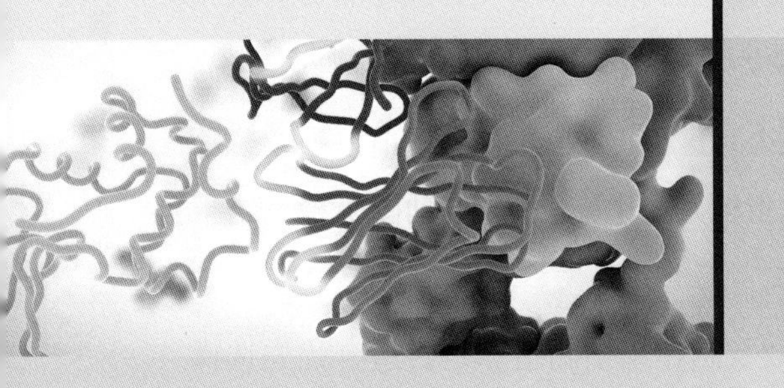

28

肺癌合并冠心病患者免疫治疗后出现心脏症状，如何鉴别诊断？

【病情介绍】

患者，男，73 岁。2013 年于户县医院行胸部 CT 及肺穿刺，确诊为右肺上叶小细胞肺癌，行 EP 方案化疗 6 周期并同步行放疗。后规律复查，未见明显异常。2020 年复查胸部 CT（右肺门、下叶）及肺穿刺（下叶）提示复发，病理学检查提示：右肺腺癌。基因检测：未见驱动基因突变，行局部微波消融术（下叶）后行 4 次贝伐珠单抗 + 培美曲塞 + 顺铂。2021 年 3 月复查 PET-CT 提示：肋骨转移，遂就诊于省肿瘤医院，行穿刺提示“右侧脊柱旁软组织”浸润转移性鳞状细胞癌，PD-L1 TPS 5%，于 2021-03-12 开始行卡瑞利珠单抗 + 白蛋白结合型紫杉醇治疗。

【免疫治疗相关不良反应】

患者在接受卡瑞利珠单抗联合白蛋白结合型紫杉醇 2 周后，无明显诱因出现胸闷、气短，无发热、咳嗽、大汗、恶心、呕吐、双下肢水肿等症状。未治疗。之后上述症状加重，并出现胸痛、心悸、呼吸困难，难以平卧，经休息后不缓解。于“西安市鄠邑区人民医院”行心电图检查提示：V_1~V_4 导联 ST 段抬高。急诊科行心肌损伤标志物提示：肌红蛋白>350ng/ml，肌钙蛋白 I 4.04ng/ml，CK-MB>30ng/ml；心电图提示：V_1~V_4 导联 ST 段抬高。转入笔者医院 CCU。入院查体：血压 146/100mmHg，心率 125 次 /min。复查心电图：窦性心率，完全性右束支传导阻滞，V_1~V_4 导联 ST 段抬高，V_1 导联 T 波倒置。

心电图（2021-04-08）

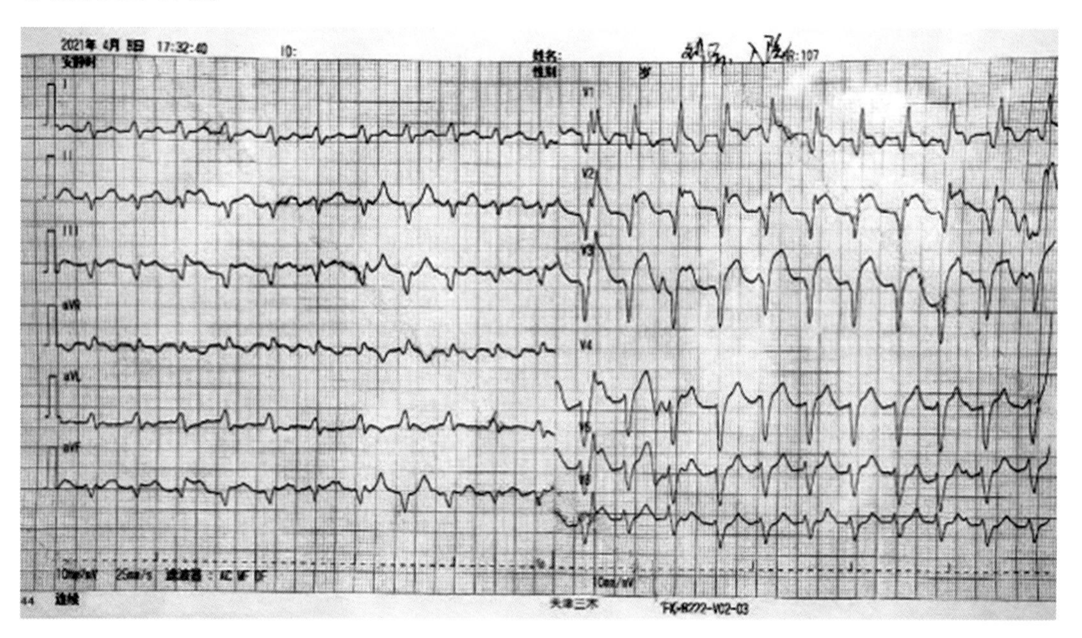

超声心动图示：左室壁节段性运动异常（前壁、前间壁、心尖部）；左室增大伴二尖瓣少量反流；左室整体收缩功能减低。射血分数 47%。急诊行冠脉造影示：RCA 1 段狭窄 30%；LAD 7 段狭窄 50%；LCX 11 段狭窄 50%。诊断：①免疫检查点抑制剂相关心肌炎，心源性休克，心功能Ⅳ级（NYHA 分级）；②冠状动脉粥样硬化性心脏病；③右肺小细胞肺癌放化疗后；④右肺腺癌化疗后；⑤右肺鳞癌；⑥骨转移癌。经笔者医院 irAEs MDT 讨论后，给予心电监护、吸氧、持续主动脉内球囊反搏（IABP）、中心静脉置管，甲泼尼龙 140mg+ 人免疫球蛋白 10g × 4 天，后甲泼尼龙 80mg+ 免疫球蛋白 10g × 2 天，甲泼尼龙 120mg 持续 12 天后减为 80mg 持续 10 天，后自 50mg 开始口服，每周减 5mg，后 25mg 维持；同步保护胃黏膜、改善心功能、循环支持对症治疗。复查心肌酶谱 CK-MB 和 CK 显著下降。胸部 CT 提示：肺部炎症明显吸收、好转。

心肌酶（CK-MB）变化（2021-04-09~2021-04-21）

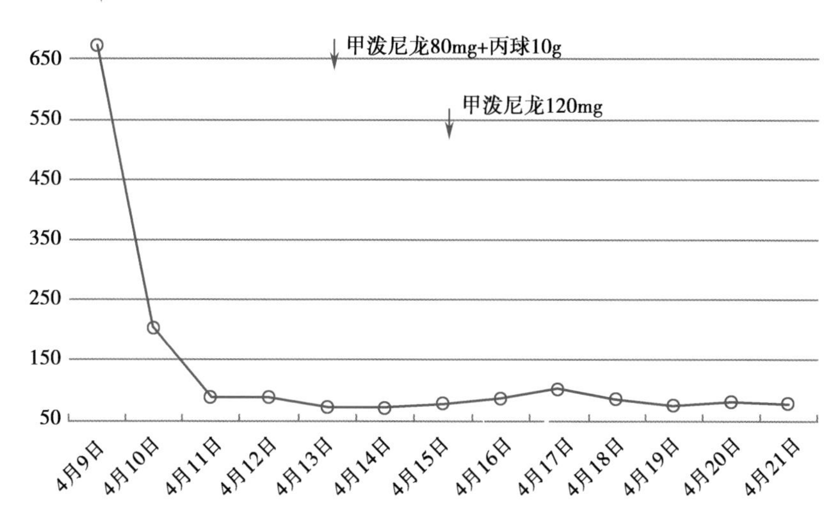

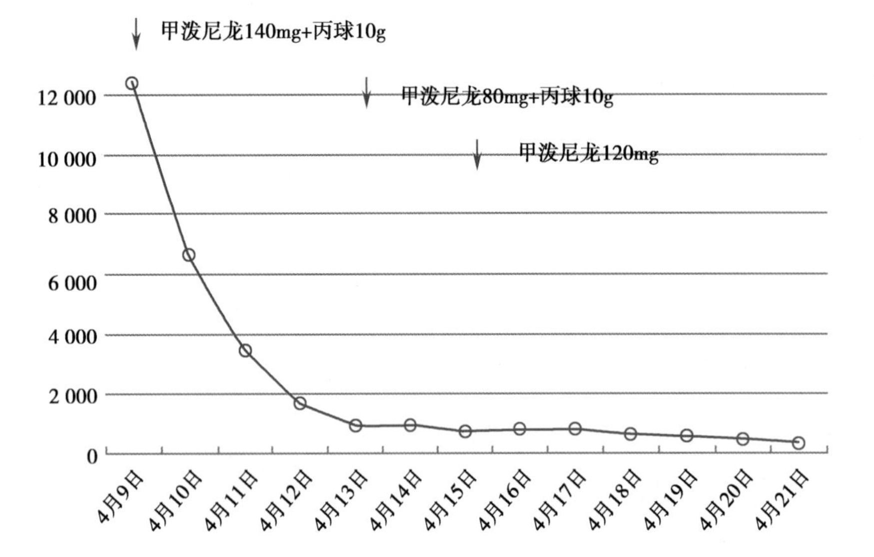

肺 CT 影像前后对比（2021-03-11~2021-05-09）

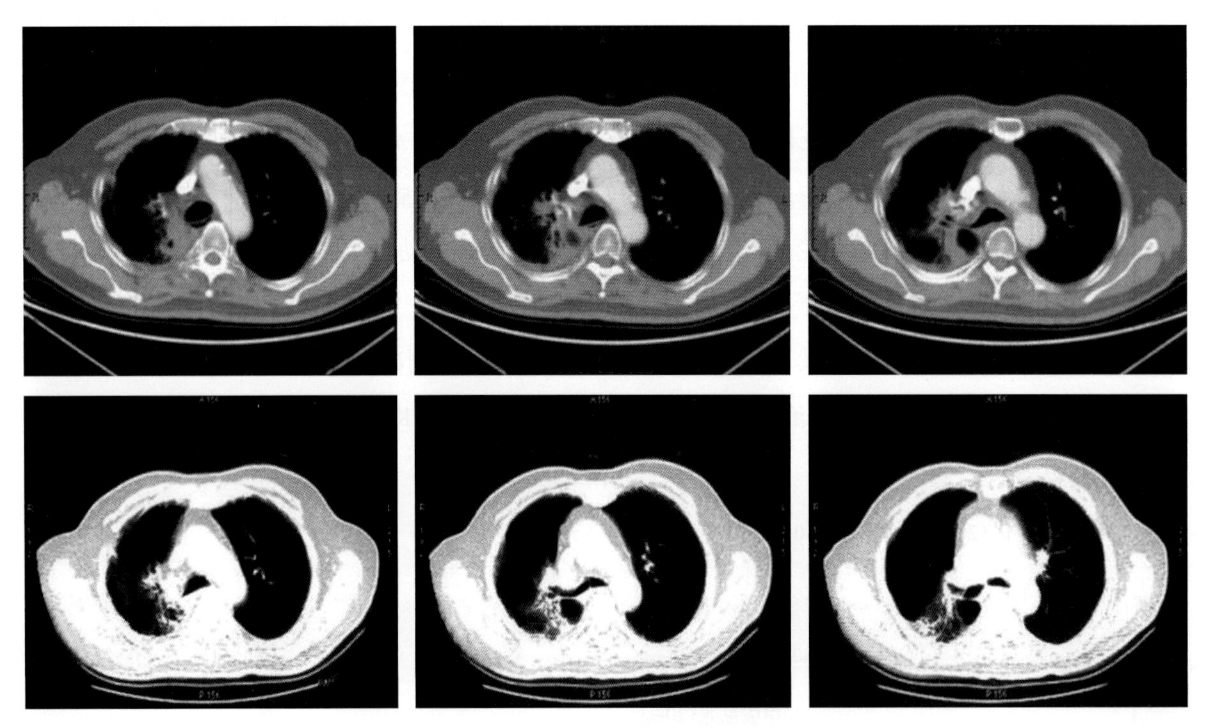

【析评】

该患者既往因“小细胞肺癌”行放化疗，“肺腺癌”行化疗联合射频消融术，后定期复查发现脊柱旁转移，在外院诊断为“转移性鳞状细胞癌”，并行 PD-1 抑制剂联合白蛋白结合型紫杉醇治疗。此次因免疫检查点抑制剂治疗后出现胸闷、气短，伴胸痛、心悸来笔者医院急诊，查心肌酶谱显著升高，行心电图检查提示胸导联 ST 段抬高，后复查心电图提示完全性右束支传导阻滞，与急性前壁心肌梗死难以鉴别，故首先完善了冠状动脉造影，结果提示 RCA 1 段狭窄 30%，LAD 7 段狭窄 50%，LCX 11 段狭窄

50%。结合既往应用免疫检查点抑制剂病史，考虑诊断：①免疫检查点抑制剂相关心肌炎，心源性休克，心功能Ⅳ级（NYHA 分级）；②冠状动脉粥样硬化性心脏病（冠心病）；③右肺小细胞肺癌放化疗后；④右肺腺癌化疗后；⑤右肺鳞癌；⑥骨转移癌。该患者病情进展快，病情重，在急性发病 1 天内发生心源性休克。经笔者医院 irAEs MDT 会诊，立刻给予呼吸、循环支持，同时给予甲泼尼龙联合免疫球蛋白治疗后，胸闷气短症状好转，心肌酶谱下降。

此病例提示：①在使用免疫检查点抑制剂治疗前，应详细了解病史、充分评估免疫治疗风险，特别是对于有冠心病患者，应谨慎评估后，再使用 PD-1/PD-L1 抑制剂治疗。②对于Ⅲ级以上免疫检查点抑制剂心肌炎，指南推荐使用甲泼尼龙 500~1 000mg/d 治疗。但是，对于冠心病合并免疫检查点抑制剂相关心肌炎患者，能否使用大剂量激素目前尚不明确。在本例患者中，我们使用了人免疫球蛋白联合甲泼尼龙治疗后疗效较好。③此外，还有研究证实了早期类固醇激素联合免疫抑制剂在治疗免疫检查点抑制剂心肌炎的疗效，值得我们进行尝试。

（姚 煜　傅 潇）

参考文献

[1] JOHN A, BRYAN J, JULIE B, et al. NCCN Clinical practice guidelines in oncology [J]. Management of immunotherapy related toxicity, 2019, 17 (7): 855-883.

[2] 黄磊, 解玉泉. 免疫检查点抑制剂相关性心肌炎的研究进展 [J]. 临床心血管病杂志, 2020, 36 (5): 410-414.

[3] 中国临床肿瘤学会指南工作委员会. 中国临床肿瘤学会 (CSCO) 免疫检查点抑制剂相关的毒性管理指南: 2019 [M]. 北京: 人民卫生出版社, 2019: 1-116.

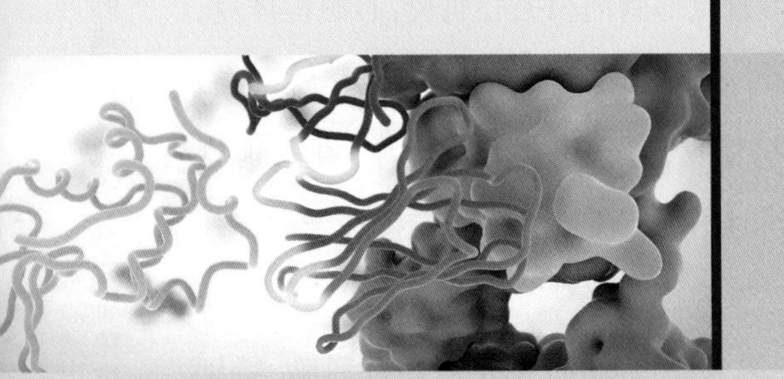

29

花甲之年经历的一场席卷全身的风暴

【病情介绍】

患者，女，63 岁。2020 年 8 月于外院诊断为“左足黑色素瘤”，2020 年 8 月 ~ 2020 年 9 月行 Pembrolizumab + IFN 治疗 2 周期，后于 2020 年 10 月行左足黑色素瘤扩大切除 + 植皮术。术后间断性发热，体温波动 38.5~39.8℃，伴咳嗽、咳白色黏痰、胸闷、气短，自觉腹胀、腹痛明显，解黑色糊样便，夜间可平卧。遂查 D- 二聚体升高，怀疑诊断“肺栓塞？”2020-10-11 急诊就诊。既往史、个人史、家族史均无特殊。查体：体温 37℃，脉搏 80 次 /min，呼吸频率 20 次 /min，血压 140/80mmHg。口唇干燥，口腔内黏膜破溃结痂，右颈部肿胀青紫，无活动性出血，双肺呼吸音粗，未闻及干湿啰音，心脏各瓣膜未闻及杂音，右腰背部可见约 4cm × 5cm 皮下瘀斑，腹膨隆，剑突下压痛（+），下腹部可见约 9cm × 4cm 皮下瘀斑，右腹股沟可见 CVC 管固定可，双下肢轻度水肿，左足跟部可见约 3cm × 5cm 手术植皮伤口，伤口敷料包扎完好无渗出。初步诊断：①发热待查；②恶性黑色素瘤免疫治疗后术后。

血液学检查：血常规，红细胞计数 3.50×10^{12}/L；白细胞计数 5.84×10^{9}/L；中性粒细胞计数 4.84×10^{9}/L；血红蛋白 97g/L；血小板计数 85×10^{9}/L；肾功能：尿素氮 13.24mmol/L；肌酐 261μmol/L；尿酸 426μmol/L；肝功能：ALT 59U/L；AST 153U/L；白蛋白 25.4g/L；胆红素（–）；心脏：pro-BNP ＞35 000.00pg/ml；cTnT 0.017ng/ml；LDH 1 846U/L；凝血功能：FIB 2.21g/L；D- 二聚体 210.4mg/L；降钙素原 2.580ng/ml。

肺 CTA 影像(2020-10-11)

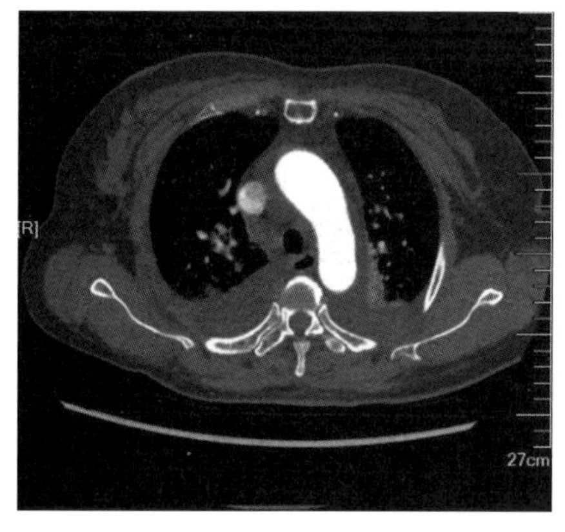
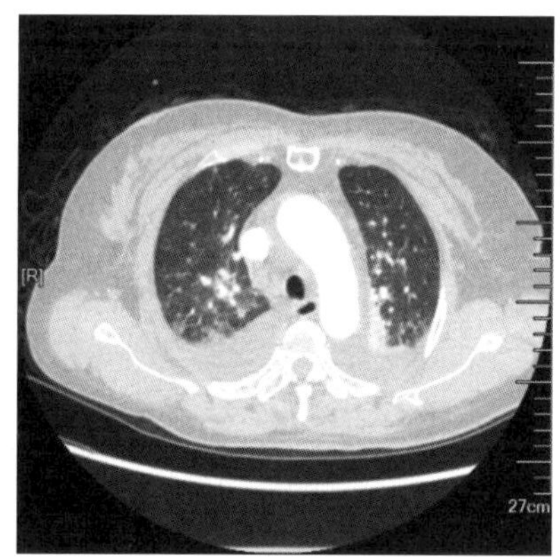

肺动脉 CTA 示:排除肺栓塞。床旁超声示:双侧胸腔积液。全腹 + 盆腔 CT 示:①肝脏、胆囊、胰腺、脾脏、双肾及肾上腺未见异常;②宫腔内节育环影;盆腔积液。③胸腔积液。

修正诊断:①恶性黑色素瘤免疫治疗后术后、急性心功能不全(Killip 分级 Ⅳ级)、急性肝损伤、急性肾损伤、凝血功能异常;②双肺炎、胸腔积液。

急诊门诊予以无创通气、"莫西沙星"抗感染、止咳平喘、利尿、营养心肌、保肝保肾、纠正低蛋白血症、改善凝血等对症支持治疗。2020-10-15~2020-10-18 予以无创通气、镇咳平喘、输血及白蛋白、利尿、扩管、保肝保肾、禁饮食、抗感染(头孢哌酮钠舒巴坦钠、莫西沙星)等治疗。2020-10-18 腹部立卧位示:腹部肠管稍扩张积气,请结合临床。下腹部可见引流管。双侧胸腔积液。考虑肠道菌群紊乱,停用头孢哌酮钠舒巴坦钠、莫西沙星,给予万古霉素 0.125g,q.6h.。

腹盆腔 CT 影像(2020-10-12)

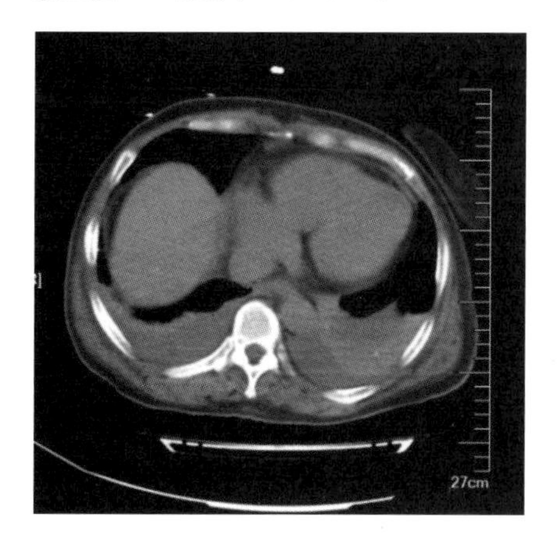

腹部 X 线片(2020-10-18)

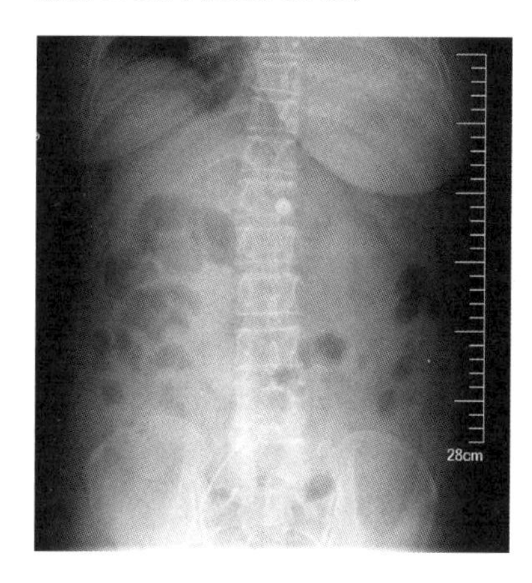

2020-10-20 行 MDT 会诊。患者使用帕博利珠单抗 2 周期,末次治疗为 2020-09-29。用药后 5 天发热,一般情况及检验检查均提示逐渐加重。考虑何种 irAEs。根据目前病情需完善检验后,使用激素及免疫球蛋白治疗 irAEs。

【免疫治疗相关不良反应】

2020-10-20 予甲泼尼龙 240mg/d,免疫球蛋白 20~30g/d 治疗;2020-10-21~2020-10-27:甲泼尼龙

240mg/d，免疫球蛋白 20g/d；患者精神明显好转，复查肾功能尿素、肌酐指标逐渐下降；期间考虑冲击后真菌感染可能，给予氟康唑 200mg q.d. 治疗；2020-10-28~2020-10-30 细胞因子检查：IL-10 3.83pg/ml、IL-23 28.96pg/ml、IL-IRA 435.09pg/ml、IL-31 13.1pg/ml；减量甲泼尼龙 160mg/d，免疫球蛋白 10g/d；2020-10-31~2020-11-02：减量甲泼尼龙 120mg/d，停用免疫球蛋白；期间凝血功能异常，FIB 危急值，予以输入纤维蛋白原对症支持处理；2020-11-03~2020-11-04 减量甲泼尼龙 80mg/d，患者病情好转，予以出院。

2020-10-27 复查胸部 CT 示：①双肺淤血征象，左肺上叶索条，左侧胸腔积液致左肺下叶膨胀不良，纵隔未见明显肿大淋巴结；②心影大，左侧胸膜增厚；③左侧乳腺腺体密度欠均，局部皮肤增厚，请结合超声检查。

肝功能变化（2020-10-11~2020-11-11）

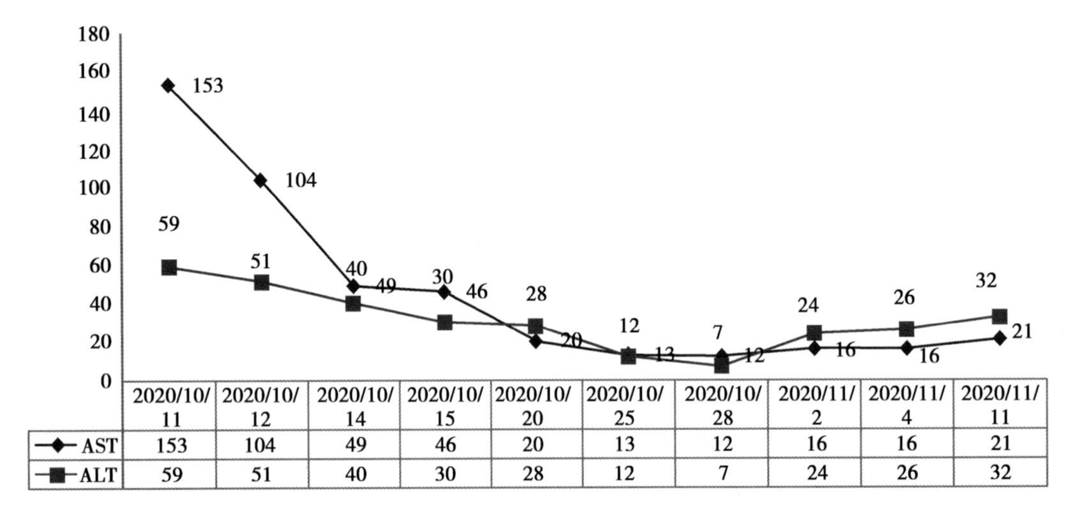

	2020/10/11	2020/10/12	2020/10/14	2020/10/15	2020/10/20	2020/10/25	2020/10/28	2020/11/2	2020/11/4	2020/11/11
AST	153	104	49	46	20	13	12	16	16	21
ALT	59	51	40	30	28	12	7	24	26	32

血肌酐（2020-10-11~2020-11-11）

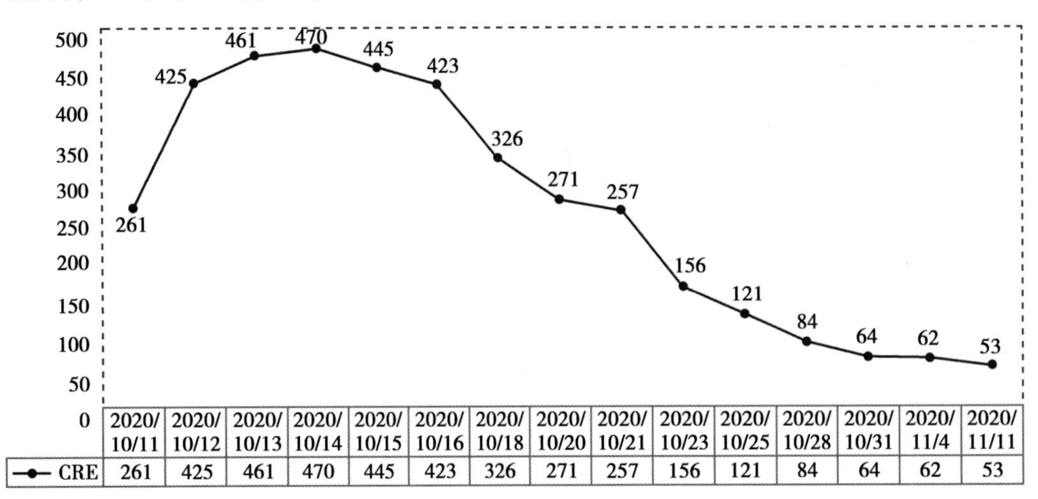

	2020/10/11	2020/10/12	2020/10/13	2020/10/14	2020/10/15	2020/10/16	2020/10/18	2020/10/20	2020/10/21	2020/10/23	2020/10/25	2020/10/28	2020/10/31	2020/11/4	2020/11/11
CRE	261	425	461	470	445	423	326	271	257	156	121	84	64	62	53

尿素氮(2020-10-11~2020-11-11)

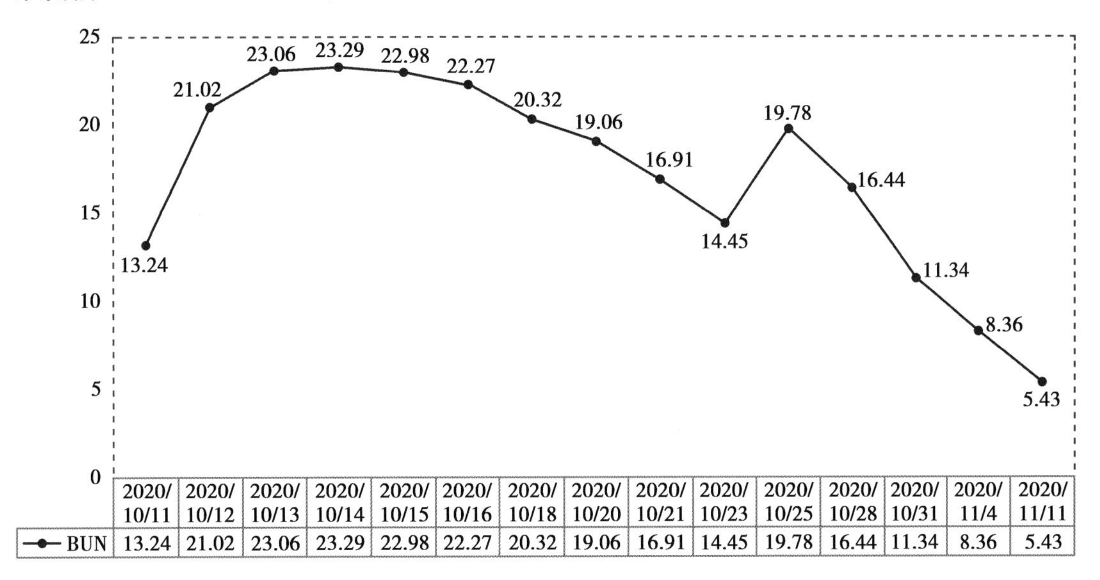

	2020/10/11	2020/10/12	2020/10/13	2020/10/14	2020/10/15	2020/10/16	2020/10/18	2020/10/20	2020/10/21	2020/10/23	2020/10/25	2020/10/28	2020/10/31	2020/11/4	2020/11/11
—●— BUN	13.24	21.02	23.06	23.29	22.98	22.27	20.32	19.06	16.91	14.45	19.78	16.44	11.34	8.36	5.43

肺 CT 影像(2020-10-27)

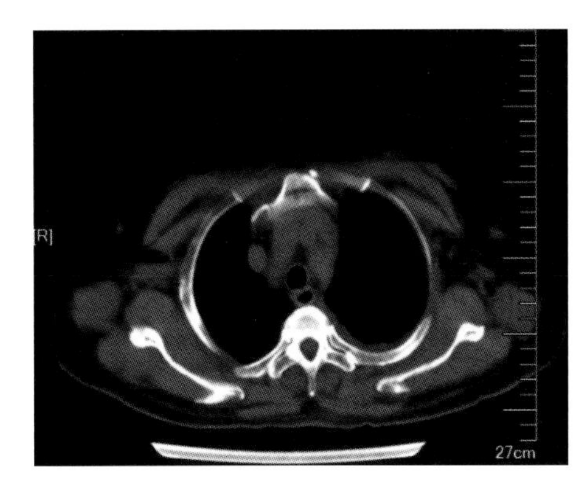

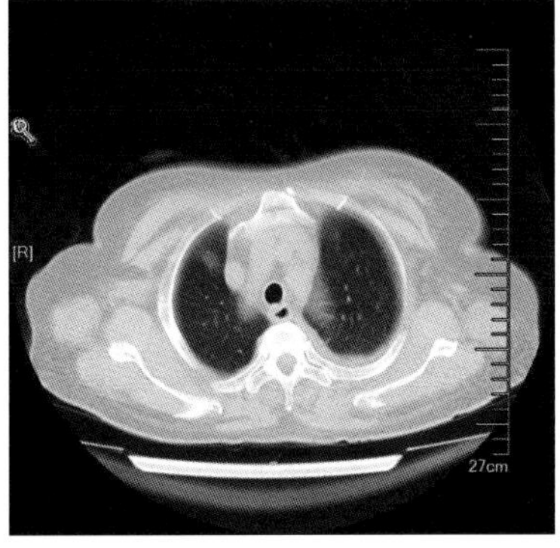

【析评】

根据 CSCO 指南,目前肢端型恶性黑色素瘤一线治疗并无标准治疗方案,可参考皮肤型黑色素瘤治疗方案。本例患者中使用了 PD-1 联合干扰素治疗后行手术治疗,该治疗方案目前没有太多证据,还应遵从指南进行相关治疗。同时高龄患者在免疫治疗中出现免疫相关不良反应风险超过其他年龄段患者,此联合方案是否会增加相关不良反应风险还是未知,因此在使用免疫治疗时,应充分考虑患者病情采用证据等级最高方式进行治疗。

此病例提示:①患者术后出现了多脏器功能受损,病情凶险,经 irAEs MDT 会诊后,给予甲泼尼龙、人免疫球蛋白冲击治疗,同时给予辅助通气、抗感染、纠正凝血功能等对症治疗,患者症状好转。本例中处理积极得当,一方面积极给予对症治疗,另一方面,按照抗生素升级的原则进行抗感染治疗。同时采用激素和免疫球蛋白治疗免疫治疗带来的相关毒性。②本例为恶性黑色素瘤患者,因“间断发热 1 个月”入急诊。急查肝肾功能、肌钙蛋白、心肌酶谱和 Pro-BNP 显著升高,凝血异常。否认高血压、糖尿病及肝肾疾病史,结合既往接受过免疫检查点抑制剂治疗,在排除肺栓塞、冠心病、原发性肝肾疾病后,考虑免疫检查点抑制剂相关多系统损害。经 irAEs MDT 会诊后，给予甲泼尼龙、人免疫球蛋白冲击治疗，同时给予辅助通气、抗感染、纠正凝血等对症治疗后，复查肝肾功能、心功能和凝血功能较前好转，遂逐渐减量激素后出院。从本例患者的治疗经过，我们看到多学科会诊在 irAEs 处理中的重要性。经过急诊科、肿瘤内科、心内科、肾内科、普外科、消化内科的诊治，免疫检查点抑制剂引起的多系统损害的患者最终转危为安。人免疫球蛋白被推荐用于大剂量糖皮质激素治疗无效的Ⅲ级及以上 irAEs[1-2]。在这名患者的诊疗过程中，我们还认识到了早期足量应用激素联合人免疫球蛋白在Ⅲ级以上 irAEs 治疗中的必要性。

（姚煜 梁璇）

参考文献

[1] 中国临床肿瘤学会 (CSCO) 免疫检查点抑制剂相关的毒性管理指南 2021.

[2] SPAIN L, DIEM S, LARKIN J. Management of toxicities of immune checkpoint inhibitors [J]. Cancer Treat Rev, 2016, 44: 51-60.

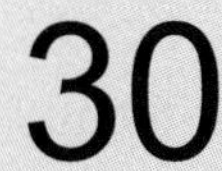

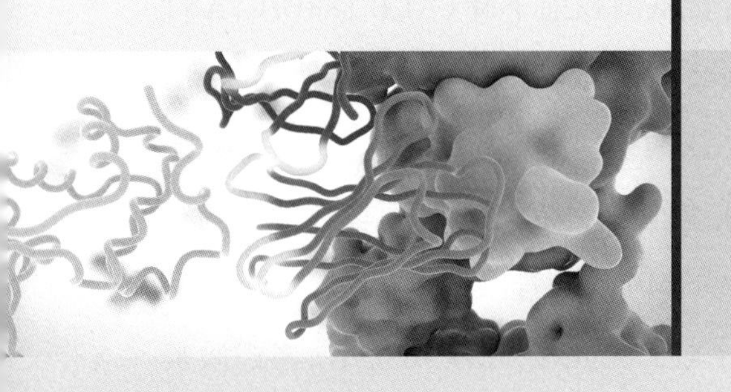

30 双免治疗模式下的难治性肝损伤

【病情介绍】

患者，女，36岁。2020年11月体检发现右肾占位，PET-CT示：右肾恶性肿瘤伴双肺、肝胃间隙淋巴结及多发骨转移。肺穿病理学检查："右肺下叶穿刺"少许透明细胞上皮样恶性肿瘤，结合临床病史，倾向肾透明细胞癌转移可能。基因检测结果示：*MMS*，*TMB* 2.13Muts/Mb，*PD-1* 表达阳性（TC ≥ 1%），*FISH* 基因检测结果示：*TFE3* 基因易位。最后诊断：MiT家族易位性肾细胞癌伴肺、骨、淋巴结转移。遂于2020-11-07~2020-12-05口服舒尼替尼50mg/d靶向治疗，治疗后出现腹泻、皮下出血、口腔溃疡、血小板及白细胞计数减低故停药。2020-12-16复查CT示：右肾上极病灶及肺转移病灶较前增大，考虑病情进展，遂2020-12-24行免疫治疗1周期（纳武利尤单抗180mg d1+Ipilimumab 50mg d1），并给予地舒单抗和姑息性止痛放疗治疗骨转移瘤。

【免疫治疗相关不良反应】

2021-01-05出现胸痛咳嗽，咳出少量坏死组织，病理结果提示倾向肾来源的肿瘤组织，复查CT提示右肾上极肿块影较前稍缩小，新发右侧胸腔积液，新发纵隔多发肿大淋巴结，考虑疾病进展。2021-01-08起加用口服卡博替尼40mg/d靶向治疗，5天后复查肝功，出现Ⅲ级肝功损害（ALT 232.1U/L，AST 99.9U/L，TBIL 5.1μmol/L，DBIL 1.7μmol/L，总蛋白67.7g/L，ALB 33.1g/L，PT 12.3秒，PTA 88%，TT 15.6秒，FIB 6.5g/L），查乙肝五项、免疫八项、结缔组织全套等结果均阴性。考虑可能的原因：①免疫治疗引起的自身免疫性肝损害；②靶向药物引起的药物性肝损害。停止免疫治疗及靶向治疗，给予甲泼尼龙 60mg 后转氨酶较前下降（ALT 188U/L，AST 60U/L），故考虑转氨酶升高与免疫治疗相关，遂给予甲泼尼龙 60mg/d 治疗，转氨酶下降后逐渐减量。甲泼尼龙 40mg 时复查转氨酶可见明显下降（ALT 108U/L，AST 38U/L），故继续激素减量。然而甲泼尼龙减至 20mg 时复查提示转氨酶再次升高（ALT 153U/L，AST 37U/L），考虑单用激素控制不佳，故加用吗替麦考酚酯 1 000mg/d 6 天治疗后，转氨酶下降明显（ALT 73U/L，AST 40U/L），遂激素逐渐减量。甲泼尼龙减量至 30mg、吗替麦考酚酯 1 000mg 时再次出现转氨酶升高（ALT 329U/L，AST 163U/L），考虑激素减量过快可能，故重新制订激素及吗替麦考酚酯减量计划后转氨酶最终呈现下降趋势。2021-02-19 复查胸部 CT 提示：胸膜转移、胸腔积液较前增多，遂调整抗肿瘤计划为：仑伐替尼联合依维莫司靶向治疗至 2021-04-19，同时行局部病灶放射治疗。

2021-02-19 胸部 CT

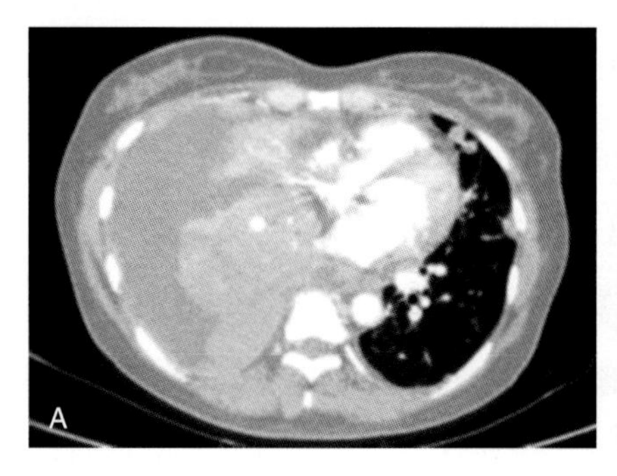

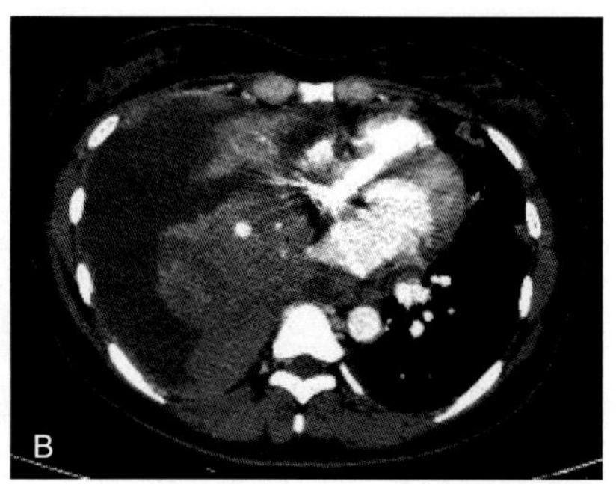

2021-04-19 因影像学提示骨转移灶较前明显增多，评估病情进展，故调整靶向药物为阿昔替尼 10mg/d。同时继续规律复查肝功并依据转氨酶情况继续激素及免疫抑制剂减量治疗。

考虑患者转氨酶降至正常范围，同时泼尼松剂量控制在 <10mg/d，故于阿昔替尼靶向治疗的基础上，2021-05-21 重启免疫治疗，予以帕博利珠单抗 200mg 静脉滴注。2021-06-01 出现胸闷气短，强迫半卧位呼吸，夜间不能平卧，血气提示二氧化碳潴留，查心肌酶、肌钙蛋白 I、肌钙蛋白 T、心电图、CTPA 未见明显异常。给予吸氧、利尿对症治疗后症状较前缓解。2021-06-04 凌晨胸闷气短较前加重，呈嗜睡状态，呼吸浅快，心电监护示：窦性心动过速，律齐，血氧饱和度 95% 左右，床旁胸部 X 线片示：两肺透光度明显减低，双肺弥漫结节及渗出，右侧胸腔大量积液，心影右缘显示不清，右侧膈顶显示不清。再次急查心肌酶、肌钙蛋白 I、肌钙蛋白 T 结果阴性，血气分析提示二氧化碳潴留。结合既往用药史，考虑免疫相关性肺炎及长期使用激素后感染可能，给予甲泼尼龙 160mg 后症状较前缓解，故再次制订激素及免疫抑制剂治疗计划，并依据患者症状逐渐减量。同时先后给予美罗培南（1g q.8h. × 3 天）、复方磺胺甲噁唑（0.96g q.6h. × 5 天）、拜复乐（400mg q.d. × 5 天）、伏立康唑（200mg q.12h. × 10 天）抗感染和人免疫球蛋白（20g × 4 天）冲击治疗。

2021-06-04 床头胸部 X 线片

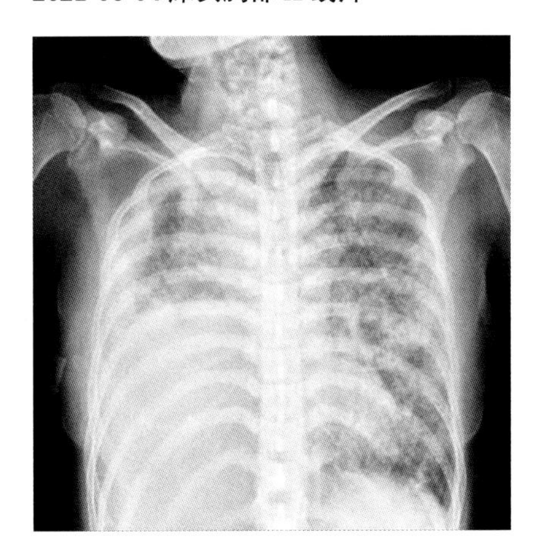

2021-06-27 胸闷气短症状较前明显缓解，遂给予泼尼松 10mg/d 口服至 2021-07-14。2021-07-17 复查床头胸部 X 线片提示肺部炎症较前好转。2021-07-18 突发胸闷气短伴胸痛，抢救无效死亡。

【析评】

患者为晚期肾癌伴多发转移，使用舒尼替尼后疾病进展。根据 CheckMate214 研究结果，给予双免治疗。双免治疗后出现了免疫检查点抑制剂性相关性肝损害，且为难治性，其主要特点为：①使用激素后转氨酶下降；②激素减量过快可出现转氨酶迅速上升；③激素合并吗替麦考酚酯后肝损害才得以控制。在肝损害逐渐恢复后，给予患者其他靶向治疗，但疾病持续进展，故再次考虑重启免疫治疗。鉴于双免治疗出现严重的肝毒性，故重启免疫治疗考虑使用帕博利珠单抗。治疗后患者再次出现免疫不良反应——免疫检查点抑制剂相关性肺损害，在规律激素及免疫抑制剂治疗，同时给予抗感染、丙种球蛋白冲击治疗后肺部炎症逐渐好转。但患者因突发胸闷气短伴胸痛，抢救无效死亡。

此病例提示：①该患者免疫治疗相关肝脏损害出现在接受治疗后约 2 周，且为难治性，具体表现为激素稍减量后转氨酶即上升，并随激素减量速度波动。排除自身免疫性肝病、激素不敏感等相关因素后，考虑与双免治疗相关。尽管相当一部分的临床研究表明，在双免治疗的安全性方面未观察到新的安全性信号，但是，双免治疗后出现的不良反应比单免治疗可能更加严重，可能需要更长疗程、更大剂量的激素及其他免疫抑制剂连用，同时应根据转氨酶下降情况制订更详细的激素及免疫抑制剂减量计划。②目前应当充分权衡利弊后考虑是否重启免疫治疗。当出现既往免疫治疗有效、发生 3 级以上不良反应、发生危及生命器官不良反应（如心肌毒性等）、不良反应难以用激素控制等情况时，重启免疫治疗应尤为慎重。同时免疫不良反应降至 1 级或 0 级，且泼尼松使用量不超过 10mg/d 才可重启免疫治疗。重启免疫治疗后也必须密切关注相关不良反应的发生。③该患者最终因突发胸闷、气短伴胸痛，短时间内抢救无效死亡。尽管未行尸体解剖，但根据患者临床表现，结合长期卧床、恶性肿瘤、长期使用激素病史，不能除外大面积肺栓塞致死可能性大。肿瘤患者普遍处于血液高凝状态，特别是在长期卧床及使用激素状态下，尤其需要警惕下肢深静脉血栓形成。因此，在针对免疫检查点抑制剂所致不良反应的处理过程中，定期评估深静脉血栓和肺栓塞发生风险，并给予相应预防措施，显得尤为重要。

转氨酶变化趋势及每日总激素量使用情况

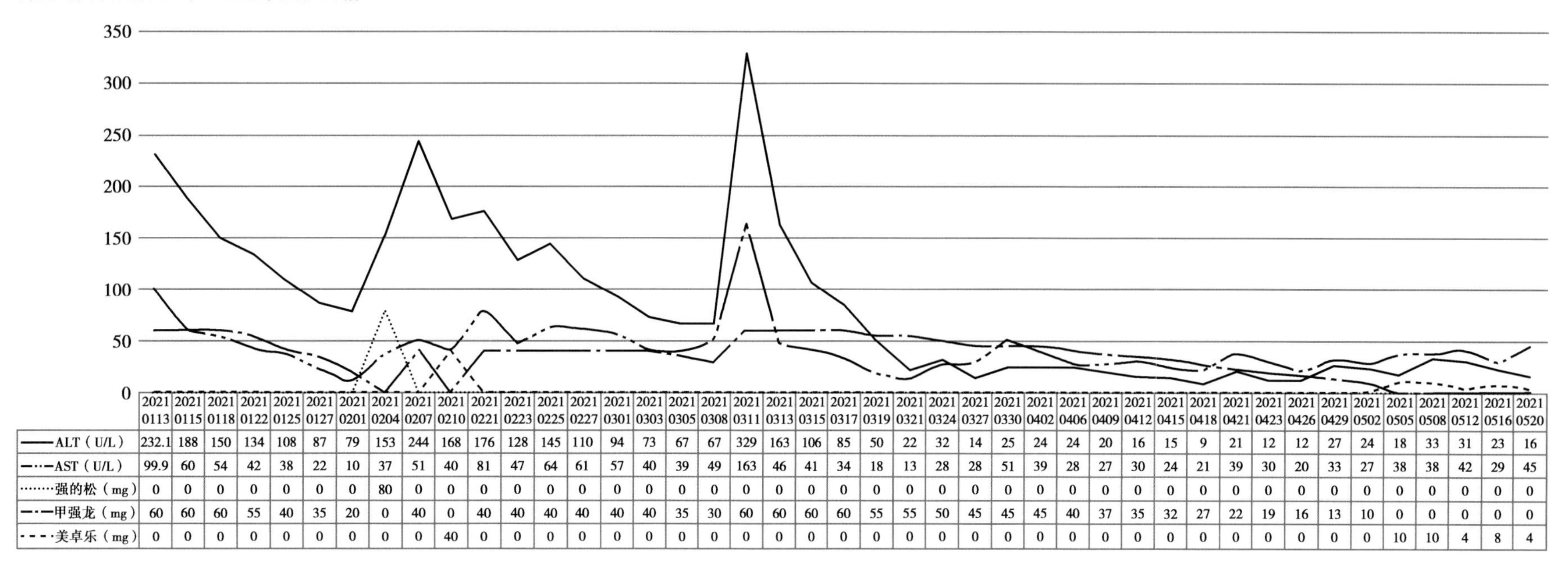

	20210113	20210115	20210118	20210122	20210125	20210127	20210201	20210204	20210207	20210210	20210221	20210223	20210225	20210227	20210301	20210303	20210305	20210308	20210311	20210313	20210315	20210317	20210319	20210321	20210324	20210327	20210330	20210402	20210406	20210409	20210412	20210415	20210418	20210421	20210423	20210426	20210429	20210502	20210505	20210508	20210512	20210516	20210520
ALT（U/L）	232.1	188	150	134	108	87	79	153	244	168	176	128	145	110	94	73	67	67	329	163	106	85	50	22	32	14	25	24	24	20	16	15	9	21	12	12	27	24	18	33	31	23	16
AST（U/L）	99.9	60	54	42	38	22	10	37	51	40	81	47	64	61	57	40	39	49	163	46	41	34	18	13	28	28	51	39	28	27	30	24	21	39	30	20	33	27	38	38	42	29	45
强的松（mg）	0	0	0	0	0	0	0	80	0	0	0	0	0	0	0	0	0	0	0	0	0	0	0	0	0	0	0	0	0	0	0	0	0	0	0	0	0	0	0	0	0	0	0
甲强龙（mg）	60	60	60	55	40	35	20	0	40	0	40	40	40	40	40	40	35	30	60	60	60	60	55	55	50	45	45	45	40	37	35	32	27	22	19	16	13	10	0	0	0	0	0
美卓乐（mg）	0	0	0	0	0	0	0	0	0	40	0	0	0	0	0	0	0	0	0	0	0	0	0	0	0	0	0	0	0	0	0	0	0	0	0	0	0	0	10	10	4	8	4

转氨酶变化趋势及每日总免疫抑制剂使用情况

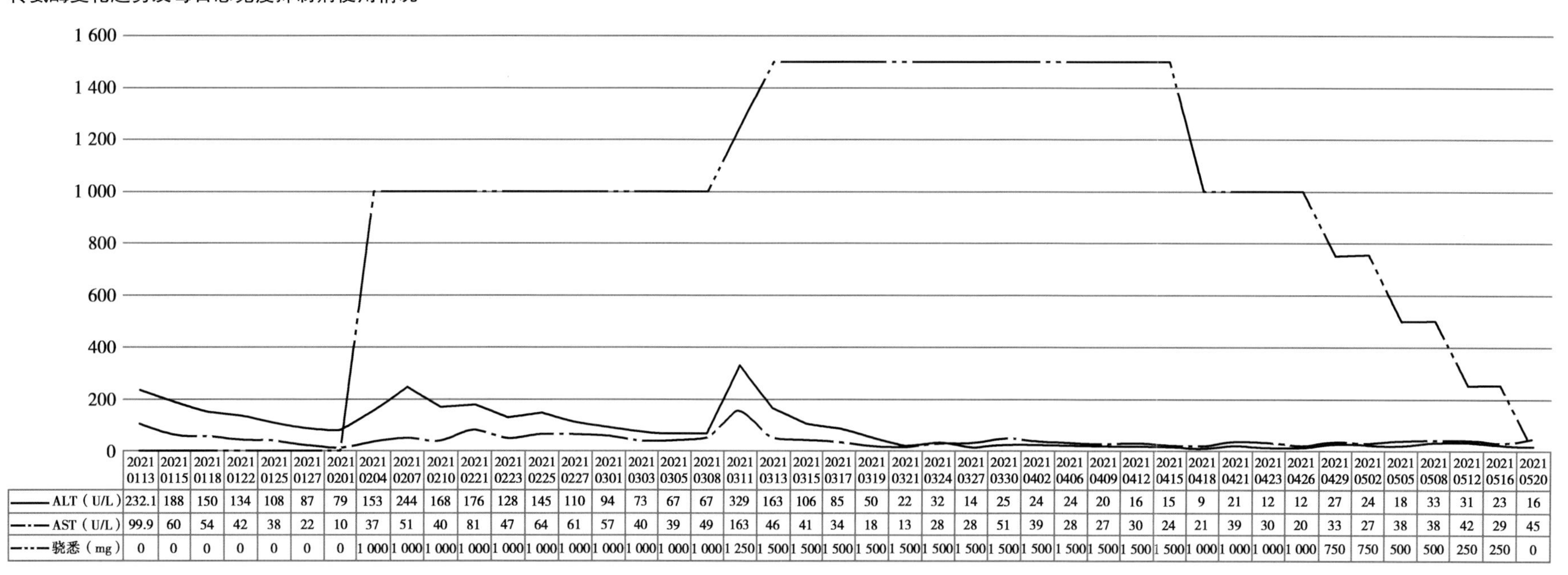

	20210113	20210115	20210118	20210122	20210125	20210127	20210201	20210204	20210207	20210210	20210221	20210223	20210225	20210227	20210301	20210303	20210305	20210308	20210311	20210313	20210315	20210317	20210319	20210321	20210324	20210327	20210330	20210402	20210406	20210409	20210412	20210415	20210418	20210421	20210423	20210426	20210429	20210502	20210505	20210508	20210512	20210516	20210520
ALT（U/L）	232.1	188	150	134	108	87	79	153	244	168	176	128	145	110	94	73	67	67	329	163	106	85	50	22	32	14	25	24	24	20	16	15	9	21	12	12	27	24	18	33	31	23	16
AST（U/L）	99.9	60	54	42	38	22	10	37	51	40	81	47	64	61	57	40	39	49	163	46	41	34	18	13	28	28	51	39	28	27	30	24	21	39	30	20	33	27	38	38	42	29	45
骁悉（mg）	0	0	0	0	0	0	0	1 000	1 000	1 000	1 000	1 000	1 000	1 000	1 000	1 000	1 000	1 000	1 250	1 500	1 500	1 500	1 500	1 500	1 500	1 500	1 500	1 500	1 500	1 500	1 500	1 500	1 000	1 000	1 000	1 000	750	750	500	500	250	250	0

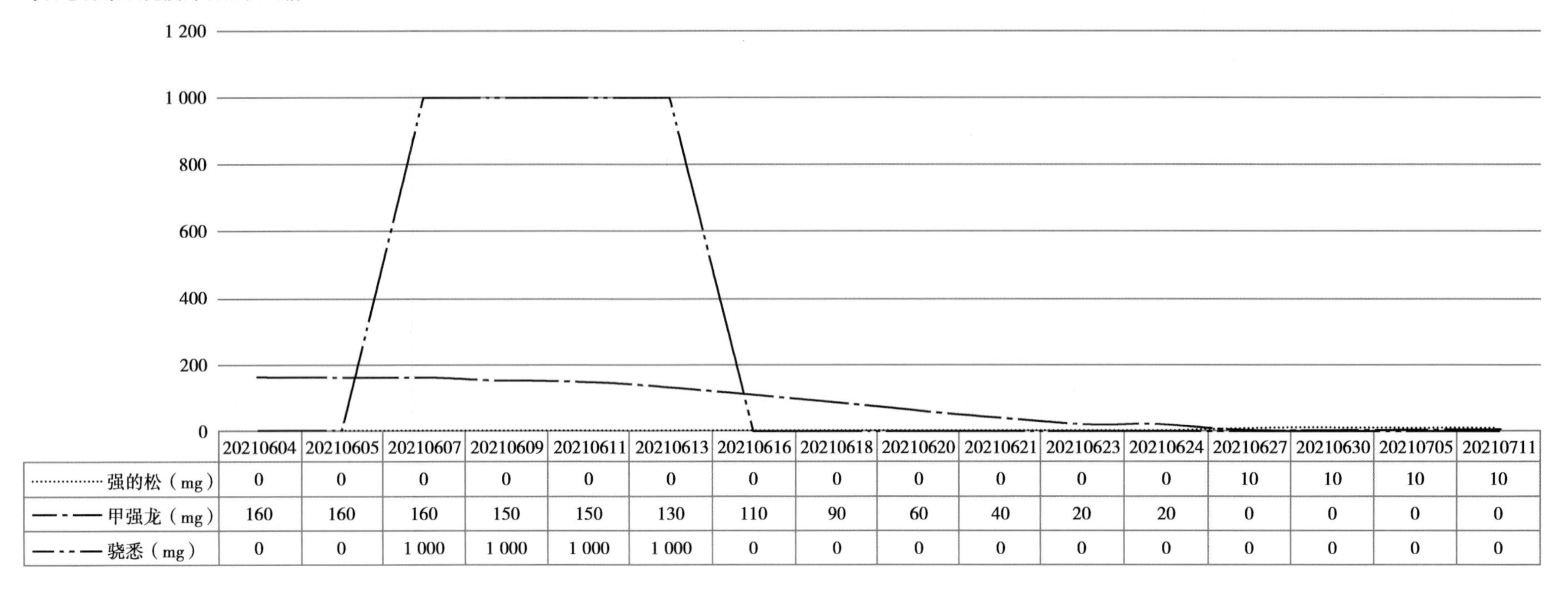

	20210604	20210605	20210607	20210609	20210611	20210613	20210616	20210618	20210620	20210621	20210623	20210624	20210627	20210630	20210705	20210711
··········· 强的松（mg）	0	0	0	0	0	0	0	0	0	0	0	0	10	10	10	10
—·— 甲强龙（mg）	160	160	160	150	150	130	110	90	60	40	20	20	0	0	0	0
—··— 骁悉（mg）	0	0	1 000	1 000	1 000	1 000	0	0	0	0	0	0	0	0	0	0

2021-07-17 床头胸部 **X** 线片

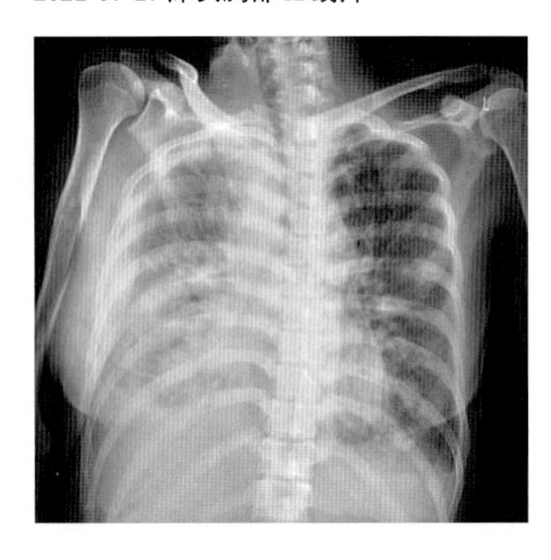

（姚 煜　田 涛）

参考文献

［1］MOTZER R J, TANNIR N M, MCDERMOTT D F, et al. Nivolumab plus ipilimumab versus sunitinib in advanced renal-cell carcinoma [J]. N Engl J Med, 2018, 378 (14): 1277-1290.

［2］POWLES T, PLIMACK E R, SOULIèRES D, et al. Pembrolizumab plus axitinib versus sunitinib monotherapy as first-line treatment of advanced renal cell carcinoma (KEYNOTE-426): extended follow-up from a randomised, open-label, phase 3 trial [J]. Lancet Oncol, 2020, 21 (12): 1563-1573.

［3］中国临床肿瘤学会指南工作委员会. 中国临床肿瘤学会 (CSCO) 免疫检查点抑制剂相关的毒性管理指南: 2019 [M]. 北京: 人民卫生出版社, 2019: 1-116.

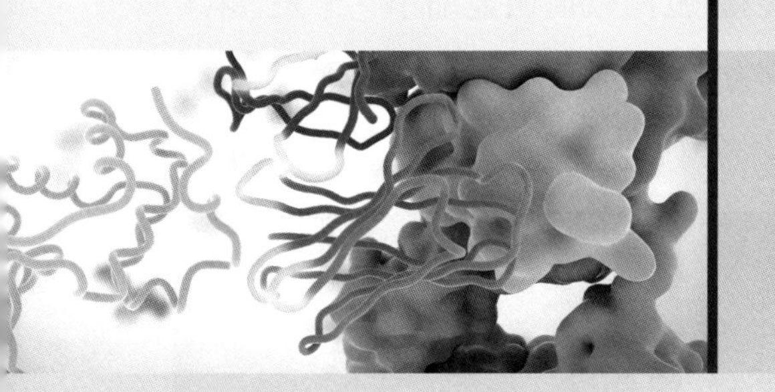

31

免疫治疗——让“超长待机”成为可能

【病情介绍】

患者，男，60 岁。因“间断气短 1 年余，发现肺占位 1 周”于 2019 年 3 月入院诊治。既往史：“高血压”3 年，血压最高 180/95mmHg，未规律服用降压药物，平素血压控制不佳。吸烟 40 年，平均 20 支 /d，未戒烟。查体：生命体征平稳。右锁骨上窝可触及一 2cm × 3cm 肿大淋巴结，质韧、活动度欠佳，无压痛。心肺腹查体未见阳性体征。入院肺 CT 提示：右肺上叶后段软组织结节影，26mm × 13mm，考虑周围型肺癌，右侧肺门气管前多发淋巴结肿大，49mm × 30mm，考虑淋巴结转移，左肺上叶后段类圆形结节影，考虑肺转移。颅脑 MRI、全腹 + 盆腔 CT、全身骨显像：未发现远处转移。

2019 年 3 月行右肺穿刺活检，病理学检查回报:（右下叶背段）肺组织增生纤维组织背景中有小灶状异型上皮样细胞浸润，高度疑癌。需待免疫组化进一步诊断。免疫组化示：CK（+）、CK7（+），EMA（+），TTF1（–），NapsinA（–），CK5/6（–），P40（–），P63（–），CD68（–）。免组标记不典型，形态学考虑倾向低分化腺癌。PD-L1（+80%）（罗氏 SP263）。同时行超声引导下颈部淋巴结活检，病理学检查回报:（右锁骨上淋巴结穿刺）淋巴组织内低分化腺癌转移，提示肺来源。基因监测示：未见基因突变。

最后诊断：①右肺腺癌（$cT_4N_3M_{1a}$，ⅣA 期），肺转移，心包积液；②高血压 3 级（很高危）。

排除免疫治疗禁忌，于 2019-04-10 予 pembrolizumab 200mg civ d1，q.3w. 治疗。2 程治疗后复查肺 CT 示：右上肺后段类结节灶现未见明确显示，左上肺转移瘤未见显示。纵隔、右肺门区软组织影，考虑淋巴结转移，范围较前明显缩小。于是，继续 pembrolizumab 200mg civ d1，q.3w. 治疗。期间定期复查疗效评价为疾病稳定。

免疫治疗前后肺 CT 对比（2019-03-27 与 2019-05-15）

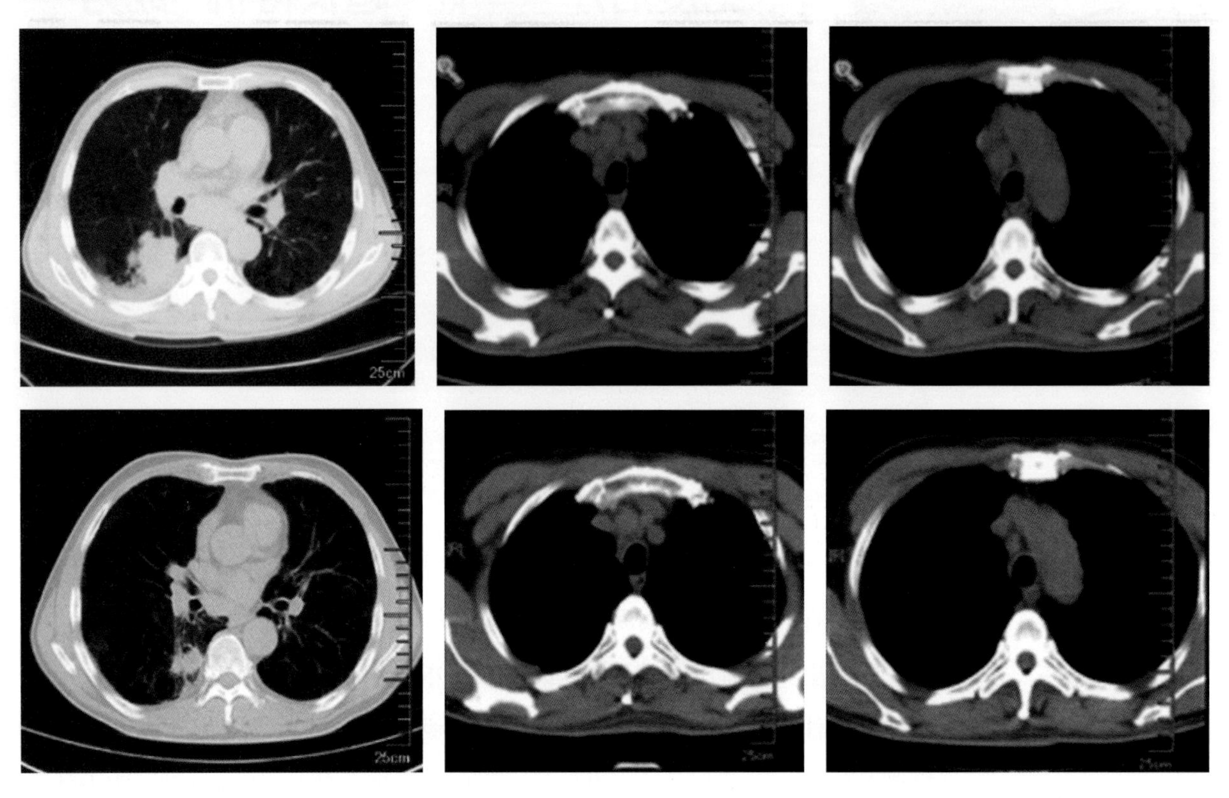

【免疫治疗相关不良反应】

2020 年 1 月因新冠疫情停用免疫治疗。2020 年 4 月复查胸部 CT 提示：间质性肺炎。但是患者并无咳嗽、咳痰、气短等不适，考虑为免疫检查点抑制剂相关肺炎 G1，暂停免疫治疗，给予泼尼松 10mg q.d. 口服。2020 年 6 月复查胸部 CT 提示：间质性肺炎较前好转。之后患者由于经济原因，未继续使用帕博利珠单抗，定期复查，疗效评价为疾病稳定。目前该患者仍在随访中。

肺 CT 影像对比（2020-04-14 与 2020-06-12）

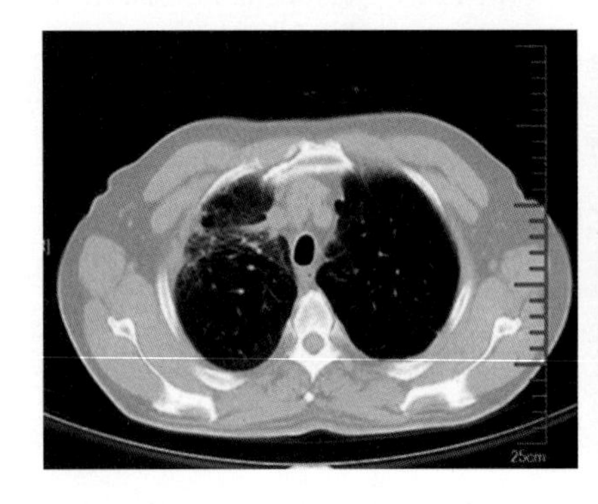

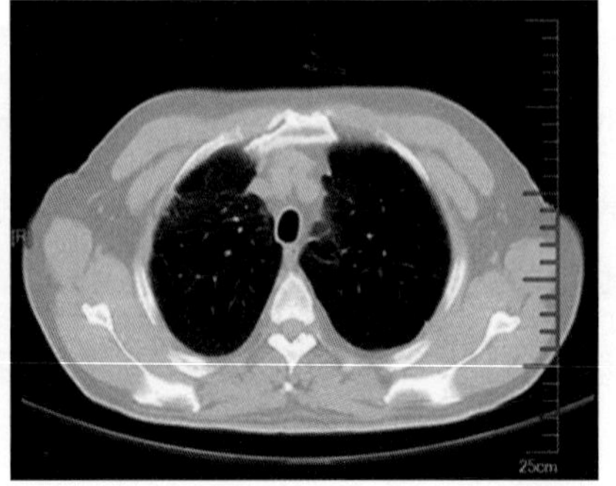

肺 CT 影像对比（2020-04-14~2021-02-28）

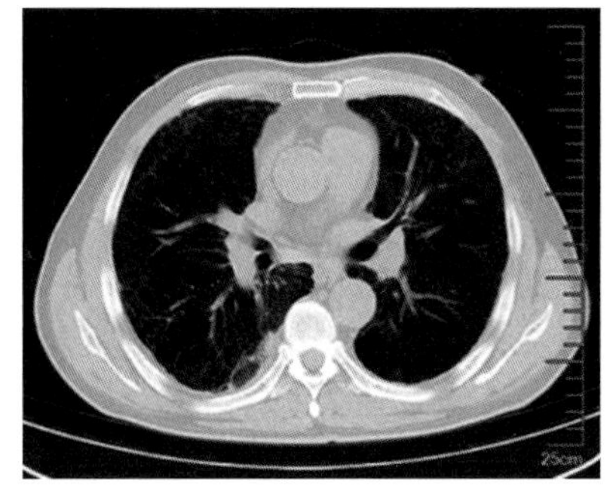
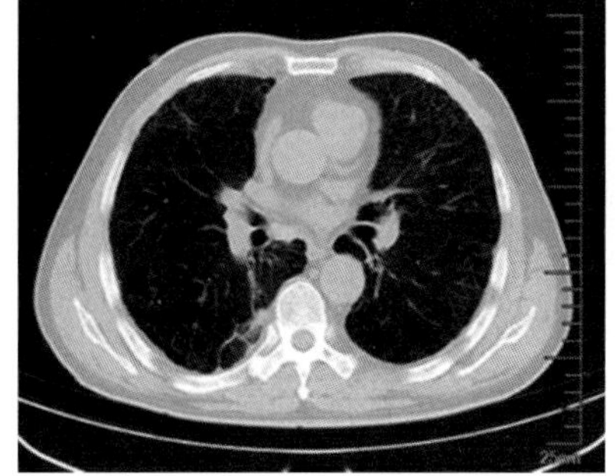
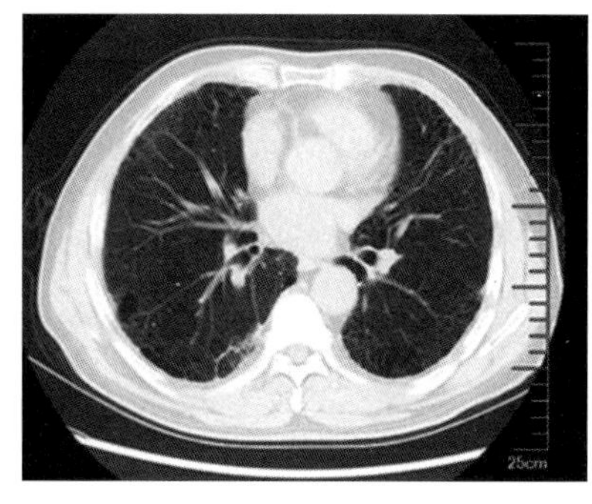

【析评】

本患者为 PD-L1 高表达、驱动基因阴性晚期肺腺癌。KEYNOTE-001[1]是一项开放标签、多队列的Ⅰb 期临床试验，试验纳入初治和经治的恶性黑色素瘤和非小细胞肺癌患者。研究结果显示帕博利珠单抗一线单药治疗 *EGFR* 基因突变阴性和 ALK 阴性，PD-L1 表达 ≥ 50% 的局部晚期 / 转移性非小细胞肺癌（NSCLC），患者的 5 年生存率为 29.6%。随后的 KEYNOTE-024[2]为一项Ⅲ期、随机、开放标签、对照临床研究，进一步在既往未经治疗 PD-L1 表达 ≥ 50%，*EGFR* 基因突变阴性和 *ALK* 阴性的晚期 NSCLC 患者中探索了帕博利珠单抗的疗效和安全性。KEYNOTE-024 研究结果提示，对于 PD-L1 高表达（ ≥ 50%）晚期非小细胞肺癌患者，帕博利珠单抗单药的中位总生存期 26.3 个月，5 年总生存率 31.9%，几乎为化疗组的 2 倍。本例患者排除治疗禁忌后，使用帕博利珠单抗单药治疗后，目前无进展生存期已达 32 个月。在治疗期间，该患者出现Ⅰ级免疫检查点抑制剂相关肺炎，经口服激素后好转。后因个人原因，患者未再应用帕博利珠单抗，定期复查随访，疗效评价为疾病稳定。

此病例提示：对于 PD-L1 高表达的患者，应用单药免疫治疗取得了很好的效果，证实了免疫治疗一旦有效则有机会展现“超长待机”的特点。

（姚 煜　田 涛）

参考文献

[1] HAMID O, ROBERT C, DAUD A, et al. Five-year survival outcomes for patients with advanced melanoma treated with pembrolizumab in KEYNOTE-001 [J]. Ann Oncol, 2019, 30 (4): 582-588.

[2] RECK M, RODRíGUEZ-ABREU D, ROBINSON AG, et al. Updated analysis of KEYNOTE-024: pembrolizumab versus platinum-based chemotherapy for advanced non-small-cell lung cancer with PD-L1 tumor proportion score of 50% or greater [J]. J Clin Oncol, 2019, 37 (7): 537-546.

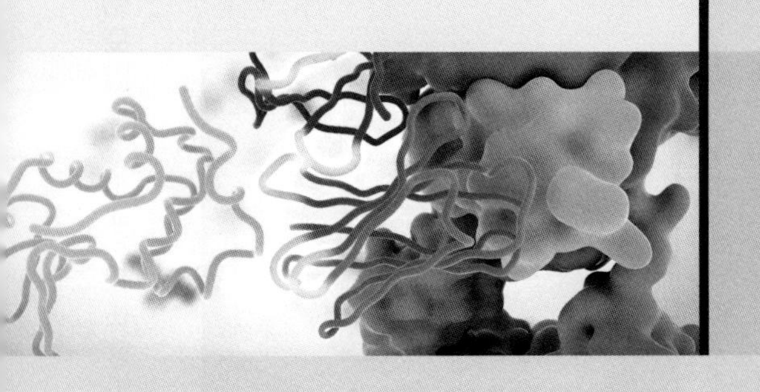

32

免疫相关心肌炎激素耐药后，治疗将何去何从？

【病情介绍】

患者，男，64岁。2019年2月因“干咳”行胸部CT示左肺门占位性病变，支气管镜病理提示小细胞癌免疫学表型特点。免疫组化：TTF-1（-），CD117（+），CgA（+），CD56（+），Syn（+），CK（+），EMA（+），Ki67（+，约60%），LCA（-），P40（-），Vimentin（-），CK7（-），S-100（-），CK20（-）。PET-CT提示：左肺下叶肺癌并左肺门淋巴结转移。遂于2019年3月~2019年6月行5周期依托泊苷联合奈达铂化疗，同步予以放疗。因放疗后出现放射性肺炎及室性期前收缩暂停治疗。2019年8月复查胸部CT提示原发灶进展，遂于2019年9月给予纳武利尤单抗联合伊立替康治疗5周期。因左侧液气胸于2019年10月行胸腔穿刺引流并给予顺铂+恩度胸腔灌注1次，于2019年11月行胸腔闭式引流术。2020年2月调整为纳武利尤单抗维持治疗。2020年9月因出现骨转移再次调整为阿替利珠单抗联合伊立替康治疗12周期。其中第3周期起为增强疗效加用安罗替尼。末次治疗时间2021-08-04。

【免疫治疗相关不良反应】

2021-08-21患者出现活动后心慌、气短，伴头晕、头痛、全身乏力，且逐渐加重，曾于2021-08-30出现一次1分钟左右晕厥，醒后呕吐，急诊查超声心动图提示新发左室壁（下后壁）节段性运动异常，心电图提示：心房颤动，BNP 800.3pg/ml，cTnT 347pg/ml，cTnI 2 076.82pg/ml，LDH 388U/L，HBDH 335U/L，IMA 85.7U/ml。完善动态心电图提示多种类型心律失常，自身抗体检查提示抗核抗体1∶80弱阳性，超敏C反应蛋白>10.6mg/L，ESR 87mm/h，IL-6 44.63pg/ml，Hb 80g/L，铁蛋白863ng/ml，

维生素 B_{12} 576pmol/L。肺动脉 CTA 及冠状动脉 CTA 提示：未见肺栓塞及心肌梗死，呼吸道病毒抗体八项未见异常。结合患者既往病史及用药史，考虑免疫相关性心肌炎，给予甲泼尼龙 80mg 治疗 7 天，同时给予胺碘酮转复窦性心律，美托洛尔控制心室率，期间复查 BNP、肌钙蛋白、心肌酶均下降趋势，气短等不适明显缓解。2021-09-08 开始口服泼尼松 60mg/d，1 周后复查（2021-09-14）发现 BNP、肌钙蛋白、心肌酶均较前上升，考虑激素耐药，遂减量至 40mg/d（其后每 3~4 天减量 10mg 至停用），同时加用吗替麦考酚酯 1 000mg/d 治疗，期间复查 BNP、肌钙蛋白、心肌酶均下降趋势。后复查发现脑转移于 2021-10-29 行伽马刀立体定向放射治疗，期间给予甲泼尼龙 80mg 治疗 4 天（仍口服吗替麦考酚酯）。

2021 年 11 月因再次出现心慌入院，复查 BNP 较前升高明显，心肌酶略升高，肌钙蛋白较前呈下降趋势，Hb 68g/L，心电监测时有心房颤动，考虑心慌与贫血、心房颤动、心力衰竭关系更密切，给予配输红细胞、胺碘酮转复窦性心律、美托洛尔控制心室率等对症治疗。期间复查胸部 CT 提示右侧新发胸腔积液，左侧积液较前增多，心包积液较前增多，遂于 2021 年 11 月行右侧胸腔穿刺后给予重组人 5 型腺病毒 1.5ml 灌注 1 次，于 2021 年 12 月给予重组人 5 型腺病毒 1.5ml+ 洛铂 30mg 灌注 1 次。

心电图

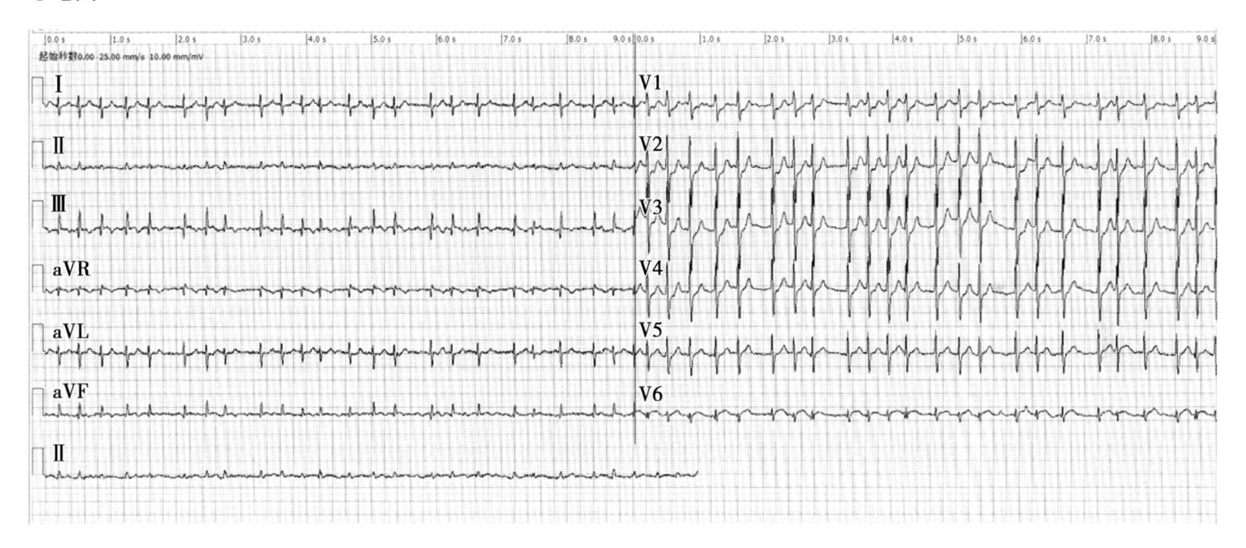

监护从 11：10 开始，并持续了 21 小时 21 分钟。平均心率为 82 次 /min，最慢心率为 65 次 /min，发生在 3：44：42。最快心率为 156 次 /min，发生在 14：27：22。

室性异位搏动包括 68 个心搏，其中，52 个单一室性期前收缩，16 个单一室性异位搏动。

室上性异位搏动包括 74 个心搏，其中，5 个心搏在 1 段心动过速中，8 个心搏在成对房性期前收缩中，45 个单一房性期前收缩，13 个在二联律中，3 个在三联律中，最长的 R-R 间期为 1.3 秒，发生在 11：39：26。最长的 N-N 间期为 1.3 秒，发生在 11：39：26。最长的室上性心动过速发生在 11：29：38，由 5 个心搏组成，平均心率为 150 次 /min。

该患者有 10 个心房颤动片段，持续时间共计 39 分钟 44 秒，4.5 占总搏动数百分比。

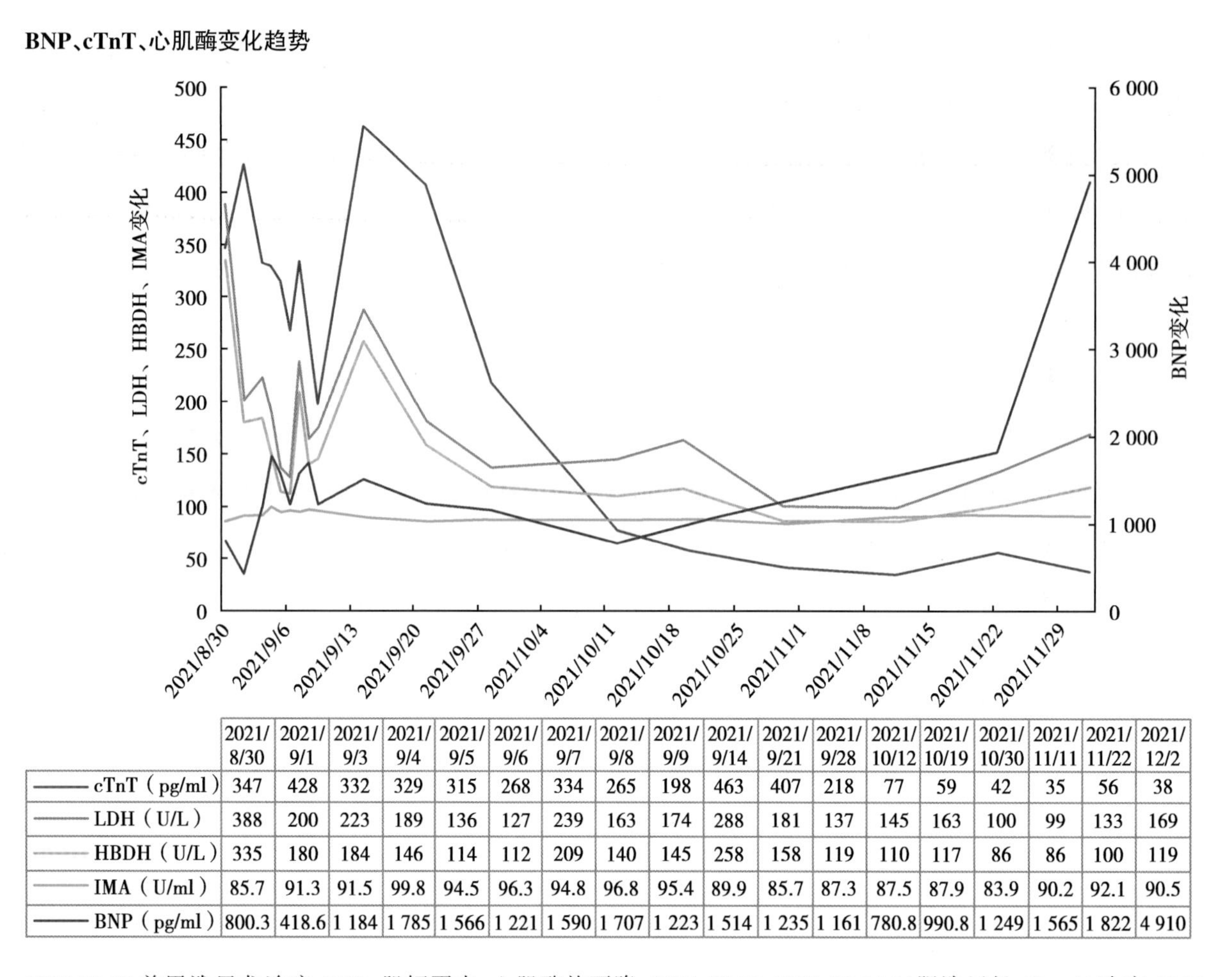

	2021/8/30	2021/9/1	2021/9/3	2021/9/4	2021/9/5	2021/9/6	2021/9/7	2021/9/8	2021/9/9	2021/9/14	2021/9/21	2021/9/28	2021/10/12	2021/10/19	2021/10/30	2021/11/11	2021/11/22	2021/12/2
cTnT（pg/ml）	347	428	332	329	315	268	334	265	198	463	407	218	77	59	42	35	56	38
LDH（U/L）	388	200	223	189	136	127	239	163	174	288	181	137	145	163	100	99	133	169
HBDH（U/L）	335	180	184	146	114	112	209	140	145	258	158	119	110	117	86	86	100	119
IMA（U/ml）	85.7	91.3	91.5	99.8	94.5	96.3	94.8	96.8	95.4	89.9	85.7	87.3	87.5	87.9	83.9	90.2	92.1	90.5
BNP（pg/ml）	800.3	418.6	1 184	1 785	1 566	1 221	1 590	1 707	1 223	1 514	1 235	1 161	780.8	990.8	1 249	1 565	1 822	4 910

2021-09-08 前甲泼尼龙治疗，BNP、肌钙蛋白、心肌酶均下降；2021-09-08~2021-09-14 口服泼尼松 60mg/d 治疗，BNP、肌钙蛋白、心肌酶均较前上升；2021-09-14 以后泼尼松逐渐减量，加用吗替麦考酚酯治疗，BNP、肌钙蛋白、心肌酶均下降；2021 年 11 月以后单用吗替麦考酚酯，BNP 由 1 249pg/ml 升高至 4 910pg/ml，cTnT 由 42pg/ml 降至 38pg/ml，LDH 由 100U/L 升高至 169U/L，HBDH 由 86U/L 升高至 119U/L，IMA 由 83.9U/ml 升高至 90.5U/ml。cTnT：肌钙蛋白 T（pg/ml）；LDH：乳酸脱氢酶（U/L）；HBDH：羟丁酸脱氢酶（U/L）；IMA：缺铁修饰白蛋白（U/ml）；BNP：B 型前脑尿钠肽（pg/ml）。

【析评】

该患者小细胞肺癌诊断明确，从接受免疫检查点抑制剂到发生免疫相关性心肌炎的时间为 23 个月（中国人群心肌炎的中位发生时间为用药后 38 天，约 81.2% 心肌炎发生在用药的第 1~2 次[1]），表现为心慌、气短、头晕及严重的心律失常。初始激素治疗效果明显，调整为口服激素后很快出现耐药，表现为心肌酶、肌钙蛋白、BNP 等 1 周内反弹，加用免疫抑制剂并逐渐减停激素后心肌酶、肌钙蛋白、BNP 等指标均得以下降。免疫抑制剂单药治疗中再次出现 BNP 升高明显及心肌酶波动，可能与患者服药不规律或免疫抑制剂耐药有关。

此病例提示：①该患者基线时存在肺动脉高压、左房大伴二尖瓣少量反流、少量心包积液，免疫治疗前曾因放化疗出现过心慌，相关检查提示及室性期前收缩，口服稳心颗粒后症状可控制，期前收缩消失。免疫检查点抑制剂通过活化 T 细胞达到抗肿瘤目的，同时，过度活化的 T 细胞可攻击正常组织、诱导产生自身抗体、分泌细胞因子，从而诱发免疫相关不良反应。其中免疫相关性心肌炎发病率低，但致死率高，约 50%，是临床医生使用免疫检查点抑制剂时最担心的问题。对于存在基础心血管疾病的患者，尚无明确标准判断是否可耐受免疫检查点抑制剂。但是根据 2016 年报道，8 例免疫相关性心肌炎中有 5 例既往合并心血管疾病[2]。由此可见对于存在基础心血管疾病的患者，更应警惕免疫相关性心肌炎的发生。使用免疫检查点抑制剂前及使用过程中密切监测患者心肌酶、肌钙蛋白、BNP、心电图变化对及早发现免疫相关性心肌炎尤为重要。②免疫相关性心肌炎激素耐药后的治疗：目前临床上关于免疫相关性心肌炎的治疗仍是以激素为主的治疗。但当出现激素耐药后，治疗将何去何从？临床指南建议对于激素耐药的患者，可换用其他免疫抑制剂，如英夫利昔单抗、吗替麦考酚酯、抗胸腺细胞球蛋白和他克莫司治疗，同时也可以考虑包括血浆置换、淋巴细胞清除及生命支持治疗在内的非药物治疗。值得注意的是，对于中重度心力衰竭患者禁用大剂量英夫利昔单抗[3]。同时，要时刻警惕感染的发生，因为免疫抑制后继发感染也是重症心肌炎的常见死亡原因。

（姚煜　田涛）

参考文献

[1] WANG F, QIN S, LOU F, et al. Retrospective analysis of immune checkpoint inhibitor-associated myocarditis from 12 cancer centers in China [J]. J Clin Oncol, 2020, 38 (15): e15130.

[2] HEINZERLING L, OTT P A, HODI F S, et al. Cardiotoxicity associated with CTLA4 and PD1 blocking immunotherapy [J]. J Immunother Cancer, 2016, 4: 50.

[3] HAANEN JBAG, CARBONNEL F, ROBERT C, et al. Management of toxicities from immunotherapy: ESMO clinical practice guidelines for diagnosis, treatment and follow-up (vol 28, pg 119, 2017)[J]. Ann Oncol, 2018, 29: 264-266.

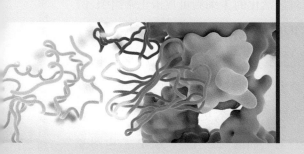

33

靶向联合免疫治疗 - 让长生存成为可能

【病情介绍】

患者，女，77 岁。2019 年 3 月无明显诱因出现左下侧胸痛，伴咳嗽、咳痰。否认既往传染病、高血压、心脏病、糖尿病、脑血管疾病病史，否认外伤、输血史，否认食物、药物过敏史。无吸烟、饮酒史。身高 158cm，体重 52kg，体表面积 1.48m^2，KPS 评分 90 分。全身皮肤黏膜无黄染，无手术瘢痕，肺部、心脏、腹部查体正常；四肢肌力、肌张力未见异常，生理反射存在，病理反射未引出。2019 年 3 月于外院行冠状动脉造影提示：右肺下叶团块影，不除外肿瘤病变，左侧一肋骨成膨胀性改变，皮质破坏，不除外转移性病变。2019 年 4 月于外院行肺部 CT 回报：右肺下叶内基底段软组织密度结节，考虑恶性，右肺门及纵隔淋巴结，考虑转移；左侧第 7 肋、T_{11} 椎体破坏，考虑转移。

全身 PET-CT 示：右肺下叶脊柱旁软组织密度肿物，考虑恶性病变（肺癌？）可能大，纵隔 7 区及右肺门淋巴结，考虑转移可能大，左侧第 7 肋、T_2 右侧肋弓根及 T_{11} 椎体，考虑多发骨转移。头颅增强 MR 示：未见明显转移征象。

2019-04-04 行 CT 引导下肺穿刺活检，病理学检查回报:(右肺下叶）穿刺肺组织内见腺癌浸润。基因检测与免疫组化结果示：*EGFR* exon21 p.L858R 突变，*MSI*：MSS，*TMB*：3.6 Muts/Mb，*PD-L1*（–）。初始诊断：右肺下叶腺癌（$cT_2N_2M_{1c}$ ⅣB 期）纵隔、右肺门淋巴结转移，多发骨转移 *EGFR L858R* 突变。

2019-04-17 一线予甲磺酸奥希替尼片 80mg p.o.q.d.，不良反应：皮疹 2 级，口腔溃疡 2 级。最佳疗效评价 SD（略缩小），2019-11-27 复查肺 CT 评价：PD。

肺 CT 影像对比(2019-08-28~2019-11-27)

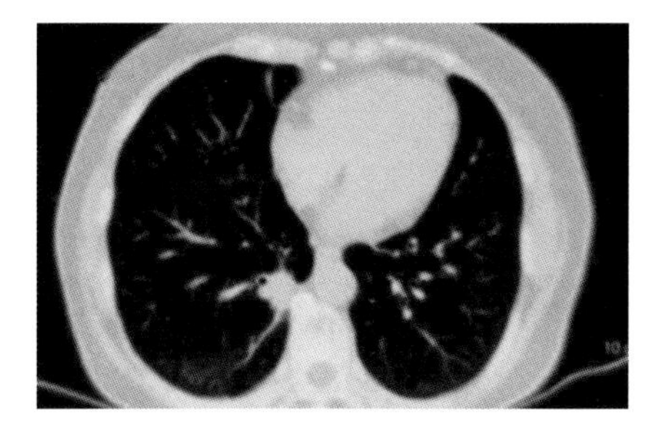
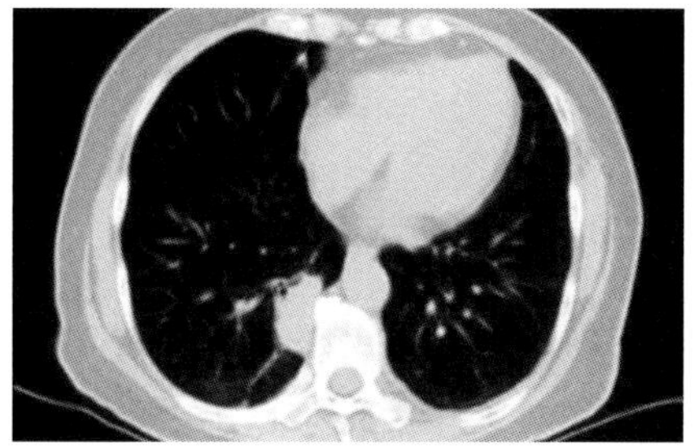

【免疫治疗相关不良反应】

患者随后于医院就诊,2019-12-02 使用二线方案:甲磺酸奥希替尼片 80mg p.o.q.d.+ 盐酸安罗替尼胶囊 12mg d1~14 p.o.q.3w.。1 周期后因不良反应较大,安罗替尼调整剂量为 8mg d1~14 q.3w.。疗效评价:PR,2020 年 5 月复查肺 CT 评价:PD。

肺 CT 影像对比(2019-11-27~2020-05-22)

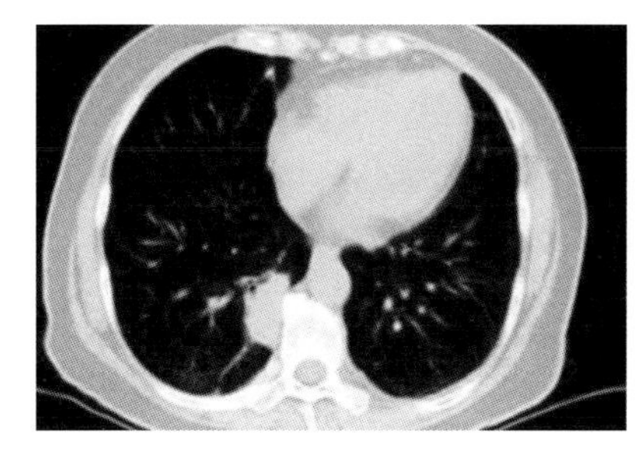
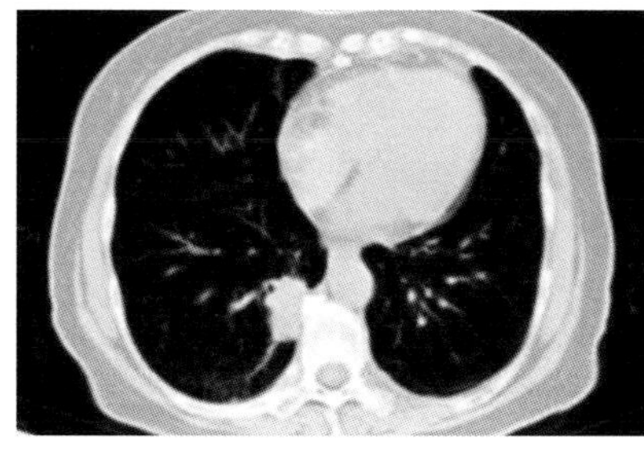
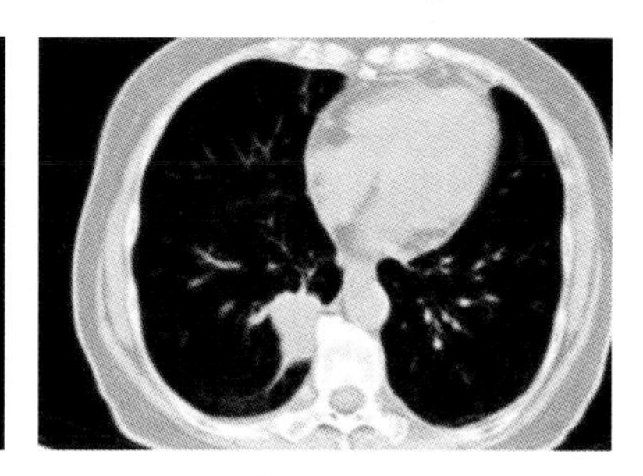

2020-05-22 浅表淋巴结超声提示:双侧锁骨上窝新见多发低回声结节,不除外转移,左侧大者约 1.1cm × 0.6cm,右侧大者约 1.8cm × 0.7cm。复查肺 CT 示:右下肺癌较前(2020-02-18)增大;超声示双侧锁骨上窝新见多发低回声结节,不除外转移。评估为 PD。三线方案调整为:盐酸安罗替尼胶囊 8mg d1~14 p.o.q.3w.+ 信迪利单抗注射液 100mg d1 i.v.q.3w.。第 3 周期 PD-1 单抗加量至 200mg 后出现乏力、肌肉酸痛(肌酸激酶正常),第 5 周期恢复 100mg。肺部病灶疗效评价:PR。

颈部 + 锁骨上窝淋巴结超声示:

2020-05-20:双侧锁骨上窝多发低回声结节(新发),左侧大者约 1.1cm × 0.6cm,右侧大者约 1.8cm × 0.7cm。

2020-08-04:左侧颈部和右侧锁骨上窝多发低回声结节,较前缩小。

2020-09-29:右侧颈部多发低回声结节,考虑转移性淋巴结,较前明显增大。

2020-09-29:复查肺部病灶仍然维持 PR,但颈部淋巴结(不可评估病灶)较前增大。

2020-09-30 行超声引导下右侧颈部结节穿刺,活检病理学检查示:(右侧颈部)纤维组织内见低分化癌,结合免疫组化符合转移性肺腺癌。免疫组化示:Ki-67(+20%),HER1(EGFR)(+),ALK(Ventana)(–),PD-1(淋巴细胞 +5%),PD-L1(22C3)(肿瘤细胞 +60%)。基因检测示:*EGFR* Exon21 L858R 突变(15.77%),MET 10 倍扩增;*MSI*:MSS;*TMB*:3.8Muts/Mb。继续予原方案治疗,颈部淋巴结大小稳定。

患者10月中旬开始出现记忆力明显下降，偶有双下肢走路不稳情况。2020-10-23颅脑增强磁共振提示：与2020-05-23片比较，左侧侧脑室、丘脑、双侧半卵圆中心、胼胝体压部、左侧颞枕叶亚急性脑梗死，考虑特鲁索综合征环化灶转移不除外[1]。

肺CT影像对比（2020-05-22~2020-09-29）

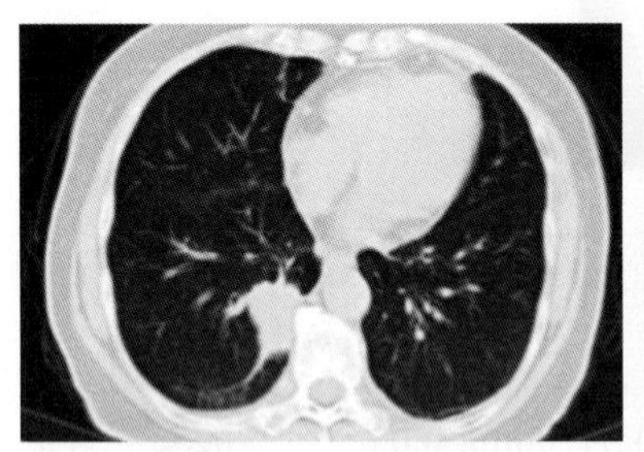
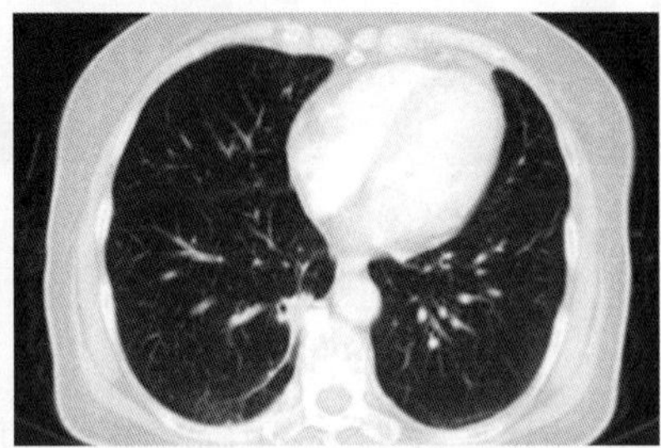
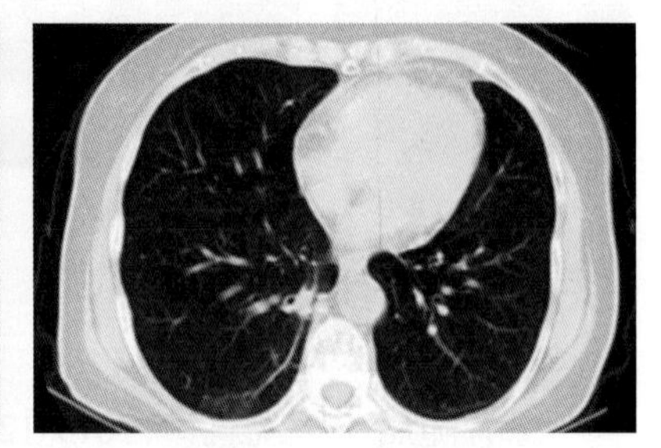

头颅增强MR对比（2020-05-23~2020-10-23）

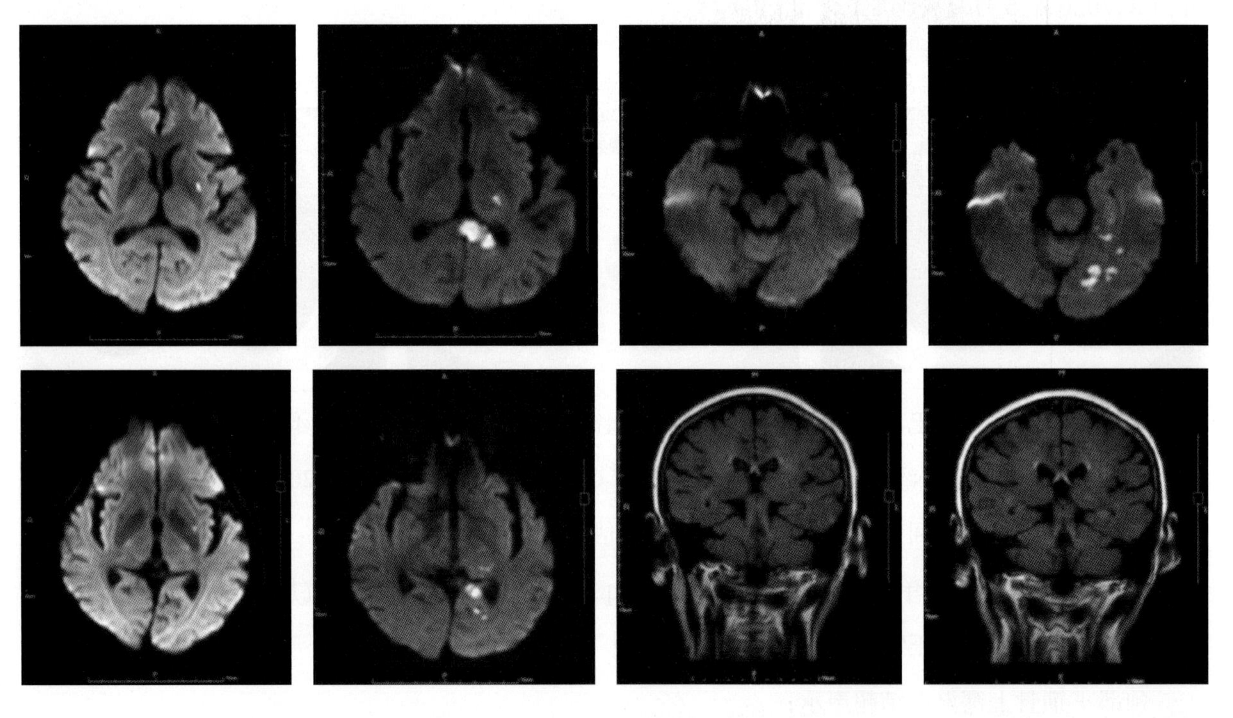

神经内科专科会诊予改善循环治疗2周后症状较前明显缓解，继续予PD-1单抗维持治疗（6~11周期），因出现亚急性脑梗死于第7周期停用安罗替尼。2021-02-07复查颈部磁共振提示颈部淋巴结较前增大，提示疾病进展。

2021-02-10开始行四线治疗，方案：克唑替尼250mg p.o.b.i.d.+奥希替尼80mg p.o.q.d.。2021-05-13复查颈部CT提示：淋巴结较前明显缩小，疗效评价：PR。肺部病灶较前无明显变化，疗效评价：SD。

目前患者继续口服克唑替尼+奥希替尼。因出现乏力、食欲缺乏，调整为克唑替尼、奥希替尼每日交替口服。

患者颈部磁共振与肺部CT变化见图。

颈部 MR 对比（2020-10-23~2021-02-07）

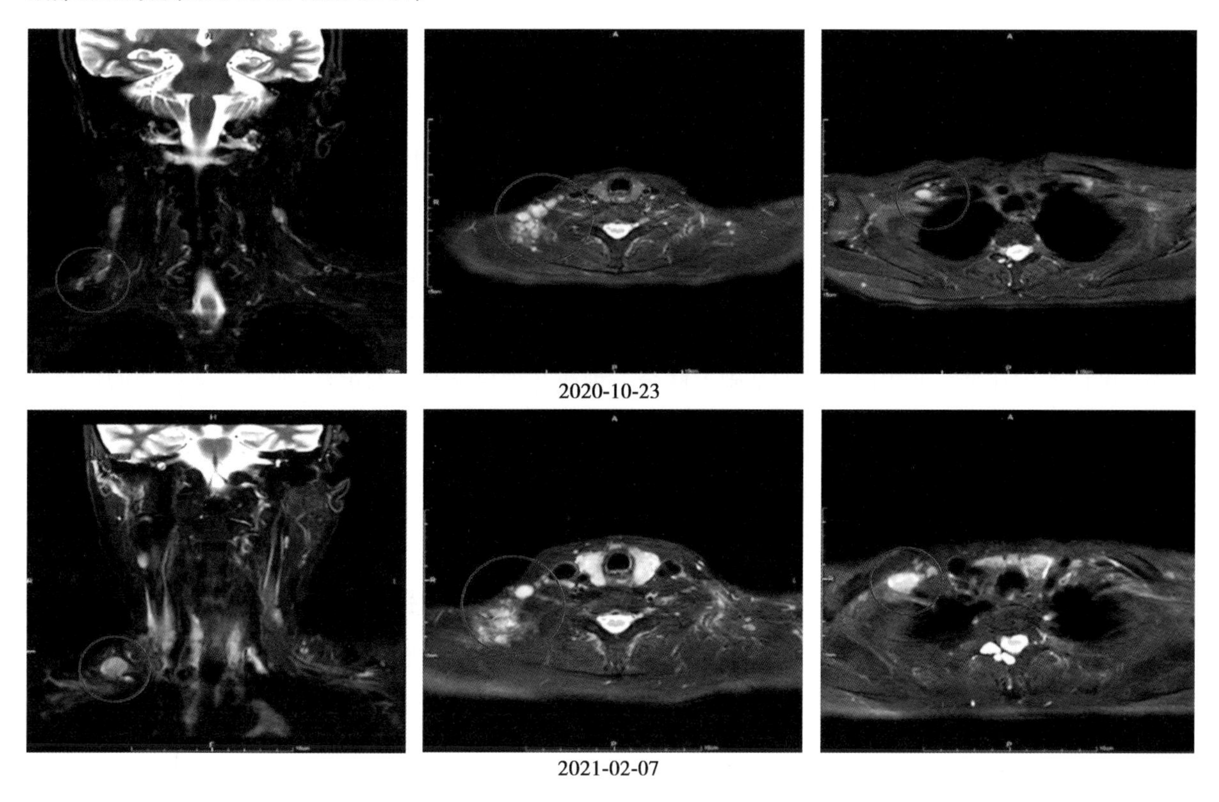

2020-10-23

2021-02-07

颈部 MR 对比（2021-02-07~2021-08-04）

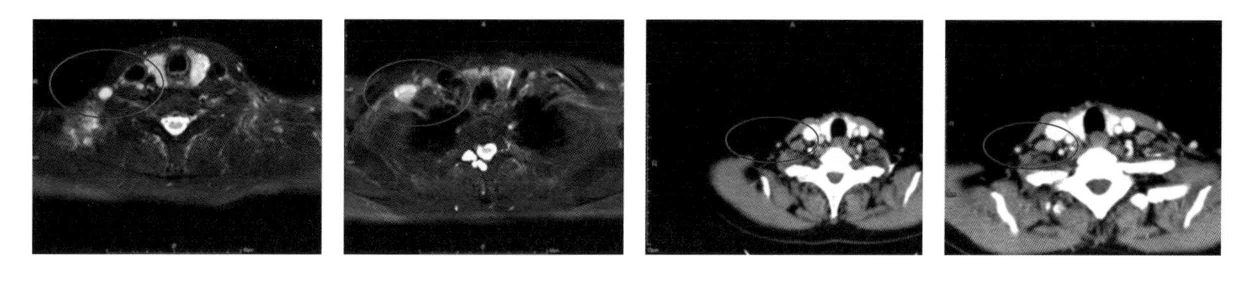

肺部 CT 影像对比（2020-09-29~2021-08-04）

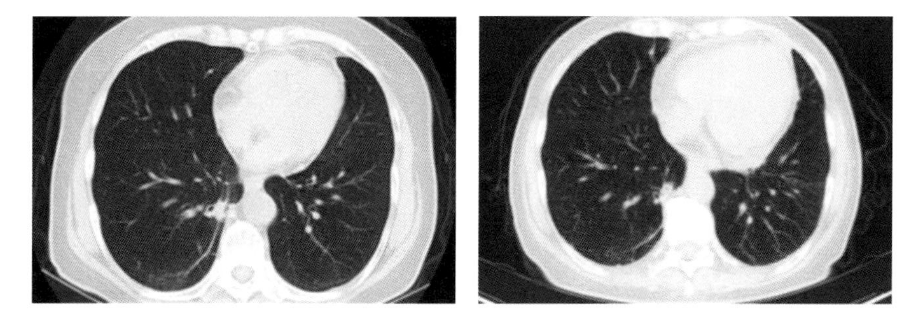

【析评】

该肺癌患者携带 *EGFR L858R* 敏感突变，然而其一线奥希替尼治疗开始至疾病进展时间为 7 个月，与 FLAURA 研究中一线奥希替尼治疗晚期 *EGFR* 敏感突变患者的中位 PFS 18.9 个月差距较大。在治疗过程中，患者的最佳疗效仅为略缩小的 SD。所以，对于拟开始使用奥希替尼治疗的肺癌患者，可以在治疗前进行更加全面的基因检测，排查肺癌患者在带有 *EGFR* 基因敏感突变的同时，是否合并其他能够影响 EGFR-TKI 疗效的共突变耐药基因[2-3]，以及是否存在 *EGFR* 敏感突变但丰度偏低的情况。而对于奥希替尼治疗过程中，疗效反应一般的肺癌患者，也可以更积极地开展联合治疗[4]，增进疗效。

患者出现奥希替尼耐药以后，三代 EGFR-TKI 联合抗血管药物，尤其安罗替尼鲜有报道，但从该病例可以看到明显的疗效，可为将来的临床实践乃至临床研究提供实例参考。如果对患者病情进展的模式进行更准确的描述（如局部进展 / 缓慢进展 / 全面进展），如仅为肺部病灶的局部进展，而其他部位基本稳定，可以考虑在继续原靶向治疗的基础上联合一种或几种局部治疗的策略，如对肺部进展的病灶联合使用局部放疗。

目前，安罗替尼常用于治疗二线及以上治疗后再次进展的晚期非小细胞肺癌[5]。本病例根据最新的临床研究与患者实际的临床情况，创新性地在一线奥希替尼耐药后，将安罗替尼与奥希替尼联合的策略作为二线治疗方案，并取得了较好的效果。但联合治疗过程中因不良反应大，对安罗替尼进行减量治疗。后续在安罗替尼 + 帕博利珠单抗联合治疗过程中，也因为出现了乏力、肌肉酸痛，使得帕博利珠单抗使用剂量为 100mg q.3w.。所以对于 PS 评分较差的患者，在接受安罗替尼参与的联合治疗方案时，其副作用需要更加关注[6]。

患者在三线治疗后出现双侧颈部淋巴结进展，可以考虑行双侧颈部淋巴结的局部放疗，可能与免疫治疗有进一步协同增效的作用。

此病例提示：①真实世界中肺癌治疗是共识、指南、临床实验证据、医师临床经验与患者个体特征相结合的“艺术”。对于 EGFR-TKI 治疗耐药的驱动基因阳性非小细胞肺癌患者，在患者的每一个关键治疗节点积极进行活检（组织优先）及基因检测，有助于最大可能地明确继发性耐药机制[7]与发现肿瘤异质性、肿瘤克隆进化过程[8]，从而寻找准确的治疗方案，为患者带来最大的临床获益[9]。②对于一部分驱动基因阳性的非小细胞肺癌患者在 EGFR-TKI 耐药后可能出现 PD-L1 的高表达患者，新型小分子多靶点抗血管激酶抑制剂比如安罗替尼，与 PD-1/PD-L1 抑制剂联合[10-11]，今后可能是一种新的治疗方案，期待更高水平的循证医学证据出现。

（焦顺昌　孙胜杰）

参考文献

[1] VARKI A. Trousseau’s syndrome: multiple definitions and multiple mechanisms [J]. Blood, 2007, 110 (6): 1723-1729.

[2] WANG F, JIN F, CHENG B, et al. The real-world efficacy and safety of anlotinib in advanced non-small cell lung cancer [J]. J Cancer Res Clin Oncol, 2022, 148 (7): 1721-1735.

[3] ZHANG Y, LIZASO A. Abstract 377: Molecular features-based model for predicting benefit from Bevacizumab combined with first-generation EGFR-tyrosine kinase inhibitor [C]//Proceedings: AACR Annual Meeting 2021, April 10-15, 2021 and May 17-21, 2021; Philadelphia, PA. 2021.

[4] GARASSINO M C, CHO B C, KIM J H, et al. Durvalumab as third-line or later treatment for advanced non-small-cell

lung cancer (ATLANTIC): an open-label, single-arm, phase 2 study [J]. Lancet Oncol, 2018, 19 (4): 521-536.

[5] PENG S, WANG R, ZHANG X, et al. EGFR-TKI resistance promotes immune escape in lung cancer via increased PD-L1 expression [J]. Mol Cancer, 2019, 18 (1): 165.

[6] BELKHIR R, BUREL S L, DUNOGEANT L, et al. Rheumatoid arthritis and polymyalgia rheumatica occurring after immune checkpoint inhibitor treatment [J]. Ann Rheum Dis, 2017, 76 (10): 1747-1750.

[7] SHI P, OH Y T, ZHANG G, et al. Abstract 2105: c-Met hyperactivation is an universal resistance mechanism to both first and third generation EGFR inhibitors [J]. Cancer Res, 2016, 76 (14 Supplement): 2105.

[8] OXNARD G R, YANG J C, YU H, et al. TATTON: a multi-arm, phase Ib trial of osimertinib combined with selumetinib, savolitinib, or durvalumab in EGFR-mutant lung cancer [J]. Ann Oncol, 2020, 31 (4): 507-516.

[9] HELENA A Y, GOLDBERG S B, LE X, et al. ORCHARD osimertinib + savolitinib interim analysis: A biomarker-directed phase II platform study in patients (pts) with advanced non-small cell lung cancer (NSCLC) whose disease has progressed on first-line (1L) osimertinib [J]. ESMO 2021, Abstract 1239P.

[10] DRILON A, CLARK J W, WEISS J, et al. Antitumor activity of crizotinib in lung cancers harboring a MET exon 14 alteration [J]. Nat Med, 2020, 26 (1): 47-51.

[11] ZHANG Z, YANG S, WANG Q. Impact of MET alterations on targeted therapy with EGFR-tyrosine kinase inhibitors for EGFR-mutant lung cancer [J]. Biomark Res, 2019, 7: 27.

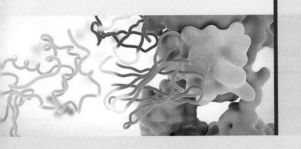

34

不可忽视的多系统 irAEs

【病情介绍】

患者，男，64 岁。因“胸闷气短 1 个月”于 2021-06-12 入院。既往史：身体健康，无吸烟史。查体：一般状态可，浅表未触及肿大的淋巴结，左肺下叶呼吸音减弱，心率 80 次 /min，心律齐，肝脾肋下未触及，生理反射存在，病理反射未引出。2020-06-16 肺 CT 检查示：纵隔内结构清晰，左肺上叶不规则等密度影，大小约 26mm × 34mm，分叶状，与邻近纵隔胸膜相连，左侧胸腔见积液影。颅脑 MRI：未见异常。胸腔积液脱落细胞检查，病理提示：腺癌，免疫组化结果示：TTF-1（2+），NapsinA（2+），CK7（2+），CK5/6（-），CD56（-），CgA（-），Ki67：30%，肺来源。基因检测示：*EGFR*、*ALK*、*ROS-1* 等多基因检测均为阴性。初步诊断：左肺上叶腺癌 $cT_2N_0M_1$，ⅣA 期，左侧胸腔恶性积液。

排除治疗禁忌证，于 2020-06-19 开始培美曲塞 + 卡铂 +PD-1 单抗治疗 2 个周期，2020-08-06 疗效评价为 PR。

【免疫治疗相关不良反应】

免疫联合化疗 2 周期后，2020-07-23 患者无明显诱因出现全身乏力，逐渐加重至抬头困难，伴肌肉疼痛。2020-07-29 出现复视，上睑下垂，并逐渐加重。2020-08-03 入院。查体：一般状态差，扶入病房。上睑下垂，眼睑水肿，闭合力弱，双眼外展不全，头部抬起困难。双肺呼吸音减弱，心率 102 次 /min，心律齐，上、下肢近端肌力Ⅳ级，远端肌力Ⅳ+，腱反射减弱，病理反射未引出。生化检查（相对于基线）：ALT 297U/L（6 倍），AST 612U/L（15 倍），CK 2 469U/L（11 倍），CK-MB 172U/L（7 倍）；

肺 CT 影像对比（2020-06-01~2020-08-06）

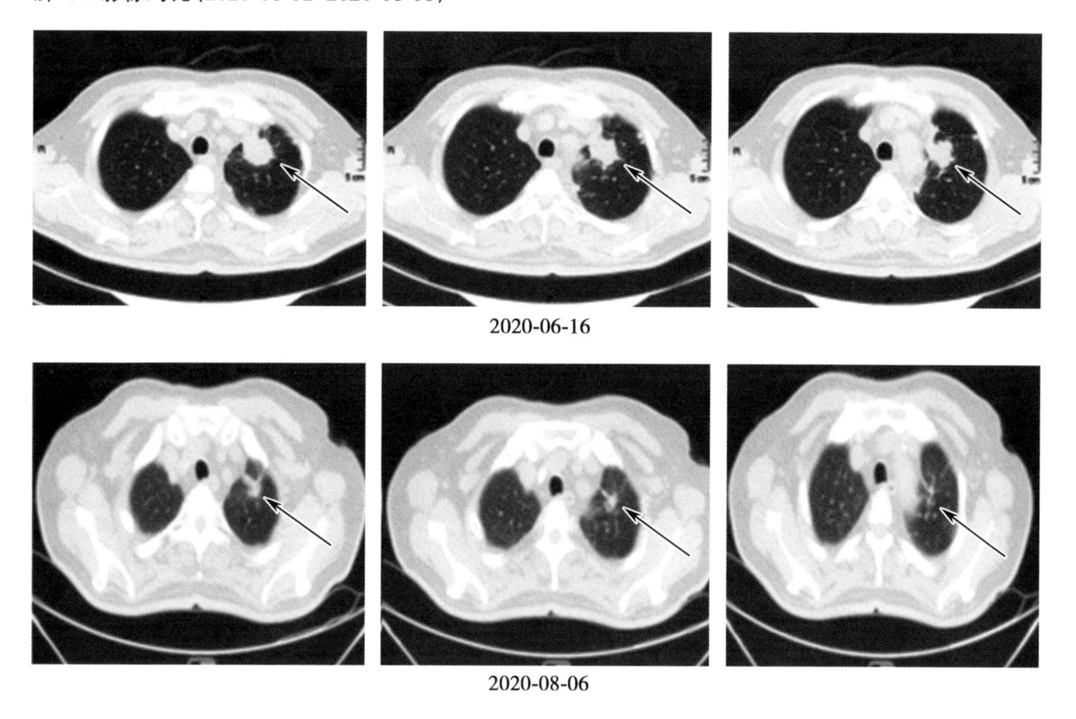

2020-06-16

2020-08-06

肺 CT 影像对比（2020-06-16~2020-08-06）

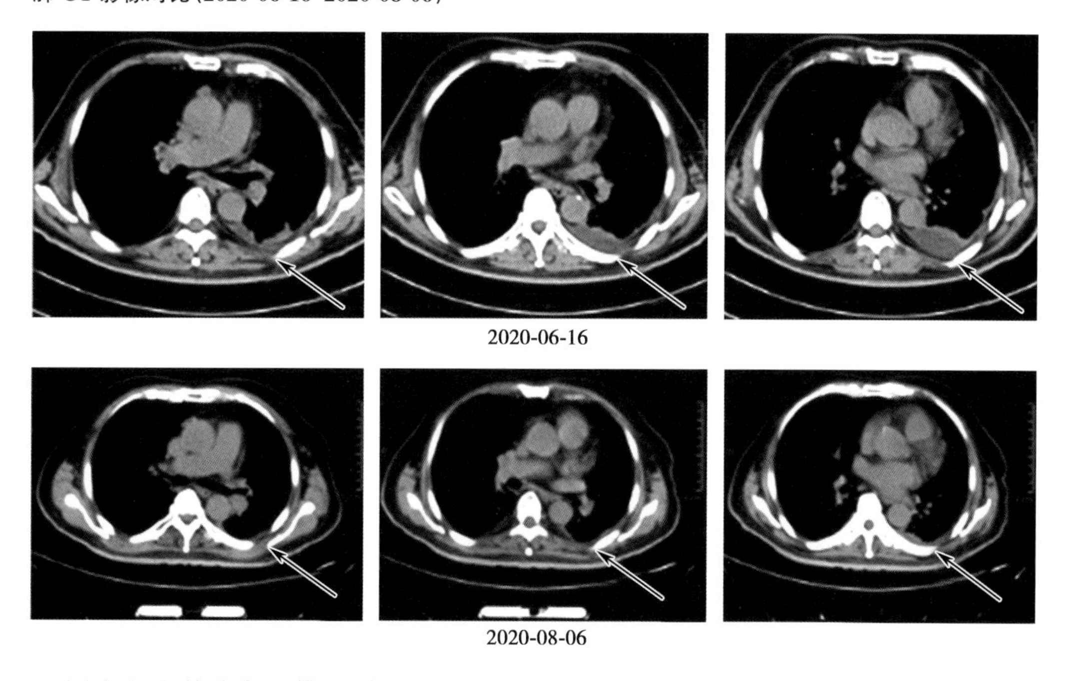

2020-06-16

2020-08-06

心电图示：左前分支阻滞；重症肌无力（myasthenia gravis，MG）自身抗体谱检查：AChRab 强阳性；Titinab（3+）；ASAab 强阳性；AMAab 强阳性。入院即给予大剂量甲泼尼龙 1.0g，及丙种球蛋白 20g 冲击治疗。2020-08-07 出现呼吸困难、烦躁、睡眠差，肌无力未见明显缓解，即加予英夫利昔单抗 200mg，溴吡斯的明 60mg 一日 3 次口服。上述治疗至 2020-08-15 肌无力症状有所好转，甲泼尼龙逐渐减量。2020-08-29 更换为泼尼松 60mg 口服，后续每周降低 5mg 剂量，至泼尼松 10mg 维持治疗。治疗过程中同时给予抑酸、补钾、补钙、补维生素 D、补钠等对症治疗，在应用激素期间，防止孢子感染及口腔护理防止真菌感染。

【析评】

该患者诊断为左肺上叶腺癌 $cT_2N_0M_1$，ⅣA 期，左侧胸腔恶性积液。患者为驱动基因阴性的患者，根据 KEYNOTE-189 的研究结果，行一线免疫联合化疗进行治疗。经基线评估后，患者无治疗禁忌证，无基础自身免疫性疾病，心肝肾功能、肺功能、内分泌系统检查均未见明显异常。但在第 2 个治疗周期之后，出现了免疫检查点抑制剂（ICIs）引起的多器官损伤，包括免疫性心肌炎、免疫性肝炎、MG，其中以 MG 的症状最为显著。虽然患者出现了免疫不良反应，但复查胸部 CT，疗效评价为 PR，效果理想。

ICIs 在改善肿瘤治疗效果的同时，可以引起危及生命的不良反应，并且可以影响多个器官和系统，而其中可能会以某个系统的症状最为严重，并以此为首发。因此发生免疫相关不良反应（irAEs）时，应该给予患者全面检查。本患者虽然也发生了免疫性心肌炎、免疫性肝炎，但很快恢复，以神经系统的 MG 不良反应最严重。最近的文献表明，免疫相关性 MG 与心肌炎、肌炎关系密切，25% 的患者合并心肌炎，30% 的患者合并肌炎[1]。而自发性肌无力患者仅有 0.9% 伴有心肌炎的发生[2]。

PD-1 抑制剂相关的 MG 多发生在治疗早期，一般发生于开始接受免疫治疗的前 4 个月内，并且迅速恶化，可快速进展导致呼吸肌肌力下降、呼吸衰竭。建议重点监测前 4 个月内 MG 的发生。本患者 irAEs 发生在这个时期。MG 的治疗通常采用免疫抑制剂联合对症治疗两种方式[3]。与其他 irAEs 治疗不同，因单用皮质类固醇治疗有加重 MG 危象的风险，目前推荐一线皮质类固醇联合丙种球蛋白或血浆置换术[4]。该患者的 MG 症状是在免疫治疗后出现的，治疗上立即停用了免疫抑制剂，给予大剂量糖皮质激素，同时联合丙种球蛋白和英夫利昔单抗，并在激素的基础上使用溴吡斯的明对症治疗，患者未发生 MG 危象，恢复良好。但是，英夫利昔单抗无论在自发性肌无力还是 ICIs 相关 MG 的治疗中均未得到推荐，如果糖皮质激素联合丙种球蛋白或血浆置换术无效，应考虑加用英夫利昔单抗。

此病例提示：本例患者加用了英夫利昔单抗，取得了很好的疗效，应根据患者用药的时间和症状的变化仔细甄别英夫利昔单抗是否有效，如确为英夫利昔单抗的疗效，也为今后 ICIs 相关 MG 的治疗开拓了一个新的治疗方向。随着 ICIs 的广泛应用，应高度警惕多系统 irAEs 的发生，做到早发现，早治疗。

（于 雁　车德海）

参考文献

[1] SUZUKI S, ISHIKAWA N, KONOEDA F, et al. Nivolumab-related myasthenia gravis with myositis and myocarditis in Japan [J]. Neurology, 2017, 89 (11): 1127-1134.

[2] SUZUKI S, UTSUGISAWA K, YOSHIKAWA H, et al. Autoimmune targets of heart and skeletal muscles in myasthenia gravis [J]. Arch Neurol, 2009, 66 (11): 1334-1338.

[3] SANDERS D B, WOLFE G I, BENATAR M, et al. International consensus guidance for management of myasthenia gravis: Executive summary [J]. Neurology, 2016, 87 (4): 419-425.

[4] 马鑫, 王方园, 余力生, 等. 从指南到临床实践——2015 年版突发性聋诊断和治疗指南学术讨论 [J]. 中华耳鼻咽喉头颈外科杂志, 2022, 57 (10): 1248-1253.

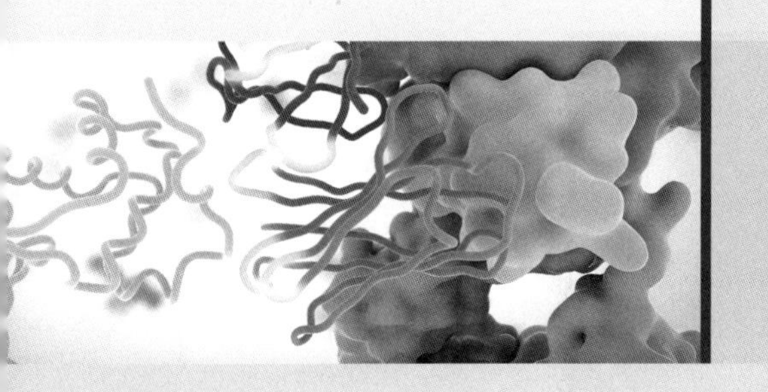

35

反复腹胀、腹痛、腹泻的真相

【病情介绍】

患者，男，55岁。因“发现肺肿物3天”于2020-05-30就诊。肺CT示：右肺上叶后段软组织结节影，26mm×13mm，考虑周围型肺癌，右侧肺门气管前多发淋巴结肿大，49mm×30mm，考虑淋巴结转移，左肺上叶后段类圆形结节影，考虑肺转移。

肺CT影像（2020-05-30）

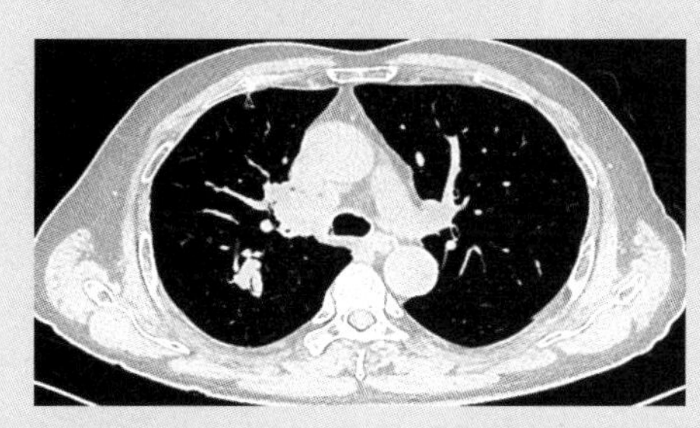

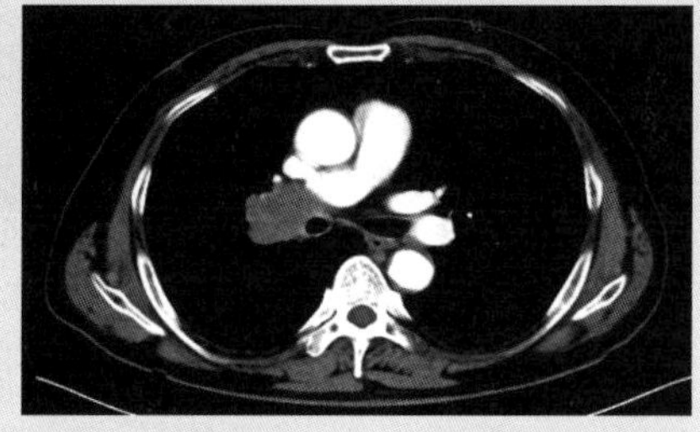

颅脑MRI提示：多发转移，(2mm×2mm)~(11mm×7mm)，无症状。既往史(–)、吸烟史多年，查体心肺腹及神经系统无特殊。PS 1分。

2020年6月行EBUS肺门淋巴结穿刺活检，病理学检查提示：小细胞癌。免疫组化示：CD56(+)，NSE(–)，Syn(弱+)，CgA(–)，Ki-67(约90%+)。PD-L1 TPS 0%，CPS 10%。基因检测结果示：*RB1 TP53*突变。最后诊断：右肺小细胞肺癌并右肺门淋巴结、左肺、脑多发转移，$cT_1N_2M_1$，广泛期。

遂患者于2020年6月~2020年7月行2程EP(依托泊苷100mg/m^2，第1~3天静脉滴注，顺铂25mg/m^2，第1~3天静脉滴注)+Durvalumab 1 500mg治疗。2程治疗后复查肺CT示：右上肺后段类结节灶现未见明确显示，左上肺转移瘤未见显示。纵隔、右肺门区软组织影，考虑淋巴结转移，范围较前明显缩小。颅脑M减少、缩小。

头颅 MRI 影像（2020 年 5 月）

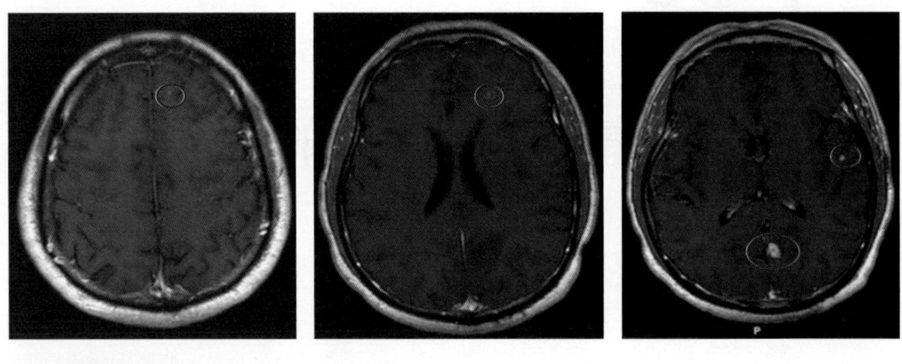

肺 CT 影像（2020 年 7 月）

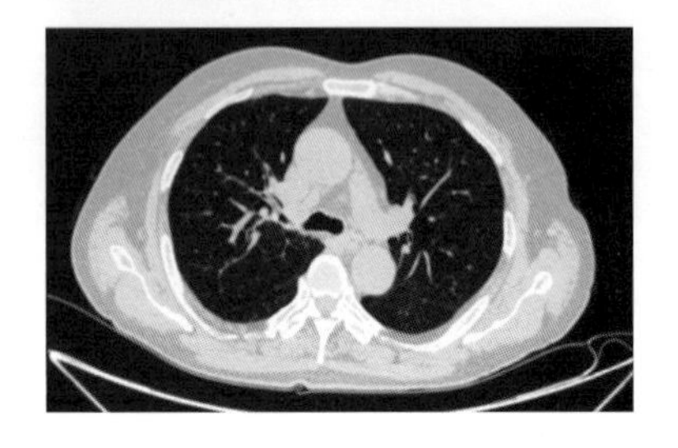

头颅 MRI 影像（2020 年 7 月）

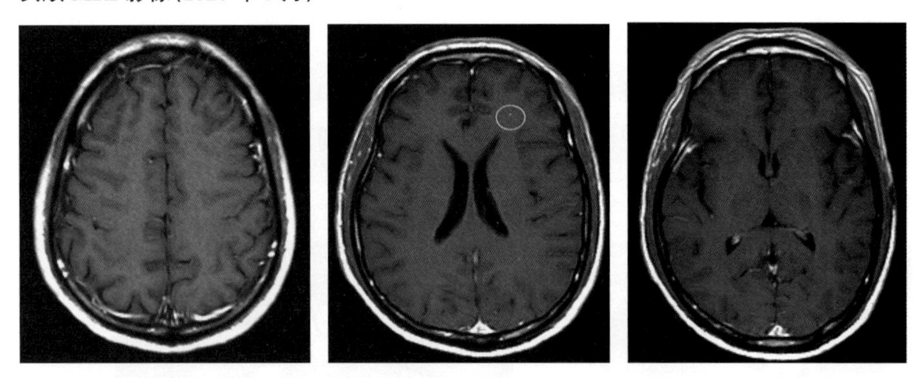

【免疫治疗相关不良反应】

第 3 次治疗后，患者出现了一些不良反应。2020-08-05，患者出现反复腹胀、腹痛（评分 5~7 分），腹泻每天 5~10 次，进食后明显加重。无便秘，无血便，无黏液便。2020-08-18 当地医院抽血提示：Hb 42g/L，ALB 26g/L，CRP 263mg/L，ESR 未查。上述指标异常提示患者存在较严重炎症反应及营养不良，继而导致血红蛋白下降。考虑患者使用免疫治疗中，可能出现免疫相关性胃肠炎，遂建议患者于当地医院完善腹部 X 线片及胃肠镜检查。结果提示：慢性胃炎，余未见异常。

因未能明确原因，遂于 2020-08-21 开始于当地医院行对症支持治疗及经验性抗感染治疗。治疗后患者腹胀缓解，腹痛仍无法缓解，无法进食。自 2020-08-25 后患者开始出现反复发热，体温 38.5℃，无伴寒战。患者胃肠镜没问题，会不会是小肠出现问题，遂建议考虑患者胃肠镜无明显异常，需评估小肠是否出现病变。2020-08-27 行腹部 CT 检查结果示：小肠肠壁多处增厚，考虑炎症性改变，克罗恩病可能性大；周围淋巴结肿大，考虑炎症反应性增生。

至此，考虑患者出现免疫治疗引起的小肠炎。其影像表现类似于炎性肠病。遂按免疫性肠炎给予患者相关治疗。2020-08-28~2020-08-30 当地医院开始予甲泼尼龙 60mg q.d. 治疗，症状改善不明显。考虑患者激素不敏感，遂于 2020-08-31~2020-09-08 给予甲泼尼龙 120mg q.d.+ 丙种球蛋白 20g q.d.+ 美沙拉嗪治疗，患者腹痛症状稍缓解，但仍反复发作，仍然无法进食。2020-09-04 开始患者症状逐步加重，2020-09-08 开始出现了麻痹性肠梗阻。考虑患者对常规治疗无效，建议加其他免疫抑制剂。遂患者于 2020-09-11、2020-09-18 行英夫利昔单抗 5mg/kg 治疗（计划于第 1 周、第 2 周、第 6 周）。治疗后患者症状稍缓解，但仍无明显好转。2020-09-30 患者出现感染性休克，于当地医院抢救无效死亡。

【析评】

免疫治疗方案的优化之处：本病例中所采用的治疗方案遵循了 CSCO 指南对于无症状脑转移广泛期小细胞肺癌的治疗推荐，先使用度伐利尤单抗 + 依托泊苷 + 顺铂方案治疗，后续拟行全脑放疗。但是，在后续对于不良反应的处理过程中，由于长期使用激素及免疫抑制药物，患者处于免疫抑制状态，可能会导致肿瘤进展或感染发生，而且 2020-08-27 的 CT 报告已经提示双肺炎症、左侧髋臼脓肿可能及胆囊炎，所以随后也应定期复查炎症指标及胸腹部 CT，加强抗感染及营养支持治疗。

此病例所用免疫治疗引起的不良反应及应对措施：患者第 3 次治疗后，出现了 G3~4 级的免疫性小肠炎，根据指南推荐，该患者使用了激素治疗［标准的中量激素 1mg/(kg·d)］，但是该患者使用激素后症状改善不明显，临床中会遇到约 20% 的免疫相关不良反应（irAEs）对激素治疗并不敏感，对于这样的患者，需要使用其他药物。根据目前指南：消化道 irAEs 的处理原则是尽早识别、及时足量治疗、快速升级、改善预后。糖皮质激素是中重度消化道 irAEs 的主要治疗方法，如中度患者治疗有效，激素可在 2~4 周减停，重度患者可在 4~8 周减停。如激素治疗效果不佳，需及时调整激素剂量 / 剂型，必要时快速升级至英夫利昔单抗（infliximab，IFX）或维多珠单抗。研究显示，与长期激素治疗比较，短期激素联合 IFX 治疗消化道 irAEs 合并各种感染的风险降低[1]。对于激素、IFX、维多珠单抗均无效的难治性消化道 irAEs，有病例报道显示肠道菌群移植治疗有效[2]。对于这个患者来说，尽管也尝试了 IFX，仍无法改善预后。

此病例提示：①免疫性肠炎不仅仅在横结肠，也可能在小肠，单纯行肠镜检查会漏掉小肠的评估，因此建议怀疑免疫性肠炎的，需要常规行腹部增强 CT 检查，并在病史侧重交代好，留意肠壁病变情况；②需要尽早识别 irAEs，尽早使用较强的联合用药，同时告知患者家属相关的死亡风险；③长期使用激素或免疫抑制药物，应定期复查炎症指标及 CT，警惕感染加重或肿瘤进展。

（周溢鑫）

参考文献

［1］WANG Y, ABU-SBEIH H, MAO E, et al. Immune-checkpoint inhibitor-induced diarrhea and colitis in patients with advanced malignancies: retrospective review at MD Anderson [J]. J Immunother Cancer, 2018, 6 (1): 37.

［2］WANG Y, WIESNOSKI D H, HELMINK B A, et al. Fecal microbiota transplantation for refractory immune checkpoint inhibitor-associated colitis [J]. Nat Med, 2018, 24 (12): 1804-1808.

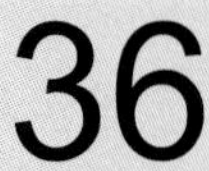

36

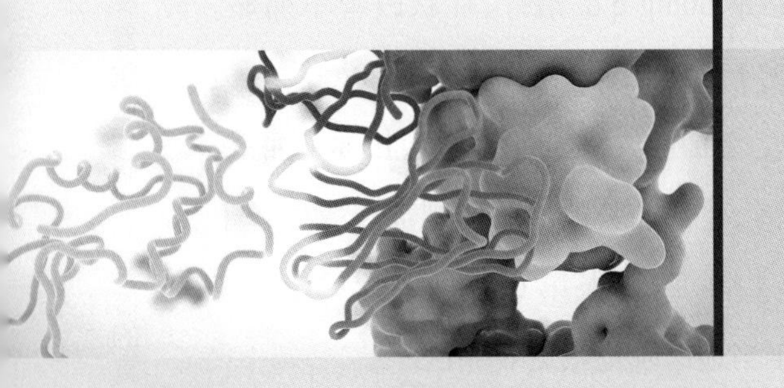

免疫相关暴发性心肌炎不容小觑

【病情介绍】

患者,男,54岁。因"胸腺瘤免疫联合化疗后16天,胸闷、心悸1天"2021-01-21就诊。2020年11月至昆明医科大学第一附属医院行"纵隔肿物切除术",术后病理示"胸腺瘤(B2型,局部B3型)"。2021-01-05给予TC(白蛋白结合型紫杉醇300mg,卡铂AUC=400mg),PD-1(帕博利珠单抗注射液)200mg治疗,治疗过程中无明显不良反应。2021-01-18出现轻微胸闷、心悸不适,未重视及诊治。2021-01-20上述症状加重为阵发性胸闷、心悸、乏力伴气促。既往史:有"脑梗死"病史5年,具体诊疗经过不详,目前未服相关药物治疗,现恢复良好,无脑梗死后遗症。个人史、家族史:吸烟指数600,否认饮酒史,否认肿瘤家族史。查体:神清,急性病容,ECOG 1分。右上肺呼吸音减弱,双肺未闻及干湿啰音及胸膜摩擦音。心率50次/min,节律规整,心音低顿,各瓣膜区未闻及杂音。腹软,全腹无压痛及反跳痛,肝脾未触及,双下肢无水肿。

2021-01-21颅脑CT示:颅脑未见异常。胸部CT示:双肺下叶少许坠积性炎症及纤维病灶,左肺下叶明显,心外形态饱满,心包膜少许增厚。

入院诊断:①胸闷、心悸查因:心肌炎?②胸腺瘤(B2型,局部B3型);③胸腺瘤术后免疫联合化疗后;④窦性心动过缓;⑤脑梗死后。

【免疫治疗相关不良反应】

心脏超声示:左室壁稍增厚,二尖瓣轻度关闭不全。左室射血分数64%。

2021-01-22 03:05心电图示:心律不明(心率44次/min),V_1/V_2导联呈RSR

(QR)右室传导延迟,前间壁心肌梗死,下壁心肌梗死,中度 ST 段压低,考虑高度房室传导阻滞。

2021-01-23 心脏超声示:室间隔稍增厚,二尖瓣轻度关闭不全。左室射血分数 62%。

治疗经过:

1. 2021-01-22 03:05　意识清醒,阵发性胸闷、心悸、乏力伴气促。SpO_2 100%(面罩供氧,8L/min)。心电图示高度房室传导阻滞:临时起搏器植入术。

2. 2021-01-22 15:25　意识清醒。血压 147/98mmHg。改无创呼吸机辅助通气,乌拉地尔注射液 125mg 泵入,米力农 20mg、氨茶碱 0.5g 泵入。

3. 2021-01-22 18:00　嗜睡。血压 99/59mmHg; pH 7.25; PCO_2 58mmHg; PO_2 91mmHg。HCO_3^- 25.4mmol/L; NA+ 125mmol/L。考虑免疫治疗相关性心肌炎,予甲泼尼龙琥珀酸钠 1 000mg 静脉滴注,呋塞米 20mg 泵入,补钠对症处理。

4. 2021-01-23 03:40　呼吸困难。BS 16.7mmol/L; NA+ 129mmol/L。胰岛素降血糖、补钠对症处理。

5. 2021-01-23 10:00　LDH 1 349U/L; CK 6 521U/L; CK-MB 355U/L; BNP 5 846.0pg/ml; TNT 5 461.00pg/ml; NA+ 131mmol/L。甲泼尼龙琥珀酸钠 1 000mg 静脉滴注,利尿、强心对症治疗。

6. 2021-01-23 21:27　白细胞计数 15.4×10^9/L,中性粒细胞计数 14.25×10^9/L。拉氧头孢钠 1g 静脉滴注。

7. 2021-01-24 06:50　心电监护提示:室性心动过速。予电复律,盐酸胺碘酮注射液 75mg 静脉滴注,磷酸肌酸钠针 2g 静滴,托拉塞米 20mg 泵入,地佐辛注射液 20mg 泵入。

8. 2021-01-24 09:00　LDH 1 428U/L; CK 3 949U/L; CK-MB 213U/L; MYO 3 000.00ng/ml; TNT 7 743.00pg/ml; NA+135mmol/L; 白细胞计数 27.1×10^9/L; 中性粒细胞计数 23.87×10^9/L; PCT: 0.05ng/ml。心电监护提示:交界性心律,ST 段显著压低。予胺碘酮 300mg 泵入,米力农 20mg 泵入,氨茶碱 0.5g 泵入,地佐辛 20mg 泵入,头孢哌酮钠舒巴坦钠 3g 静脉滴注。

9. 2021-01-24 16:50　呼吸窘迫。血氧饱和度下降。心电监护提示:室上性心动过速。双肺呼吸音粗,行气管插管,甲泼尼龙琥珀酸钠 500mg 静脉滴注,去甲肾上腺素、枸橼酸芬太尼 50μg 静脉滴注。

10. 2021-01-24 21:03　人免疫球蛋白 20g 静脉滴注,艾司洛尔 0.5g 泵入。

11. 2021-01-24 22:59　心电监护提示:起搏心率。未闻心音,测不出血压。瞳孔散大,自主呼吸消失,立即行心肺复苏,间断注射肾上腺素针强心等抢救,至 23:35 抢救无效死亡。

中国胸腺肿瘤临床诊疗指南表明免疫治疗在胸腺瘤中具有一定的应用前景,但在治疗过程中仍需要关注其不良反应,在抗 PD-1 抗体帕博利珠治疗胸腺瘤的临床研究中发生的免疫治疗相关不良反应包括免疫相关性肝炎、心肌炎、甲状腺炎、结肠炎及肾炎。ICIs 相关性心肌炎中国专家共识中指出,ICIs 用药后发生严重的心肌炎的中位时间为 27 天,最短发病时间为 5 天。该患者在接受免疫检查点抑制剂治疗后 13 天出现症状,17 天心电图提示恶性心律失常,并且出现明显临床症状结合患者心电图心肌酶学,考虑患者为免疫检查点抑制剂相关危重型心肌炎 G4 级,立即给予相应的干预治疗。ICIs 相关性心肌炎中国专家共识指出危重型心肌炎推荐激素冲击 3~5 天治疗有效后逐步减量，若激素冲击 24 小时无改善，需要联合 1~2 类其他免疫调节药物，其他可供选择的免疫调节治疗药物包括化学药物、生物制剂和免疫球蛋白三类；条件允许或者预期寿命较长可联合非药物治疗手段，包括血浆置换和淋巴细胞清除，以及生命支持治疗。

患者在入院 24 小时内即按照中国专家指南推荐给予大剂量激素冲击，并辅以临时起搏、机械辅助生命支持治疗等积极抢救措施，但均因病情危重且进展迅速，最终死亡。因此本案例的治疗也给我们带来一些思考，暴发性心肌炎病情发展迅速，在治疗过程中除了给予早期足量的激素冲击之外，在患者症状加重时或没有明显改善时，应尽早联合其他二线治疗手段以提高抢救 ICIs 相关暴发性心肌炎的成功率。二线治疗如吗替麦考酚酯、他克莫司、血浆置换，评估心力衰竭风险后联用英夫利昔单抗进一步抑制免疫系统，均有治疗成功报道。此外，T 细胞共刺激信号调节剂阿巴西普（abatacept）、抗 CD52 单抗阿伦单抗（alemtuzumab）也有治疗 ICIs 相关严重心肌炎的成功报道。这些药物是否也可以及时运用并且阻止本案例病情进展甚至治愈 ICIs 相关严重心肌炎呢？同时有文献报道了患者因失血及时大量输血后抢救免疫相关暴发性心肌炎成功的案例。作者们认为患者大量输血相当于全身血浆置换，有利于减少体内活化的 T 淋巴细胞、细胞因子及 PD-1 抗体，增加了治愈机会。这也启示早期联合体外膜肺氧合（ECMO）治疗支持或许也能极大程度干预本例病情的进展。同时对于患者使用免疫抑制剂时间点及病情评估上需要更多、更细致的研究和指南指导，本例及文献回顾总结免疫性心肌炎早发现、早干预及联合高级生命支持对于患者治疗十分重要。

【析评】

该患者为胸腺瘤（B2 型，局部 B3 型）术后，予辅助化疗 + 帕博利珠单抗免疫治疗。尽管胸腺肿瘤上皮细胞存在较高的 PD-L1 表达，但目前研究多数为小样本多线治疗，没有辅助治疗的数据支持。现有数据发现该类疾病 3~4 级免疫相关不良反应主要包括肝炎、心肌炎、甲状腺炎、结肠炎、结膜炎、肾炎等，尤其肝炎及心肌炎报道较多。而且，胸腺肿瘤患者中有相当比例伴随自身免疫性综合征，因此在接受免疫治疗前需衡量获益与治疗的风险。建议进一步补充术后分期及说明未行术后放疗的原因。该患者治疗后出现心肌损伤，考虑暴发性心肌炎可能性大，但需要排除心肌梗死可能，病例中需要说明未行 PCI 的原因。免疫性心肌炎属于免疫相关心血管不良反应中的一种，尽管发生率低，但死亡率高达 39.7%~50%，居所有免疫相关不良反应的第一位。因此在临床中要足够重视。一旦确诊治疗上尽早应用大剂量激素冲击治疗，必要时联合丙种球蛋白、英夫利昔单抗、抗胸腺球蛋白、吗替麦考酚酯等。该患者在考虑免疫性心肌炎后抢救积极，已予大剂量激素冲击及丙种球蛋白治疗，但最终因病情危重，从激素冲击到死亡不到 72 小时。

此病例提示：①免疫相关不良反应出现时间较晚，治疗后的监测及随访尤其重要。要加强患者教育，让其充分了解不良反应导致的症状有哪些，不适及时就诊。争取做到早期发现、早期治疗、早期康复。②医护人员要充分了解各类肿瘤免疫治疗不良反应的特点，加强患者管理，落实随访。一旦考虑免疫性心肌炎尽快心内科会诊，做好鉴别诊断，必要时转入监护室治疗。

（庄 莉 王 娴）

参考文献

[1] 免疫检查点抑制剂相关性心肌炎监测与管理中国专家共识 (2020 版)[J]. 中国肿瘤临床, 2020, 47,(20): 1027-1038.

[2] 王阿曼, 刘莹, 刘基巍.《SITC 免疫检查点抑制剂相关毒性管理专家共识》解读——心脏毒性部分 [J]. 中国医刊, 2019, 54 (8): 836-839.

[3] 中国临床肿瘤学会指南工作委员会. 中国临床肿瘤学会 (CSCO) 免疫检查点抑制剂相关的毒性管理指南: 2019 [M]. 北京: 人民卫生出版社, 2019: 1-116.

[4] 郭潇潇, 王汉萍, 周佳鑫, 等. 免疫检查点抑制剂相关心脏不良反应的临床诊治建议 [J]. 中国肺癌杂志, 2019, 22 (10): 627-632.

[5] JOHN A, BRYAN J, JULIE B, et al. Management of immunotherapy-related toxicities, version 1. 2022, NCCN clinical practice guidelines in oncology.[J]. J Natl Compr Canc Netw, 2022, 20 (4): 387-405.

[6] VARRICCHI G, GALDIERO M R, TOCCHETTI C G. Cardiac toxicity of immune checkpoint inhibitors: cardio-oncology meets immunology [J]. Circulation, 2017, 136 (21): 1989-1992.

[7] JOHNSON D B, BALKO J M, COMPTON M L, et al. Fulminant myocarditis with combination immune checkpoint blockade [J]. N Engl J Med, 2016, 375 (18): 1749-1755.

[8] MOSLEHI J J, SALEM J E, SOSMAN J A, et al. Increased reporting of fatal immune checkpoint inhibitor-associated myocarditis [J]. Lancet, 2018, 391 (10124): 933.

[9] KOCIOL R D, COOPER L T, FANG J C, et al. Recognition and initial management of fulminant myocarditis: a scientific statement from the American Heart Association [J]. Circulation, 2020, 141 (6): e69-e92.

[10] ZHANG L, JONES-O'CONNOR M, AWADALLA M, et al. Cardiotoxicity of immune checkpoint inhibitors [J]. Curr Treat Options Cardiovasc Med, 2019, 21 (7): 32.

[11] SALEM JE, ALLENBACH Y, VOZY A, et al. Abatacept for severe immune checkpoint inhibitor-associated myocarditis [J]. N Engl J Med, 2019, 380 (24): 2377-2379.

[12] ESFAHANI K, BUHLAIGA N, THéBAULT P, et al. Alemtuzumab for immune-related myocarditis due to PD-1 therapy [J]. N Engl J Med, 2019, 380 (24): 2375-2376.

[13] 王涟, 王振伟, 魏钟海, 等. 免疫检查点抑制剂相关暴发性心肌炎救治一例 [J]. 中华心力衰竭和心肌病杂志, 2020, 4 (2): 125-127.

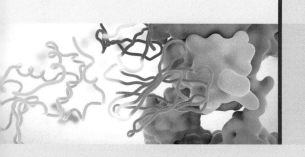

37

免疫联合化疗立大功，助力患者长生存

【病情介绍】

患者，男，69岁。因“咳嗽、胸闷伴左侧胸痛1个月余”于2019-06-06就诊。不嗜烟酒，既往史、家族史无特殊。查体：左下肺呼吸音稍弱，余查体无特殊。2019-06-07胸部增强CT提示：左下肺门团块影，考虑肺癌可能。左下肺叶阻塞性肺炎，左上前壁胸膜多发小结节，不除外转移瘤。左肺门、纵隔多发肿大淋巴结，考虑转移。2019-06-15行全身PET-CT检查提示：左肺下叶见一巨大不规则软组织肿块影，放射性浓聚，SUV约11.9，大小约7.8cm×4.6cm×7.1cm，考虑肺癌。左侧胸膜不均匀增厚，局部呈结节状，放射性不均匀浓聚，SUV约11.9，大小约1.4cm×2.3cm，考虑转移。左肺门及纵隔（5、8组）见多发肿大淋巴结，放射性浓聚，SUV约12.7，最大位于纵隔（8组），大小约3.2cm×2.4cm。考虑转移。

颅脑增强MRI未见转移征象。2019-06-21行CT引导下肺肿物穿刺术，病理考虑：淋巴上皮瘤样癌；免疫组化结果示：CK（+），P63（+），CK7（-），CK5/6（+），Syn（-），CD56（-），TTF-1（-），Ki-67（80%+）；原位杂交：EBERs（+）。二代测序（605基因）结果示：*PIK3CA E545K*突变；*CYLD R758**突变，TMB 1.53Muts/Mb。PD-L1 TPS 1%（22C3）。基线实验室检查：血常规、肝肾功能、止凝血、乙肝两对半、丙肝抗体、HIV抗体、梅毒筛查未见特殊。PCR方法检测血浆EBV-DNA定量：3.3×104copy/ml。肿瘤标志物检查：细胞角蛋白19片段（CyFra21-1）23.04ng/ml；NSE 29.74ng/ml。

最后诊断：左下肺淋巴上皮瘤样癌，伴胸膜、左肺门及纵隔淋巴结转移，$cT_4N_2M_1$ Ⅳ期（第8版分期），EGFR、ALK野生型PD-L1低表达。

基线 PET-CT 影像

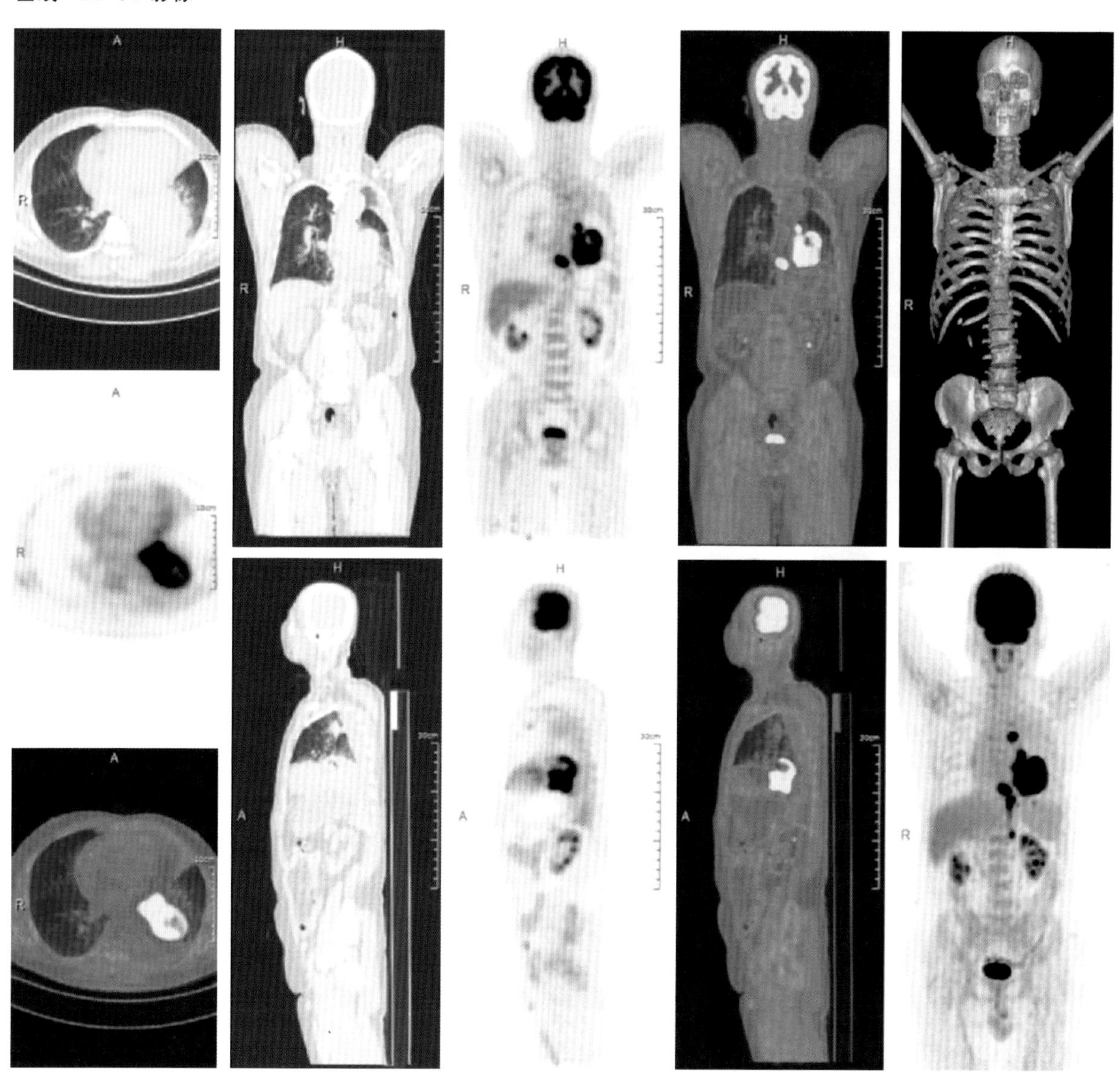

【免疫治疗相关不良反应】

一线治疗：2019-06-28~2019-10-10，患者接受白蛋白紫杉醇（260mg/m^2 D1 q.3w.）+卡铂（AUC=5 D1 q.3w.）+帕博利珠单抗（200mg D1 q.3w.）方案化疗 6 程。2 程后疗效评价 PR-unconfirmed。复测 EBV-DNA 为 2.27×10^3copy/ml。4 程后疗效评价 PR-confirmed。复测 EBV-DNA 为 5.5copy/ml。第 6 个疗程开始 EBV-DNA 降至 0，并持续到末次随访时间（2022-03-10）。在 6 程化疗期间，治疗相关副作用包括Ⅱ度脱发、Ⅰ度血小板下降、Ⅰ度贫血、Ⅰ度外周神经病变、Ⅱ度乏力，均与化疗相关，而与帕博利珠单抗不相关。6 程化疗结束后，患者接受帕博利珠单抗（200mg D1 q.3w.）维持治疗。定期复查胸部增强 CT，疗效持续 PR，截至末次随访时，治疗已持续 33 个月余。

帕博利珠单抗维持治疗过程中出现Ⅰ度甲减（2020-01-21）：游离 T_4 11.61pmol/L，游离 T_3 4.54pmol/L，TSH 1.63μIU/ml，予补充左旋甲状腺素后游离 T_4 波动在 9.37~12pmol/L 和正常值范围 12~22pmol/L 之间，

2021-04-15 之后游离 T_4 和 T_3、TSH 恢复正常值范围内。

肺 CT 影像前后对比（基线 ~12 疗程）

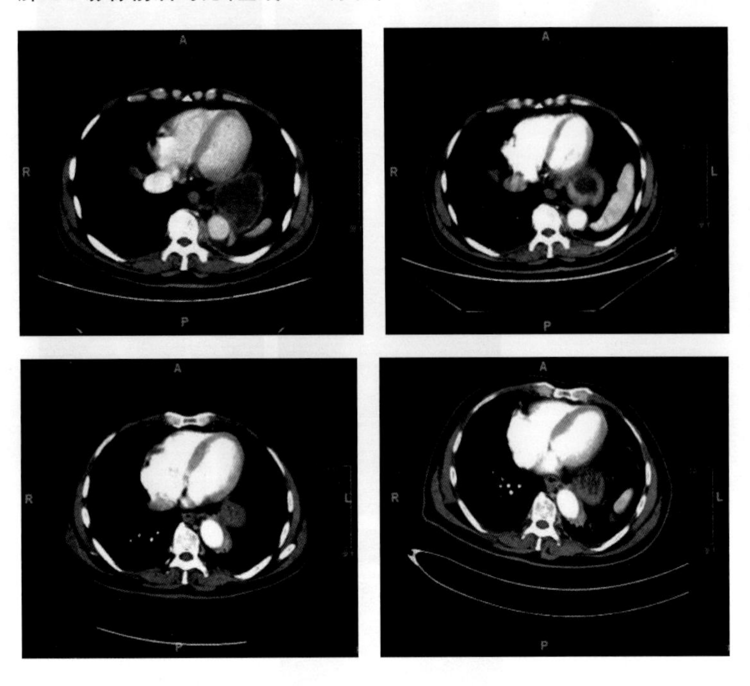

EBV-DNA 动态变化

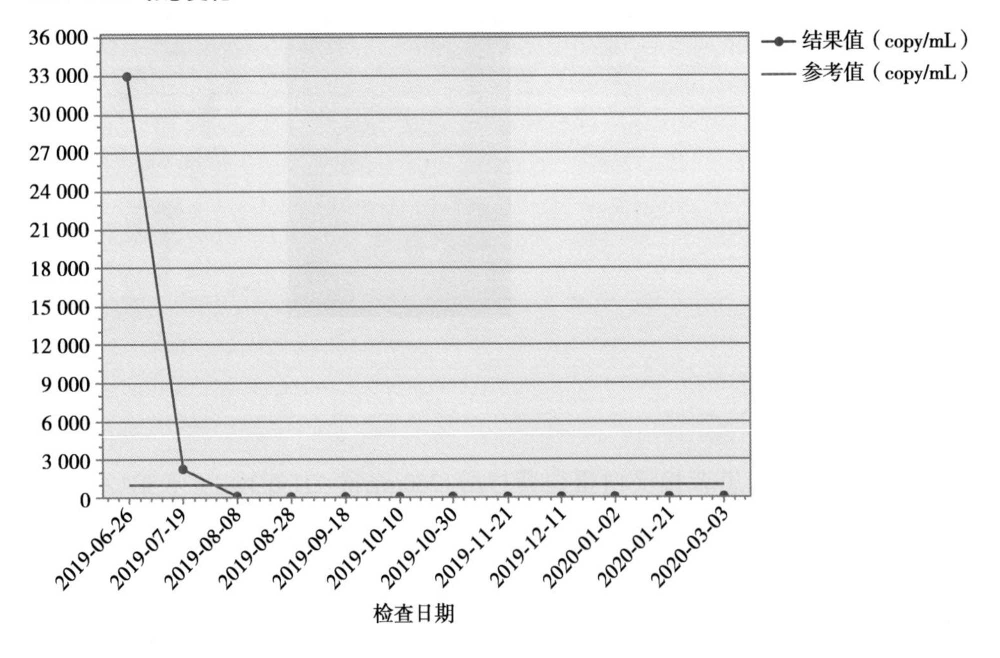

【析评】

本例为一例 PD-L1 阴性、低 TMB 的晚期肺淋巴上皮瘤样癌（PLELC）一线采取化疗联合帕博利珠单抗治疗后获得持久缓解的病例。总的来说，肺来源的淋巴上皮瘤样癌发生率较低，对该病的临床认识有限，尚没有标准的治疗方法，由于其罕见性，对 PLELC 的治疗均是经验性的，目前在抗血管生成治疗及免疫治疗方面尚缺乏研究。本病例确诊时已有胸膜、左肺门及纵隔淋巴结转移，为Ⅳ期 PLELC 患者，失去了手术治疗的机会。PLELC 与鼻咽癌未分化癌一样，均与 EB 病毒感染相关，而且在临床病理学特征上，PLELC 与鼻咽未分化癌高度相似，鼻咽癌常用化疗方案以及免疫检查点抑制剂进行治疗。除此之外，也有研究提出肺 LELC 具有鳞状细胞的超微结构，认为 PLELC 可能为鳞状细胞癌来源，而目前化疗联合免疫已获批成为 EGFR/ALK 野生型晚期非小细胞肺癌的优选一线治疗方案。

此病例提示：①尝试用化疗联合免疫检查点抑制剂进行治疗，有一定的可行性，其结果也很令人满意，获得了 22 个月余的无进展生存期（最佳的 GP 方案无进展生存期仅为 12 个月），未见严重的不良反应，治疗后 EBV-DNA 降至 0。值得注意的是有小样本的回顾性研究表明 PLELC 中 PD-L1 阳性率高达 63.3%~75.8%，预示着 PLELC 患者更容易从免疫治疗中获益[1]，结合既往个案报道，化疗联合免疫似乎对 PLELC 确实有明显的生存获益[2-3]，但仍需前瞻性、大样本的临床研究证实。②鼻咽癌对放射治疗高度敏感，放射治疗是无转移鼻咽癌患者的主要治疗方法，在化疗联合免疫治疗 PLELC 的基础上，加用放疗，疗效是否会有提升及放疗的时机，都需要进一步探索。

（洪少东　周华强　张 力）

参考文献

[1] CHANG YL, YANG CY, LIN MW, et al. PD-L1 is highly expressed in lung lymphoepithelioma-like carcinoma: a potential rationale for immunotherapy [J]. Lung Cancer, 2015, 88 (3): 254-259.

[2] 赵惠, 陈建华. 原发性肺淋巴上皮瘤样癌 8 例临床分析 [J]. 中国肺癌杂志, 2020, 23 (3): 168-175.

[3] 钟育敏, 张绪超. 免疫检查点抑制剂在肺淋巴上皮瘤样癌等病毒相关肿瘤中的研究进展 [J]. 循证医学, 2021, 21 (6): 372-378, 384.

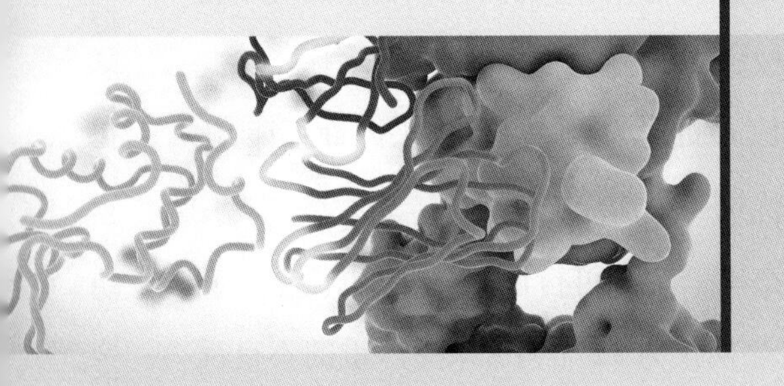

38

严重的腹泻、便血怎么办？

【病情介绍】

患者，男，65岁。患者2017年5月无明显诱因出现右侧持续性胸部胀痛。2017-06-11行胸部CT示：①右肺上叶后段占位性病变，考虑周围型肺癌可能性大，并累及邻近胸膜及肋骨；② C_5、C_6、C_7 椎体，T_5 右侧椎板及棘突改变，考虑骨转移。肺穿刺病理学检查示：(右肺肿块穿刺物）分化差的癌，结合免疫组化标志考虑为鳞癌。免疫组化报告示：CK(3+)，CK7(3+)，TTF-1(–)，Napsin(–)，P40(+)，P63(+)，CK5/6(小区+)，ALK(–)。入院诊断：原发性支气管肺癌，右上肺，鳞癌，$cT_4N_0M_1$ Ⅳ期，骨转移，驱动基因阴性、PD-L1阴性。

治疗史：一线治疗，2017-06-23~2017-08-16行GP+恩度方案化疗3周期。疗效评估SD。因胸椎疼痛剧烈于2017-09-25~2017-11-14针对 T_3~T_5 转移瘤行姑息性放疗。剂量：PTV1 DT95%：41.9Gy/21次；PTV2 DT95%：57.1Gy/25次，2017-09-23~2017-09-25。同时配合放疗改行TP化疗一周期：TP+恩度。疗效评估缩小的SD。二线治疗，2017-12-11因右侧胸痛加重，复查CT提示肺部肿块增大，疗效评估PD，自2018-01-03开始行欧狄沃单抗+长春瑞滨胶囊治疗。

PFS：42个月。

【免疫治疗相关不良反应】

2020年10月，使用免疫治疗33个月后出现3级免疫相关性肠炎。表现：腹泻，水样便及黏液血便，达 40^+ 次/d。外院肠镜：直肠黏膜样改变，糜烂性左半结肠-直肠炎。病理：(直肠）黏膜中度慢性炎，溃疡形成。

肺 CT 前后对比（2017-06-11~2017-12-13）

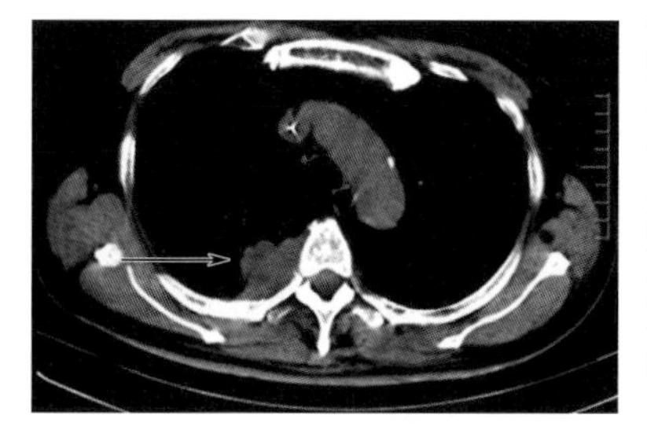

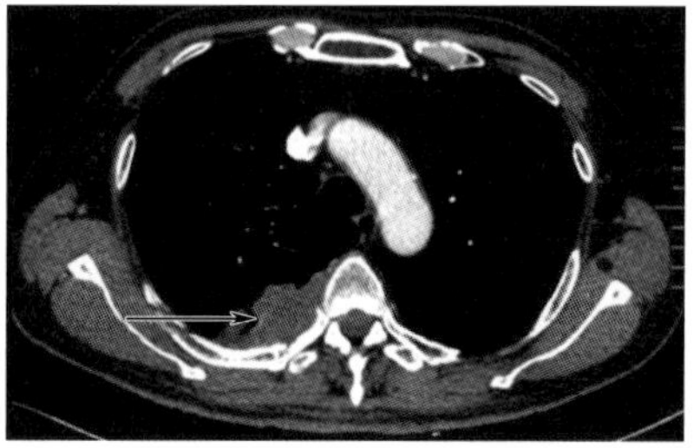

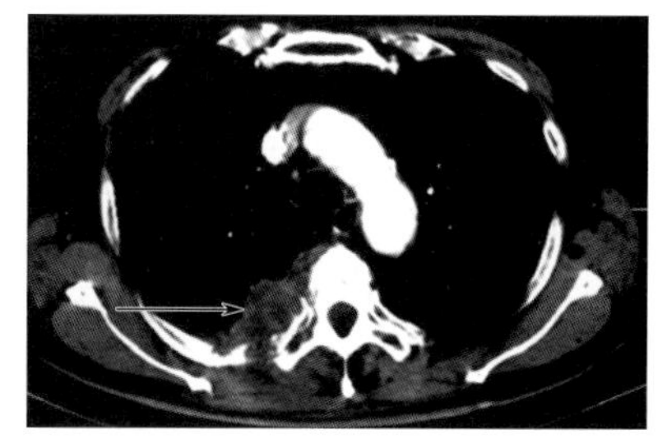

肺 CT 前后对比（2017-12-13~2021-06-21）

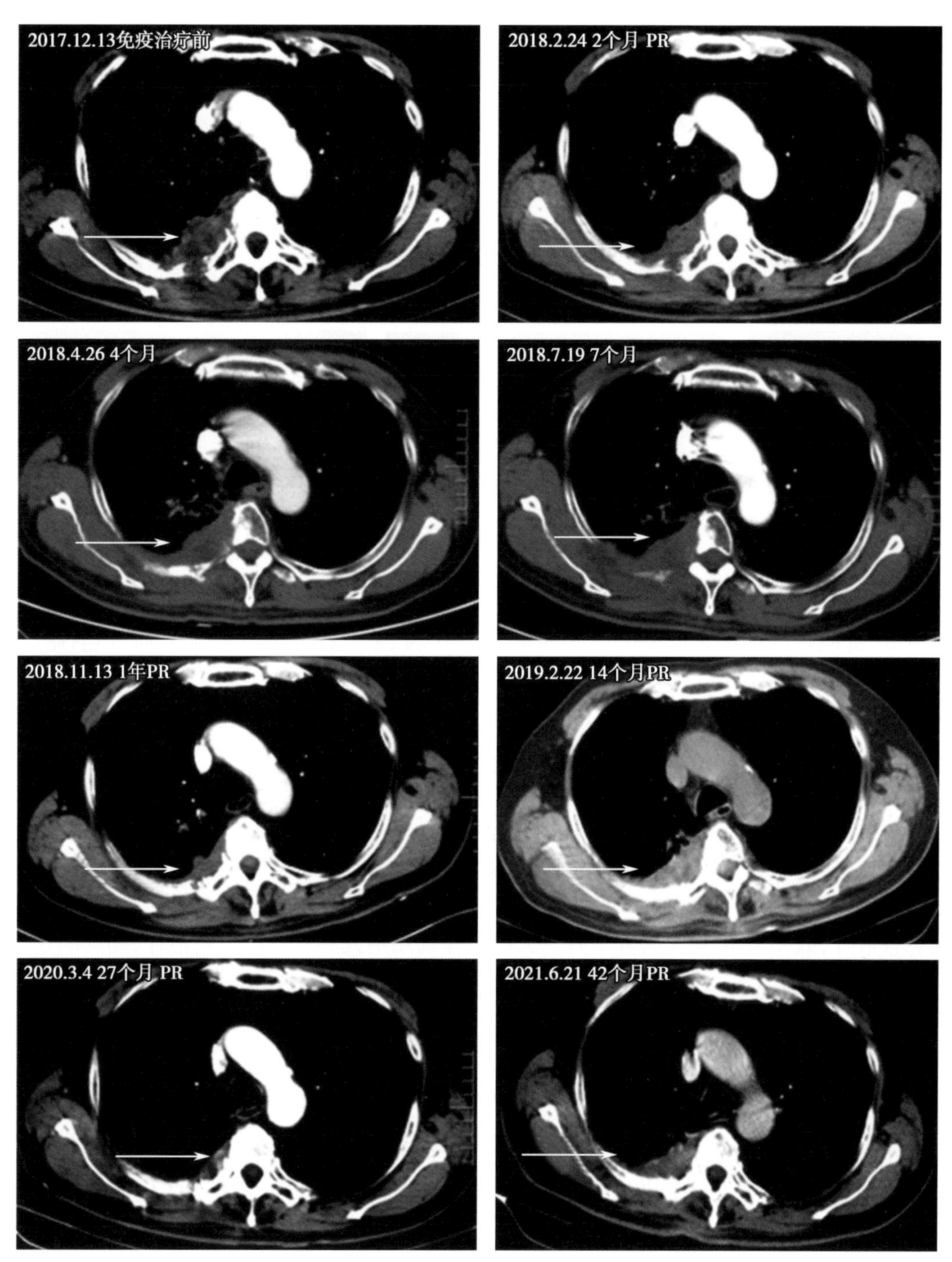

肠镜表现：肠道准备欠佳，可见大量粪水残留，致局部观察不清，进镜至回盲部，回盲瓣开口正常，退镜观察，于升结肠、横结肠、降结肠可见多发溃疡性病变，直径 0.1~1.0cm，覆薄白苔，充血发红明显，于升结肠、降结肠活检，质稍脆，组织弹性欠佳，易出血。

肛门指检（-）。

注意事项：①使用了镇痛镇静药物，需陪护 6 小时以上。② 24 小时内不能开车、高空作业。③ 12 小时内不能喝酒。④ 24 小时内你不可以作任何法律上的决定。⑤有任何不适请拨打电话联系医生。

检查结论：结肠多发溃疡性病变；炎性肠病？化疗后改变？建议密切追踪病理，定期复查。

肠镜

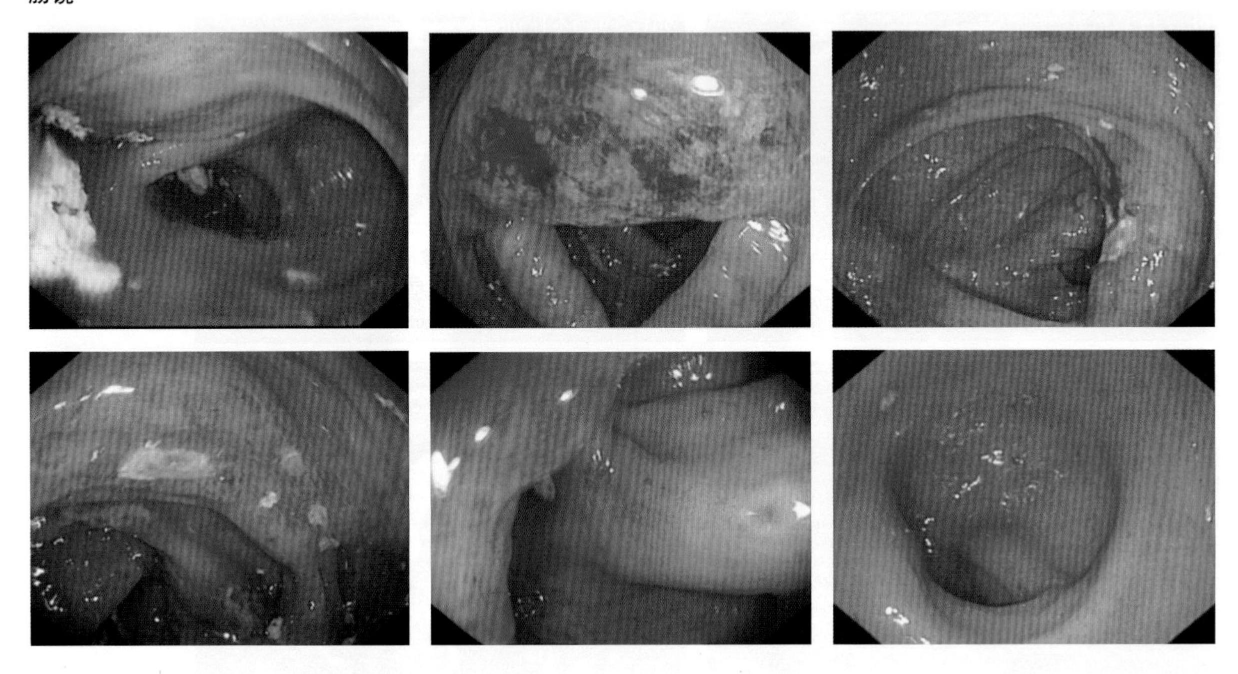

处理：静脉营养、盐酸左氧氟沙星抗感染、生长抑素、洛哌丁胺、蒙脱石散止泻、酚磺乙胺、白眉蛇毒及维生素 K 止血及维持电解质平衡。醋酸泼尼松 2mg/（kg·d），后逐渐减量；腹泻及便血持续 1 个月后好转。激素减量方法：症状稳定持续 1 周后开始减量，每次减量 20%，每周减量 2 次，总疗程 6~8 周。

【析评】

该患者为右肺鳞癌多发转移，驱动基因检测阴性。一线治疗行含铂双药化疗联合抗血管生成靶向药物，并结合姑息性放疗，效果稳定，PFS 为 6 个月。二线治疗选用纳武利尤单抗单药治疗，病灶缩小，达到局部控制，在免疫治疗 33 个月后患者出现腹泻，水样便及黏液血便，最多达 40 次 /d，为 3 级不良反应。肠镜病理提示直肠黏膜中度慢性炎，溃疡形成，考虑免疫相关性肠炎。予以激素冲击及减量治疗，抗感染治疗及对症治疗后患者好转。免疫相关性胃肠道不良反应主要表现为结肠炎，临床表现为腹泻、腹痛、便中带血及黏液、发热等。大多病变在乙状结肠和直肠，结肠镜下可见黏膜红斑、糜烂、溃疡形成。免疫相关性结肠炎为免疫检查点抑制剂常见不良反应，CTLA-4 抑制剂发生率高于 PD-1/PD-L1 抑制剂。1 级不良反应为腹泻次数<4 次 /d，无腹痛、便中带血，可对症治疗。2 级不良反应为腹泻 4~6 次 /d，

伴腹痛、便中带血，在肠镜下排除其他病因后，可在对症治疗基础上联合激素 1mg/(kg·d)治疗，并暂停免疫检查点抑制剂；若症状未缓解可增加至 2mg/(kg·d)治疗。3 级不良反应为腹泻多于 7 次 /d，伴剧烈腹痛、黏液血便等，4 级不良反应为出现脱水、休克、肠穿孔等危及生命的症状。发生 3~4 级胃肠道不良反应时应暂停使用免疫检查点抑制剂，并予对症支持治疗联合激素 2mg/(kg·d)治疗，效果不佳可联合其他免疫抑制剂，如英夫利昔单抗等。

此病例提示：①尽管免疫检查点抑制剂不良反应出现大部分在开始治疗 3 个月内，但是也可能出现在开始治疗时、治疗期间及结束后的任何时间，对于治疗周期较长的患者，早期并不一定出现相关不良反应，需要引起患者和医生足够的重视，不能放松警惕，应密切观察，以及早发现、积极治疗。②免疫单药治疗晚期肺癌的最佳治疗时长仍待探讨。针对晚期肺鳞癌的 CheckMate-017 研究使用纳武利尤单抗或多西他赛直至疾病进展或不可耐受，结果提示免疫治疗的总生存优于多西他赛[1-2]。但一些研究设计免疫单药的治疗时长为 2 年。对此，目前尚未有关于免疫单药治疗最佳时间的大型研究设计，但用药时间长的患者更应注意免疫不良反应的发生。

（杨 农）

参考文献

[1] BORGHAEI H, GETTINGER S, VOKES E E, et al. Five-year outcomes from the randomized, phase Ⅲ trials CheckMate 017 and 057: nivolumab versus docetaxel in previously treated non-small-cell lung cancer [J]. J Clin Oncol, 2021, 39 (7): 723-733.

[2] BRAHMER J, RECKAMP KL, BAAS P, et al. Nivolumab versus docetaxel in advanced squamous-cell non-small-cell lung cancer [J]. N Engl J Med, 2015, 373 (2): 123-135.

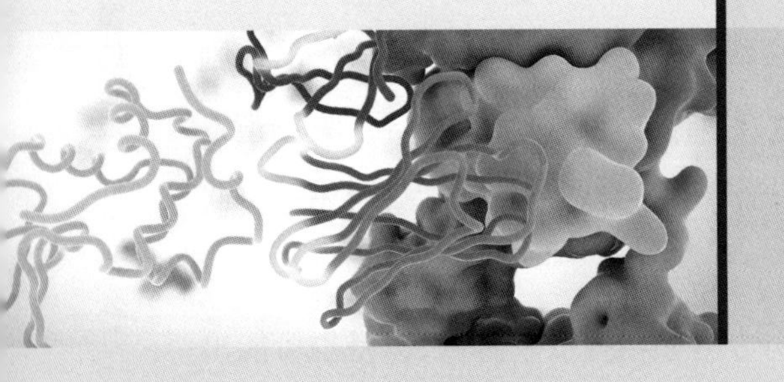

39

免疫联合化疗——提高患者生存率的优势疗法

【病情介绍】

患者,男,65 岁。2014 年因“咽痛不适 6 个月”就诊。患者查体无异常、无特殊既往史、家族史。2014-03-26 行颈部 MRI 示:下咽部及食管入口占位,右侧梨状窝受侵,符合恶性肿瘤。

颈部 MRI

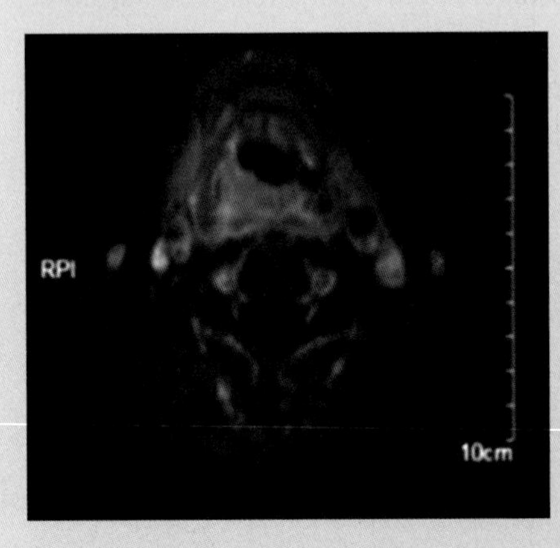

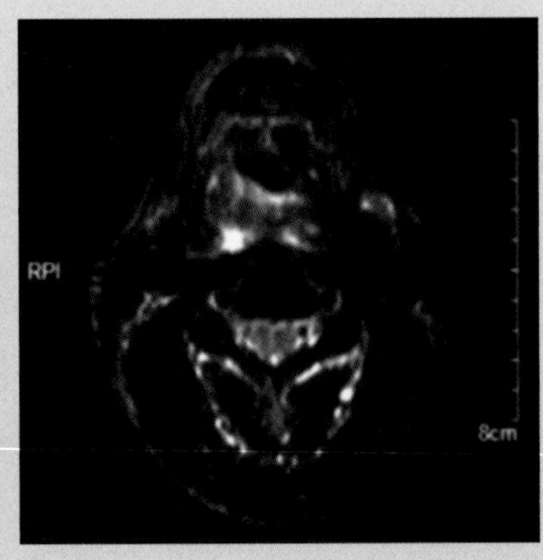

2014-03-18 喉镜检查示:(喉咽)咽后壁见较大溃疡状新生物,周缘黏膜隆起,局部粗糙。病理学检查示:(咽后壁)鳞状细胞癌。

2014-03-26 胃镜检查示:距门齿 30~33cm 四壁散在直径约 0.3cm 片状糜烂灶,局部表覆污苔;食管距门齿 18~20cm 近 1/2 周管腔稍隆起伴僵硬,与下咽病灶相连,表面充血糜烂;全食管行 1.2% 的卢戈氏液 10ml 喷洒染色,距门齿 30~33cm 黏膜散在不规则淡染。2014-03-26 胃镜病理学检查示:①(距门齿 25cm)小片增生鳞状上皮;②(距门齿 20cm)鳞状细胞癌。

喉镜(2014-03-18)

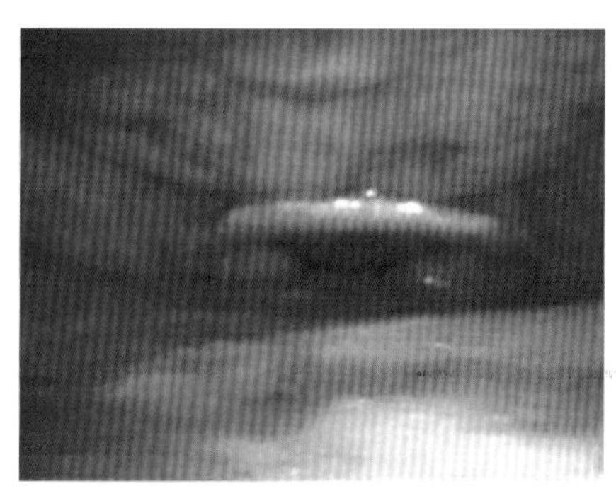

喉镜标本病理(2014-03-18)

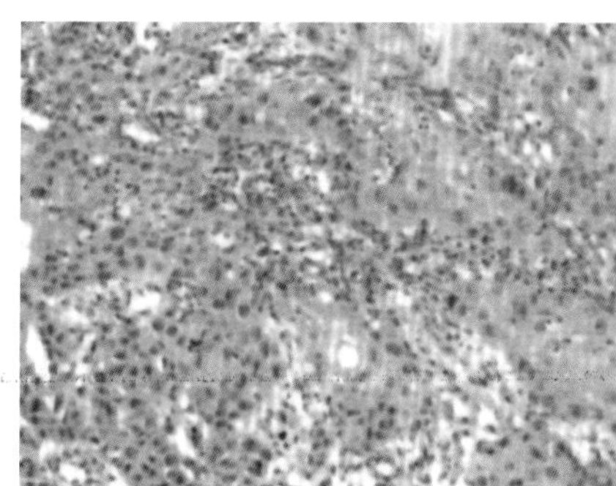

胃镜(2014-03-26)

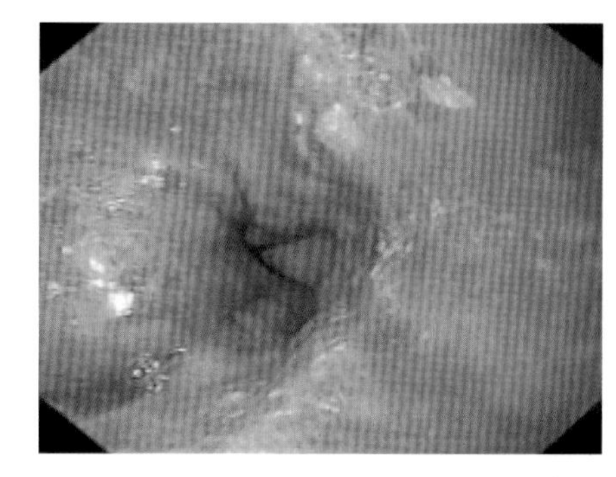

胃镜标本病理(2014-03-26)

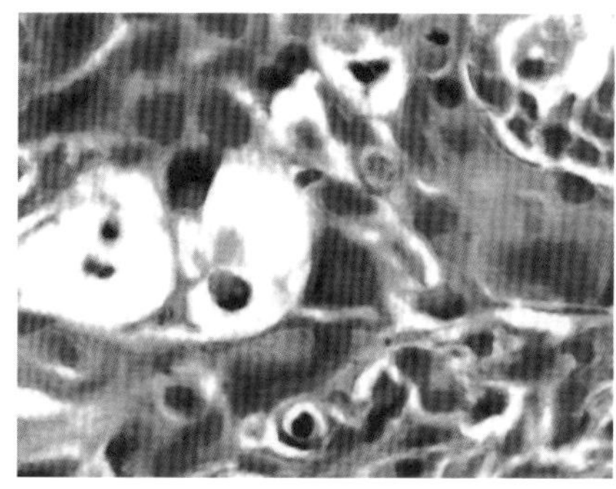

初诊诊断:①下咽癌 $cT_{4a}N_0M_0$ Ⅳa 期;②食管恶性肿瘤。

首诊治疗方案为诱导化疗。2014-03-28 TPF 方案化疗 2 周期:多西他赛 120mg d1 静脉滴注 + 氟尿嘧啶 3 750mg 泵入 72 小时 + 顺铂 40mg d1~3 静脉滴注。2014-05-26~2014-07-11 予调强放疗:勾画靶区,设计:GTVnx6 600cGy/33F/DT,PTV6 006cGy/33。2014-05-29 胃镜下留置胃造瘘,放疗期间予肠内外营养支持治疗。放疗中继续西妥昔单抗(爱必妥)同步靶向治疗。考虑患者耐受性,未予同步化疗。2014-05-06 MRI 示:下咽部及食管入口占位,右侧梨状窝受侵治疗复查:病灶较前 2014-03-26 明显改善,疗效评估为 PR。

首诊治疗方案维持时间(诱导化疗 + 根治性放疗)为 46.0 个月。

颈部 MRI

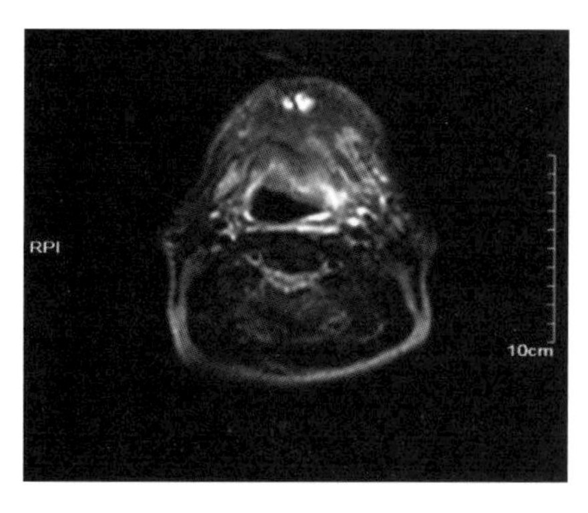

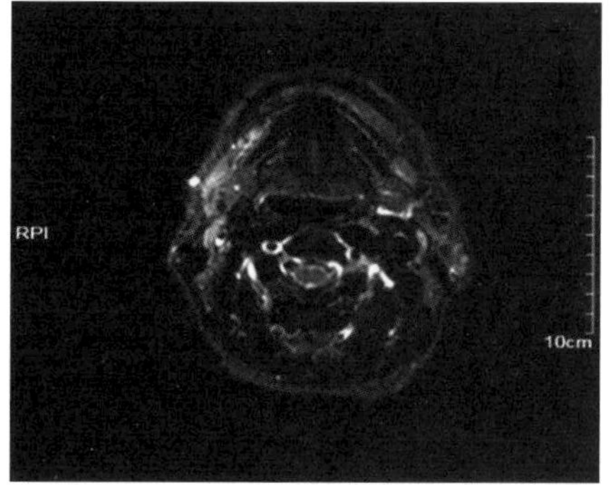

其后定期随诊复查。2018 年 1 月因左舌后缘溃疡于海南省某医院行手术切除,术后病理学检查:高中分化鳞状细胞癌,1.5cm × 1.0cm × 0.5cm 大小,切缘阴性。术后未行进一步治疗。2018 年 10 月

MRI 示：下咽癌放疗后改变，左侧声门区及咽后壁团片状，喉旁间隙模糊，左侧梨状窝变窄，双侧下颌下多发肿大淋巴结。此后患者定期门诊随访，2018 年 12 月出现进食困难和咽痛不适；来院查喉镜：2019-01-25 喉镜检查示：会厌右侧舌面溃疡(因容易出血未活检)。

补充 PD-L1(22C3)表达为阴性，P16(肿瘤 –，表面鳞状上皮部分 +)、PMS2(+)、hMSH6(+)、hMSH2(+)、hMLH1(+)。

同时 2019-01-26 磁共振检查 1.5T 扫描序列：AX(T_1WI，T_2WI+FS)，COR(T_2WI)，下咽恶性肿瘤放化疗后，喉咽形态失常，两侧不对称。左侧口咽壁团片状增厚，病变向外延伸至左侧颌下，向下累及会厌，压迫左侧梨状窝，包绕甲状软骨。喉旁间隙显示模糊，舌骨左旁可见片状长 T_2 信号坏死区域，双侧颈部未见明显肿大淋巴结影。影像诊断：下咽恶性肿瘤化放疗后，口咽左侧壁占位伴坏死。

喉镜镜下表现(2019-01-25)

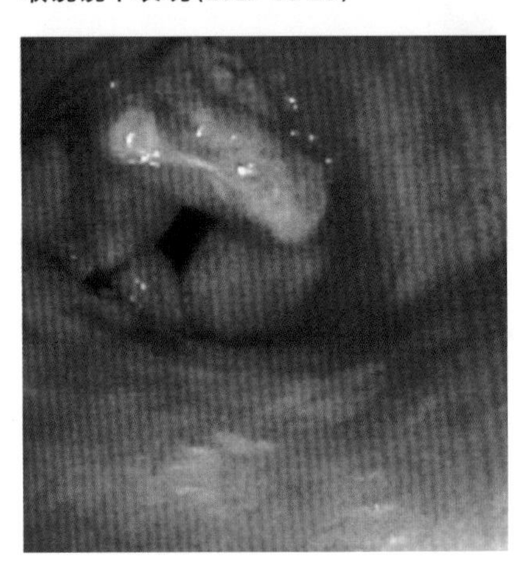

颈部 MRI

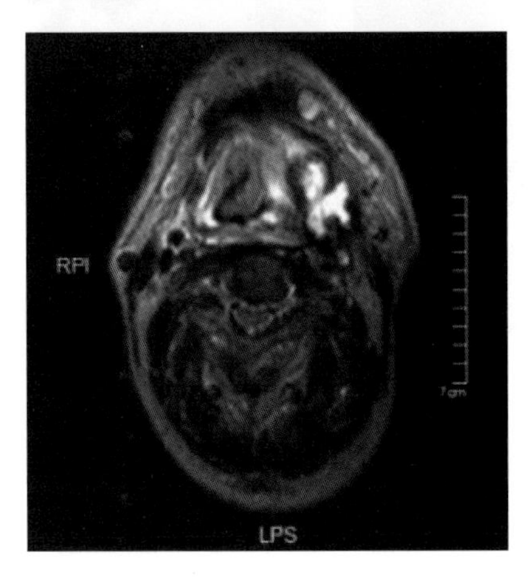

综上考虑肿瘤复发，经 MDT 讨论后建议手术治疗。

患者因个人原因拒绝手术。2019-01-30~2019-05-23 行第 1~6 周期白蛋白紫杉醇 400mg d1+ 顺铂 35mg d1~3+ 帕博利珠单抗 200mg d1 治疗。2 周期治疗后复查喉镜及磁共振均提示肿瘤有退缩，患者自觉吞咽困难及咽痛较前好转。

以下为 2 周期治疗后复查喉镜(2019-03-12)：口咽(–)，舌根(–)；披裂，双侧黏膜水肿。

内镜诊断：下咽恶性肿瘤放疗后。

2019-03-13 磁共振，1.5T 扫描序列：AX(T_1WI，T_2WI+FS)，COR(T_2WI)，下咽恶性肿瘤放化疗后，喉咽形态失常，两侧不对称。左侧口咽壁团片状增厚。喉旁间隙显示模糊，舌骨左旁可见片状长 T_2 信号坏死区域，双侧颈部未见明显肿大淋巴结影。影像学诊断：下咽恶性肿瘤化放疗后，对照(2019-01-26) MR：下咽部病灶及咽旁淋巴结均较前缩小。

此后继续上述方案至 6 周期，结束后复查：磁共振和喉镜。

2019-06-11 喉镜检查。喉咽：咽后壁所见黏膜光整。披裂：双侧黏膜肿胀尚光整，活动可。梨状窝：双侧暴露欠佳，所见黏膜光整。喉：①声门上，会厌术后改变，所见黏膜光整；②声门区，双侧声带活动可，声门闭合可，未见明显新生物；③声门下(–)。

喉镜(2019-03-12)

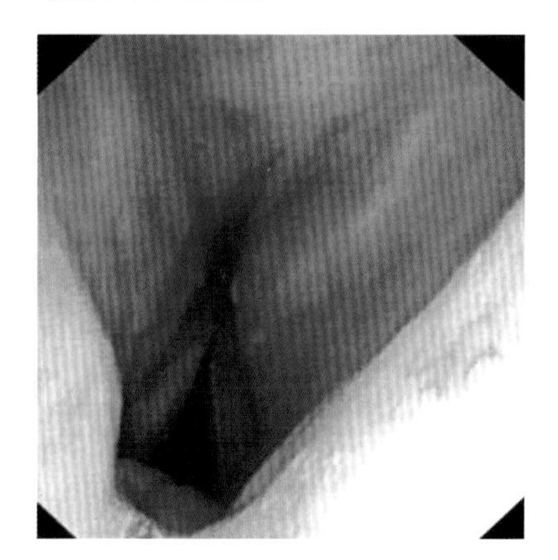

颈部 MRI(2019-03-13)

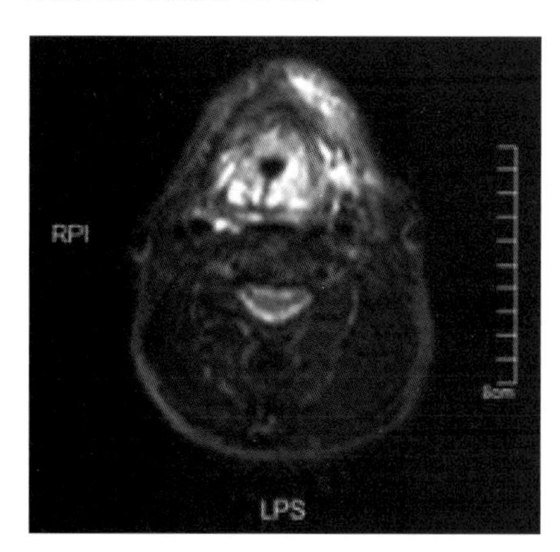

2019-06-11 磁共振,3.0T 扫描序列:AX(T_1WI,T_2WI+FS),COR(T_2WI),下咽恶性肿瘤放化疗后,喉咽形态失常,两侧不对称。左侧口咽壁团片状增厚,平扫边界欠清,喉旁间隙显示模糊,右侧咽旁及下颌下多发小淋巴结,双侧颈部未见明显肿大淋巴结影。

颈部 MRI(2019-06-11)

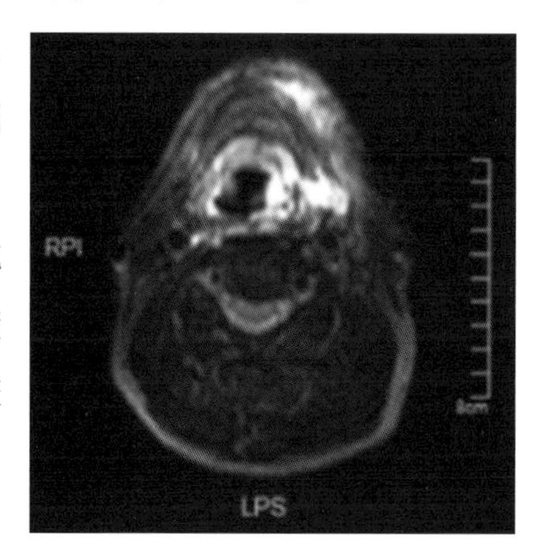

化疗结束后患者进入免疫治疗单药维持:帕博利珠单抗 200mg,d1 q.3w.。2020-09-06 颈部 CT 示:左侧口咽、下咽、喉咽壁增厚,较前大致相仿。该患者末次免疫治疗时间:2020-11-30。免疫治疗目前维持时间为 22.0 个月。

【免疫治疗相关不良反应】

2019 年 12 月初患者出现口干、乏力明显,在邵逸夫医院检查发现高血糖(CTCAE,3 级),予以胰岛素治疗后血糖控制良好;患者在免疫治疗期间出现 3 级的血糖升高,最高至 27mmol/L,并予胰岛素控制血糖治疗。

2019-12-19 笔者医院检查:HbA1c 8.2%;HbA1 9.4%。

2020-01-06 邵逸夫医院检查:血糖 32.27mmol/L。

2020-03-03 邵逸夫医院检查:HbA1c 7.1%;HbA1 10%;血糖 16.28mmol/L。

【析评】

本例患者初诊为下咽癌及食管癌双原发肿瘤,头颈部鳞癌具有第二原发肿瘤的特点,合并发生第二原发肿瘤的概率为 10%~50%,治疗上参照头颈鳞癌治疗原则,予诱导化疗 + 根治性放疗后,病灶明显缓解,后续局部反复复发,拒绝再次手术。基于 2019 年 NCCN 指南对复发 / 转移头颈部肿瘤(R/M HNSCC,非鼻咽癌)的治疗推荐,一线首选帕博利珠单抗联合化疗,KEYNOTE-048 的Ⅲ期研究结果显示,帕博利珠单抗联合化疗组相对于化疗无论是在 CPS ≥ 20、CPS ≥ 1 还是总人群中患者的总生存率均有所改善。

血糖变化

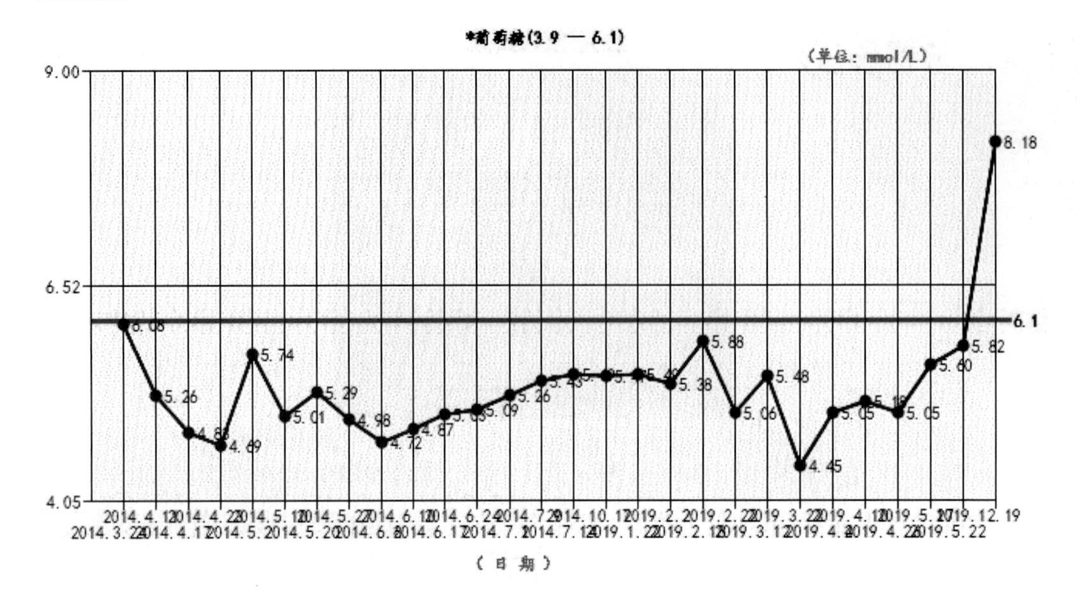

此病例提示:①联合用药的疗效改善主要在 PD-L1 阳性组,该研究对于 P16 表达与否也进行了分层,但目前未报道亚组结果。本病例未检测到 PD-L1 表达,但是临床疗效评价为 CR,说明免疫治疗在其中发挥重要作用,对于免疫的维持治疗时间,目前大多数临床研究设计均为 2 年 35 个周期,延长治疗时间是否能获得生存获益,仍待真实世界及前瞻性临床研究证实。②安全性方面,同样根据 KEYNOTE-048 的结果,博利珠单抗联合化疗组与标准化疗的安全性相似,包括任意级别、3~4 级和 5 级 TRAEs 的发生率。免疫不良反应方面主要是甲状腺功能异常、肺炎、结肠炎及输液反应等,而本例患者出现高血糖,考虑与免疫相关糖尿病有关,极其罕见,与 1 型糖尿病类似,为胰岛细胞严重受损引起,容易导致酮症酸中毒,临床上应常规检测糖化血红蛋白、C 肽水平、胰岛素抗体等以便于鉴别诊断,治疗上以胰岛素控制血糖,一般不推荐应用糖皮质激素,可以继续免疫治疗,后续应该密切检测血糖变化。③本病例虽然出现三级糖尿病,但是替代治疗后血糖控制稳定后继续免疫治疗,显示某些三级不良反应不需要停止免疫治疗。免疫联合化疗在 R/M HNSCC 中相较于标准治疗的优势,安全性可,后续需进一步探索免疫的优势人群,以及对应的联合化疗方案。

(方美玉)

参考文献

[1] BURTNESS B, HARRINGTON K J, GREIL R, et al. Pembrolizumab alone or with chemotherapy versus cetuximab with chemotherapy for recurrent or metastatic squamous cell carcinoma of the head and neck (KEYNOTE-048): a randomised, open-label, phase 3 study [J]. Lancet, 2019, 394 (10212): 1915-1928.

[2] 中华医学会内分泌学分会免疫内分泌学组. 免疫检查点抑制剂引起的内分泌系统免疫相关不良反应专家共识 (2020)[J]. 中华内分泌代谢杂志, 2021, 37 (1): 1-16.

[3] JOHN A, BRYAN J, JULIE B, et al. Management of immunotherapy-related toxicities, version 1. 2022, NCCN clinical practice guidelines in oncology.[J]. J Natl Compr Canc Netw, 2022, 20 (4): 387-405.

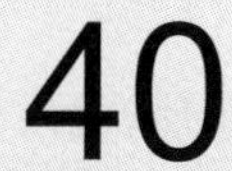

40

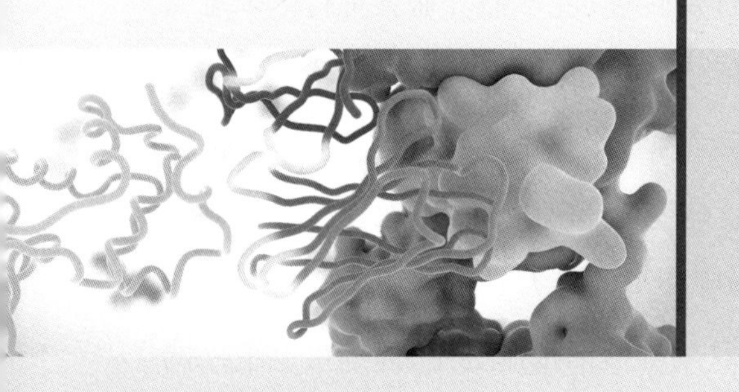

联合用药能够有效降低免疫相关不良反应风险?

【病情介绍】

患者,男,71 岁,身高 166cm,体重 58kg,ECOG 评分 0 分。因“发现左足底斑块 1 年余”于 2018-09-04 至杭州市第三人民医院就诊。当时左足底一直径约 1.5cm 黑色斑块,边界清,略突出体表,无破溃溃疡形成,无水疱脓疱,无糜烂渗液等损害。于门诊行“皮切”。病理学检查提示:左足底,依此片,考虑黑素细胞来源恶性肿瘤,建议病理单克隆检查。结合病理单克隆检查,符合恶性黑色素瘤病理改变。肿瘤厚度 2 456.2μm。遂于 2018-09-13 超声引导下左腹股沟淋巴结穿刺术。病理学检查示:淋巴组织增生,未见肿瘤。于 2018-09-17 局麻下行皮肤病损根治性切除术 + 皮瓣修整术。术后病理:左足底,符合恶性黑色素瘤病理改变,肿瘤厚度 2 946.02μm,指定 12 点、3 点、6 点、9 点切缘及底缘未见病变细胞。2018-10-09 局麻下行中厚皮片移植术 +VSD。2018-10-15 左大腿色素斑片予以皮切病理检查,报告为符合脂溢性角化病病理学改变,2018-10-16 于杭州市第三人民医院拆除 VSD。患者自 2018 年 11 月起行干扰素治疗 2 个月。治疗期间患者出现发热、乏力,伴口干等不适。2018 年 12 月初患者无明显诱因下出现左腹股沟疼痛,可忍耐,遂再次至杭州市第三人民医院就诊,2018-12-31 超声探及左腹股沟一大小约 28.2mm × 7.2mm 淋巴结,遂再次超声下引导穿刺。病理学检查:(左腹股沟)淋巴结组织内可见异型细胞浸润,富含色素,建议免疫组化以明确诊断。遂转笔者医院。

2019-01-11 PET-CT 示:主动脉左旁、左侧髂外血管旁、左侧腹股沟淋巴结伴 FDG 代谢增高,转移首先考虑。结合 2019-01-21 肾上腺 CT 示:腹主动脉左旁一枚类圆形淋巴结，直径虽不足 1cm，但形态饱满，强化明显，高度怀疑转移；左侧髂外血管走行区未见明显可疑转移淋巴结；左侧腹股沟见一枚淋巴结，可见淋巴门存在，但局部皮质较厚，强化较明显，结合 PET-CT 检查结果，转移可能。CT 显示右肾上腺结节，直径<3cm，界清，平扫密度较低，密度尚均匀，增强后动脉期其内见条片状略不均匀轻中度强化，门脉期强化程度略有降低；从病变形态、大小、强化方式看，右肾上腺结节 CT 表现不同于转移瘤，考虑右肾上腺结节为腺瘤可能性大。

2019-01-21 左前臂穿刺病理学检查示：条索状组织，以短束状增生梭形细胞为主，局部可见疏松网状结构，细胞核一端较尖细，无明显增大核仁，胞质丰富，淡嗜伊红色，间质可见小血管，管壁较厚，组织学形态考虑神经源性肿瘤，神经鞘瘤可能大。2019-01-23 肾上腺穿刺病理学检查示：条索状组织，由肾上腺皮质分化细胞构成，细胞边界清楚，呈簇状、小梁状排列，胞质丰富、空泡状，并见少量胞质颗粒状细胞，组织学形态首先考虑肾上腺皮质增生性病变，腺瘤可能大，建议结合影像学检查。病理学检查示：符合恶性黑色素瘤病理改变。

肾穿刺病理（2019-01-23）

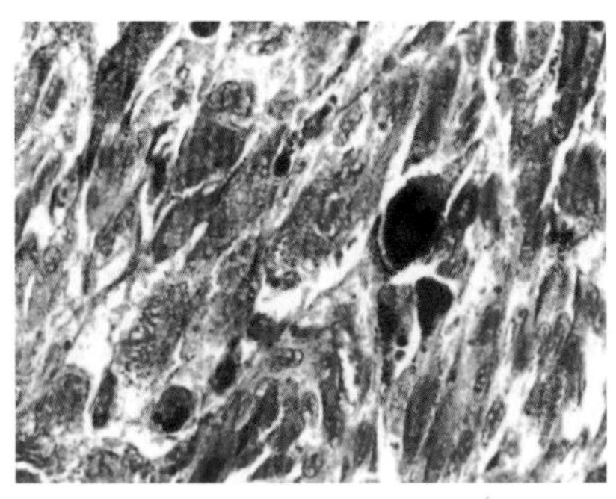

肾穿刺病理（2019-01-23）

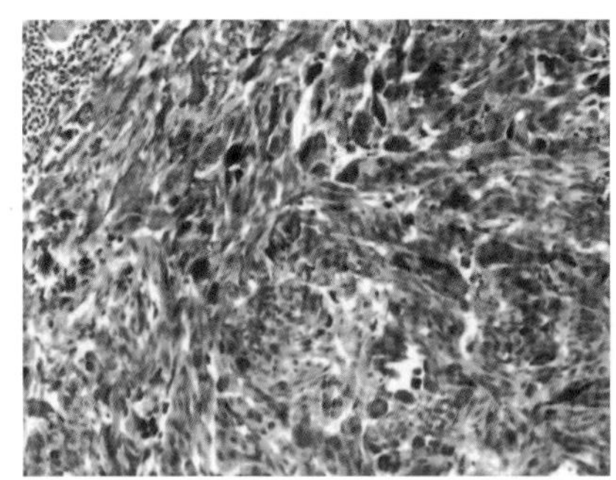

2019-02-15 在全麻下行：①髂腹股沟淋巴结清扫术（左髂腹股沟淋巴结清扫术）；②腹主动脉旁淋巴切除（左腹主动脉左旁淋巴切除）。术后病理学检查：皮肤恶性黑色素瘤综合治疗后；（左腹股沟）5/15 只、（左盆清）3/9 只、（左髂总内侧）1/1 只、（左闭孔）2/8 只、（腹主动脉旁）2/5 只淋巴结内见转移性恶性黑色素瘤。2019-04-17 和 2019-05-08 行帕博利珠单抗（可瑞达）治疗。2 程治疗后，2019-06-19 复查胸部 CT 示：双肺下叶慢性炎症改变，较前（2019-05-29）大致相仿。左下肺新现小结节，请短期复查，除外转移。

肺 CT 影像（2019-06-19）

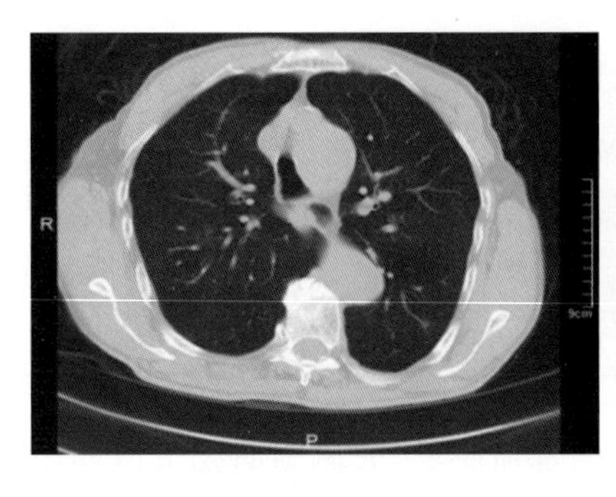

肺 CT 影像（2019-06-19）

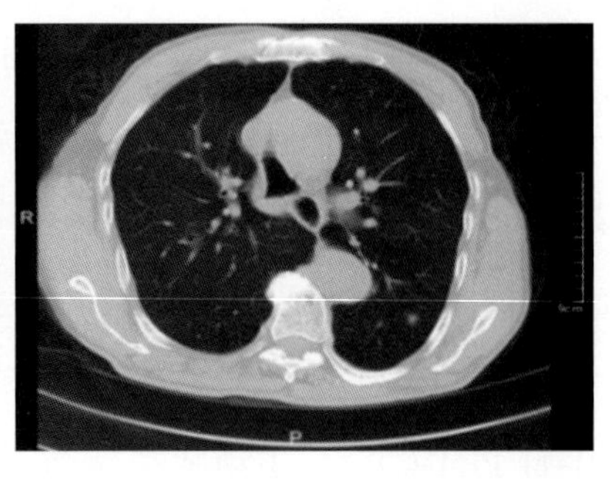

因患者基因检测提示 *Braf V600E* 突变，基于 AJCC 分期为 $T_{3a}N_{3b}M_{1b}$ Ⅳ期。2019-07-01 起予以维莫

非尼 960mg b.i.d. 口服。同时分别于 2019-07-19、2019-08-09 继续行 100mg 帕博利珠单抗（可瑞达）静脉滴注。2019-08-30 胸部 CT 示：左下肺小结节灶，较前明显缩小。

肺 CT 影像（2019-08-30）

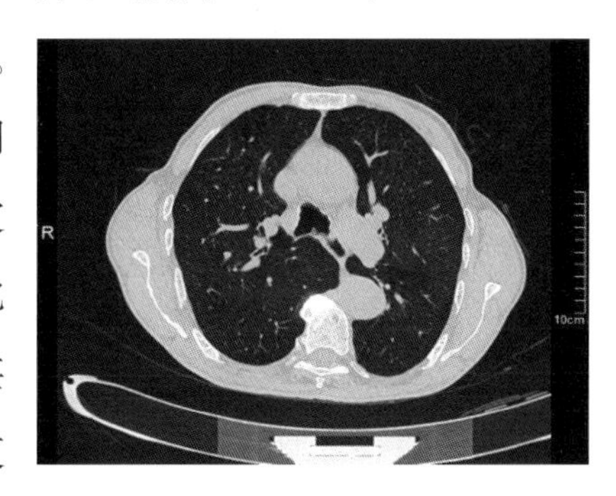

2019-10-30 胸部 CT 示：左下肺小结节灶，本次检查不明显。同时复查腹部 CT 未见某些异常；患者接受免疫联合靶向治疗期间出现皮肤红肿热痛，伴发热，考虑为靶向联合免疫治疗后出现的皮肤反应加重，与法国研究者报道的前期曾接受免疫治疗的患者相比前期未接受免疫治疗的患者接受靶向治疗严重皮疹发生率更高，甚至发生 DRESS 和 Steven-Johnson 综合征[1]，但此患者经过对症支持治疗后好转，继续予以免疫联合靶向治疗，耐受性良好，定期随访提示肿瘤控制稳定。

【析评】

该患者诊断为恶性黑色素瘤，术后干扰素辅助治疗后失败，予以免疫治疗；同时存在 *Braf V600E* 突变，经过充分评估后予以帕博利珠单抗（可瑞达）联合维莫非尼治疗。治疗期间出现发热、白细胞计数降低、皮疹（2019-07-12），停药 3 天，当地医院对症治疗后好转。2019-07-19、2019-08-09 行帕博利珠单抗（可瑞达）100mg 静脉滴注。联合治疗后于 2019-08-30 胸部 CT：左下肺小结节灶，较前明显缩小。

此病例提示：①如果治疗不良反应能及时有效处理后，免疫联合靶向可作为恶性黑色素瘤一种治疗选择，这与 IMspire 研究的结果一致[2]。②此患者末次随访时间为 2021-12-16，复查胸腹盆 CT 未见明显异常，表明肿瘤仍旧完全控制中。

（方美玉）

参考文献

[1] LAMIAUX M, SCALBERT C, LEPESANT P, et al. Severe skin toxicity with organ damage under the combination of targeted therapy following immunotherapy in metastatic melanoma [J]. Melanoma Res, 2018, 28 (5): 451-457.

[2] GUTZMER R, STROYAKOVSKIY D, GOGAS H, et al. Atezolizumab, vemurafenib, and cobimetinib as first-line treatment for unresectable advanced BRAF (V600) mutation-positive melanoma (IMspire150): primary analysis of the randomised, double-blind, placebo-controlled, phase 3 trial [J]. Lancet, 2020, 395 (10240): 1835-1844.

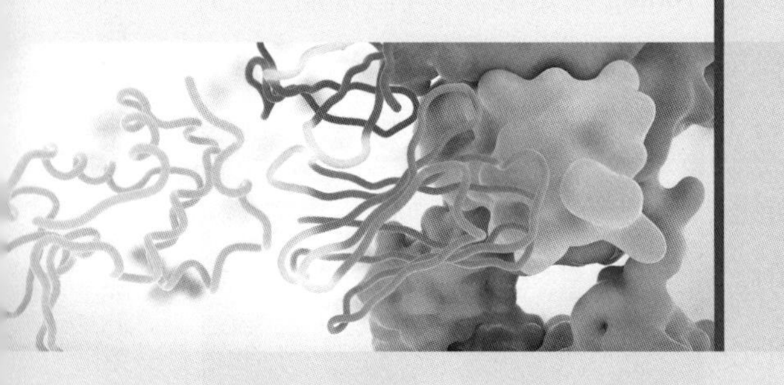

41 当免疫治疗遇上肝功能损害

【病情介绍】

患者，女，47 岁。既往史：无特殊。无吸烟史及家族肿瘤史。ECOG PS 评分 1 分。2020-11-10 中国医学科学院肿瘤医院深圳医院病理学检查结果示：(肺肿物)腺癌，伴片状坏死，结合免疫组化结果，符合肺原发。免疫组化结果示：CK7(3+)、NapsinA(1+)、TTF-1(3+)、CDX-1(-)、CD20(-)、SATB2(-)。思路迪基因检测结果示：驱动基因阴性。基线 CT 示：右肺上叶前段不规则软组织肿物，右肺上叶前段支气管截断，肿物与其分界不清，范围约 9.6cm × 5.1cm，双肺多发结节灶，部分为实性，双锁骨上区、纵隔多发肿大淋巴结。

肺 CT 影像(2020 年 11 月)

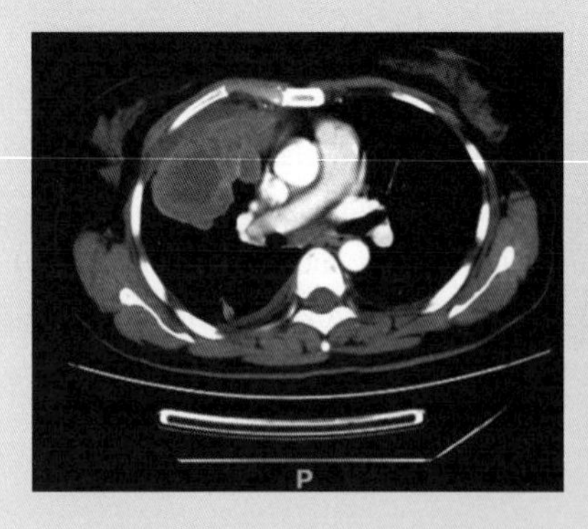

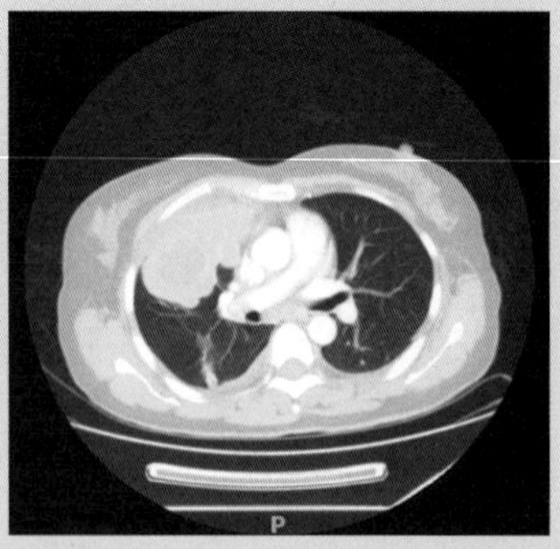

诊断：右肺上叶周围型腺癌，$cT_4N_3M_1$ Ⅳ期，驱动基因阴性，纵隔及双侧锁骨上淋巴结转移，双肺多发转移。

【免疫治疗相关不良反应】

2020-11-13 行第 1 周期"培美曲塞 800mg iv.gtt d1+ 卡铂 500mg iv.gtt d1+ 贝

伐珠单抗 500mg iv.gtt d2+ 信迪利单抗 200mg d4 q.21d.”方案抗肿瘤治疗。

化疗后转氨酶持续增高，第 14 天（2020-11-26）复查转氨酶最高值为 ALT 567.9U/L，AST 188U/L，GGT 881U/L，考虑免疫相关肝毒性，予甲泼尼龙 120mg 治疗，2020-12-3 复查转氨酶无明显下降，加用吗替麦考酚酯后转氨酶逐渐降至正常（2020-12-24 复查转氨酶正常）。于 2020-12-24 复查后停用吗替麦考酚酯和甲泼尼龙。

肝功能变化及治疗方案

时间	2020-11-26	2020-11-30	2020-12-03	2020-12-06	2020-12-09	2020-12-11	2020-12-13	2020-12-15	2020-12-17	2020-12-19	2020-12-22	2020-12-24
ALT（U/L）	567.9	431.7	527.9	267	338.1	215.6	149.1	85.5	83	58.9	39.1	32
AST（U/L）	188	118.6	94.9	34.5	59.2	28.2	21.5	15.5	17.2	14.5	1	
治疗	甲泼尼龙 120mg q.d.	甲泼尼龙 120mg q.d.+ 吗替麦考酚酯 1g b.i.d.		甲泼尼龙 100mg q.d.		甲泼尼龙 80mg q.d.	甲泼尼龙 60mg q.d.	甲泼尼龙 40mg q.d.	甲泼尼龙 20mg q.d.+ 吗替麦考酚酯 0.5g b.i.d.		泼尼松片 10mg p.o.q.d. 停用吗替麦考酚酯	

2021-01-06 行第 2 周期化疗“贝伐珠单抗 500mg iv.gtt d1+ 培美曲塞 800mg iv.gtt d2+ 卡铂 500mg ivstt d2 q.21d.”，化疗后出现骨髓抑制（白细胞计数 3.06×10^9/L，中性粒细胞计数 1.78×10^9/L，血小板计数 109×10^9/L），I 级 AST 及 ALT 增高（ALT 最高为 57.8U/L，AST 最高为 36U/L），予利可君片口服升高白细胞计数、多烯磷脂酰胆碱（易善复）及联苯双酯滴丸护肝治疗，于 2021-01-28 行第 3 周期化疗（培美曲塞 500mg/m^2 iv.gtt d1+ 卡铂 AUC=5 iv.gtt d1 q.21d.），化疗当天出现高热、寒战，考虑不排除 PICC 感染，予拔除 PICC 并头孢哌酮钠舒巴坦钠（舒普深）抗感染治疗后无发热，化疗后出现Ⅲ度骨髓抑制，Ⅰ级转氨酶增高（ALT 106.8U/L，AST 117.7U/L），3 级 GCT 增高（335.0U/L），予对症治疗病情好转出院，2021-02-25 行第 4 周期化疗（培美曲塞 852mg d1 iv.gtt+ 卡铂 600mg d1 iv.gtt q.21d.），化疗当天出现高热，体温 39.4℃，予对症退热治疗后无发热，ALT 90.6U/L，AST 59.5U/L，GGT 181.0U/L，Ⅱ度骨髓抑制，于 2021-03-23 日按原方案行第 5 周期化疗，无明显不适，出现 ITP 血小板下降，5 周期一线抗肿瘤治疗后复查 CT 示右肺上叶前段肺癌原发灶实性成分较前增多，空洞较前变小，遂于 2021-04-16、2021-05-07 调整为多西他赛 100mg d1 ivgtt q.21d. 方案化疗 2 周期，复查 Cr，较前增多，考虑肿瘤控制不佳，遂于 2021-06-01 按吉西他滨 1.758g iv.gtt d1、d8+ 顺铂 35mg d1~3 ivgtt q.21d. 方案化疗 1 周期，化疗后出现Ⅳ度骨髓抑制（白细胞计数 1.57×10^9/L，中性粒细胞计数 0.56×10^9/L，血小板计数 12×10^9/L），予升血小板（TPO 及输血小板）、升白细胞等对症治疗后血常规恢复，现为下周期治疗入住笔者所在科室。近期食欲、睡眠可，大小便正常，体重无明显变化。

长嘱护肝药：异甘草酸镁 + 多烯磷脂酰胆碱。

治疗 1 周期后肺 CT 影像对比

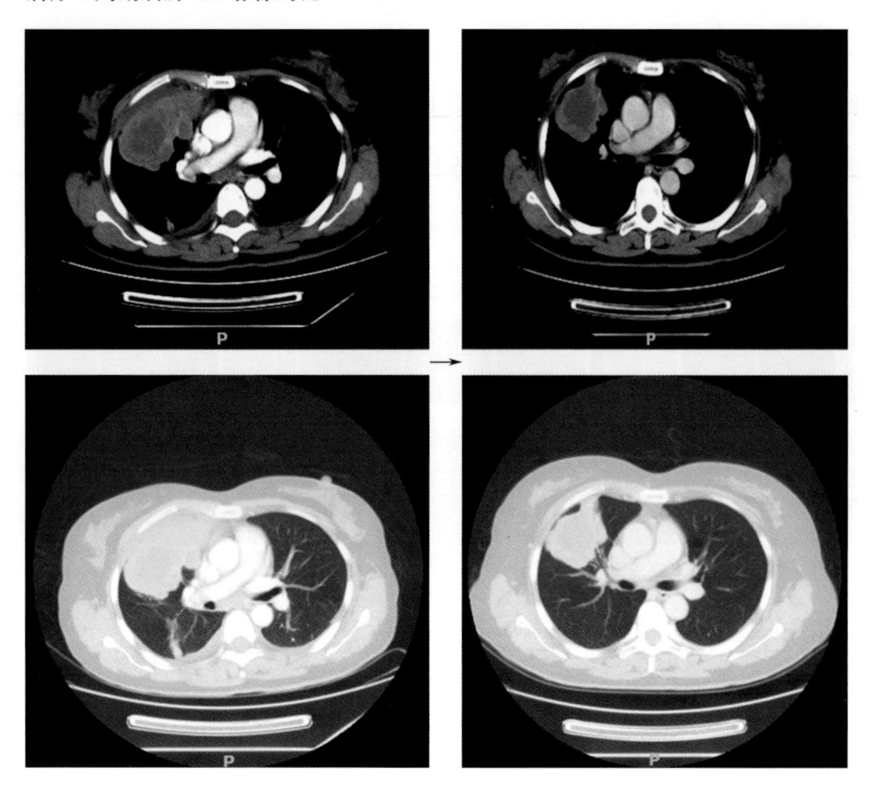

【析评】

该患者诊断驱动基因阴性的肺腺癌晚期明确，根据 NCCN 等指南行一线免疫治疗 + 化疗。经基线评估后，患者无治疗禁忌，无基础自身免疫性疾病，心功能、肺功能、内分泌系统检查均未见明显异常，患者根据自身经济情况选择信迪利单抗免疫治疗联合贝伐珠单抗抗血管生成及培美曲塞 + 卡铂化疗抗肿瘤治疗。

此病例提示：患者在化疗第 14 天出现 3 级肝功能损害，考虑与免疫治疗相关，予激素治疗后转氨酶下降不明显，联合免疫抑制剂吗替麦考酚酯后肝功能恢复至正常，该病例提示当免疫治疗出现肝损害时参考相应指南，可针对基线和免疫治疗后的相应指标，对症治疗可有效控制，后续针对疾病的不良反应和肿瘤控制情况考虑是否重启免疫治疗。

（常建华）

参考文献

[1] LANGER C J, GADGEEL S M, BORGHAEI H, et al. Carboplatin and pemetrexed with or without pembrolizumab for advanced, non-squamous non-small-cell lung cancer: a randomised, phase 2 cohort of the open-label KEYNOTE-021 study [J]. Lancet Oncol, 2016, 17 (11): 1497-1508.

[2] 冯浩洁, 姚颐, 耿庆. 美国国家综合癌症网络临床实践指南: 非小细胞肺癌 (2021V1) 更新解读 [J]. 临床外科杂志, 2021, 29 (1): 25-28.

[3] 中国临床肿瘤学会指南工作委员会. 中国临床肿瘤学会 (CSCO) 免疫检查点抑制剂相关的毒性管理指南: 2019 [M]. 北京: 人民卫生出版社, 2019: 1-116.

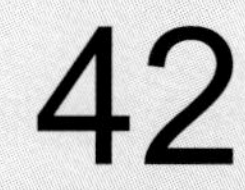

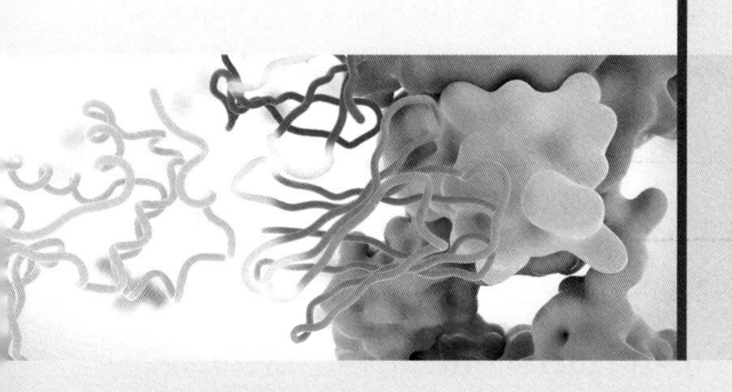

42 怀疑存在免疫超进展风险后的应对策略

【病情介绍】

患者,男,50 岁。患者 2019-06-27 在中山大学肿瘤医院诊断为“左侧下咽鳞癌 $T_2N_2M_0$,ⅣA 期”,予以化术 + 放疗等综合治疗,术后定期复查至今。平素身体健康状况一般,否认高血压糖尿病、冠心病、肾病等病史。因“发现左上肺肿物 3 天”于中山大学肿瘤医院诊治。2019 年 7 月胸部 CT 示:①左肺上叶心包旁可见不规则状肿块影,左肺上叶支气管局部狭窄、截断,形态不规则,病灶与远端不张肺组织及左肺门肿大淋巴结分界欠清,总的最大范围约 7.4cm × 3.7cm,边缘毛刺征,与左肺动脉关系密切;病变远端可见斑片状密度增高影;左肺上叶小叶间隔增厚,考虑为左上肺癌合并远端阻塞性改变,不除外合并癌性淋巴管炎,建议进一步增强检查了解病变与血管关系。②右肺及左肺下叶未见明显结节及肿物。③纵隔 5 区及左肺门见多个淋巴,大者短径约 0.9cm,倾向淋巴结转移。伴胸背部疼痛不适,遂来笔者医院,复查胸部 CT 提示左肺上叶癌伴阻塞性肺炎,气管镜检查活检为“鳞状细胞癌”。2019-06-26 全身 PET-CT 示:左肺上叶支气管开口处肿块,考虑中央型肺癌,伴左肺上叶肺内转移瘤、纵隔淋巴结转移、胸 11 及左侧附件胸 5 椎体多发骨转移瘤。结合临床情况考虑为原发肺鳞癌,基因检测示:*PD-L1* 70%,MSS 型,*TMB* 5.6 个突变 /Mb,*CCND1* 基因、*CD274*、*EGFR*、*FGF19*、*FGF3*、*FGF4*、*MYC* 基因、*PIK3CA* 基因扩增,*TP53 p.G154V* 错义突变,丰度 46.98%,*TP53 D.Q136E* 错义突变,丰度 22.91%。2019-07-02、2019-07-23、2019-08-15、2019-09-04、2019-09-25、2019-10-18 行白蛋白紫杉醇 200mg d1、8+ 卡铂 0.45g(AUC=4)d1 + pembrolizumab 200mg d2 q.3w. 治疗 6 周期,第一周期化疗后出现Ⅲ度骨髓抑制并发热,予对症治疗后好转。2 周期 SD，4、6 周期持续 PR。2019-11-08 行第 7 周期治疗，具体方案：白蛋白紫杉醇 200mg d1、5+pembrolizumab 200mg d1 q.3w.。2019-11-29 行第 8 周期化疗，具体方案为：白蛋白紫杉醇 200mg d1、5+pembrolizumab 200mg d1 q.3w.，因口腔神经毒性，患者要求不予第五天白蛋白紫杉醇治疗。2020-01-10、2020-02-04、2020-03-05、2020-03-29、2020-04-24、2020-05-17、2020-06-10、2020-07-01、2020-07-22、2020-08-12、2020-09-03、2020-09-24、2020-10-15、2020-11-04、2020-11-26、2020-12-17、2021-01-07、2021-01-30、2021-02-21、2021-03-17、2021-04-08、2021-04-28、2012-05-20、2021-06-10、2021-07-28、2021-08-26 行 1~26 周期维持治疗：pembrolizumab 200mg d1/q.3w.，3、6、9、12、15、18、21、24 周期疗效评价维持 PR。

查体：体温 36.5°C；脉搏 82 次 /min；呼吸频率 20 次 /min；血压 107/69mmHg；体重 61kg；身高 165cm；体表面积：1.67m^2；ECOG PS：1 分。发育正常，营养良好，神清语利，自主体位，体格检查合作。全身皮肤黏膜无黄染，无出血点。全身浅表淋巴结无肿大。头颅五官无畸形，双侧瞳孔等大等圆，对光反射灵敏，耳鼻无溢液、流脓，口唇无发绀，咽无充血，双侧扁桃体不大。颈软，气管居中，肝 - 颈静脉回流征阴性，甲状腺无肿大，双侧颈静脉无怒张；胸廓对称无畸形，胸骨无压痛，双侧呼吸运动对称自如，语颤正常，叩诊清音，双肺呼吸音清，未闻及干湿啰音。心前区无隆起及异常搏动。心尖波动最强点位于左锁骨中线上第 5 肋间内侧 0.5cm，心尖搏动正常，心率 82 次 /min，律齐，无杂音。腹部平坦，无胃肠型、蠕动波，无腹壁静脉曲张，无压痛、反跳痛，无肌紧张，无液波震颤，无振水音，无腹部包块，肝脾肋下未及，Murphy 征阴性，腹部叩诊呈鼓音，移动性浊音阴性，肠鸣音 4 次 /min。脊柱正常，棘突无压痛，无叩痛，活动不受限。四肢无畸形，无杵状指 / 趾。肛门及外生殖器未查。双侧肢体肌力 V 级，双侧肌张力正常。双侧膝腱反射对称引出，巴宾斯基征、布鲁金斯基征布、克尼格征等病理征未引出。

CT 提示：左肺上叶心包旁不规则肿物，左肺上叶支气管局部狭窄、截断，病灶与远端不张肺组织及左肺门肿大淋巴结分界不清，总的最大范围约 7.4cm × 3.7cm，考虑为左上肺癌并远端阻塞性改变，纵隔 5 区及左肺门见多个淋巴结，大者短径约 0.9cm，倾向淋巴结转移。

肺 CT 影像（2019 年 7 月）

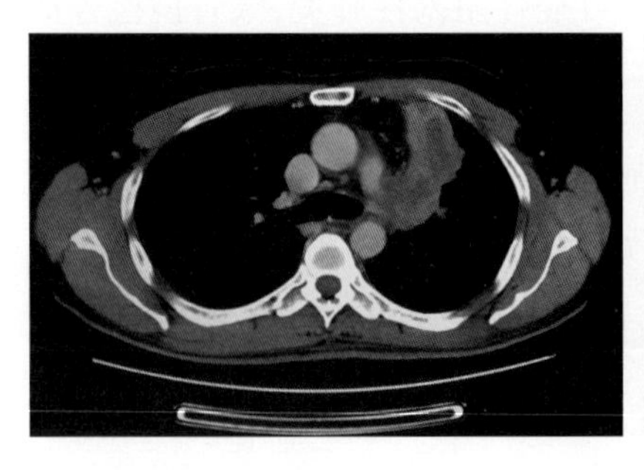

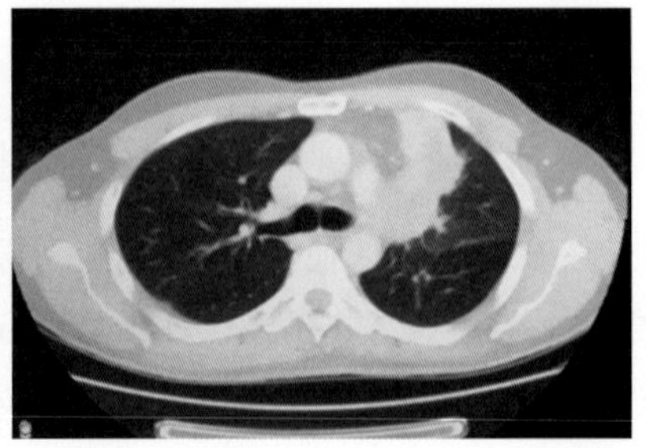

胸腰椎 MRI 示：胸 11 左侧附件、胸 5 椎体多发骨转移瘤。颅脑 MR 未见异常。

2019 年 6 月行气管镜活检术，术中见左主支气管下段至左上叶支气管口黏膜浸润、不规则增生，左上叶支气管口狭窄近闭塞。病理示：鳞状细胞癌。组织 NGS 检测示：*CCND1*、*FGF4*、*CD274*、*MYC*、

EFGR、*PIK3CA*、*FGF19*、*FGF3* 基因拷贝数扩增，*TP53* 基因突变，*TMB* 5.6 个突变 /Mb，MSS，PD-L1 蛋白（22C3）TPS 70%。

最后诊断：左上肺鳞癌，$cT_4N_1M_{1c}$ ⅣB 期，骨转移。遂患者于 2019 年 7 月至 10 月行白蛋白紫杉醇 200mg d1、8+ 卡铂 0.45g（AUC=4）q.3w.+ 帕博利珠单抗 200mg q.3w. 方案治疗 6 周期。2 程治疗后复查 CT 示：左肺上叶心包旁不规则肿物较前明显缩小。2 程疗效评价 PR。4 程、6 程后复查 PR-confirmed。于 2019 年 11 月至 2021 年 8 月行帕博利珠单抗 200mg q.3w. 维持治疗 29 周期。维持治疗期间每 3 程复查疗效评价 PR-confirmed。因治疗满 2 年，于 2021 年 8 月进入药物空窗期，定期复查。

腰胸椎 MRI

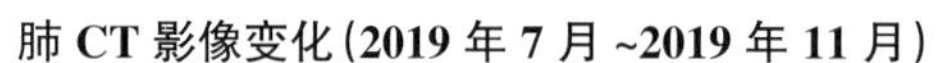

肺 CT 影像变化（2019 年 7 月 ~2019 年 11 月）

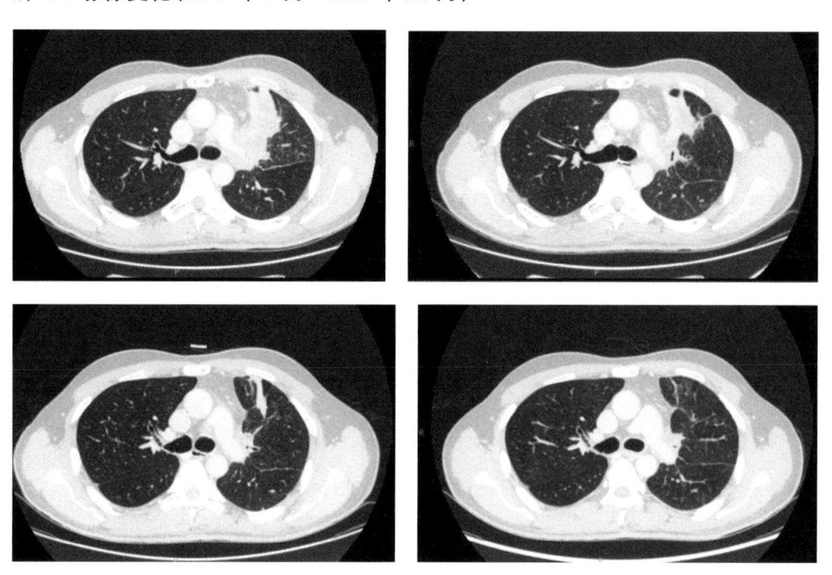

【析评】

该患者晚期肺鳞癌诊断明确。对于晚期肺鳞癌的一线治疗，基于 KEYNOTE-407 研究结果，帕博利珠单抗联合化疗已经成为这部分患者的一线标准治疗。上述联合治疗可显著改善患者的 OS 和 PFS，且不良反应方面安全可控[1]。虽然很多患者在免疫治疗中取得了长期生存获益，但也有部分患者在免疫治疗后出现肿瘤快速进展现象，称为超进展（hyperprogressive disease，HPD）[2]。尽管 HPD 的发生机制并未清晰，但寻找相关预测指标同样非常重要。已有多项研究证据表明基因组改变与免疫 HPD 之间的关系密切。初步研究发现：MDM2/MDM4、EGFR 和 11q13 位点上的基因如 *CCND1*、*FGF3*、*FGF4* 和 *FGF19* 等扩增与 HPD 的发生可能存在相关性[3]。根据基因检测结果提示，该患者存在免疫超进展的风险。但经基线评估后患者无基础自身免疫性疾病，心功能、肺功能、内分泌系统检查均未见明显异常。如果仅因预测 HPD 相关的基因表达阳性而放弃免疫治疗，则可能剥夺该患者的长期生存获益的宝贵机会。在同患者及家属进行充分的知情告知后，我们谨慎地进行了免疫联合化疗。治疗过程中，尤为关注患者的一般情况及临床症状，积极进行血液学及影像学监控不良反应，并且及时进行疗效评价。令人欣喜的是该患者在 2 周期治疗后就达到了 PR，并且 4 周期后仍持续缓解。在免疫治疗的过程中并未出现超进展及 3 级以上 irAEs，累计顺利进行了 35 周期的免疫治疗。

此病例提示：①虽然免疫治疗存在着超进展的风险，但并不足以轻易放弃 PD-1/PD-L1 抗体的临床应用。②通过全面基因检测，结合现有证据和相关的临床因素，对患者 HPD 风险进行全面评估，并在治疗过程中辅以动态监控，可以一定程度上更好地实现精准免疫治疗与不良反应及 HPD 的管理。

（常建华）

参考文献

[1] ROBINSON A, VICENTE BAZ D, TAFRESHI A, et al. First-line pembrolizumab plus chemotherapy for patients with advanced squamous NSCLC: 3-year follow-up from KEYNOTE-407 [EB/OL]. ELCC 2021, abstract 97O.

[2] CHAMPIAT S, FERRARA R, MASSARD C, et al. Hyperprogressive disease: recognizing a novel pattern to improve patient management [J]. Nat Rev Clin Oncol, 2018, 15 (12): 748-762.

[3] KATO S, ROSS JS, GAY L, et al. Analysis of MDM2 amplification: next-generation sequencing of patients with diverse malignancies [J]. JCO Precis Oncol, 2018, 2018: PO. 17. 00235.

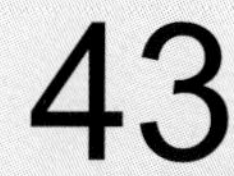

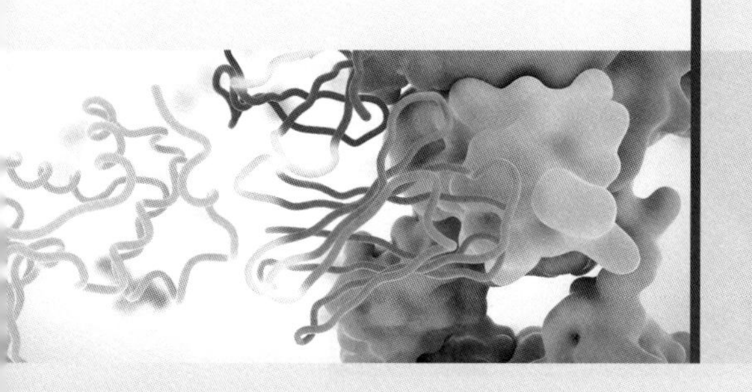

43 如何实现晚期肺鳞癌患者的长期生存?

【病情介绍】

患者,男,69 岁。2018 年 3 月因“间断咳嗽、咳痰 1 年”就诊。无特殊既往史。吸烟近 40 年,10 支 /d,2017 年 12 月戒烟。否认家族遗传病病史。查体:全身淋巴结未触及肿大。胸廓对称,双肺触觉语颤无增强及减弱,双肺叩诊呈清音,听诊双肺呼吸音清,左上肺呼吸音略弱,双肺未闻及干湿啰音及胸膜摩擦音。心脏及腹部查体未见异常。2018-03-23 胸部 CT 示:左肺门肿块,5.5cm × 4.9cm,可见血管集束征,病变与主动脉弓局部分界欠清,左肺上叶支气管闭塞伴远端肺炎,考虑肺癌,纵隔内未见增大的淋巴结。

2018-03-27 腹部 MRI 示:肝左外叶异常信号,增强后边缘环形强化,长径约 1.3cm,考虑转移瘤可能,肝脏多发囊肿。

纤维支气管镜示:(左上叶后段)见癌组织,结合免疫组化符合鳞状细胞癌。免疫组化结果示:P40(+)、P63(+)、NapsinA(-)、TTF-1(-)、CK7(-)。骨 ECT:未见骨转移征象;颅脑 MRI:未见脑转移征象;颈部彩超:双锁骨上未见肿大淋巴结。最后诊断:①左肺鳞癌($cT_4N_0M_{1b}$)Ⅳ期,肝转移;②左肺上叶阻塞性肺炎。

该患者入组 KEYNOTE-407 中国队列研究。2018-03-28~2018-06-28 给予紫杉醇 175mg/m^2 d1 静脉滴注 + 卡铂 AUC=6 d1 静脉滴注 + 帕博利珠单抗 / 安慰剂静脉滴注 21 天一周期,完成 4 周期。联合治疗期间不良反应 4 度骨髓抑制(白细胞及中性粒细胞)、脱发。2 程后疗效评价 PR,4 程后疗效评价 PR-confirmed。

肺 CT 影像对比（基线 -C4）

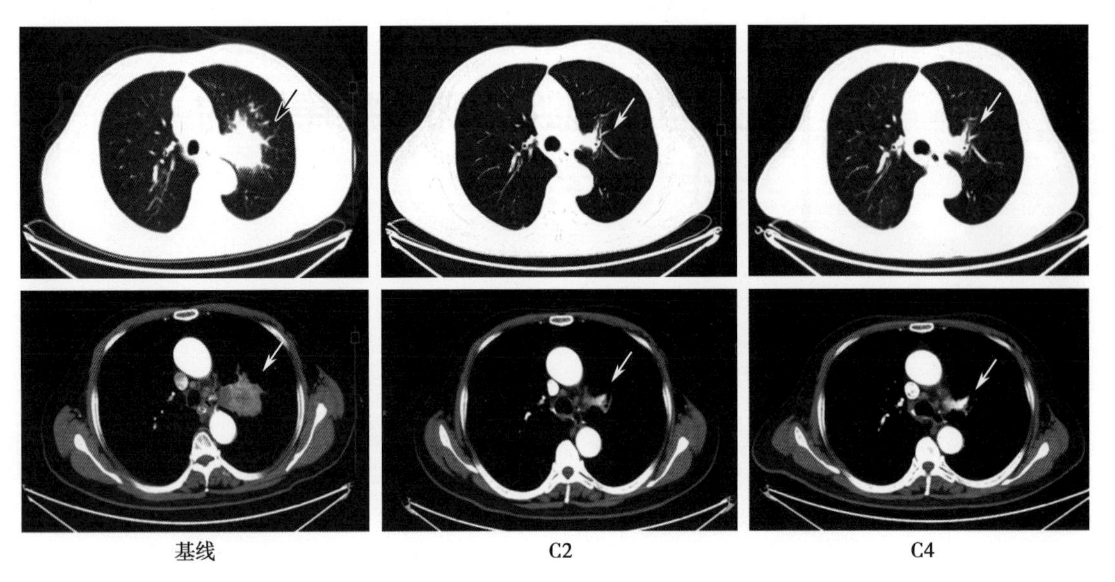

基线　C2　C4

2018-07-18~2020-07-17 行帕博利珠单抗 / 安慰剂维持治疗 31 周期，共完成 35 周期治疗。期间疗效评价均为 PR-confirmed。

肺 CT 影像对比（C6~C35）

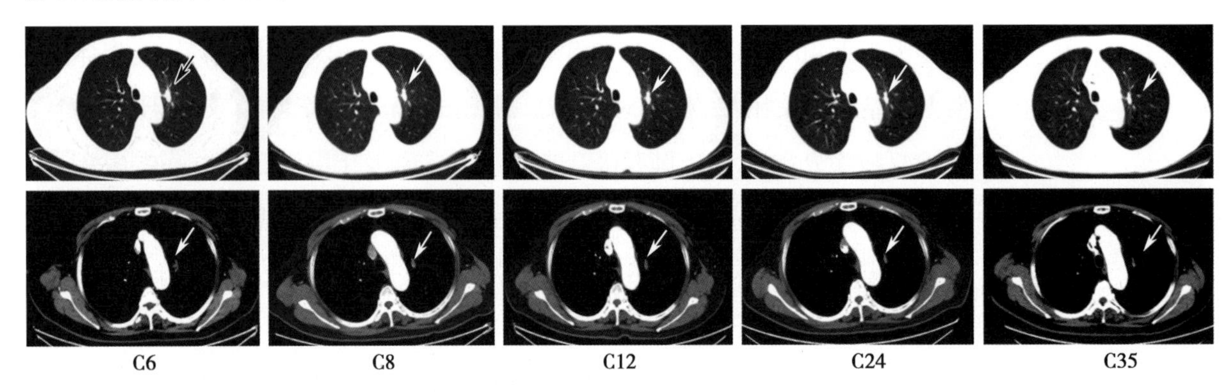

C6　C8　C12　C24　C35

腹部 MRI 对比（C6~C35）

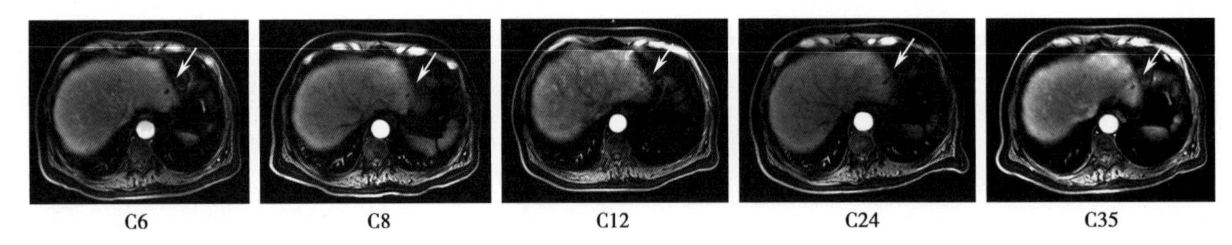

C6　C8　C12　C24　C35

【免疫治疗相关不良反应】

患者应用帕博利珠单抗 33 周期时出现免疫性肺炎 2 级。2020 年 5 月（治疗 2 年）出现轻度咳嗽、胸闷，胸部 CT 示：双肺多发斑片影；血常规、CRP、PCT 排除感染性肺炎，考虑 ICIs 相关性肺炎 2 级。

针对免疫相关肺炎的治疗：①暂停 ICIs；②激素治疗，给予甲泼尼龙 80mg/d（1mg/kg）起始剂量治疗，1 周后更改为醋酸泼尼松口服，缓慢减量至停药，总疗程 6 周；③对症治疗，吸氧、抗感染、补钙、保护胃黏膜等治疗。

肺 CT 影像对比（2020-05-12~2020-06-23）

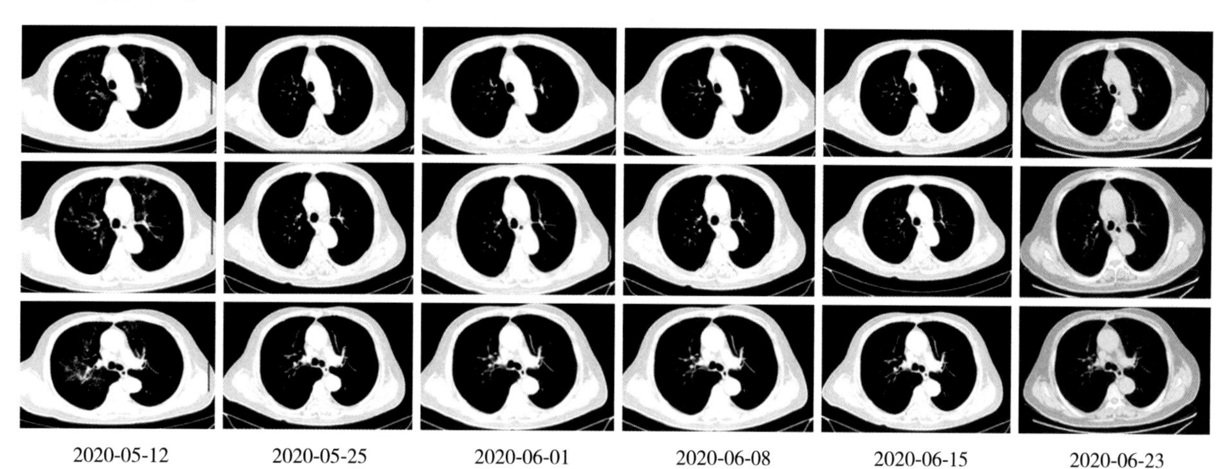

2020-05-12　2020-05-25　2020-06-01　2020-06-08　2020-06-15　2020-06-23

肺 CT 影像对比（2020-05-12~2020-06-23）

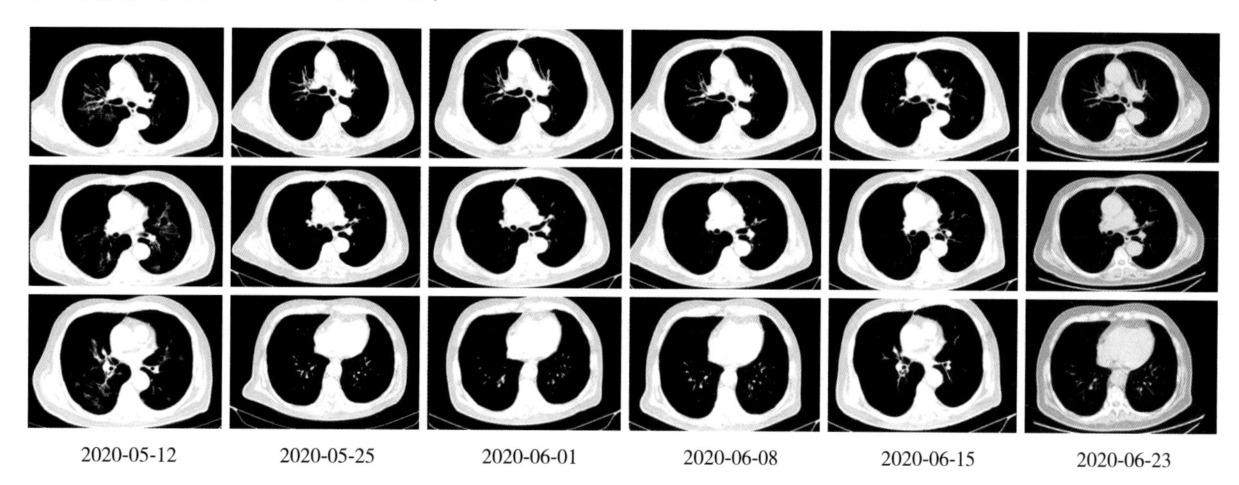

2020-05-12　2020-05-25　2020-06-01　2020-06-08　2020-06-15　2020-06-23

患者恢复后再次启用帕博利珠单抗治疗，直至 35 周期，未再出现免疫相关性肺炎。于 2021 年 3 月出现咳嗽，复查胸部 CT 示：右肺门区结节（1.1cm × 1.8cm），较前新发，伴右肺上叶阻塞性肺不张，纵隔淋巴结轻度增大。出现肺内新发病灶，考虑疾病进展，PFS 达 36 个月。此时揭盲患者肿瘤组织 PD-L1 TPS 1%。

考虑患者可能仍能从免疫治疗获益，继续使用帕博利珠单抗治疗 4 周期。2021-06-23 患者出现肝内新发病灶，肝内病灶进展，退出临床试验。目前继续抗肿瘤治疗中，2018 年 3 月确诊，直至目前随诊，患者 OS 达 46 个月。

【析评】

肺鳞癌一线应用帕博利珠单抗 + 紫杉醇联合卡博，后期维持治疗应用帕博利珠单抗，截止病例统计时 PFS 36 个月，OS 接近 4 年，与 KEYNOTE-407 临床研究结果一致。

此病例提示：①肺恶性肿瘤免疫治疗常见不良反应有免疫相关性肺炎、免疫相关肝毒性、免疫相关性胃肠道不良反应、免疫相关皮肤毒性、免疫相关内分泌毒性、免疫相关垂体炎、免疫相关中枢神经毒性、免疫相关外周神经毒性、免疫相关肾脏毒性等。②本例所用免疫治疗主要引起的不良反应为免疫相关性肺炎。采取了积极及时的处理：免疫相关性肺炎发生时间，应用帕博利珠单抗 33 周期（1.9 年）时，免疫相关性肺炎 2 级。处理措施：此期间肺炎的鉴别诊断较为重要，患者行胸部 CT 提示双肺多发斑片影，血常规提示白细胞计数正常，中性粒细胞、淋巴细胞计数及比例均为正常范围，C 反应蛋白及降钙素原等感染指标均正常，无发热，无黄痰等感染性肺炎表现，结合患者用药情况、临床表现、影像学特点及实验室检查，排除感染性肺炎，考虑免疫相关性肺炎。结合患者临床症状及肺部炎症范围，考虑免疫相关性肺炎 2 级。治疗上暂停帕博利珠单抗治疗，给予甲泼尼龙 80mg/d，1 周后更改为醋酸泼尼松口服，缓慢减量至停药，总疗程 6 周。同时给予吸氧、抗感染、补钙、保护胃黏膜等治疗。③不论 PD-L1 表达状态，免疫治疗未经治疗的转移性 NSCLC 可实现长期生存。

（刘基巍　李 颖）

参考文献

[1] PAZ-ARES L, LUFT A, VICENTE D, et al. Pembrolizumab plus Chemotherapy for Squamous Non-Small-Cell Lung Cancer [J]. N Engl J Med, 2018, 379 (21): 2040-2051.

[2] PAZ-ARES L, VICENTE D, TAFRESHI A, et al. A randomized, placebo-controlled trial of pembrolizumab plus chemotherapy in patients with metastatic squamous NSCLC: protocol-specified final analysis of KEYNOTE-407 [J]. J Thorac Oncol, 2020, 15 (10): 1657-1669.

[3] 中国临床肿瘤学会指南工作委员会. 中国临床肿瘤学会 (CSCO) 免疫检查点抑制剂相关的毒性管理指南: 2019 [M]. 北京: 人民卫生出版社, 2019: 1-116.

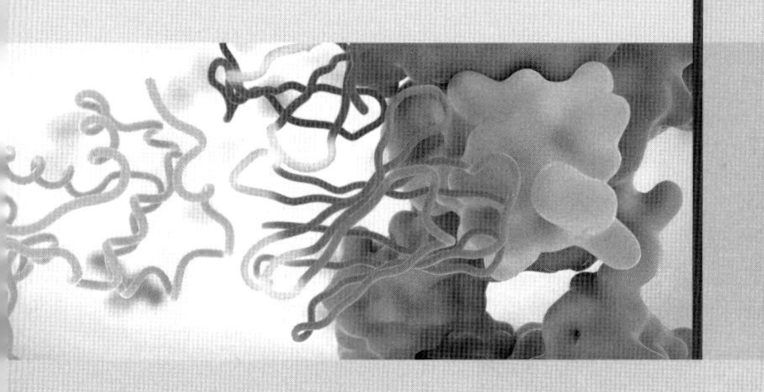

44

大细胞神经内分泌肿瘤免疫治疗后所致免疫相关肺炎之殇

【病情介绍】

患者，男，45 岁。因“肝脏大细胞神经内分泌癌，多程治疗后”于 2020 年 7 月就诊。既往史：无高血压、糖尿病病史。有吸烟史，400 支 / 年。PS：1 分。查体：神志清晰，一般情况可，浅表淋巴结未扪及肿大。颈软，双肺呼吸音清，未闻及干湿啰音，心律齐，无杂音。腹平软，肝肋下及边，无压痛，腹水征阴性，双下肢无水肿。现病史：2018 年 8 月彩超提示肝占位。2018 年 9 月至徐州市三院行介入治疗，后定期复查。2019 年 2 月复查 CT 示：肺部转移。后自行服用索拉非尼治疗，无效，病灶持续进展。2019 年 5 月改用仑伐替尼治疗，2019 年 7 月复查病灶缩小，疗效评价 PR。后病灶再次出现缓慢进展，2020 年 7 月患者行 CT 引导下肺穿刺，免疫组化结果示：CK7（-），Napsina（-），TF-1（-），CK8（+）、Ki-67（+，60%），CK5/6（-），P40（-），P63（-），CgA（+），Syn（+），Heppar-1（灶 +），GPC-3（-），GS（灶 +）。病理诊断示：(右肺穿刺物）低分化癌，结合免疫组化结果考虑诊断为大细胞神经内分泌癌。2020 年 7 月胸腹部 CT 提示：两肺多发团块、结节，考虑转移，肝内多发结节及肿块影，结节碘油充填良好、右叶肿块呈不均匀强化。

2020-07-22 予伊立替康 120mg d1、8 + 顺铂 40mg d2~4 方案全身化疗 2 周期。第 2 周期化疗过程中，2020-08-17 患者突发右上腹部及腰背部疼痛不适，急查 CT 提示：右侧肾上腺区占位，伴周围渗出，较前明显增大。影像学诊断考虑肾上腺转移灶瘤卒中，于 2020-08-17 急诊行肿瘤栓塞术治疗，疼痛好转后出院。

腹部 CT（2020-07-22）

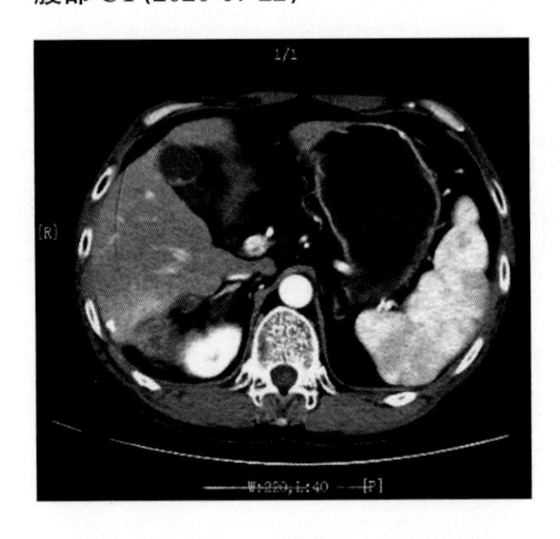

腹部 CT（2020-08-17）

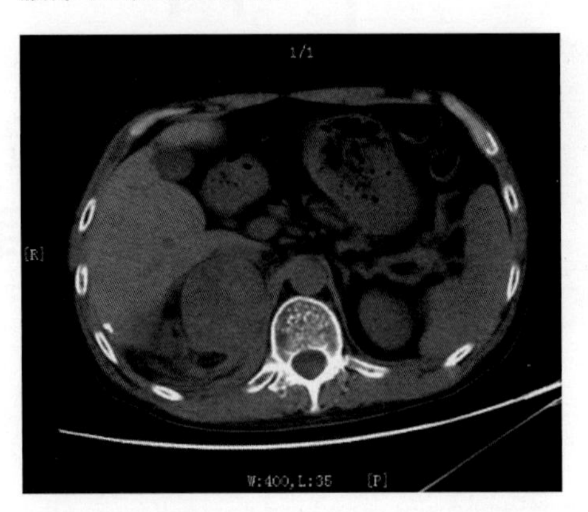

2020-09-07 患者入院后复查 CT 提示：两肺多发结节、团块影，考虑转移，较 2020-08-17 增多、增大，肝内多发结节及肿块影部分碘油充填，较前变化不明显，右侧肾上腺区占位，伴周围渗出，考虑转移灶，较前增大，渗出较前稍吸收，评估病灶进展。

肺 CT（2020-07-20）

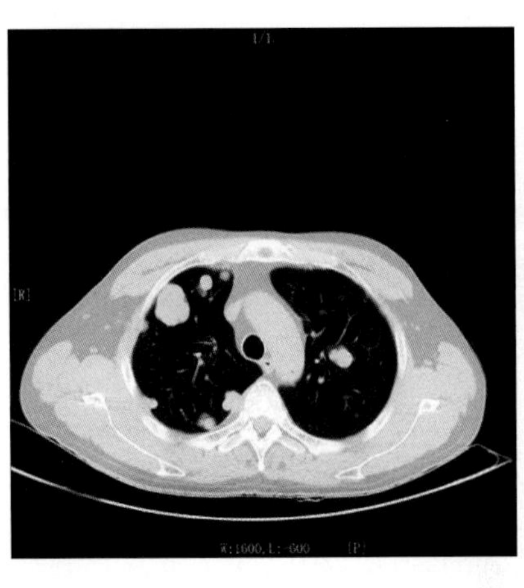

肺 CT（2020-07-20）

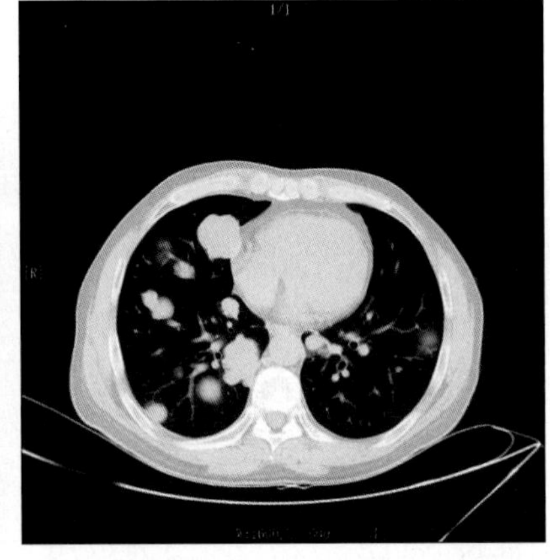

肺 CT（2020-09-07）

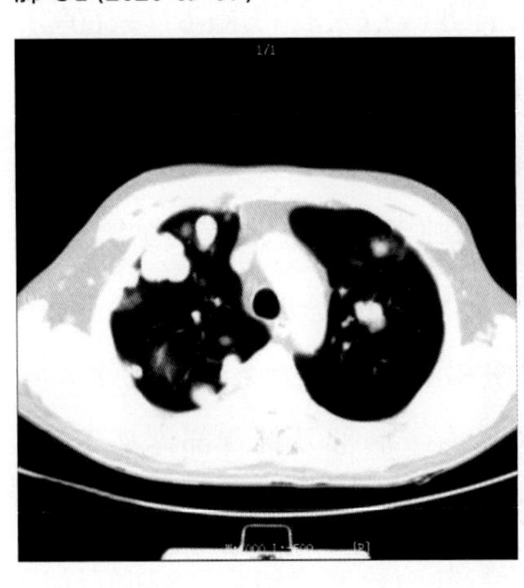

肺 CT（2020-09-07）

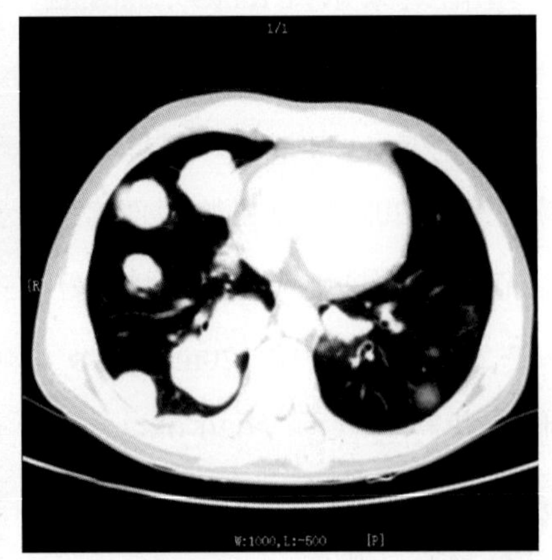

考虑到患者年轻，既往靶向及化疗失败，大细胞神经内分泌肿瘤多线以后无标准治疗，拟应用免疫联合化疗。2020-09-08、2020-09-27、2020-10-18、2020-11-07、2020-11-27 予替雷利珠单抗联合多西他赛 + 卡铂治疗 4 周期。2 周期后复查 CT 提示：肺部病灶较前缩小，评价缩小型 SD。

肺 CT（2020-10-20）

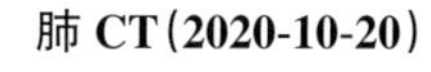
肺 CT（2020-10-20）

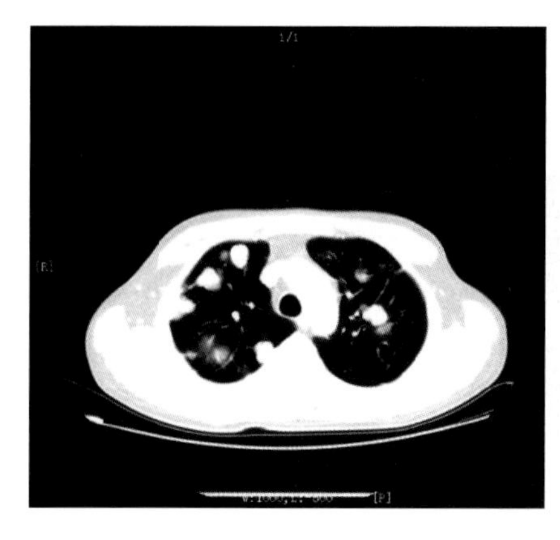

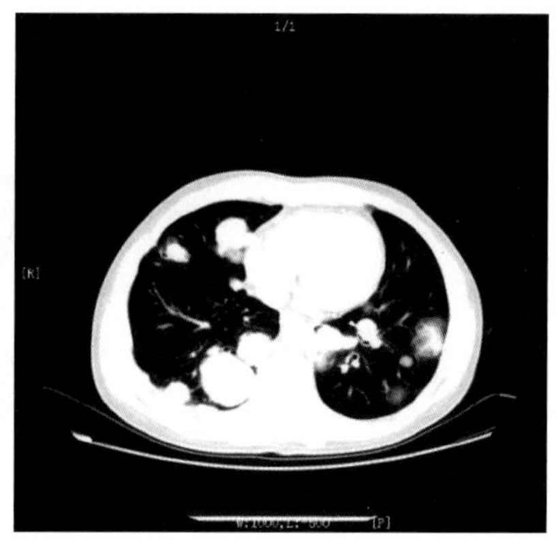

【免疫治疗相关不良反应】

患者 2020-12-20 因“胸闷憋喘，短期内进行性加重”再次入院，行 CT 示：肺部病灶继续缩小，新发两肺斑片状炎症，考虑免疫相关性肺炎可能。

肺 CT（2020-12-20） 肺 CT（2020-12-20）

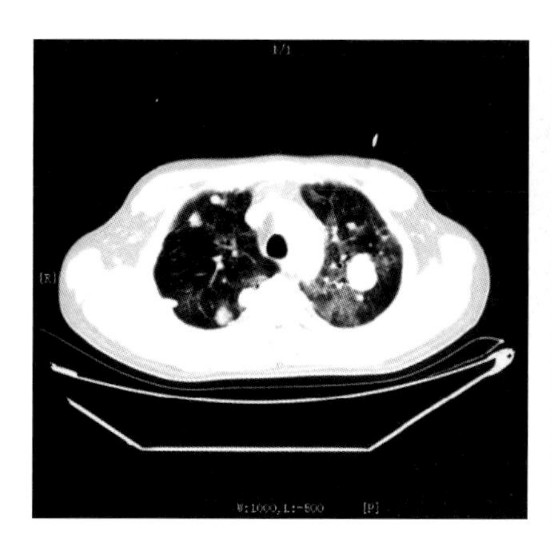

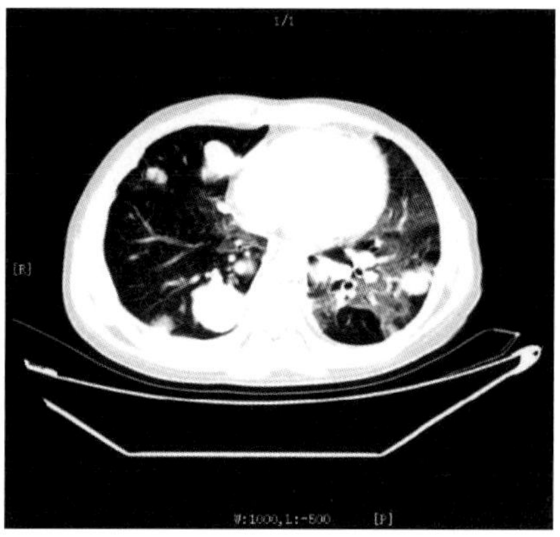

2020-12-20 始予静脉甲泼尼龙 160mg q.d. × 3 日，患者症状仍进行性加重。2020-12-23 予英夫利昔单抗 200mg（3mg/kg），患者用药后诉胸闷气喘稍有改善。2020-12-25 复查胸部 CT 提示：两肺多发结节、团块影，考虑转移，较 2020-12-20 片变化不著，两肺多发炎样改变，较前片稍增多。患者用药后上述症状逐渐改善，甲泼尼龙缓慢减量，每周减量 10~20mg，病情基本平稳。

肺 CT（2020-12-25） 肺 CT（2020-12-25）

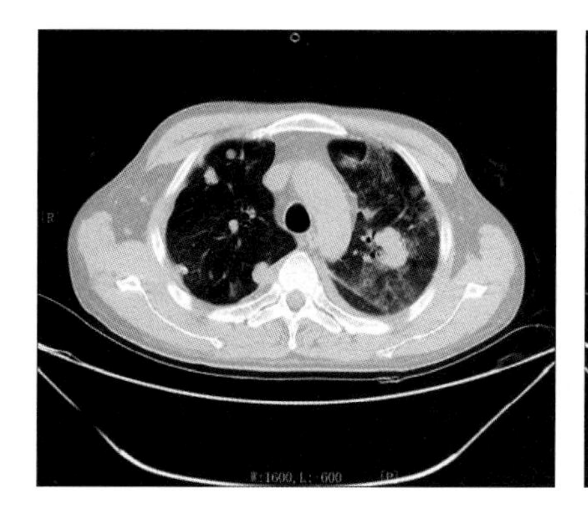

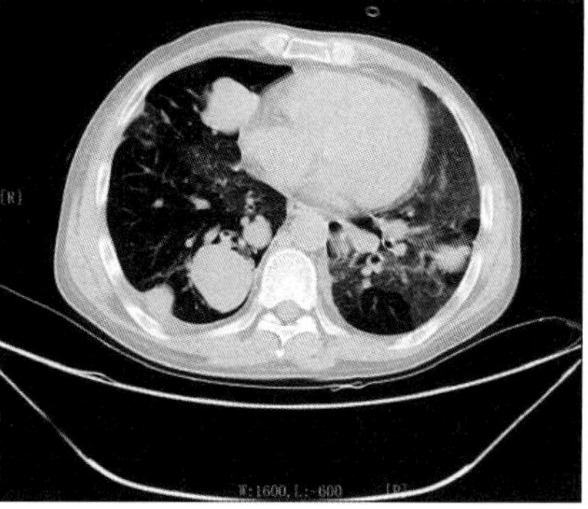

2021-01-01 复查胸部 CT 提示：两肺多发转移灶，较 2020-12-25 部分增大，两肺多发炎样改变、少量胸腔积液，较前片均减少。

肺 CT（2021-01-01） **肺 CT（2021-01-01）**

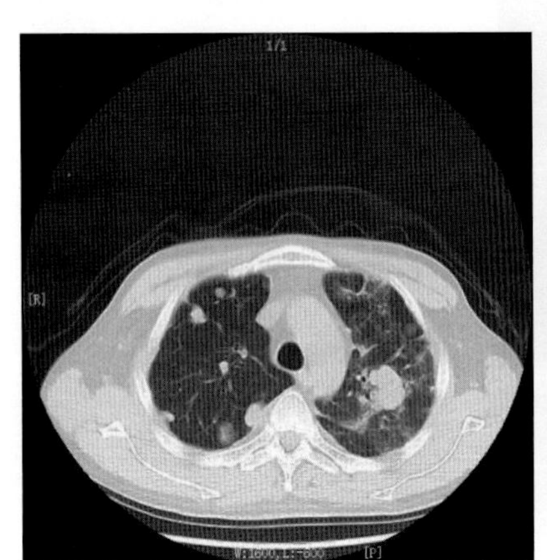

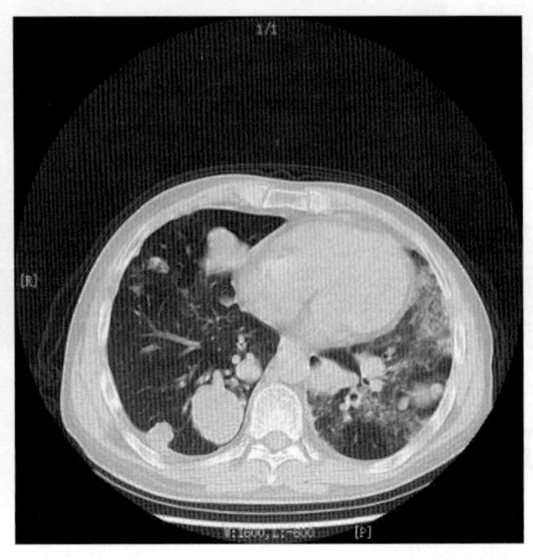

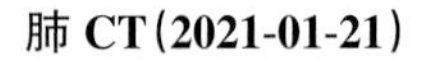

2021-01-06 再次予英夫利昔单抗 200mg，2021-01-07 出院，继续口服甲泼尼龙治疗。2021-01-21 复查胸部 CT 提示：两肺多发转移灶，较 2021-01-01 片部分病灶增大，两肺多发炎样改变，较前有所吸收。

肺 CT（2021-01-21） **肺 CT（2021-01-21）**

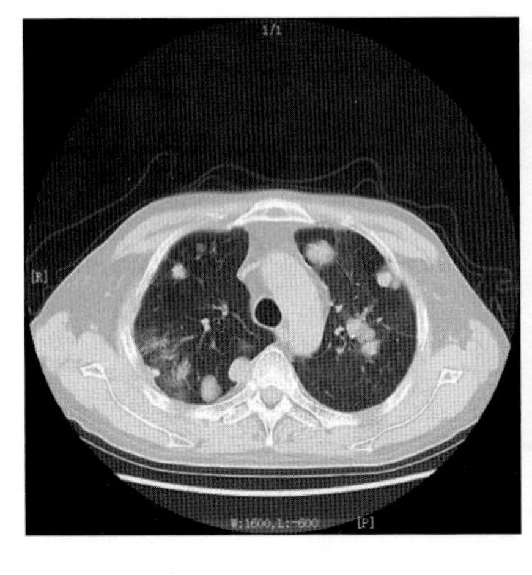

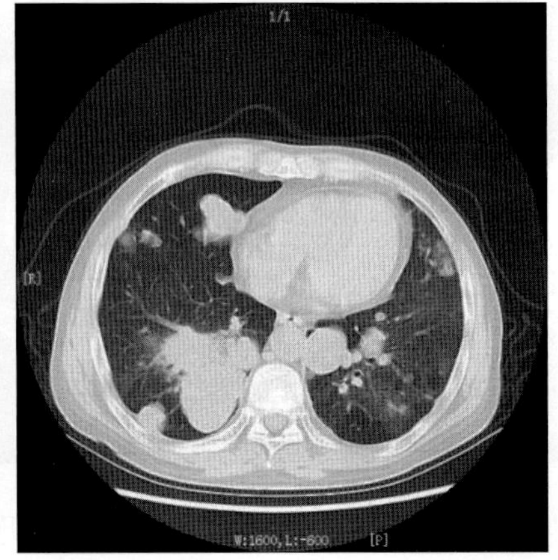

患者 2021-01-21 已无明显胸闷气喘症状，但反复间断出现咯血，考虑和肺部转移病灶有关。考虑患者既往靶向、化疗均失败，且免疫治疗毒性不可耐受，建议患者可考虑行基因检测后决定后续治疗方案。2021 年 2 月患者基因检测未见可及性治疗性突变，后续未行有效抗肿瘤治疗，最终于当月死亡。

【析评】

肝脏大细胞神经内分泌癌是一类发病率较低的恶性肿瘤，既往仅见少量病例报道，并无系统性综述[1]。该患者为肝脏大细胞神经内分泌癌，行介入治疗、索拉非尼、仑伐替尼、化疗、栓塞等治疗后疗效欠佳，疾病进展。考虑患者年轻，既往靶向及化疗失败，后期无标准治疗，遂行免疫联合化疗。排除禁忌证后 5 周期免疫联合化疗，疗效评价缩小的 SD。免疫性肺炎是常见免疫相关不良反应的一种[2,3]，此病例的积极处理如下。①免疫相关性肺炎发生时间：应用免疫联合化疗 4 周期（3 个月余），初始免疫相关性肺炎分级：3 级。②处理措施：行胸部 CT 提示新发两肺斑片状炎症，根据患者咳嗽、胸闷、憋喘等临床表现及影像学诊断免疫相关性肺炎，暂停免疫抑制剂治疗，给予甲泼尼龙 1 600mg × 3 天，患者症状仍进行性加重，后给予英夫利昔单抗 200mg，用药后症状逐渐缓解。后调整为甲泼尼龙口服，每周缓慢减量 10~20mg。10 天后复查胸部 CT 提示肺部炎症有吸收，遂再次应用英夫利昔单抗 200mg 一次，继续给予口服甲泼尼龙减量口服，肺炎病情逐渐好转，CT 显示渗出性病变基本吸收，患者最终死于肿瘤进展。

此病例提示：①治疗免疫相关不良反应时应用激素治疗，缓慢减量。irAEs 的处理原则尽早识别，及时足量治疗，快速升级、改善预后。②糖皮质激素是常用的治疗药物，若治疗有效，则在 2~4 周逐渐缓慢减量，整体疗程不少于 1~2 个月。若激素治疗效果不佳，及时更换药物，升级为英夫利昔单抗或维多珠单抗。

（韩 亮）

参考文献

［1］KUROHAMA H, MIHARA Y, IZUMI Y, et al. Protein induced by vitamin K absence or antagonist Ⅱ (PIVKA-Ⅱ) producing large cell neuroendocrine carcinoma (LCNEC) of lung with multiple liver metastases: A case report [J]. Pathol Int, 2017, 67 (2): 105-109.

［2］RAMOS-CASALS M, BRAHMER JR, CALLAHAN MK, et al. Immune-related adverse events of checkpoint inhibitors [J]. Nat Rev Dis Primers, 2020, 6 (1): 38.

［3］陈康, 孙步彤. PD-1/PD-L1 抑制剂在晚期肿瘤患者中的相关肺炎发生率和发生风险: 一项荟萃分析 [J]. 中国肺癌杂志, 2020, 23 (11): 927-940.

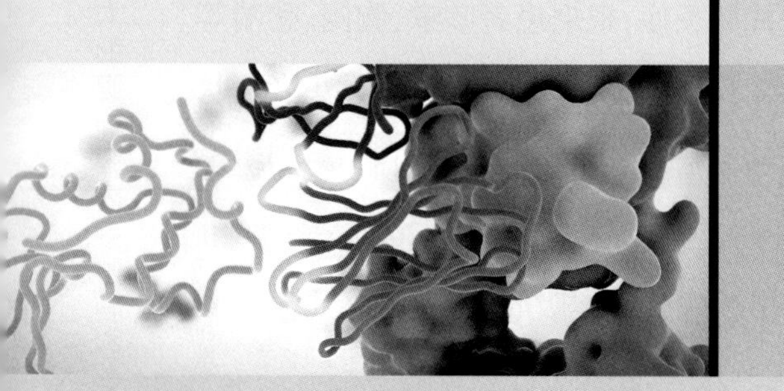

45

晚期肺腺癌患者免疫治疗实现 PFS 30 个月长生存

【病情介绍】

患者，男，57 岁。因“头痛、呕吐 20 余天”于 2018-11-19 首次入院。既往史、个人史和家族史：无特殊，否认吸烟史、酗酒史。查体：ECOG 1 分，NRS 4 分。心肺查体均无异常。肿瘤标志物：CEA 2.28ng/ml。彩超示：双侧颈部、锁骨上窝多发淋巴结肿大，最大者左侧锁骨上窝 1.7cm × 1.0cm。2018-10-26 行 CT 下引导肺穿刺，病理提示：低分化腺癌。免疫组化结果示：CK7（+），TTF-1（+），Napsin A（+），P40（-），CK5/6（+），C-met（3+），Ki67（+，95%），PD-L1（22C3）:（+，TPS=98%）。基因检测（NGS）结果示：未检到突变。最终诊断：右肺上叶低分化腺癌（$cT_{2a}N_3M_{1b}$ Ⅳa 期）（AJCC 第 8 版），驱动基因野生型，PD-L1 高表达，TPS=98%（22C3）；右肺门、双侧锁骨上窝多发淋巴结转移；颅内转移。

治疗经过：2018-11-27~2019-04-22 行帕博利珠单抗 200mg i.v.d1+ 培美曲塞 0.85g i.v.d1+ 卡铂 0.45g i.v.（AUC=5）d1 q.3w. 治疗 6 周期。脑部 SBRT，剂量 20Gy，首次治疗时间 2018-11-27，末次治疗时间 2018-12-18，治疗 6 程后疗效评价 PR。2019-05-29 开始行帕博利珠单抗 200mg i.v.d1+ 培美曲塞 0.85g i.v.d1 q.3w. 维持治疗 10 周期后出现免疫相关性肠炎；2020 年 4 月出现免疫相关性肠炎，分级 G3。2020-05-04 暂停免疫治疗和化疗，口服泼尼松片 120mg q.d. 后，逐步缓解后降低泼尼松剂量至 10mg q.d.，并于 2020-06-04 采用培美曲塞 0.85g i.v.d1 q.3w. 单药维持化疗。

2020-07-13 重启 Pembro+ 培美维持至今，共计 22 个周期维持治疗，疗效维持 PR（78% ↓）。

治疗方案及治疗效果流程

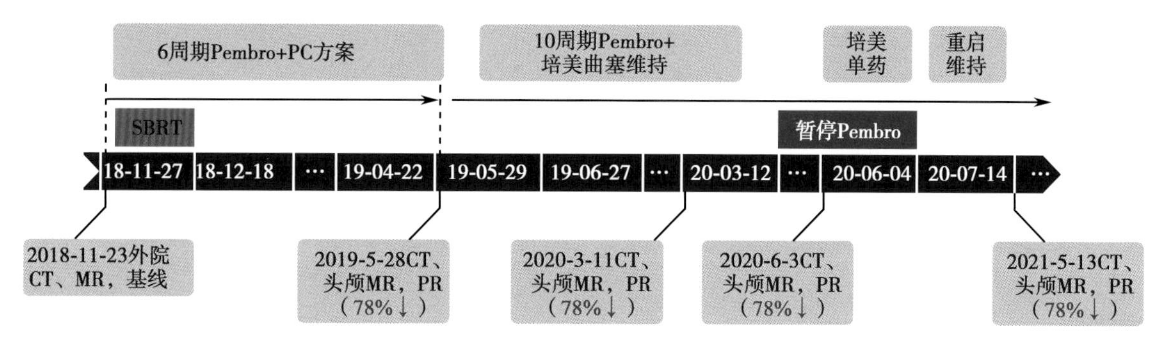

肺 CT 变化（2018 年 11 月 ~2020 年 6 月）

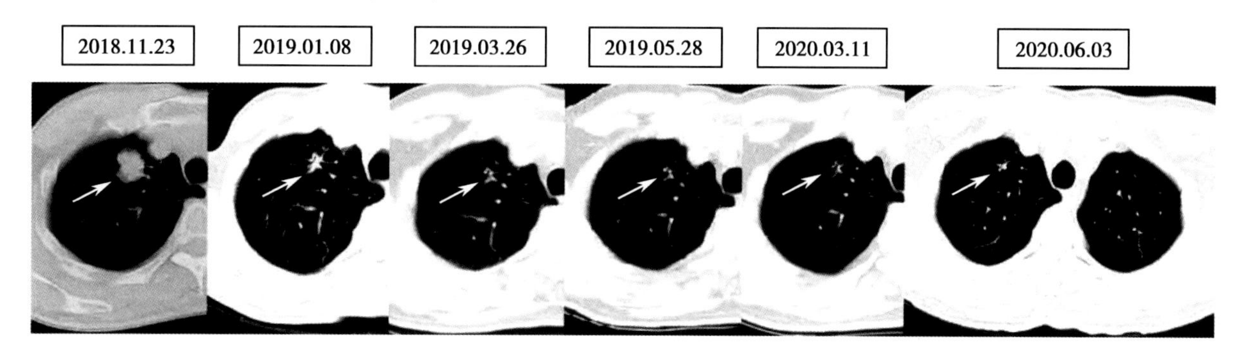

【免疫治疗相关不良反应】

2020-04-03 患者无明显诱因出现腹痛、腹泻，水样泄，5~10 次 /d，无发热、里急后重，无血便、无脓血便。当地对症支持治疗未见好转，2020-05-04 就诊于笔者科。完善相关检验检查：便常规 + 隐血（-）、便培养（-）、菌群分析未见异常，经消化科会诊及肠镜检查排除腹泻相关的肠道疾病（感染性或非特异性肠道炎症性）。考虑免疫相关性肠炎，分级 G3。

根据 CSCO ICIs 毒性管理指南，暂停免疫治疗和化疗。因疫情期间不便静脉激素治疗，2020-05-04 予口服泼尼松片 120mg q.d.。激素治疗后第 7 天腹泻减轻，随着患者腹泻逐渐缓解，激素也逐渐减量。2020-06-04，口服激素减量至 10mg q.d.。后重启治疗至今无再出现腹泻症状。

【析评】

本病例确诊明确，为驱动基因阴性、PD-L1 高表达的晚期肺腺癌，一线接受帕博利珠单抗 + 培美曲塞 + 卡铂方案治疗，诱导化疗结束后予帕博利珠单抗 + 培美曲塞维持治疗。该治疗方案基于 KEYNOTE-189 研究结果[1]：相比于培美曲塞 + 铂类，帕博利珠单抗联合化疗在 3 个临床指标（客观缓解率、无进展生存期、总生存期）上均显著获益。在本病例中，一线应用帕博利珠单抗 + 培美曲塞联合卡铂，出现 G3 免疫相关性肠炎，经积极治疗后缓解，后期重启帕博利珠单抗 + 培美维持至今，共计 22 个周期维持治疗，PFS>30m，疗效维持 PR（78%↓），与上述研究结果相一致，佐证了帕博利珠单抗疗效好，其联合培美曲塞和铂类化疗一线治疗 *EGFR* 基因突变阴性和 *ALK* 阴性的转移性非鳞状 NSCLC 患者安全性良好。

头痛症状缓解，NRS 4 → 0 分，ECOG 1 → 0 分。

出现 G3 免疫相关性肠炎，经积极治疗后缓解。

重启免疫维持治疗未再出现 irAEs，安全性良好。

（黄振华　周 锐）

参考文献

[1] RODRíGUEZ-ABREU D, POWELL SF, HOCHMAIR MJ, et al. Pemetrexed plus platinum with or without pembrolizumab in patients with previously untreated metastatic nonsquamous NSCLC: protocol-specified final analysis from KEYNOTE-189 [J]. Ann Oncol, 2021, 32 (7): 881-895.

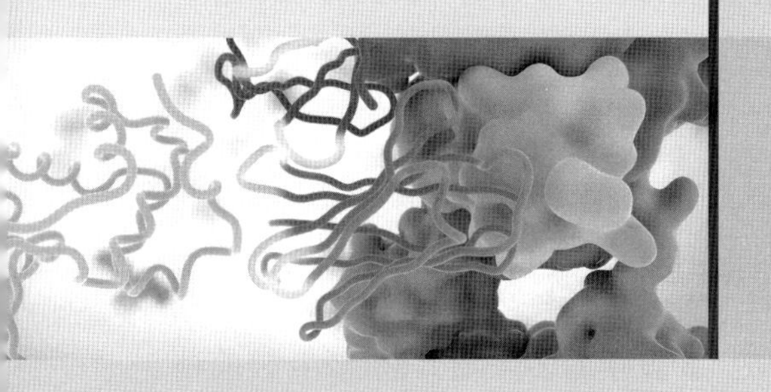

46

肝癌患者更易受损的肝功能

【病情介绍】

患者，男，54 岁。因“发现肝脏肿物 1 个月余”于 2019-06-05 行肝脏Ⅷ段切除、右侧膈肌部分切除、右肺下叶楔形切除、心膈角淋巴结切除术及右肺下叶切除术后病理学检查结果示：肝脏Ⅷ段及右侧膈肌，肝组织 12cm × 10cm × 8cm，其上见膈肌组织 10cm × 9cm × 0.2cm，切开可见一个 8cm × 7.5cm × 7cm 的肿物，切面灰白质脆，可见坏死。右肺下叶：楔形肺组织 10cm × 5cm × 2cm，其上面可见一个 2cm × 1cm × 0.5cm 的肿物，切面灰白脆。免疫组化结果示：CAM5.2（–），CK7（–），CK19（–/+），CEA（–），Glypican（–/+），Hep-1（+），CD34（血管 +），ki-67（阳性细胞数 30%），GS（+），TTF-1（–），结节性肝硬化伴肝细胞癌，侵及右肺下叶，未见明显血管癌栓。膈肌受侵犯。断端（–）。淋巴结：心膈角 0/5 转移。

2019-07-16 行肝脏介入治疗（术后肝脏遗留小病灶），后未予特殊处理，定期门诊复查。2020-07-08 复查上腹部增强 CT 示：肝癌术后改变；腹膜后多发淋巴结肿大，考虑转移，与 2020-04-23 比较增大，右肾动脉不除外受侵可能：肝硬化，脾稍大；肝脏多发小囊肿；脾脏下缘副脾；左肾下级小囊肿。就诊于天津肿瘤医院给予腹膜后淋巴结放疗，具体计划：GTV 腹膜后淋巴结转移灶，剂量 30Gy/6F，评价计划可，2020-07-27 开始放疗，隔日治疗，2020-08-07 结束治疗。2020-10-09 彩超发现右颈部淋巴结肿大，大小约 3.2cm × 2.0cm，就诊于笔者科，2020-10-11 开始口服甲苯磺酸索拉非尼片抗肿瘤，2020-10-17 给予右颈部淋巴结碘 -125 密封籽源植入术，术后颈部淋巴结较前缩小。

2021-03-05 复查胸腹 CT 肝脏肿瘤进展，加用卡瑞利珠单抗联合索拉非尼抗肿瘤。2021-03-10 给予卡瑞利珠单抗：卡瑞利珠单抗 200mg 静脉滴注，21 天一周期。2021-04-01 给予卡瑞利珠单抗：卡瑞利珠单抗 200mg 静脉滴注，21 天一周期。

【免疫治疗相关不良反应】

患者第 3 次免疫治疗前，出现了免疫性肝损伤。2021-04-21 再次入院，复查胸腹 CT 示：①右肺上叶后段、左肺下叶后基底段小结节，较前明显减小；余基本同前。②腹膜后多发增大淋巴结，较前稍缩小。

肺 CT 影像变化（2021-03-06~2021-04-22）

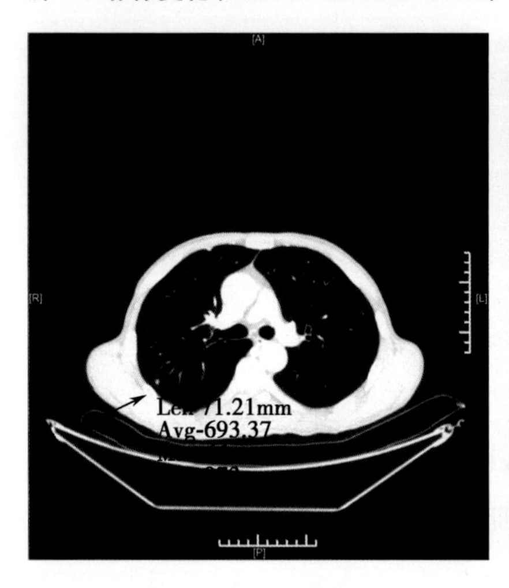

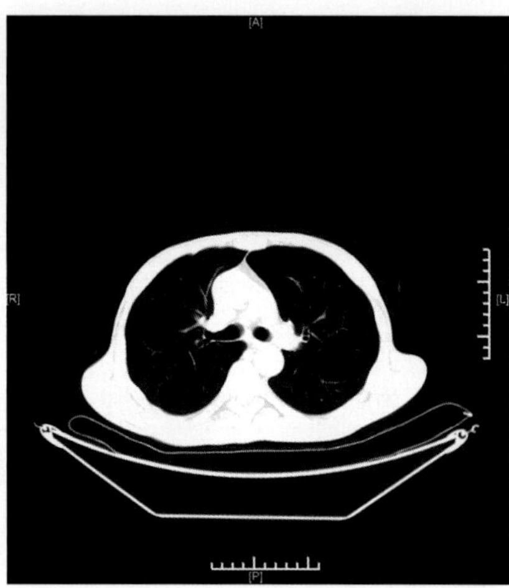

腹部淋巴结 CT（2021-03-06~2021-04-22）

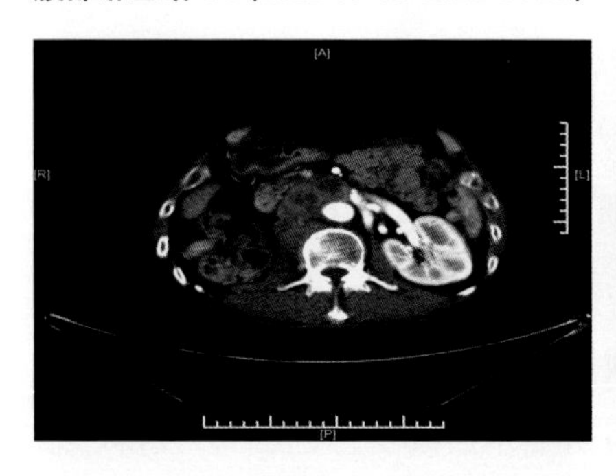

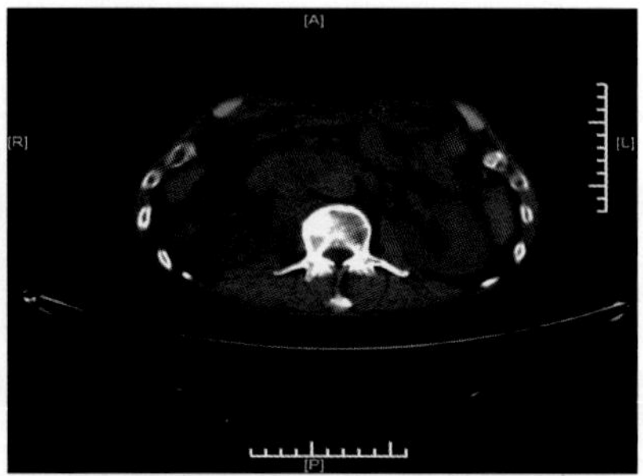

免疫性肝损伤治疗情况

日期	生化检验报告	治疗方案
2021-04-21	丙氨酸转氨酶 1 148U/L↑，天冬氨酸转氨酶 2 261U/L↑，总蛋白 103.40g/L↑，白蛋白（溴甲酚绿）30.70g/L↓，球蛋白 72.7g/L↑，总胆红素 53.60μmol/L↑，结合胆红素 41.00μmol/L↑，非结合胆红素 12.6μmol/L，尿素 4.33mmol/L，肌酐（酶法）38μmol/L↓，尿酸 142μmol/L，β_2-微球蛋白 3.08mg/L↑，胱抑素 C 0.88mg/L，乳酸脱氢酶 785U/L↑，α-羟丁酸脱氢酶 362U/L↑，肌酸激酶 50U/L，CK 同工酶 13U/L，钾 3.10mmol/L↓，钠 130.0mmol/L↓，氯 92.0mmol/L↓，钙 2.06mmol/L，二氧化碳 30.28mmol/L	患者转氨酶、胆红素明显升高，考虑卡瑞利珠单抗免疫性肝损伤，于 2021-04-21~04-26 给予甲泼尼龙 40mg 每日一次静脉滴注，同时给予恩替卡韦 0.5mg 每日一次抗病毒

续表

日期	生化检验报告	治疗方案
2021-04-27	丙氨酸转氨酶 798U/L↑，天冬氨酸转氨酶 769U/L↑，谷氨酰转肽酶 235U/L↑，碱性磷酸酶 235U/L↑，胆碱酯酶 3 679U/L↓，前白蛋白 5mg/dl↓，总蛋白 66.30g/L，白蛋白（溴甲酚绿）23.50g/L↓，球蛋白 42.8g/L↑，白球比 0.5↓，总胆红素 86.30μmol/L↑，结合胆红素 57.70μmol/L↑，非结合胆红素 28.6μmol/L↑	乙肝病毒荧光定量检测回报：4.83×10^7copies/mL，追问患者停用恩替卡韦抗病毒治疗 6 个月余，加用重组人干扰素 α1b 30μg 隔日一次联合恩替卡韦抗肿瘤。考虑患者肝功能损害不能排除乙型病毒性肝炎暴发，2021-04-27 停用甲泼尼龙治疗 1 天
2021-04-28	丙氨酸转氨酶 1 023U/L↑，天冬氨酸转氨酶 1 161U/L↑，碱性磷酸酶 254U/L↑，胆碱酯酶 4 048U/L，总蛋白 73.00g/L，白蛋白（溴甲酚绿）25.80g/L↓，球蛋白 47.2g/L↑，白球比 0.5↓，总胆红素 171.40μmol/L↑，结合胆红素 113.30μmol/L↑，非结合胆红素 58.1μmol/L↑，乳酸脱氢酶 521U/L↑，α- 羟丁酸脱氢酶 282U/L↑，肌酸激酶 50U/L，CK 同工酶 30U/L↑，缺血修饰白蛋白 67.80U/ml	患者停用激素 1 天，胆红素、转氨酶明显升高，患者肝功能损伤明确免疫性肝功能损伤。2021-04-29 调整甲泼尼龙为 240mg，加用静脉注射人免疫球蛋白 22.5g 每日一次，同时抗病毒药物调整为恩替卡韦联合富马酸丙酚替诺福韦片抗病毒
2021-05-02	丙氨酸转氨酶 593U/L↑，天冬氨酸转氨酶 418U/L↑，总蛋白 74.40g/L，白蛋白（溴甲酚绿）20.20g/L↓，总胆红素 213.10μmol/L↑，结合胆红素 140.60μmol/L↑，非结合胆红素 72.5μmol/L↑。2021-05-02 凝血检验报告：凝血酶原时间 28.70S↑，国际标准化比值 2.66↑，部分凝血酶原时间 47.00S↑，纤维蛋白原 1.44g/l↓，纤维蛋白原时间 18.90S↑，凝血酶时间 25.30S↑，D- 二聚体 1.75mg/L↑	乙肝病毒荧光定量检测回报：3.14×10^4/L。患者因经济原因拒绝治疗 2021-05-03 自动出院

【析评】

免疫联合 TKI（索拉非尼）肺部及腹膜后淋巴结缩小，治疗有效。患者肝细胞性肝癌经姑息术后，介入治疗后 PFS 1 年，首次复发进展为腹膜后淋巴结肿大，给予腹膜后淋巴结放疗、口服甲苯磺酸索拉非尼、右颈部淋巴结碘 -125 密封籽源植入等综合治疗，PFS 25 个月，再次进展，给予索拉联合 PD-1 证据不足，并且联合治疗增加患者 AE 的风险。患者索拉治疗耐药进展后，基于 KEYNOTE-224 研究、KEYNOTE-240 亚洲亚组数据及 CheckMate040，后线治疗应该选择基于充分临床研究证据的 Keytruda、Opdivo+/−Yervoy 或卡瑞利珠单抗[1-2]。

此病例提示：①肝癌合并肝炎患者需要全程抗病毒治疗，需在 HBV-DNA 低于 2 000U/ml 才开始免疫治疗，HBV DNA 定量不高，HBsAg（+）和 / 或 HBcAb（+）也推荐在第一次使用免疫治疗前抗病毒，并定期监测。该患者基线没有常规检测也没有定期监测，在肝功能受损前，也没有抗病毒治疗。②肝脏 irAEs 的诊断及管理：1%~17% 的 ICIs 会发生肝毒性，一般在 6~14 周出现，诊断免疫介导性肝功能损伤要排外其他因素，该患者合并未抗病毒治疗的乙肝，病毒在治疗过程中被激活，也是加重肝损伤的因素[3-4]。③胆红素半衰期 18 天左右，停用 1 天激素，胆红素增高，并不能完全排外抗病毒延迟导致的肝损伤的因素。该患者肝损伤是病毒和 ICIs 共同因素所致。积极的激素和抗病毒治疗规范有效。

（艾冬梅　石 玉）

参考文献

[1] FINN R S, RYOO B Y, MERLE P, et al. Pembrolizumab as second-line therapy in patients with advanced hepatocellular carcinoma in KEYNOTE-240: a randomized, double-blind, phase Ⅲ trial [J]. J Clin Oncol, 2020, 38 (3): 193-202.

[2] ZHU AX, FINN RS, EDELINE J, et al. Pembrolizumab in patients with advanced hepatocellular carcinoma previously treated with sorafenib (KEYNOTE-224): a non-randomised, open-label phase 2 trial [J]. Lancet Oncol, 2018, 19 (7): 940-952.

[3] 胡亚秋, 汪妮, 冉锡萍, 等. 评估免疫检查点抑制剂为基础的联合治疗在原发性肝癌患者中肝损伤发生情况的真实世界研究 [J]. 中华肝脏病杂志, 2022, 30 (1): 57-62.

[4] 梁军, 李丽. 肝癌免疫治疗策略的进展与思考 [J]. 中华消化外科杂志, 2021, 20 (2): 184-190.

47

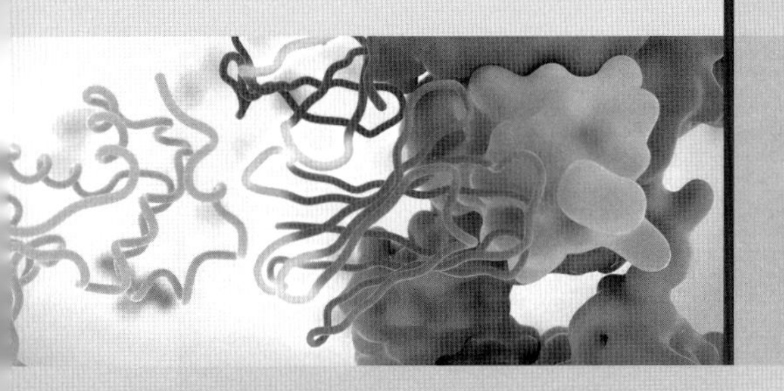

免疫治疗纷至沓来的四重奏

【病情介绍】

患者，男，66 岁。因“食管癌肝转移 7 个月余”于 2021-01-23 入院。2020-05-31 患者体检时发现肝占位。2020-06-01 就诊当地医院，2020-06-05 在全麻下行腹腔镜下肝左叶切除术，术后病理示：肝左叶肝恶性肿瘤，肿物大小 8cm × 7cm × 4.5cm，考虑假腺管型肝细胞癌（中分化）。诊断：肝左叶肝细胞癌，$T_3N_0M_0$ ⅢA 期。

2020-07-13 于肝胆外科行腹腔动脉、肝右动脉造影术、肝右动脉灌注化疗栓塞术。2020-08-21 复查腹部 MRI 示：肝术后改变；肝多发异常信号；考虑炎性病变可能性大，建议 3 个月后复查。2020-10-27 上腹部 MRI 检查示：肝多发异常信号，较 2020-08-21 增多、增大，考虑多发转移瘤。

腹部 CT（2021 年 6 月）

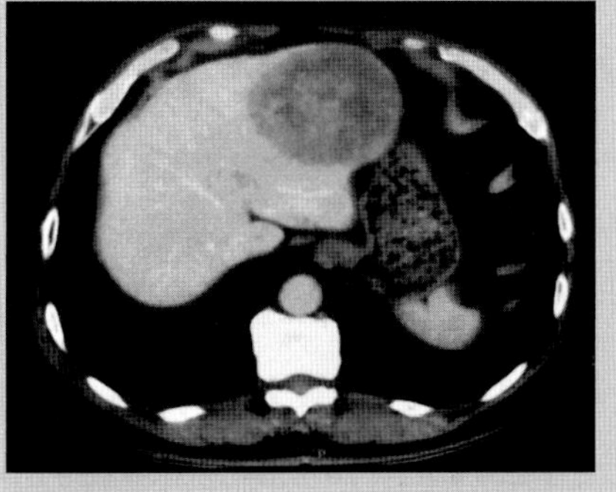

腹部 MRI（2021-08-21）

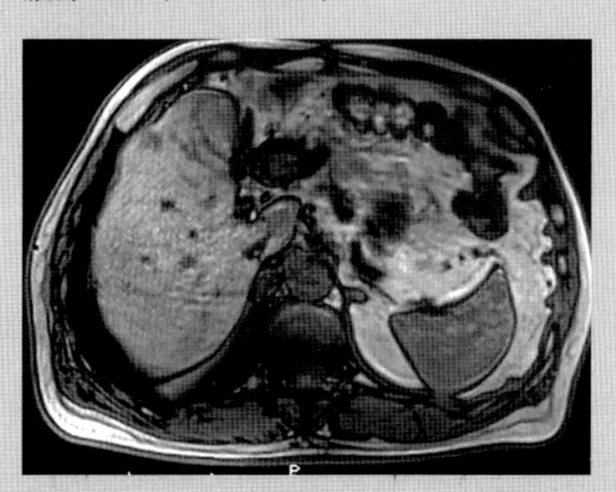

2020-11-02 超声引导下行肝肿物穿刺活检术。穿刺病理回报：低分化鳞状细胞癌。免疫组化结果示：AE1/AE3（+），Hep-1（–），Glypican-3（–），CD56（–），Syn（–），CgA（–），P40（+），CK5/6（+），Ki67（阳性细胞数 60%）。2020 年 11 月 PET-CT

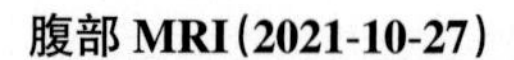
腹部 MRI（2021-10-27）

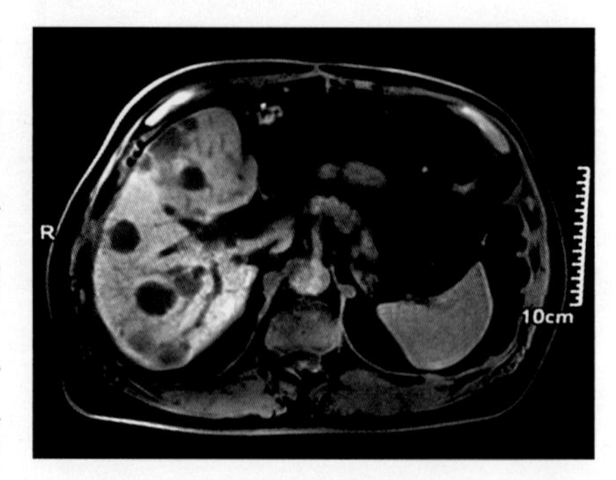

示：①全身骨显像示食管胸中段管壁局限性增厚，PET 检查示相应部位异常葡萄糖高代谢，考虑恶性病变可能性大，不除外其他，建议镜检；②肝脏术后改变，肝左叶部分缺如，肝内可见多发类圆形稍低密度影，边界不清，PET 可见异常葡萄糖高代谢，考虑转移可能性大；③纵隔内（5 区）可见淋巴结影，PET 可见异常葡萄糖高代谢，高度可疑淋巴结转移；④上腹正中部位皮下脂肪组织可见条形稍高密度影，局部软组织呈结节状影稍增多，PET 可见异常葡萄糖高代谢，不除外转移；⑤颅脑 PET-CT 显像目前未见明显异常。2020-11-28 电子胃镜检查示：食管，距门齿 29~34cm 左前壁可见隆起状新生物，破溃不整，距门齿 37~41cm 散在结节隆起，齿状线约 42cm。活检：食管 35cm × 3，食管 41cm × 1。病理结果示：（食管 35cm、41cm）低分化癌，倾向低分化鳞状细胞癌。免疫组化结果示：PD-L1（DAKO 22C3）（CPS：6），PD-L1（VENTANA SP263）（CPS：6）。基因检测结果示：*TP53* 基因 7 号外显子 p.Y234C 错义突变，丰度 13.51%。会诊病理结果示：AE1/AE3（+），Vimentin（灶性 +），HeP-1（–），Glypican-3（–），CD34（血管 +），Syn（–），CgA（–），Ki67（阳性细胞数 50%），CK19（–），CK7（–）。GS（灶性 +），P40（+），CK5/6（+/–）。肝组织内可见低分化癌浸润，结合免疫组化结果，不除外低分化鳞状细胞癌。诊断：食管鳞状细胞癌（$T_xN_xM_1$ Ⅳ期），肝转移瘤切除术后，肝动脉化疗栓塞术后，多发肝转移。

2020-12-03 患者化疗前血常规示：血小板计数 53×10^9/L，遂行骨髓穿刺术。

2020-12-04 骨髓细胞检查报告：骨髓显示巨核细胞成熟受阻。一线于 2020-12-09~2021-01-21 行紫杉醇（白蛋白结合型）+ 卡瑞利珠单抗，21 天 1 周期治疗 2 周期。

【免疫治疗相关不良反应】

2021-01-14~2021-01-17 患者化疗第 2 周期期间，因乏力和肝功能异常（家属自诉转氨酶较高，未见原始检查报告）就诊，住院期间给予对症保肝治疗。患者于 2021-01-19 因乏力加重伴四肢肌肉酸痛、颈部无力和左侧眼睑下垂，遂于 2021-01-23 再次就诊。查体：神清，言语流利，双侧眼球突出，结膜水肿，双侧眼球各方向运动欠充分（双眼球垂直运动欠佳，以右侧为重），双侧上睑下垂，以左侧为重，双侧瞳孔直径 4~5mm，对光反射灵敏，额纹鼻唇沟对称，腭垂居中，咽反射迟钝，伸舌居中，四肢肌力Ⅲ+~ Ⅳ级，肌张力低，痛觉检查欠合作，双侧腱反射未引出，双侧病理征（–）。

2021-01-23 心肌梗死指标：肌酸激酶同工酶 >80ng/ml，肌红蛋白 427.00ng/ml，肌钙蛋白 10.79ng/ml，乳酸脱氢酶 1 383U/L，α- 羟丁酸脱氢酶 1 273U/L，肌酸激酶 15 570U/L，肌酸激酶同工酶 208U/L。肝功能：丙氨酸转氨酶 493U/L，天冬氨酸转氨酶 1 257U/L。四肢肌电图示：左正中神经、左胫神经、右腓神经 CMAP 波幅下降，左腓神经 SNAP 未测出，左胫神经 H 反射未测出，右胫神经 H 反射潜伏期延长。2021-01-25 颅脑 MRI 增强结果示：①颅脑 MRI 平扫未见明显异常；②颅脑 MRI 增强未见明显异常强化影。考虑患者免疫联合化疗 2 周期后出现免疫性肝功能损伤、免疫性心肌损伤、免疫性肌炎、免疫性外周神经损伤。予甲泼尼龙琥珀酸钠 240mg+ 人免疫球蛋白治疗。患者于住院第 2 天(2021-01-24)出现眼睑下垂加重,呼吸困难,颈部活动无力,考虑疾病进行性加重。予输注人免疫球蛋白,32.5g 每日一次。2021-01-27 无明显诱因出现进食呛咳,症状以进食固体食物时呛咳显著。患者无法口服固体药物,进食以流食为主,后经(激素 + 胃肠动力药 + 康复锻炼)治疗后,进食呛咳症状逐渐好转,激素缓慢减量。激素及丙种球蛋白治疗期间,同时给予谷胱甘肽、异甘草酸镁、双环醇片对症保肝;维生素 B_1 及甲钴胺片营养神经以及康复锻炼治疗;抗生素预防感染。患者乏力、呼吸困难及四肢肌力率先逐渐改善,但左眼睑下垂症状恢复尤为缓慢。经过康复锻炼,颈部无力症状缓慢改善。

激素剂量曲线

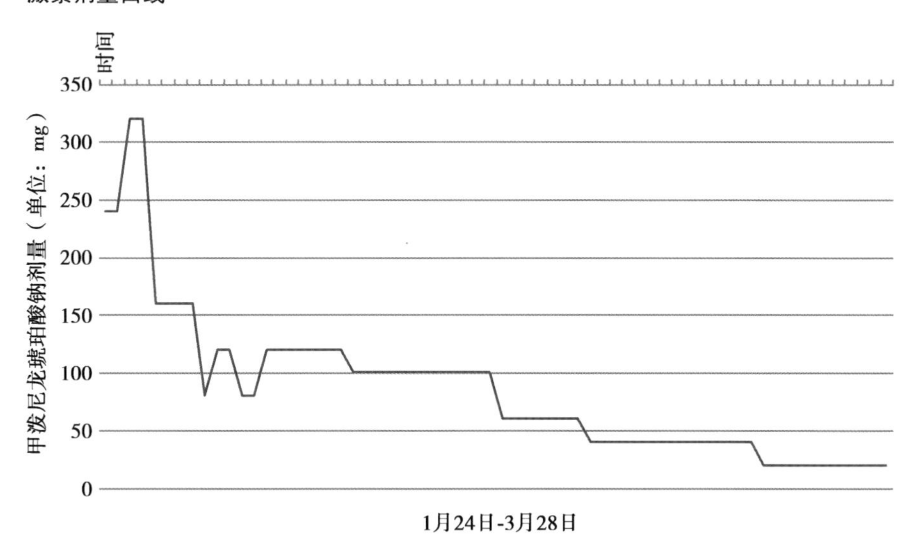

【析评】

患者首次手术诊断肝细胞癌,诊断是否成立,缺少检测指标及既往病史。且在术后 1 个月出现肝脏多发转移,再次活检,病理提示转移性鳞癌。两次标本应作对照,并同时行基因检测。这是整个病史当中存疑之处。

病史中未反映患者治疗疗效的评估结果。该患者年龄 66 岁,PS 评分不知,食管癌一线化疗方案的选择可以考虑含铂方案,该病例仅选用了单药紫杉类化疗。之后出现多系统不良反应,免疫性肝功能损伤,免疫性心肌损伤,免疫性肌炎,免疫性外周神经损伤[1-2]。由于血小板减少,骨穿提示巨核细胞成熟受阻,考虑免疫性血小板减少可能性大。各系统症状进行性加重。追溯病史,患者在第一周期治疗后,就出现了肝功能异常,患者向主治医生做了汇报,未引起重视!

此病例提示:①食管癌免疫治疗,需要特别警惕出血及穿孔的发生[1][3]。该患者进行了 PET-CT 检查,还需上消化道钡透,充分了解食管侵犯深度;同时免疫治疗前的筛查是否到位,病史中无反映。需要充分做好防范和治疗前沟通。②免疫不良反应发生后,需进行多学科会诊,该患者不良反应处理规范,通过综合治疗,症状得到控制,激素缓慢减量,使病情逐步稳定。③免疫用药不良反应管理的 5 大要点为监测、预防、评估、检查、治疗,需要严格执行,做好患者教育,让患者及家属认识到不良反应的严重性,提高认知,配合治疗[1]。

(艾冬梅 李 帅)

参考文献

[1] 中国临床肿瘤学会指南工作委员会. 中国临床肿瘤学会(CSCO)免疫检查点抑制剂相关的毒性管理指南: 2019 [M]. 北京: 人民卫生出版社, 2019: 1-116.

[2] 王琦, 原伟, 温化冰, 等. 卡瑞利珠单抗治疗食管癌致免疫性心肌炎 1 例 [J]. 中华肿瘤杂志, 2022, 44 (2): 201-202.

[3] HUANG J, XU J, CHEN Y, et al. Camrelizumab versus investigator's choice of chemotherapy as second-line therapy for advanced or metastatic oesophageal squamous cell carcinoma (ESCORT): a multicentre, randomised, open-label, phase 3 study [J]. Lancet Oncol, 2020, 21 (6): 832-842.

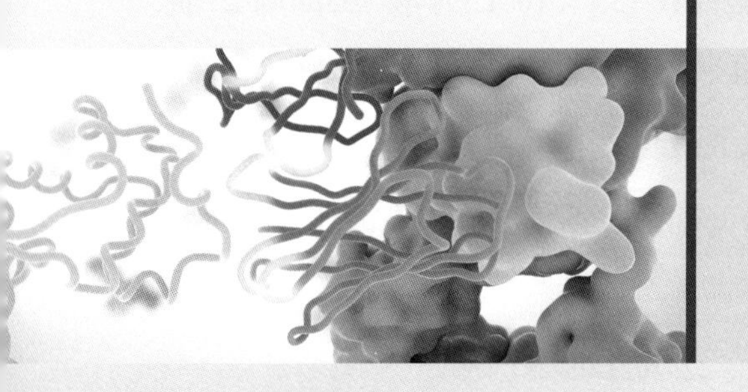

48

针对胸腺癌的免疫疗法是功还是过？

【病情介绍】

患者，男，45 岁。因“胸闷 1 个月，活动后加重 1 周”于 2021-04-15 就诊。2021-04-27 行 CT 检查提示：前纵隔占位，最大截面约 10.0cm × 7.5cm。

2021-04-28 于医院行 CT 引导下纵隔肿物穿刺活检术，病理学检查结果提示：胸腺来源非角化型鳞状细胞癌，伴部分区神经内分泌分化。免疫组化结果提示：PD-L1（22C3）30%+，（28-8）–，（E1L3N）30%+。

【免疫治疗相关不良反应】

2021-05-06 患者行 PD-1+TP 治疗 1 周期，具体：帕博利珠单抗（可瑞达）200mg+ 白蛋白紫杉醇 400mg（250mg/m^2）+ 顺铂 120mg（75mg/m^2）。2021-05-13 患者自觉食欲缺乏。2021-05-19~2021-05-23 发热，体温波动于 38.0℃，最高不超过 38.5℃。患者自行服用泰诺 2 天，体温无下降。2021-05-22 查肺部 CT 提示：肺部炎症。

肺 CT 影像（2021-04-27）

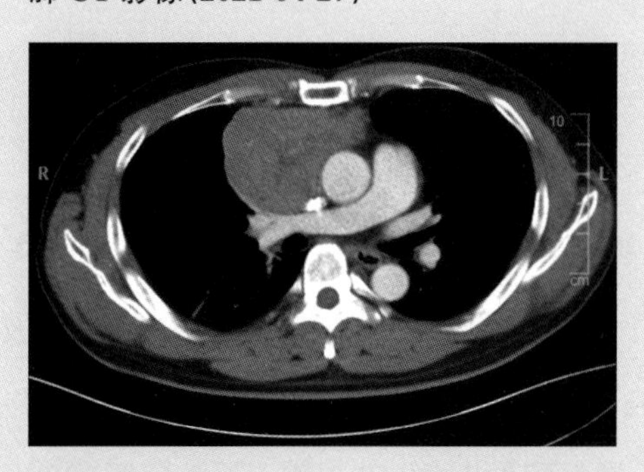

肺 CT 影像（2021-05-22）

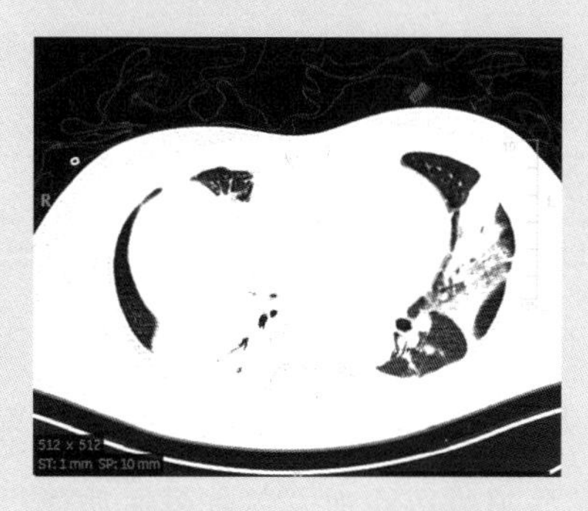

血常规及生化检查提示：白细胞计数 15.61×10^9/L；中性粒细胞计数 13.1×10^9/L；尿酸 763μmol/L；肌酐 708μmol/L；尿素 21.9mmol/L；氨基末端利钠肽前体 905pg/mL；结合胆红素 25.9μmol/L；总胆红素 31.1μmol/L。患者疾病诊断为：胸腺鳞癌；2 级免疫相关性肺炎；3 级免疫相关性肾炎。2021-05-22 立即予甲泼尼龙 180mg（2mg/kg）q.d. 治疗。同时予丙种球蛋白 10g q.d. 治疗 5 天和抗感染治疗。期间监测尿量，患者尿量未继续减少，保持约 500ml/d。

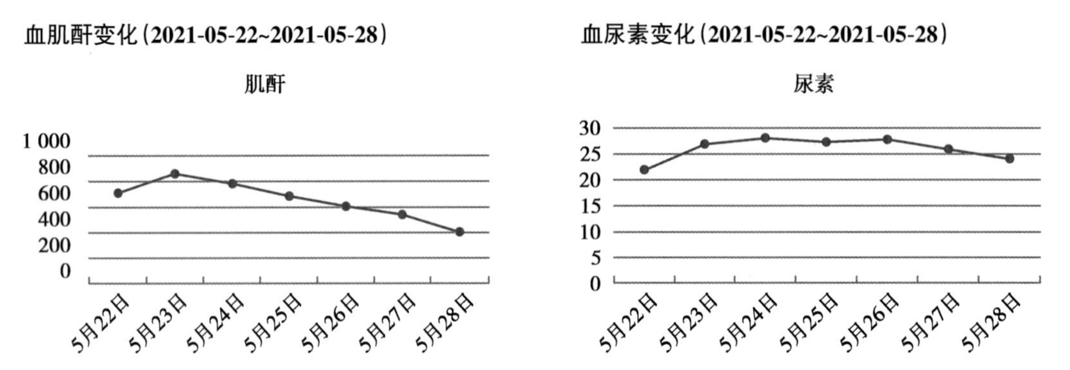

基于肾功能好转，2021-05-25 甲泼尼龙降至 120mg q.d. 治疗。

ASL ALT 变化（2021-05-22~2021-05-28）

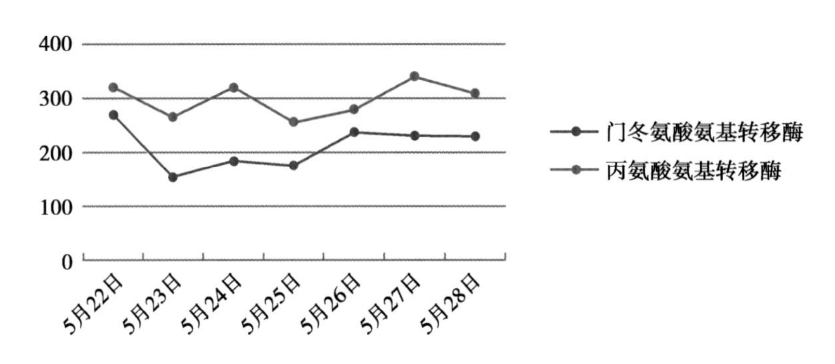

血清胆红素变化（2021-05-22~2021-05-28）

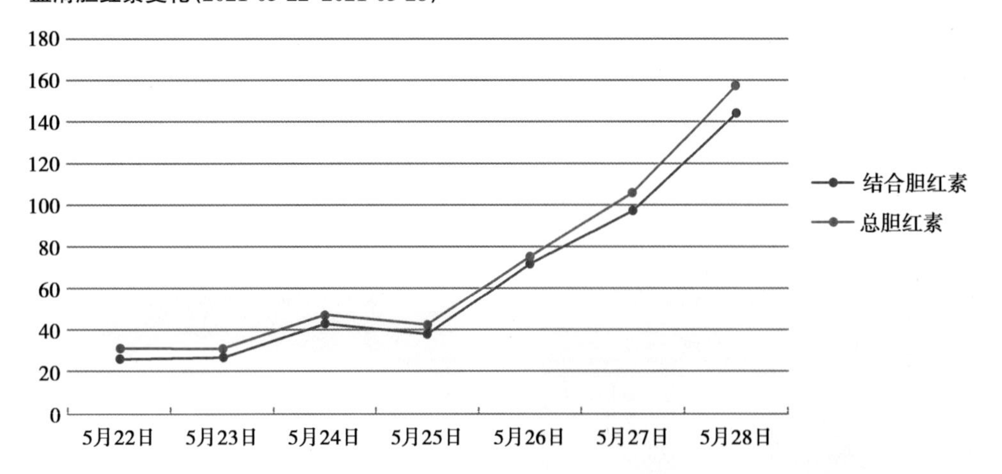

至 2021-05-28，患者肾功能肌酐逐渐下降，尿素出现下降趋势，转氨酶明显波动。2021-05-25 甲泼尼龙减量后，患者黄疸持续加重。至 2021-05-28 总胆红素升至 150μmol/L。并于同日患者突发鼻出血，压迫难以止血。急查凝血功能提示：凝血酶原时间 52.3 秒；凝血酶原时间比值 4.63；国际标准化比值 4.92；活化部分凝血活酶时间 44.3 秒；D- 二聚体 3.14mg/L。随后患者转入 ICU，甲泼尼龙剂量恢复 240mg q.d.。2021-05-29 行人工肝治疗一次，吗替麦考酚酯（骁悉）治疗。

2021-05-31 行超声引导下肝实质穿刺活检，病理学检查提示：送检穿刺组织可见约 14 个肝小叶，其间汇管区可见轻度炎，肝小叶内部分肝细胞淤胆，少量肝细胞微泡变，个别肝窦内可见淋巴细胞，结合免疫组化结果，考虑药物相关性肝损伤。2021-06-02 CT 复查提示：纵隔 MT 治疗后，病灶较 2021-4-27 明显缩小，最大截面 5.5cm × 6.4cm。两肺炎症，部分不张，较前好转，两侧少量胸腔积液。

肺 CT 影像（2021-06-02）

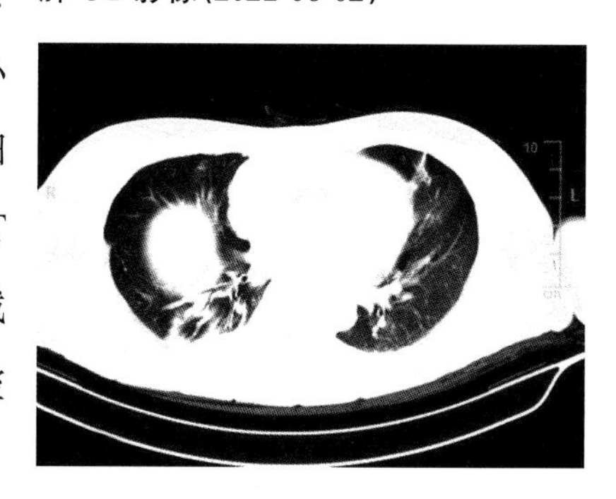

2021-06-03 和 2021-06-05 分别再次行人工肝治疗一次。期间多次复查肾功能，肌酐和尿素恢复至正常。转氨酶明显下降，胆红素升高幅度较前明显下降。

2021-06-05 患者自 ICU 转至普通病房，甲泼尼龙剂量下调至 120mg q.d.。此时发现患者出现免疫相关性甲减，予左甲状腺素（优甲乐）激素补充治疗。为更好控制黄疸，2021-06-08 再次行丙种球蛋白 20g q.d. 治疗 5 天。同时保肝退黄、抗感染和保护胃黏膜等治疗。

血肌酐变化（2021-05-28~2021-06-06）

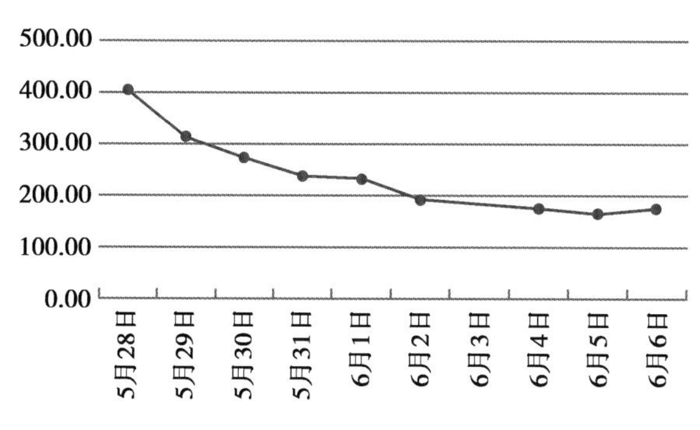

血 ALT AST 变化（2021-05-28~2021-06-06）

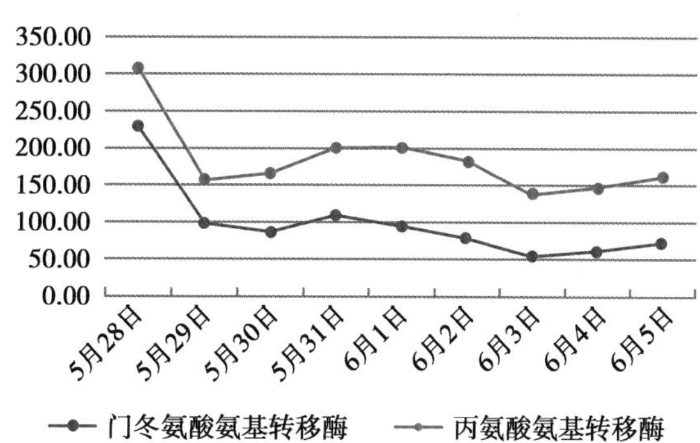

尿素变化（2021-05-28~2021-06-06）

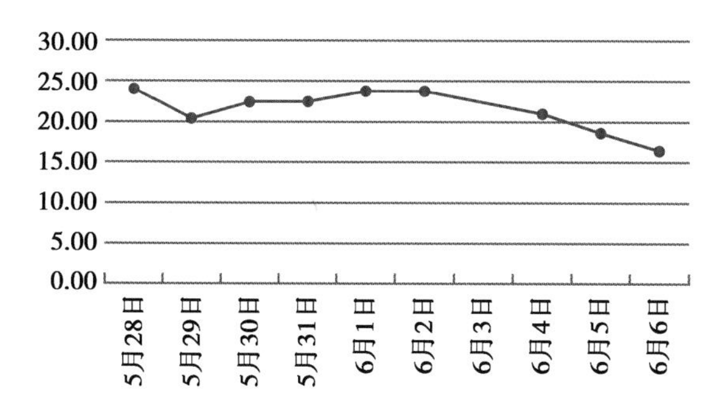

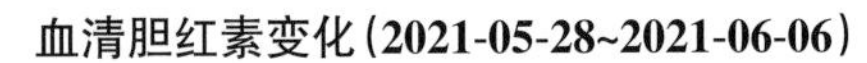
血清胆红素变化(2021-05-28~2021-06-06)

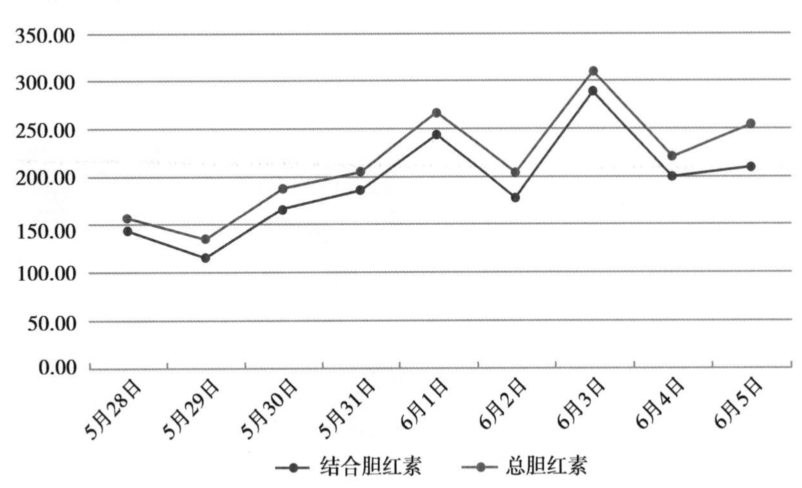

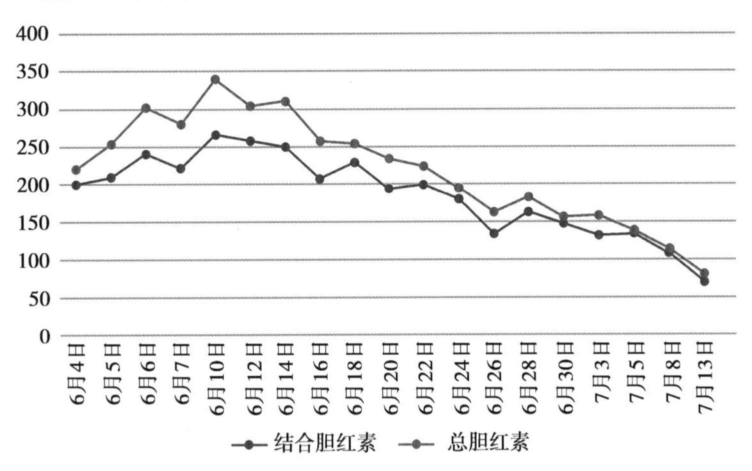

之后甲泼尼龙剂量逐渐自 120mg q.d. 降至 60mg q.d.，调整为泼尼松口服维持。至 2021-07-13 出院，泼尼松 50mg q.d. 口服，嘱患者激素缓慢减量。2021-08-03 患者来院复查 CT 示：纵隔 MT 治疗后，病灶较 2021-07-01 片大致相仿，最大截面 4.7cm × 6.2cm。两肺慢性炎症，部分不张，右侧微量胸腔积液。

肺 CT 影像(202-08-03)

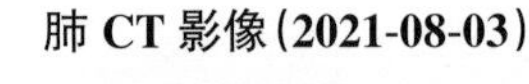
肺 CT 影像(2021-08-03)

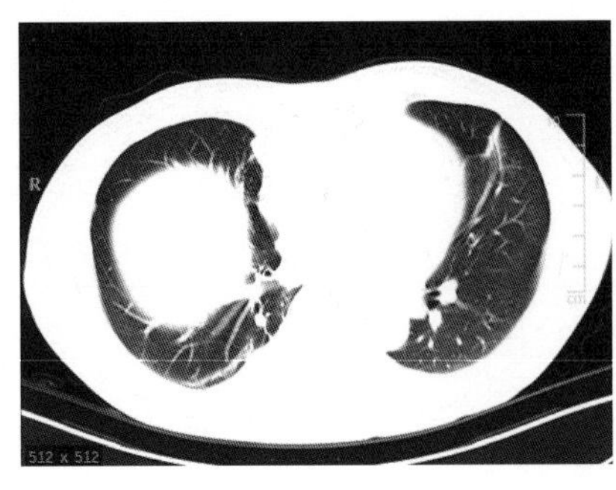

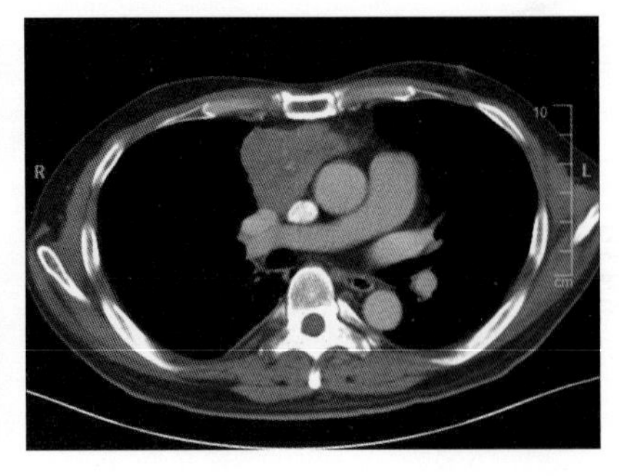

2021-08-14 行纵隔肿物切除术，病理学检查结果示：(纵隔肿物)鳞状细胞癌，分化Ⅱ～Ⅲ级，局灶区可见角化。癌组织侵犯肺实质，肺切缘未见癌累及。之后患者定期随访，恢复可，已经停止激素治疗，肿瘤也未见复发转移。

【析评】

该患者在接受帕博利珠单抗（可瑞达）免疫治疗一个周期后，相继出现免疫相关性肺炎、免疫相关性肾炎、免疫相关性肝炎以及免疫相关性甲减。数种免疫相关性不良反应此起彼伏，在时间轴上既有重叠，又有序贯；在严重程度上，以免疫相关性肝炎最为严重，肺炎和甲状腺炎相对最轻。这体现了免疫治疗不良反应的特点：可累及多个脏器、时间上有不同步性、脏器受影响程度不一。

此病例提示：①该患者为胸腺鳞癌，不伴远处转移，手术为首选的治疗方法。该患者初次治疗决策时直接选择了免疫联合化疗而没有选择手术切除，缺少 MDT 讨论。既往的Ⅱ期临床研究表明，虽然胸腺癌患者 PD-L1 阳性的比例高于其他肿瘤，但免疫治疗的疗效（ORR、PFS）相比传统化疗并没有明显提升，而严重免疫相关不良反应的发生率却显著增加（肝炎为 13%、心肌炎为 5%）[1]。②本例患者接受免疫治疗后同样出现严重的免疫相关不良反应，表现为肾、肝、肺等多器官功能不全。治疗方面，该患者在使用激素治疗 3 天后即开始减量，后续肝功能迅速恶化，重新增加激素剂量并联合免疫抑制剂等多种药物治疗后肝功能逐渐缓解。③该患者的诊疗经过提示，胸腺癌的免疫治疗尚缺乏高级别循证医学证据的支持，且不良反应的严重程度显著高于其他瘤种[2]，临床医生在选择免疫治疗时需格外谨慎。在处理免疫相关不良反应时，需严格参照指南推荐足剂量、足疗程使用激素，减量需循序渐进，避免快速减量导致的症状加重[3]。

（徐 蓓　张顺财　葛 棣）

参考文献

[1] GIACCONE G, KIM C, THOMPSON J, et al. Pembrolizumab in patients with thymic carcinoma: a single-arm, single-centre, phase 2 study [J]. Lancet Oncol, 2018, 19 (3): 347-355.

[2] KONSTANTINA T, KONSTANTINOS R, ANASTASIOS K, et al. Fatal adverse events in two thymoma patients treated with anti-PD-1 immune check point inhibitor and literature review [J]. Lung Cancer, 2019, 135: 29-32.

[3] 中国临床肿瘤学会指南工作委员会. 中国临床肿瘤学会 (CSCO) 免疫检查点抑制剂相关的毒性管理指南: 2019 [M]. 北京: 人民卫生出版社, 2019: 1-116.

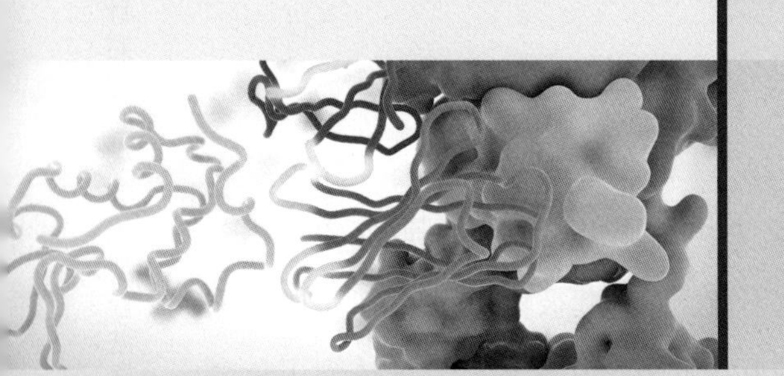

49 风湿免疫疾病背景下如何优化免疫治疗?

【病情介绍】

患者,男,64岁。因“体检发现左肺阴影”于2019年6月入院。2019年7月胸腹部CT增强结果示:左肺下叶占位(65mm×46mm),考虑肿瘤性病变,右肺门及纵隔多发淋巴结;头颅MRI增强结果示:未见明显异常;肿瘤标志物:CEA 6.22ng/ml↑、CYFRA(21-1)10.10ng/ml↑、CA19-9 9.88U/ml、SCC 6.31ng/ml↑、CA125 21.20U/ml、NSE 17.20ng/ml↑。既往史:2012年风湿科诊断系统性红斑狼疮,长期口服泼尼松龙7.5mg,否认高血压、糖尿病病史;否认家族遗传病史及肿瘤病史。

胸腹部CT影像(2019年7月)

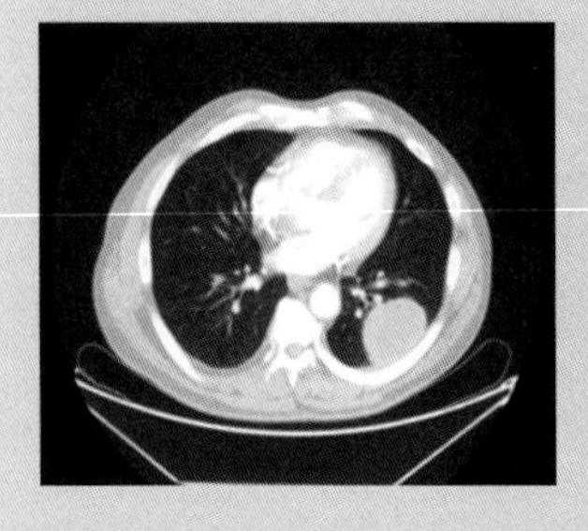 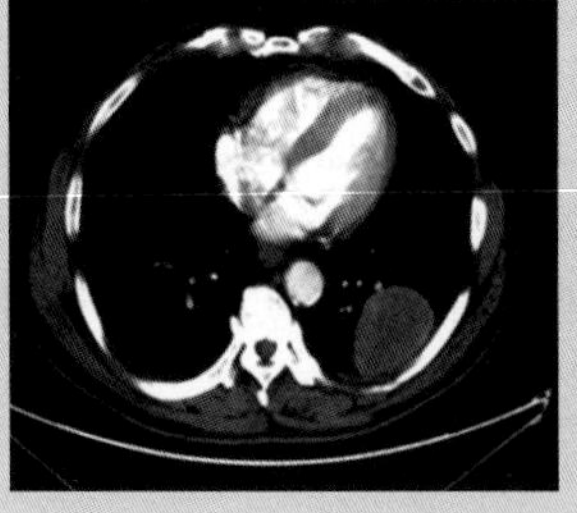 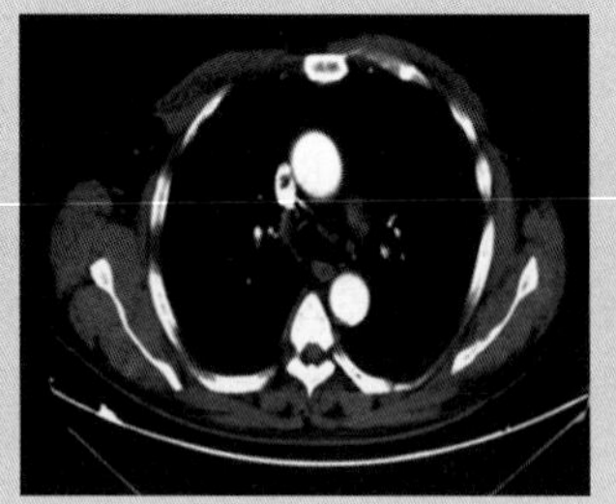 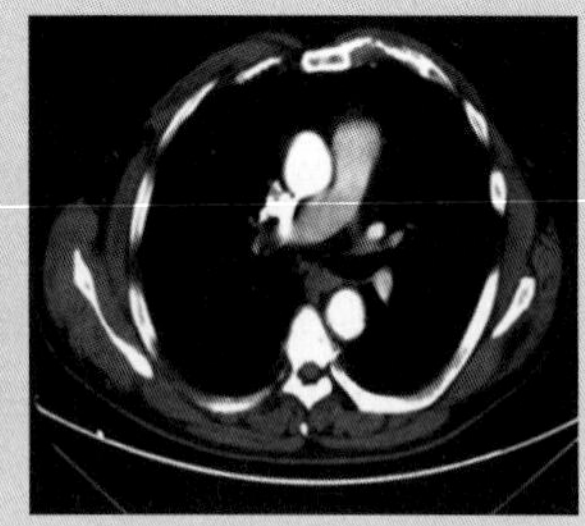

诊疗经过:2019年7月行左下肺切除+淋巴结清扫,术中见左下肺肿块,未侵犯壁层胸膜;病理学检查结果示:“左下肺”鳞状细胞癌Ⅲ级伴大片坏死,4cm×4cm×4cm。淋巴结(0/35)阴性;免疫组化结果示:CK7灶(+)、TTF-1(–)、NapsinA(–)、p63(+)、p40(+)、Ki67(60%+)、CgA(–),结合HE,符合鳞状细胞癌;基因检测结果示:*EGFR*、*MET*、*KRAS*、*NRAS*、*PIK3CA*、*BRAF*、*HER2*无突变。*ALK*、*ROS1*、*RET*未见融合。拟诊:左肺下叶周围型鳞癌($pT_{2a}N_0M_0$ ⅠB期),系统性红斑狼疮。

术后予以 GP 方案化疗 1 周期后肌酐较前升高 110μmol/L，调整 GC 方案化疗 3 周期，末次化疗时间 2019 年 11 月，未见明显骨髓抑制。术后定期随访，2020 年 2 月上下腹部 MRI 增强结果示：右肾下极结节样灶，考虑复杂囊肿可能大。胸 CT 增强、头颅 MR 增强、骨扫描未见明显异常。2020 年 5 月复查腹部 MRI 增强结果示：右肾下极结节样灶（2.9cm），较前增大，感染？不排除转移性病变或原发肿瘤。

腹部增强 MR 影像变化（2020 年 2 月 ~2020 年 5 月）

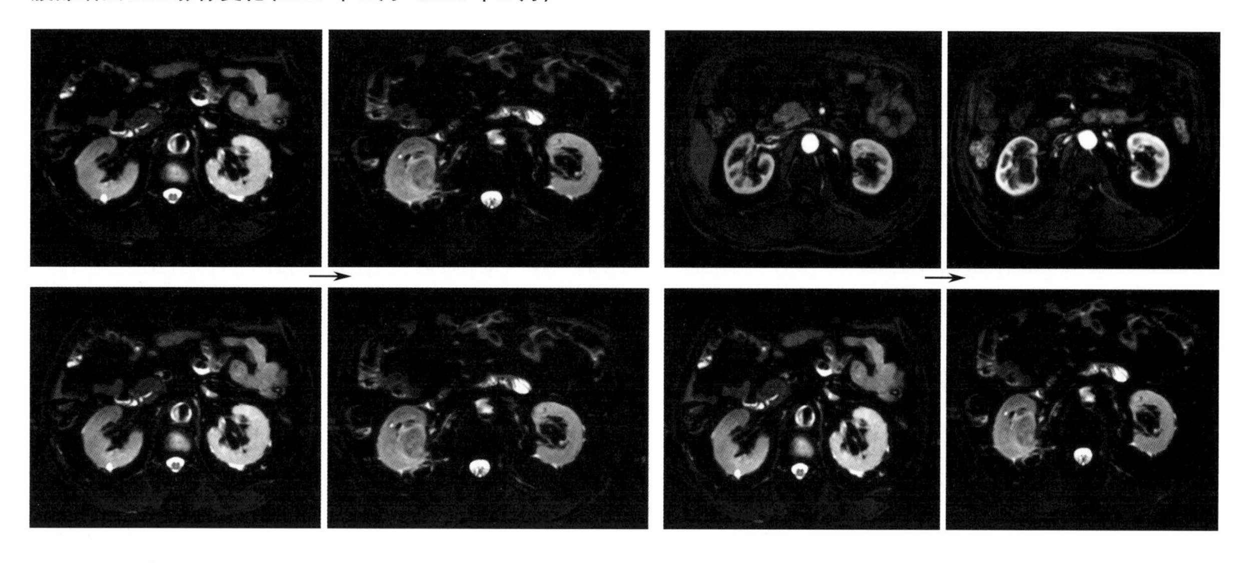

2020 年 6 月完善 PET-CT 检查提示：①左下肺癌术后，双肺多发转移瘤（10mm）。②右肾下极团块灶伴 FDG 代谢增高，大小约 57mm × 39mm × 56mm；右侧输尿管中段管壁增厚伴 FDG 代谢增高，考虑恶性病变可能，右侧肾门淋巴结转移可能（20mm × 11mm）。

PET-CT（2020 年 6 月）

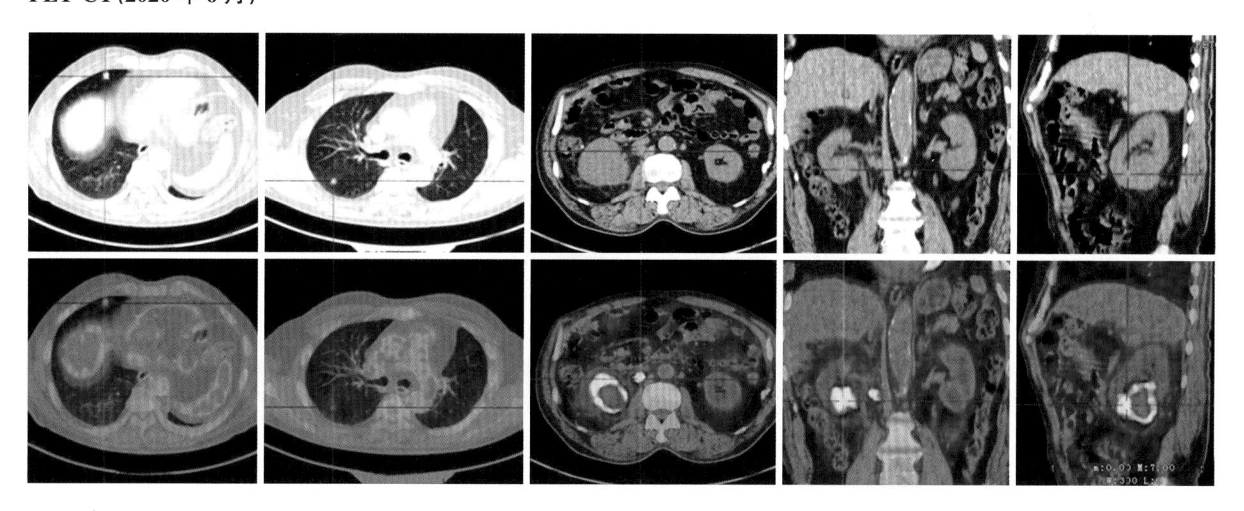

因肾脏病灶不能排查第二原发肿瘤可能，遂于 2020 年 7 月行肾脏及肺部病灶穿刺。“肺穿刺”病理学检查提示：角化型鳞癌，肿瘤细胞 P40（+）、PD-L1（-）、PAX-8（-）、UroplakinII（-）、GATA-3（-）、Ki67（20%）；“肾穿刺”符合低分化鳞癌表型，肿瘤细胞 P40（+）、GATA-3（-）、PAX-8（-）、UroplakinII（-）、PD-L1（30%）、INI-1（+）、Ki67（70%）。经 MDT 讨论，考虑诊断：左肺周围型鳞癌，右肾、肺内转移，Ⅳ期，系统性红斑狼疮。

留置基线检查，上腹部 MRI 增强结果：右肾下极结节样灶伴后腹膜异常信号淋巴结，较前 2020 年 5 月增大，考虑恶性肿瘤，直径约 49mm；胸部 CT：与前片（2020 年 5 月）比较，两肺新出现多发结节，需考虑转移瘤（最大 16.4mm）。ESR、补体、血常规、肝肾功能均于正常范围。ANA：1∶1280 阳性。

【免疫治疗相关不良反应】

充分向患者家属告知病情及相关用药风险，2020 年 7 月开始予以一线治疗，具体方案：紫杉醇联合奈达铂 +PD-1（信迪利单抗）免疫治疗 ×6 周期，末次治疗 2020 年 12 月，期间规律服用泼尼松 7.5mg q.d. 联合羟氯喹 0.1g q.d.，主要不良反应：Ⅰ度皮疹，Ⅲ度血小板、粒细胞计数下降。Ⅰ度皮疹考虑免疫治疗相关不良反应，主要位于下肢，<10% 体表面积，予以氢化可的松软膏外用后缓解；骨髓抑制毒性考虑与化疗相关，4~6 周期化疗减量，3、6 周期后疗效评估：SD［两肺多发小结节，较前片 2020 年 7 月缩小，右肾下极结节样灶伴后腹膜异常信号淋巴结（44mm），与前片比较变化不明显］。血沉、补体、肝肾功能均于正常范围，未见骨髓抑制。

肺 CT 及腹部增强 MR 影像变化（2020 年 7 月 ~2021 年 1 月）

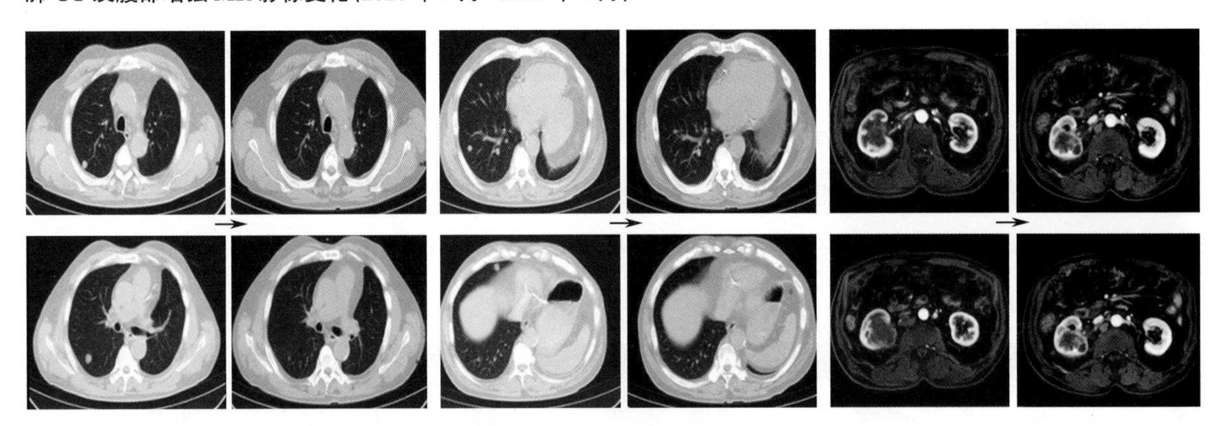

2021 年 1 月予以白蛋白紫杉醇联合 PD-1 免疫维持治疗 3 个周期，2021 年 3 月复查 CT：两肺多发小结节，较前片（2021-01-25）略增大，右肾中下极囊实性占位，较前片（2021-01-27）范围增大，71mm×49mm，伴后腹膜数枚异常信号淋巴结。评估疾病 PD。

肺 CT 及腹部增强 MR 影像变化（2021 年 1 月 ~2021 年 3 月）

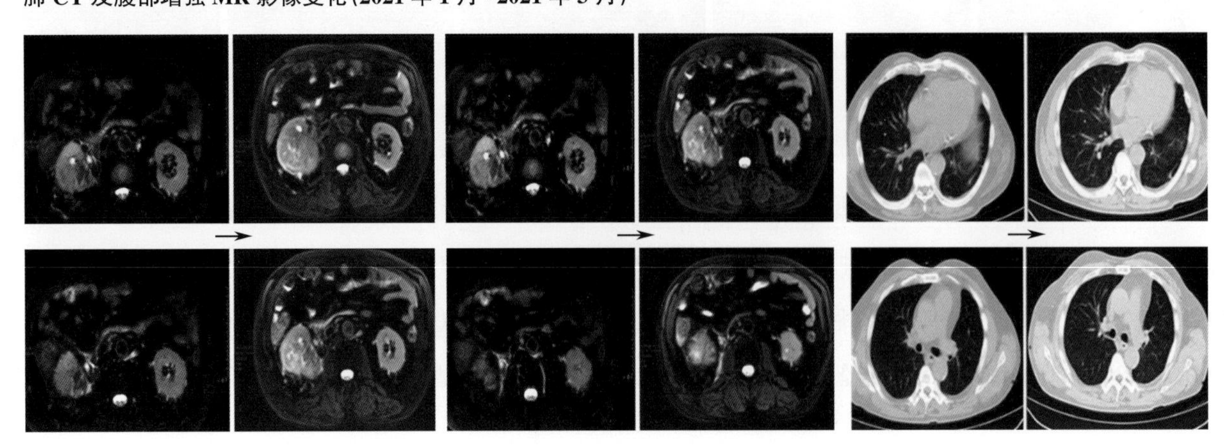

第二次MDT讨论，建议肾脏转移灶放疗，调整化疗方案，继续联合免疫治疗，患者及家属不考虑化疗。2021年4月~2021年5月二线治疗：右肾病灶放疗联合免疫治疗。2021年6月复查CT：两肺多发转移结节，较前片（2021年3月）增大、增多，右肾中下极囊实性占位，较前片变化不大，71mm×49mm。评估PD。患者及家属不考虑化疗，经MDT讨论予以三线治疗，具体安罗替尼10mg q.d.d1~14 p.o.+信迪利单抗200mg d1，q21，从2021年6月治疗至今，不良反应主要为乏力，系统性红斑狼疮（SLE）控制可，目前口服泼尼松5mg q.d.。

【析评】

该患者初诊ⅠB期左肺鳞癌术后，10个月后右肾占位，肺结节，肾脏及肺穿刺病理学检查提示鳞癌，考虑肺鳞癌术后肺内复发，右肾转移，虽有基础SLE病史，但在后续联合免疫治疗期间，基础风湿免疫疾病控制可，目前三线免疫联合安罗替尼靶向治疗，控制可，目前OS>30个月，免疫治疗持续15个月。

此病例提示：①患者肺鳞癌术后10个月，肾穿刺病理提示鳞癌。肾原发鳞癌十分罕见，发病率约占肾恶性肿瘤的0.5%，大多于肾细胞癌和肾盂尿路上皮癌，结合该患者有肺鳞癌病史，肺内结节穿刺病理提示鳞癌，考虑肺鳞癌肾转移可能性大。在临床实践中如果患者出现不典型部位转移，建议再次行穿刺病理明确。②患者基础有SLE病史数年，长期口服激素治疗7.5mg，晚期复发后经过三线治疗，基础都以免疫治疗为主，疗效可，经密切检测，SLE无复发，治疗期间主要免疫相关不良反应为皮疹，经药物治疗后缓解，相关骨髓抑制不良反应，考虑为化疗药物相关，经化疗药物减量后亦缓解，整体治疗期间不良反应可控。皮肤毒性是免疫检查点抑制剂的常见不良事件，常见的皮肤不良反应有皮疹、瘙痒及白癜风，较少见斑秃、口腔炎、皮肤干燥症等，通常在治疗早期出现（数天/数周），但延迟数月亦可能。患者出现皮肤不良反应时，首先需除外其他原因，如感染、其他药物反应等。本例患者有SLE病史，在出现皮肤毒性时，应与狼疮活动引起的皮肤表现加以鉴别。故临床上对于有基础风湿免疫疾病的患者，治疗前排查疾病活动期，治疗期间密切检测，在多学科保驾护航下亦可尝试免疫治疗。

（焦 峰　林晓琳）

参考文献

[1] AKAN S, URKMEZ A, TOKUC E. Primary squamous cell carcinoma of renal pelvis in non-functioning kidneys [J]. J Coll Physicians Surg Pak, 2018, 28 (6): S148-S150.

[2] COLLINS L K, CHAPMAN M S, CARTER J B, et al. Cutaneous adverse effects of the immune checkpoint inhibitors [J]. Curr Probl Cancer, 2017, 41 (2): 125-128.

[3] PHILLIPS G S, WU J, HELLMANN M D, et al. Treatment outcomes of immune-related cutaneous adverse events [J]. J Clin Oncol, 2019, 37 (30): 2746-2758.

[4] 杨柳, 丁琛琛, 钟易, 等. 肿瘤免疫治疗相关毒性的识别和处理 [J]. 中国肿瘤, 2016, 25 (10): 805-810.

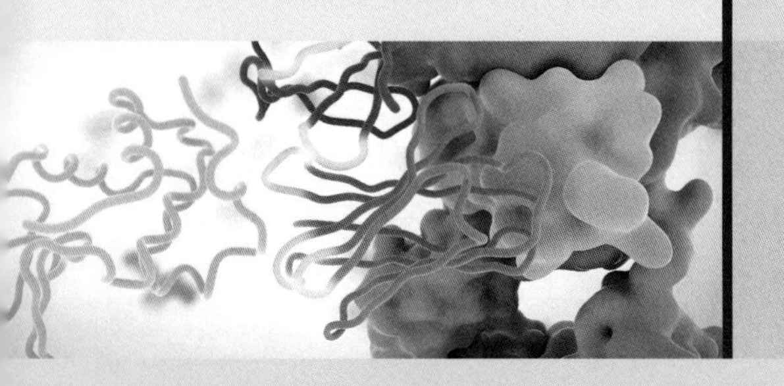

50

免疫治疗后出现的心脏危机

【病情介绍】

患者，男，64 岁。患者主因“左肩及左下肢疼痛不适 1 个月余”于 2021-01-25 就诊于笔者医院疼痛科。肩关节及腰椎、关节 MRI 示：腰骶椎体及附件、骨盆诸骨及左肩关节诸骨骨质内多发异常信号影，骨转移痛多考虑。PET-CT 全身断层显像示：①右肺下叶支气管分叉处不规则增厚结节状影。近旁支气管局部狭窄。②全身多处骨质破坏，以上代谢增高，考虑肺癌并全身多发骨转移，建议支气管镜活检。③右肺门增大淋巴结，代谢增高，不排除转移。行电子支气管镜检查取活检，病理学检查结果显示：(右下基底支）形态结合免疫组化染色，考虑鳞状细胞癌。免疫组化染色示：cKp（+），P63（+），P40（+），NapsinA（-）CK7（-），TIF-1（-），Syn（-），CD56（-）CRA（-），CK5/6（-）LCA（-），Ki-67 阳性细胞数 40%。

活检病理

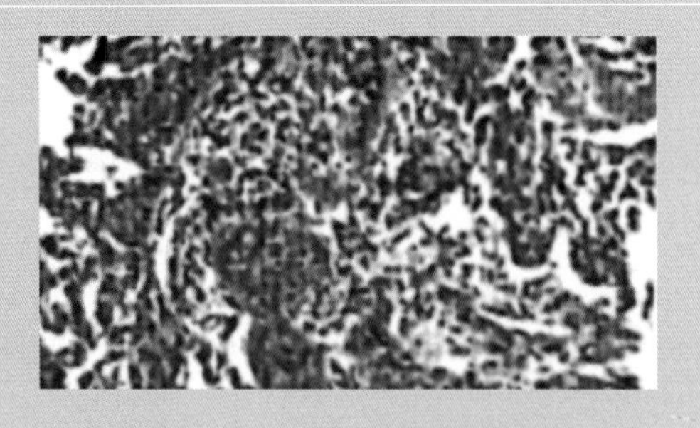

2021-02-22 患者就诊于肿瘤内科，给予伊班膦酸钠抑制骨破坏治疗，同时排外化疗禁忌证后于 2021-02-24、2021-03-26、2021-04-21 行“TP 方案”化疗，具体为：白蛋白结合型紫杉醇 300mg d1+ 顺铂 40mg d1 30mg d2~d3。第 2 程化疗开始联合“帕博利珠单抗”免疫治疗。

【免疫治疗相关不良反应】

患者于 2021-05-20 免疫治疗后出现胸闷、气短，结合实验室检查及影像学检查考虑心肌损害，暂停抗肿瘤治疗，予营养心肌、甲泼尼龙抗感染治疗。超声提示：二尖瓣、三尖瓣反流(1+)。心电图提示：无异常。MRI 提示：①左心室基底部前壁、前侧壁、下侧壁灌注减低，并基底部前壁及前侧壁延迟强化；结合冠状动脉表现(前降支中远段管腔狭窄，以中段为著)，基底部前壁心肌异常信号，符合前降支供血区；基底部前侧壁心肌异常信号，化疗后心肌损伤不除外。②右冠第二段管腔狭窄；回旋近端管腔轻度狭窄。③三尖瓣少量反流。④双侧胸腔积液。心肌标志物提示：hsTNT 158.5ng/L；MYO 335.1ng/ml。

给予激素治疗，具体为甲泼尼龙琥珀酸钠：120mg iv.gtt q.d.d1~7，后调整为甲泼尼龙 120mg p.o.q.d. 连用 1 周，后每周递减 10%。患者口服激素 1 个月余后(2021-07-10)当地医院复查心肌标志物提示正常。

2021-10-19 心肌标志物恢复正常，心肌标志物提示：hsTNT 28.14ng/L；MYO <21ng/ml。再次行“T”方案化疗继续用免疫治疗。患者出院后自觉体力状况差，伴乏力、食欲缺乏，后未行其他抗肿瘤治疗，2021 年 11 月出现全身多处骨痛，影响睡眠，现为求进一步治疗前来院，门诊以“肺恶性肿瘤收住入院。患者自发病以来，神志清、精神欠佳，饮食及大小便正常，夜间睡眠差，近期体重无明显增减。

【析评】

此病例经激素治疗后肌钙蛋白和肌红蛋白明显下降，免疫相关性心肌炎明显缓解。该病例是晚期肺鳞癌，一线选择含铂双药化疗联合免疫治疗，是指南推荐的标准方案，治疗规范。肺癌患者应用免疫治疗常见的不良反应，包括免疫相关性肺炎、肝炎、肠炎、甲减以及皮疹等，免疫相关性心肌炎发生率不高，仅为 1% 左右，但死亡率极高，约 50%，在临床诊疗过程中更需高度警惕。该病例在发现心肌酶异常升高时，及时考虑到可能是 irAEs，立即完善心脏彩超、24 小时动态心电图、心脏 MRI 等检查辅助诊断，停用免疫检查点抑制剂，尽早应用激素治疗甲泼尼龙 2mg/(kg·d)，由于发现及时、激素应用及时，该患者免疫相关性心肌炎缓解迅速，未出现恶性事件。

此病例提示：免疫相关性心肌炎虽然发生率不高，但死亡率极高，因此需要临床医生具有更高的警惕性，做到早发现、早干预，降低死亡率。

（宋飞雪）

参考文献

[1] PAZ-ARES L, LUFT A, VICENTE D, et al. Pembrolizumab plus Chemotherapy for Squamous Non-Small-Cell Lung Cancer [J]. N Engl J Med, 2018, 379 (21): 2040-2051.

[2] 中国临床肿瘤学会指南工作委员会. 中国临床肿瘤学会 (CSCO) 免疫检查点抑制剂相关的毒性管理指南: 2019 [M]. 北京: 人民卫生出版社, 2019: 1-116.

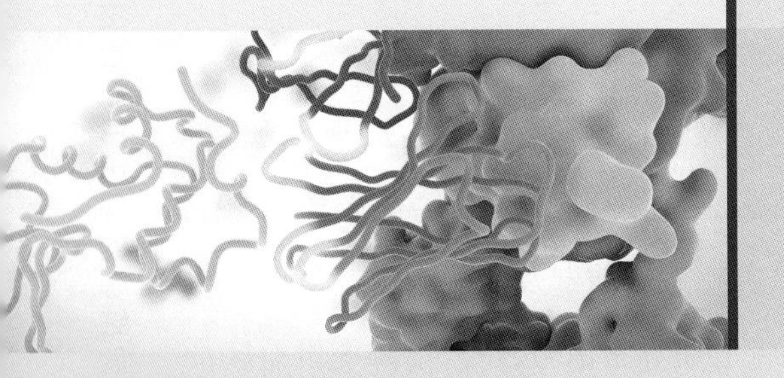

51

令人头痛的银屑病

【病情介绍】

患者，男，80岁。患者5个多月前无明显诱因出现咳嗽、咳痰，未行特殊治疗；1个多月前出现左背部间断性疼痛，偶发剧烈疼痛。2019-03-12于当地医院行胸部CT检查示：左上肺肿瘤性病变，右肺感染，纵隔淋巴结肿大。在当地医院行抗炎等对症支持治疗，咳嗽稍有缓解，左背部疼痛未缓解。2019-03-25以"肺肿物"收入院。CT提示：左肺上叶见团块状软组织影，大小约43mm×35mm，边界不清，形态不规则，边缘可见短毛刺，邻近胸膜增厚，左侧第2肋骨质受侵破坏。

肺CT影像（2019-03-26）

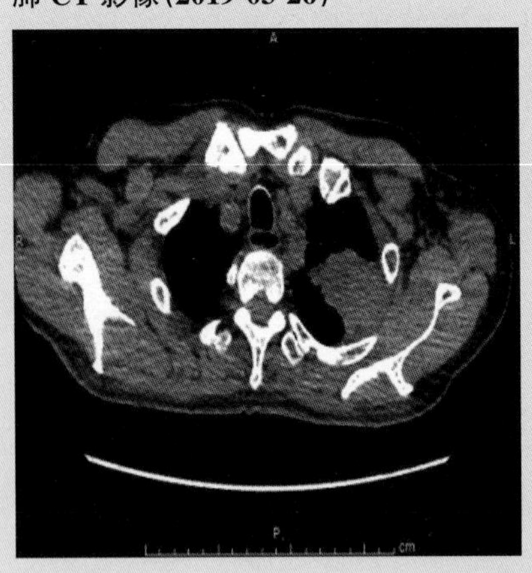

肺CT影像（2019-03-26）

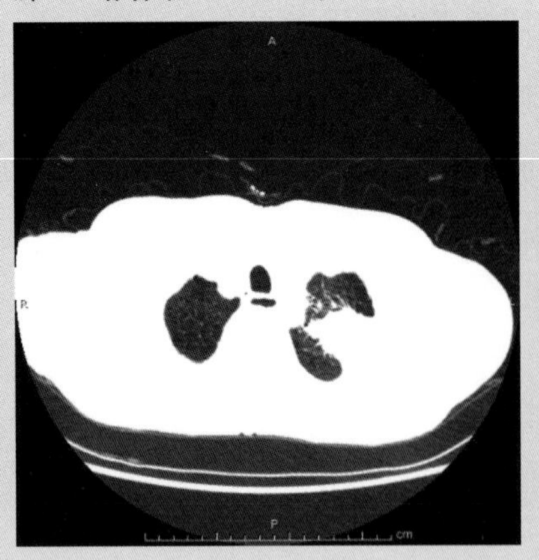

肺CT影像（2019-03-26）

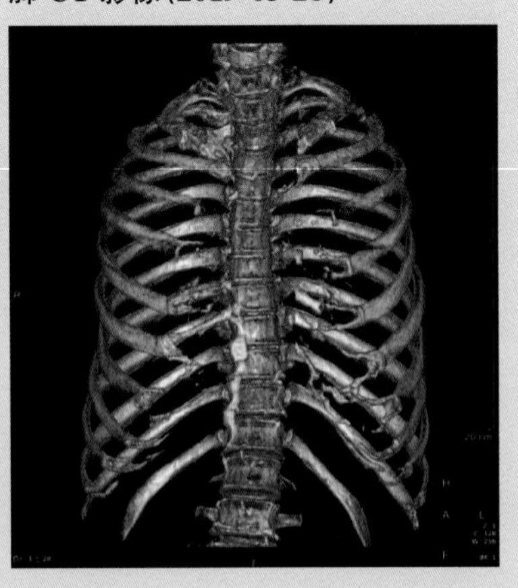

2019-04-16肺穿刺病理学检查提示：肺穿刺病理示低分化非小细胞肺癌，由于免疫表型缺乏特异性，难以进一步明确分类。

初步诊断：左肺上叶低分化非小细胞肺癌 $T_4N_2M_0$，EGFR（-），ALK（-），PD-L1 TPS 90%。

治疗经过：2019-04-23~2020-01-09 行 1~12 周期帕博利珠单抗（可瑞达）治疗，过程顺利，2019-12-12 疗效评估为 SD，后因疫情未按期治疗。

疗效 PR：基线：2019-03-26 胸部 CT。

2019-09-04 胸部 CT，疗效评价 PR。

2019-12-13~2020-01-09 患者接受第 11~12 周期帕博利珠单抗（可瑞达）治疗，过程顺利，后因疫情未按期治疗，2020-03-15、2020-05-07、2020-06-11、2020-07-15 接受第 13~16 周期帕博利珠单抗（可瑞达）治疗。

肺 CT 影像

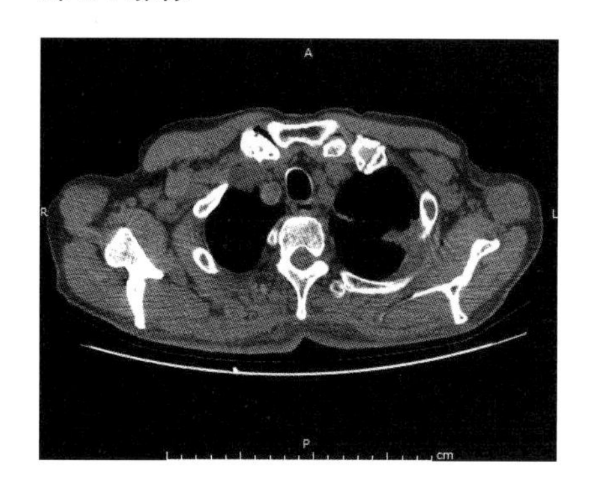

肺 CT 影像

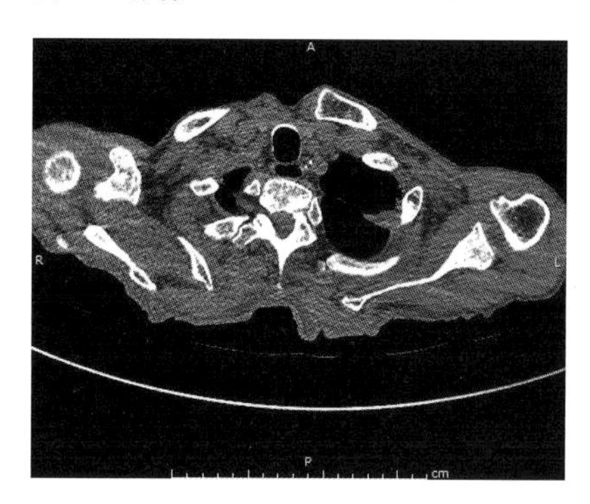

【免疫治疗相关不良反应】

患者于 2020 年 8 月初开始全身皮肤出现散在片状红斑，伴瘙痒，背部及手足为重，伴脱屑；2020-08-06 于大冶市中医医院行胸部 CT 平扫示：两肺多发小结节，右肺肿瘤性病变，两侧胸腔积液，右侧明显，纵隔多发淋巴结肿大。

2020-08-24 复查胸部 CT，疗效评价 SD。

肺 CT 影像

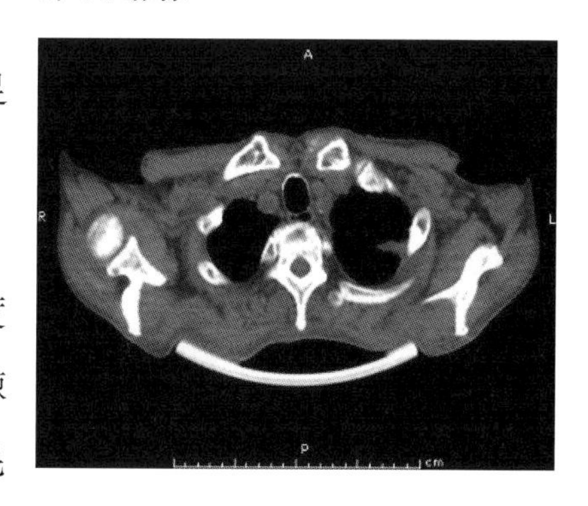

2020-08-24 皮肤不良反应：按九分法皮疹累及面积，双足 7%+ 双小腿 13%+ 双手 5%+ 背部 6%+ 胸部及双前臂 6%=37%。

CTCAE 分级为 G3 皮肤毒性。

2020-08-23 行皮肤活检，病理学检查示：(切片 1~3) 角化过度伴角化不全，角质层内较多中性粒细胞聚集，下方颗粒层消失，棘层增生肥厚，皮突梳状下延，棘细胞间水肿。真皮乳头及浅表层毛细血管增生扩张，周围中等量淋巴细胞、组织细胞浸润。此片呈银屑病样皮炎改变，诊断请结合临床。

治疗经过：患者入院行激素冲击治疗，体重 50kg，按泼尼松初始剂量 2mg/(kg·d)，初始剂量为泼尼松 100mg，相当于甲泼尼龙 80mg。激素减量过程见下表。

激素减量情况

时间	治疗	患者体重 50kg
2020-08-25~2020-08-27	甲泼尼龙 80mg	静脉注射
2020-08-28~2020-09-01	甲泼尼龙 40mg	
2020-09-02~2020-09-06	甲泼尼龙 20mg	
2020-09-07~2020-09-13	泼尼松 15mg	口服
2020-09-14~2020-09-20	泼尼松 10mg	
2020-09-21~2020-09-27	泼尼松 5mg	

使用激素期间，进行护胃（埃索美拉唑 40mg ivdrip q.d.），营养支持（使用预消化型肠内营养制剂 50g/ 包，2~3 包 /d，150ml 温水冲服，可提供能量 621kcal，蛋白质 22.5g）、抗感染（莫西沙星 0.4g iv.drip. q.d.）等对症支持治疗，严密监测血压、血糖，定期复查肝肾功能、电解质。患者免疫治疗相关性皮肤反应较前明显好转。建议患者永久停用免疫治疗药物。

2020-08-24 *vs*.2020-09-09 背部

皮疹变化（**2020-08-24** 与 **2020-09-09**）

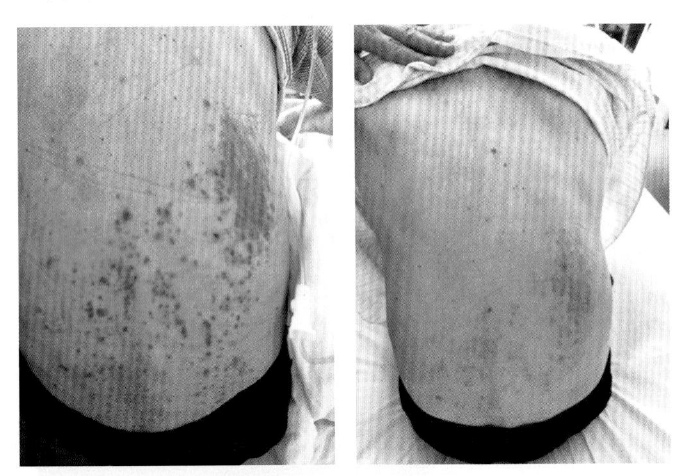

2020-08-24 *vs*.2020-09-09 双手

皮疹变化（**2020-08-24** 与 **2020-09-09**）

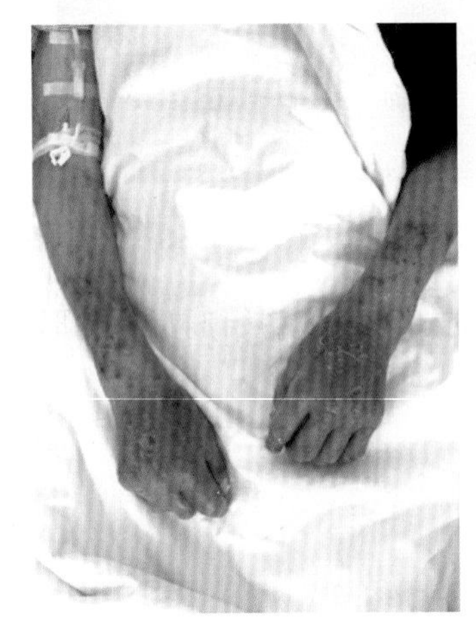

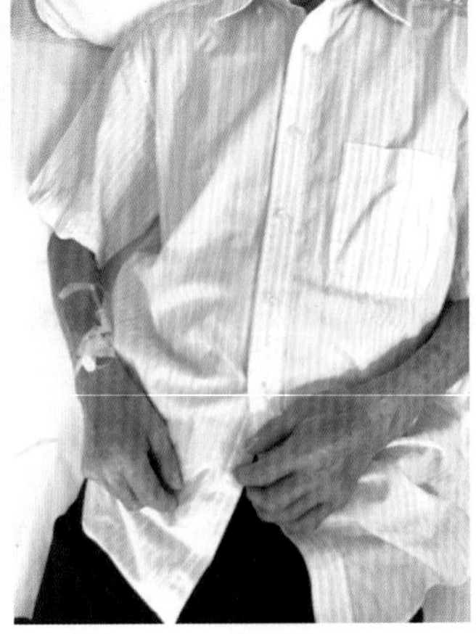

【析评】

皮肤不良反应是最常见的 irAEs。据报道,PD-1/ 程序性细胞死亡蛋白配体 -1(PD-L1)抑制剂诱发皮肤毒性的发生率为 30%~40%,CTLA-4 抑制剂发生率可达 50%。皮肤毒性表现形式多样,包括斑丘疹或丘疹性皮疹、超敏反应、皮肌炎、坏疽性脓皮病、急性全身性皮炎性脓疱病、痤疮样皮疹、光敏反应、急性发热性中性粒细胞增多性皮肤病(Sweet 综合征)、大疱性疾病、银屑病、反应性毛细血管增生症(仅卡瑞利珠单抗)、白癜风(仅黑色素瘤)、黑素细胞痣。其中较常见的是斑丘疹、瘙痒和白癜风;重度或致命性 irAEs 有 Stevens-Johnson 综合征 / 中毒性表皮坏死松解症、伴嗜酸性粒细胞增多和系统症状的药疹。

该患者出现皮疹后行病理活检考虑为银屑病样皮炎改变。在 ICIs 治疗过程中可出现银屑病病情加重或是新发银屑病,新发的银屑病常在用药数月后出现,掌跖和头皮都可能受累,可伴有银屑病关节炎。常见斑块型银屑病,可同时出现点滴型银屑病、掌跖银屑病或掌跖脓疱病。ICIs 引起银屑病的病理机制尚未明确。可能与 PD-1 轴下调 T 辅助细胞 1/Th17 信号通路有关。PD-1 抑制可以促进 Th17 淋巴细胞介导的促炎细胞因子过度表达。这些患者还可能有血清 IL-6 水平的升高。

皮肤不良反应以皮损面积 / 体表面积百分比划分严重程度,治疗上按严重程度可考虑使用润肤剂、抗组胺药物,局部或全身使用糖皮质激素。该患者值得注意的是发生皮肤不良反应的时间。PD-1/PD-L1 抑制剂相关皮肤 irAEs 中位发病时间为治疗后 4~7 周,最晚发生时间为 155 周。

此病例提示:患者用药 16 个月后发病,说明在长期免疫治疗的情况下应对皮肤不良反应进行监控,联合治疗模式(化疗 + 免疫治疗,化疗 + 抗血管 + 免疫治疗,双免治疗等)会对监控模式提出新的挑战。

(褚 倩)

参考文献

[1] 倪军, 张力. 肿瘤免疫治疗相关不良反应研究进展 [J]. 中华内科杂志, 2021, 60 (1): 84-89.

[2] 中国临床肿瘤学会指南工作委员. 中国临床肿瘤学会 (CSCO) 免疫检查点抑制剂相关的毒性管理指南 2021 [M]. 北京: 人民卫生出版社, 2021: 33-40.

52

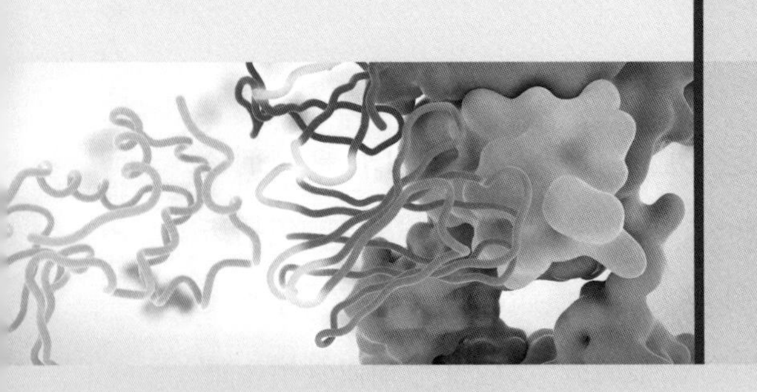

罕见的 PAI

【病情介绍】

患者，男，64 岁。患者于 2016 年 12 月行左下肺切除术，诊断为左下肺中 - 低分化腺癌 $T_2N_0M_0$，术后行培美曲塞 + 顺铂化疗 4 周期。后定期复查。2017-09-10 自扪及右侧锁骨上区肿大淋巴结，遂于 2017-09-12 入院。

ECOG 评分：1 分。查体：右侧锁骨上区可触及约 2cm × 2cm 质硬肿大淋巴结。

PET-CT：右侧锁骨上区淋巴结肿大，代谢增高；左肺门代谢增高，右肾上腺占位，代谢增高；上述结合病史考虑为肿瘤性转移性病变可能。

头部 MRI：左侧枕叶占位性病变，转移可能性大。

2017 年 9 月行颈部淋巴结切除术，病理诊断：肺腺癌转移。

基因检测：*EGFR*（–），*ALK*（–），*PD-L1 TPS* 60%。

诊断：左下肺中 - 低分化腺癌术后复发（右侧锁骨上区淋巴结、左肺门、右侧肾上腺、左侧枕叶）*EGFR*（–），*ALK*（–），*PD-L1 TPS* 60%。

治疗经过：2017 年 10 月 ~2018-07-27 帕博利珠单抗 200mg q.3w.

2017 年 10 月 ~2018 年 7 月最佳疗效：PR。

头部 MRI：左侧枕叶病灶逐步增大，周围水肿明显。

2018-07-27 最佳疗效：PR。

2019-02-19 最佳疗效：PD。

PET-CT

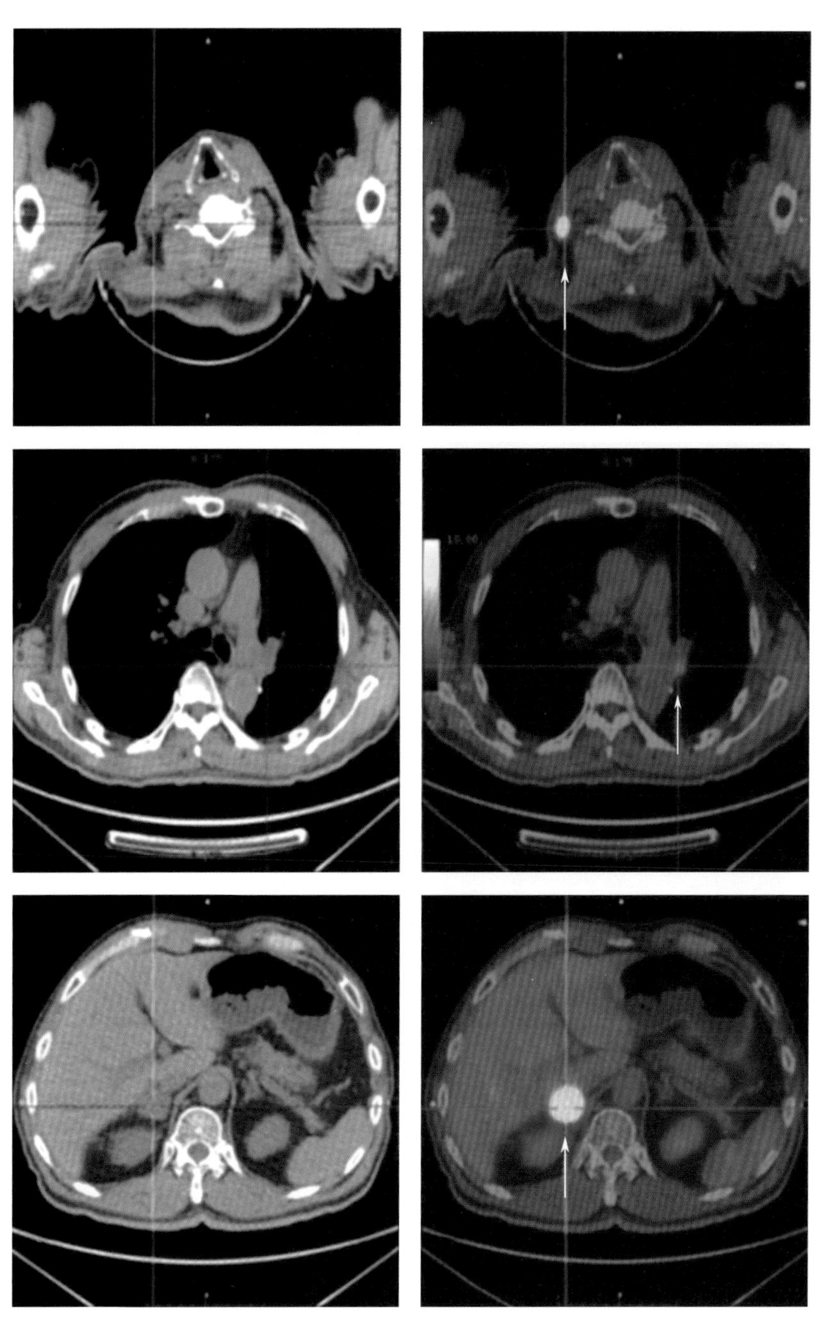

头颅 MRI（2017 年 9 月）

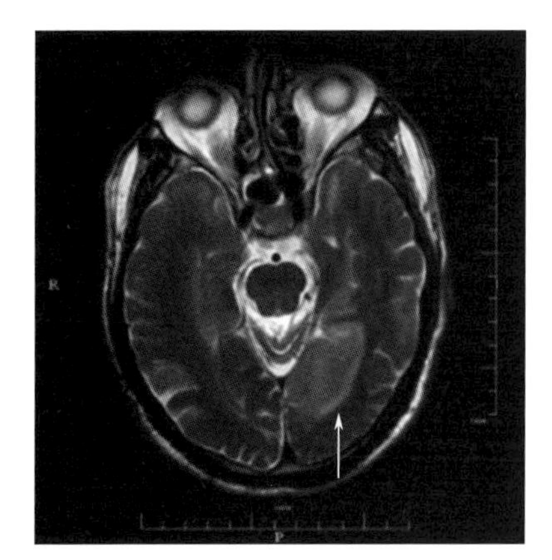

颈部 CT 前后对比(2017 年 9 月与 2018 年 7 月)

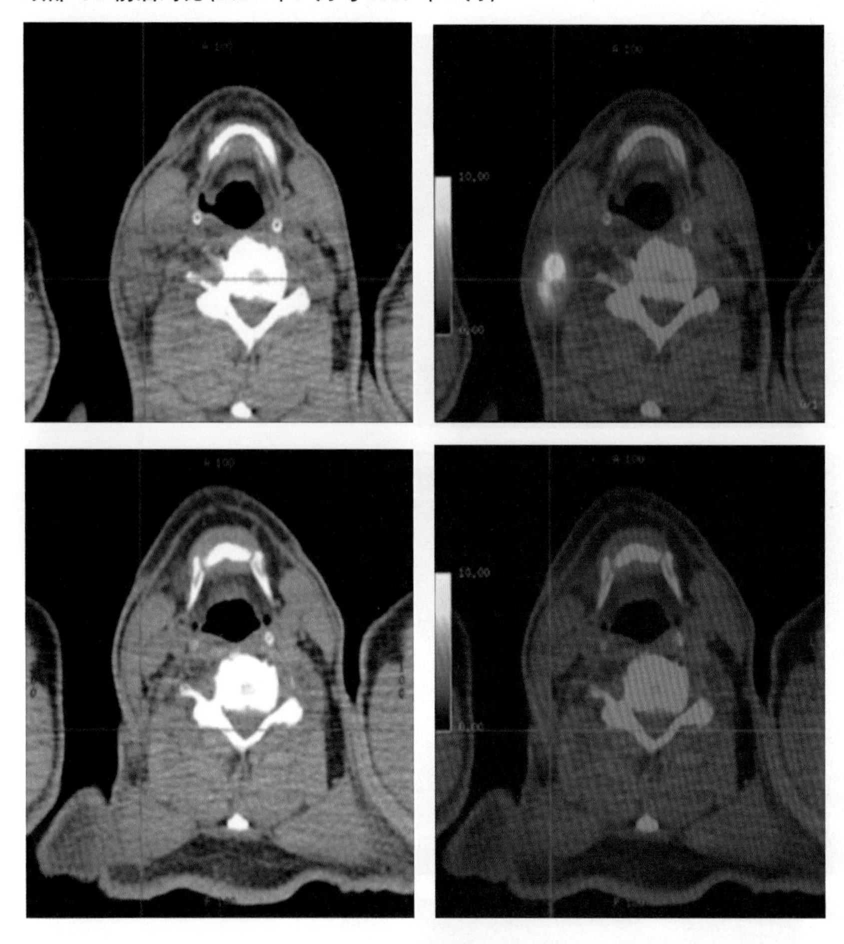

头颅 MRI 前后对比(2017 年 9 月 ~2018 年 9 月)

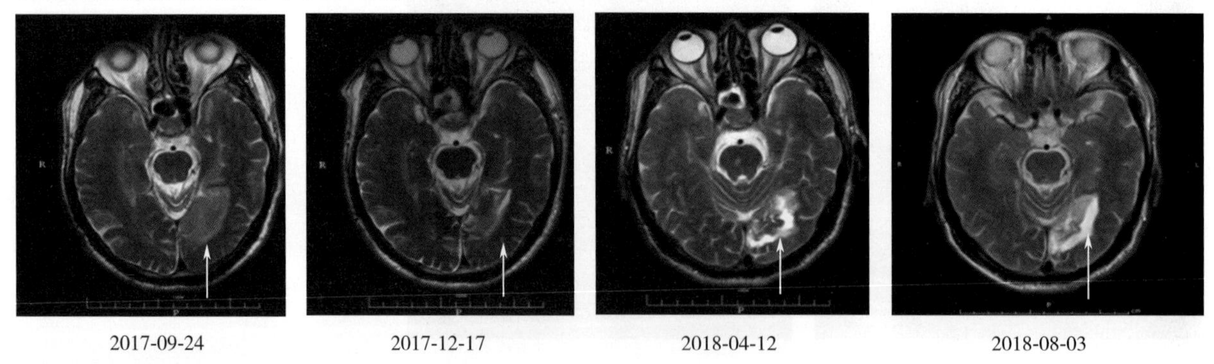

2017-09-24　2017-12-17　2018-04-12　2018-08-03

颈部 CT(2018-07-27)

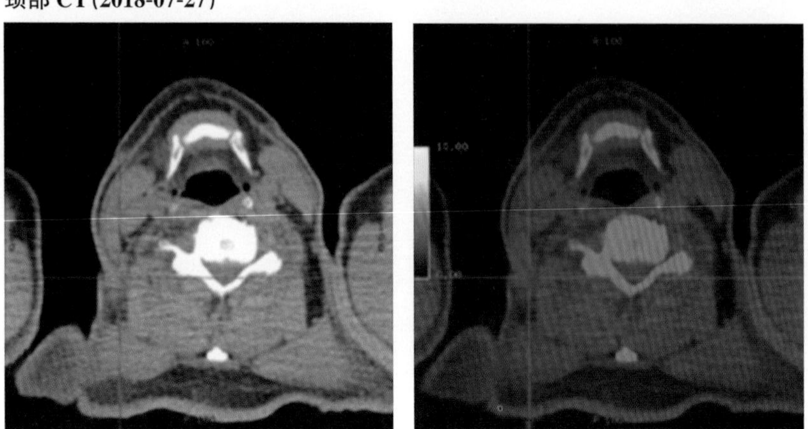

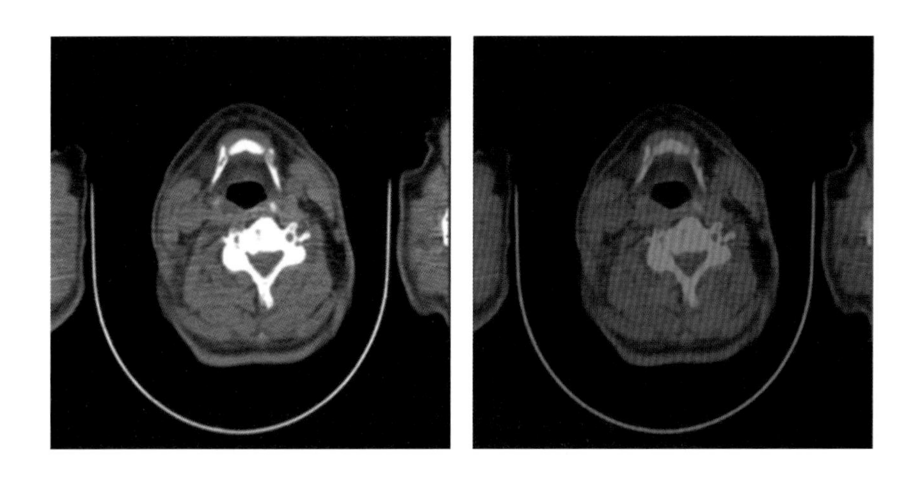

颈部 CT（2019-02-19）

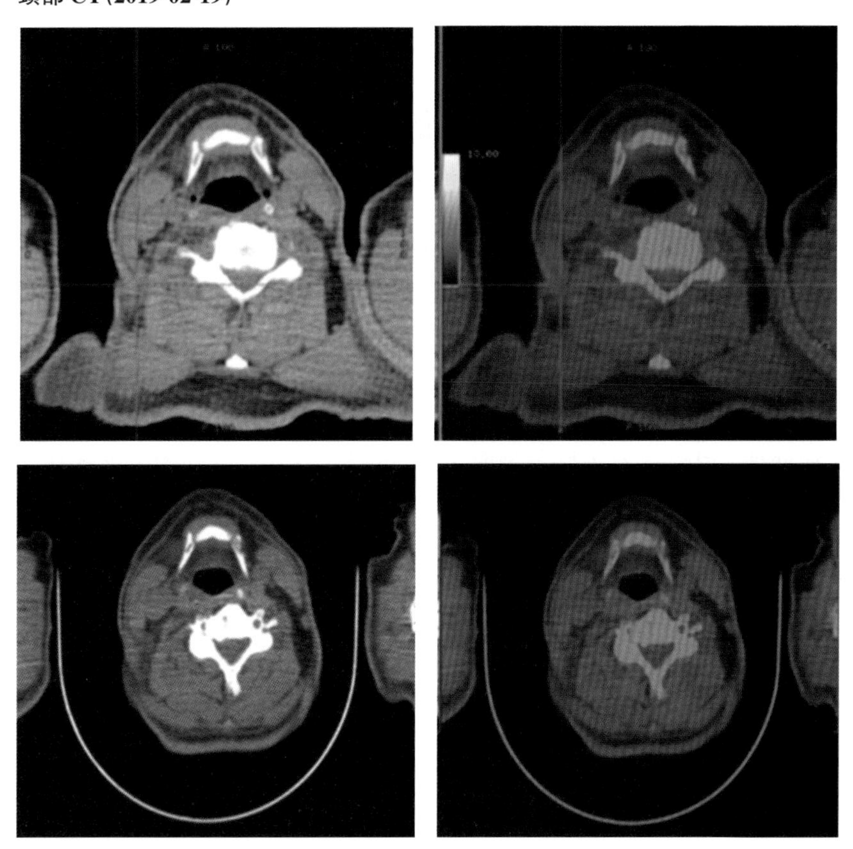

颅内进展：局部治疗 SRS（2018 年 8 月）

2019-02-19 PET-CT 右肾上腺区占位增大，代谢增高，提示疾病进展。

2019-03-04 全麻行腹腔镜下右侧肾上腺占位切除术。

术后病理提示：转移性低分化癌，考虑为肺腺癌转移。

肾上腺转移灶基因检测：*EGFR*（–），*ALK*（–），*PD-L1 TPS* 60%。

【免疫治疗相关不良反应】

患者回当地医院治疗，于2021-09-29因乏力、运动障碍再次入院。皮质醇：皮质醇0.6μg/dl，予以正常生理范围内小剂量糖皮质激素（泼尼松5mg p.o.q.d.）治疗后患者精神、乏力等情况明显好转。继续行帕博利珠单抗（可瑞达）治疗至2021年11月。期间晨起（8am）采血复查皮质醇：2021-10-08，3.6μg/dl；2021-11-07，11.5μg/dl。

【析评】

免疫检查点抑制剂相关的肾上腺皮质功能减退（primary adrenal insufficiency，PAI）是较罕见的内分泌irAEs，尚无明确高危因素。PAI多于PD-1抑制剂单药治疗几个月后出现，CTLA-4抑制剂单药治疗或联合治疗可使irAEs提前出现。PAI的临床表现常与垂体炎类似，患者可能出现以下症状或体征：全身乏力、疲劳、脱水、发热、低血压、消化系统症状（畏食、恶心、呕吐、腹痛、腹泻等）、精神症状（冷漠、焦虑、抑郁等）、皮肤色素沉着、体重下降、低血钠症、高血钾症、低血糖等。严重者可发生肾上腺危象，患者表现为低血压休克、脱水、意识障碍、腹痛、呕吐、发热等。PAI的诊断主要根据免疫检查点抑制剂用药史、临床表现、血皮质醇和ACTH水平，必要时行ACTH兴奋试验与继发性肾上腺皮质功能减退鉴别；病因诊断需完善抗21-羟化酶抗体、肾上腺CT检查加以鉴别。

此病例提示：①治疗上根据病情分级，选择相应的糖皮质激素种类和剂量进行补充治疗，再评估病情是否需要补充盐皮质激素及对症处理。②怀疑肾上腺危象时无须等待检测结果，立即予以静脉补充氢化可的松和大量补液等治疗[1,2]。该患者使用小剂量糖皮质激素（泼尼松5mg p.o.q.d.）即可改善症状，皮质醇水平得到恢复。

（褚 倩）

参考文献

[1] 中华医学会内分泌学分会免疫内分泌学组. 免疫检查点抑制剂引起的内分泌系统免疫相关不良反应专家共识(2020)[J]. 中华内分泌代谢杂志, 2021, 37 (1): 1-16.

[2] 中国临床肿瘤学会指南工作委员会. 中国临床肿瘤学会(CSCO)免疫检查点抑制剂相关的毒性管理指南2021 [M]. 北京: 人民卫生出版社, 2021: 1-148.

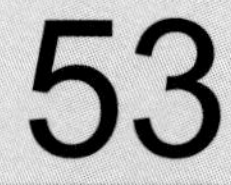

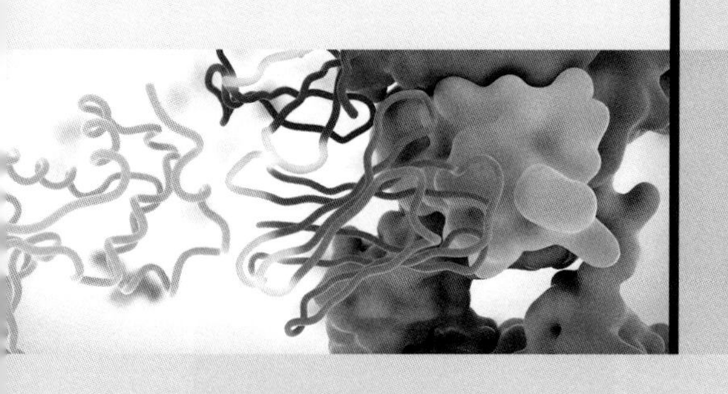

53 当免疫治疗出现多种毒性的应对策略

【病情介绍】

患者，男，43 岁。既往史：既往体健，吸烟史 20 年，约 16 支 /d，已戒除；饮酒史 20 余年，偶尔饮酒，已戒除。患者 2020 年 1 月出现失眠、狂躁，当地诊断为“精神分裂症早期”，后因胸闷行胸部 CT 检查示：左肺占位。2020 年 4 月肿瘤标志物示：ProGRP 1 325.50ng/ml，NSE：23.90μg/L。2020 年 4 月确诊：右肺门癌。病理：小细胞癌临床分期，$T_3N_2M_{1a}$/ ⅣA 期（纵隔 LN，胸膜、心包）。PS=1 分。血钠 115mmol/L，患者精神症状与低钠血症有关。查体：全身各处浅表淋巴结未及明确肿大，左肺呼吸音低，右肺呼吸音粗，未闻及明确干湿啰音。腹平软，全腹无压痛及反跳痛，未及明显包块，肝脾未触及，移动性浊音阴性，肠鸣音存在，无亢进或减弱。

PET-CT 示：左肺门肿物，包绕左主支气管及其分支，左肺上叶支气管阻塞，内壁不光滑，向纵隔内突入，局部包绕左肺动脉，部分延伸至左下肺静脉旁，与纵隔内隆突周围肿物相融合、界限不清，较大横截面积约 5.5cm × 4.0cm，考虑为恶性，中央型肺癌可能性大，左肺上叶支气管可疑受累，伴左上肺局限性肺不张及炎症。纵隔内隆突周围肿物，较大横截面约 3.8cm × 3.5cm，考虑为淋巴结转移，左侧胸膜略增厚，考虑为转移可能性大，双侧胸腔少量积液，心包少量积液。

2020-04-20 气管镜检查示：双侧声带活动正常，声门活动自如，关闭良好。气管通畅，黏膜光滑，环状软骨清晰，隆突钝，左右主支气管开口处可见结节样隆起，表面大致光滑，左主支气管末端见浸润样肿物生长，病变向上累及左上叶开口，致管腔浸润样狭窄，内镜无法通过，向下累及左下叶开口，浸润样肿物表面呈黄白色坏死物附着，致管腔严重狭窄，内镜无法通过。

PET-CT（2020-04-16）

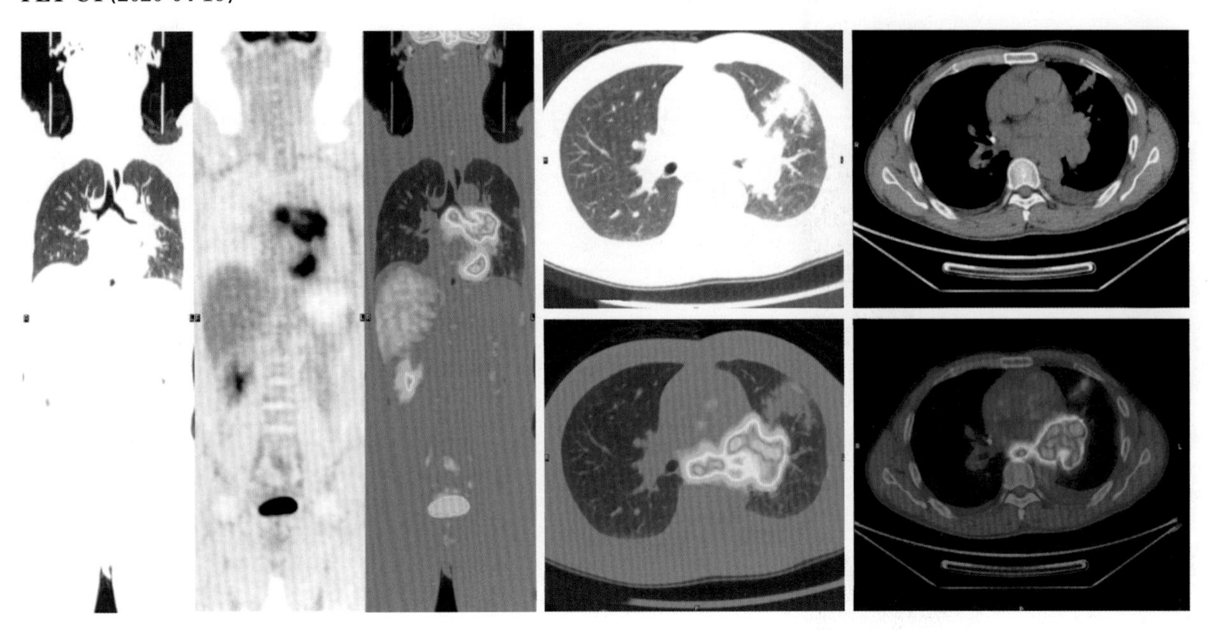

病理学检查结果示：(左主支气管末端咬检）倾向小细胞癌，建议加做免疫组化明确诊断。免疫组化示：CK-pan（弱+），CgA（部分+），Syn（+），CD56（+），TTF-1（+），Ki-67（80%+），P40（-），NapsinA（-）。离子检测：Na 115mmol/L，低钠血症。失眠、躁狂与重度低钠血症有关。

诊断：右肺门癌。病理诊断：小细胞癌。临床分期：$T_3N_2M_{1a}$/ⅣA期（纵隔LN，胸膜、心包）广泛期。PS=1分。

治疗：依据CSCO指南中推荐的IMpower133研究方案使用阿替利珠单抗联合依托泊苷、卡铂治疗，2个周期后，疗效评估为PR。

【免疫治疗相关不良反应】

一线阿替利珠单抗联合依托泊苷、卡铂治疗：

一线免疫联合化疗治疗情况（第1-5周期）

周期	日期	方案	不良反应	疗效
1	2020-05-05	阿替利珠单抗 1 200mg d1+ 依托泊苷 180mg d1+CBP 700mg d1	发热，Ⅲ度骨髓抑制	
2	2020-05-26	阿替利珠单抗 1 200mg d1+ 依托泊苷 180mg d1+CBP 700mg d1	Ⅱ度骨髓抑制	PR
3	2020-06-16	阿替利珠单抗 1 200mg d1+ 依托泊苷 180mg d1+CBP 700mg d1	发热	
4	2020-07-07	阿替利珠单抗 1 200mg d1+ 依托泊苷 160mg d1+CBP 500mg d1	不明显	PR
5	2020-07-30	阿替利珠单抗 1 200mg d1+ 依托泊苷 160mg d1+CBP 500mg d1	腹泻3级	

治疗后1周左右出现腹泻，为水样便，6~8次/d，经口服洛哌丁胺、蒙脱石散、双歧杆菌对症处理1

周后腹泻缓解。

一线阿替利珠单抗联合依托泊苷、卡铂治疗：

一线免疫联合化疗治疗情况（第 6 周期）

周期	日期	方案	不良反应	疗效
6	2020-08-22	阿替利珠单抗 1 200mg d1+ 依托泊苷 160mg d1+CBP 500mg d1	腹泻 3 级	PR

PD-L1 抗体治疗后第 6 天(2020-08-27)开始腹泻，多为黄色稀便，偶有水样便及粪便带血，最多 10+ 次 /d，服用蒙脱石散及洛哌丁胺、双歧乳酸杆菌对症处理，腹泻无缓解，考虑为免疫相关性腹泻，G3 级。

一线免疫联合化疗 6 周期后，PR。

肺 CT 对比（基线与治疗 6 期后）

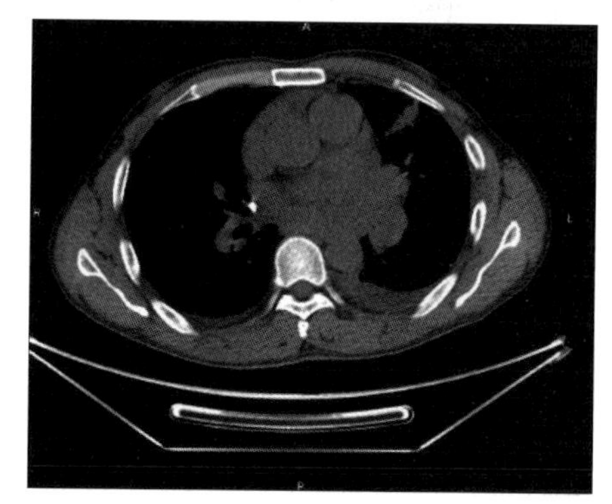
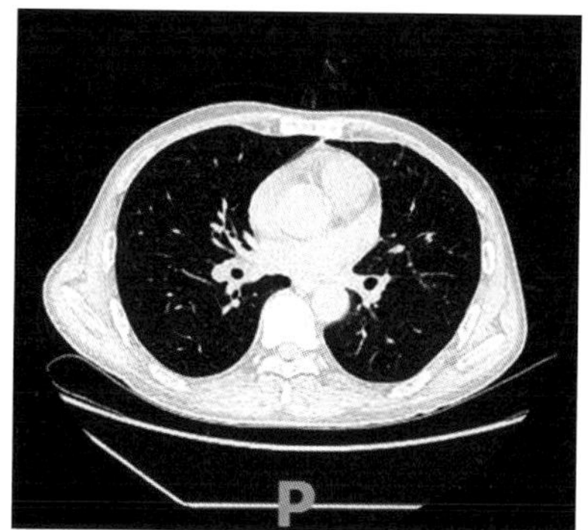

基线

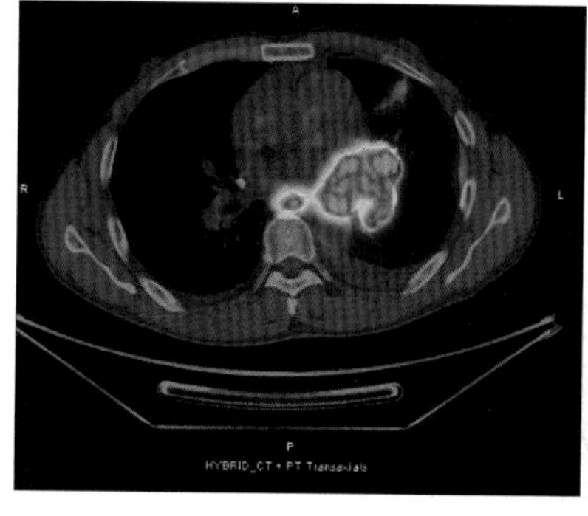
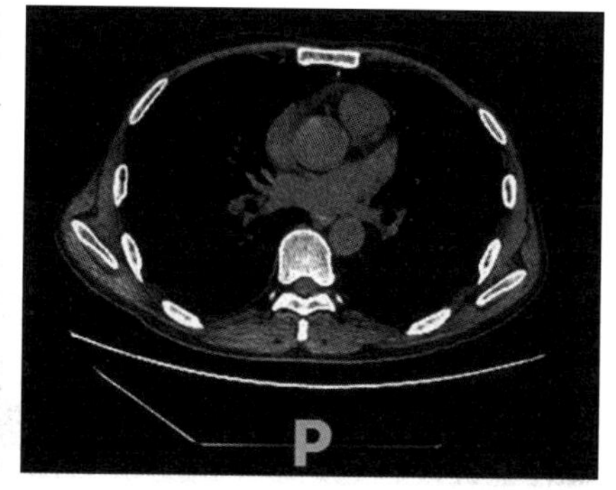

治疗后

处理免疫相关性腹泻：

免疫相关性腹泻激素用药情况

处置措施	治疗时间	糖皮质激素给药剂量
暂停免疫治疗及化疗	2020-09-09~2020-09-11	泼尼松 65mg i.v.d.q.d. [1mg/(kg·d)]治疗相关腹泻
3 天后症状不缓解	2020-09-12~2020-09-14	甲泼尼龙 120mg i.v.d.q.d.
	2020-09-15	甲泼尼龙 80mg i.v.d.q.d.
	2020-09-16	泼尼松 60mg p.o.q.d. 并每周递减 10mg(2020-10-30 停止口服)

为避免长期口服大剂量激素不良反应，同时给予：①奥美拉唑 20mg q.d. 保护胃黏膜；②钙尔奇 D 600mg q.d. 补充钙剂及维生素 D；③氟康唑 200mg q.d. 预防真菌感染；④复方磺胺甲噁唑首个 24 小时 0.4g b.i.d.，第 2 天 0.4g q.d. 预防卡氏肺孢子病。

处理免疫相关性腹泻：

免疫相关性腹泻症状变化情况

时间	腹泻症状变化
2020-09-21	口服泼尼松期间再次出现腹泻
2020-10-30	停止口服泼尼松后腹泻明显加重

重启甲泼尼龙治疗并禁食水。

免疫相关性腹泻治疗情况

时间	糖皮质激素给药剂量
2020-11-03~2020-11-12	甲泼尼龙 120mg i.v.d.q.d. [2mg/(kg·d)]

肠镜检查结果示：进镜 70cm 于盲肠，回盲瓣及阑尾开口未见异常，乙状结肠、直肠黏膜普遍弥漫充血肿胀，伴糜烂及浅溃疡，咬检质脆易出血，凝血酶止血满意；退镜所见升结肠、横结肠、降结肠黏膜均光滑，血管纹理清晰。肛管内见蓝色血管隆起。镜下诊断：结直肠炎。

病理诊断：(直肠、乙状结肠咬检)黏膜慢性炎症。

【免疫治疗相关不良反应】

处理免疫相关腹泻期间 2020-11-06 肿瘤复发。

肺 CT 影像变化（肿瘤复发）

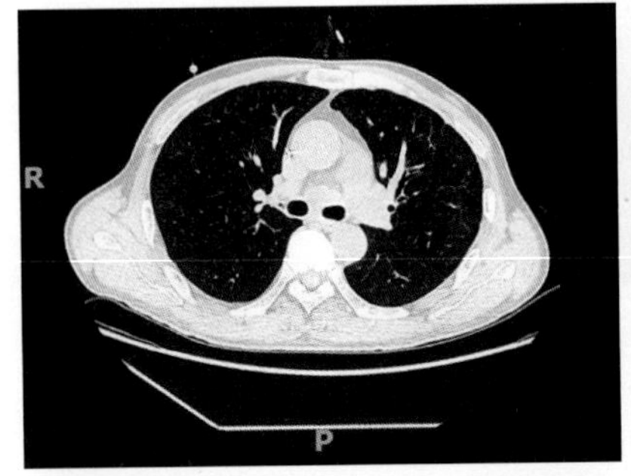

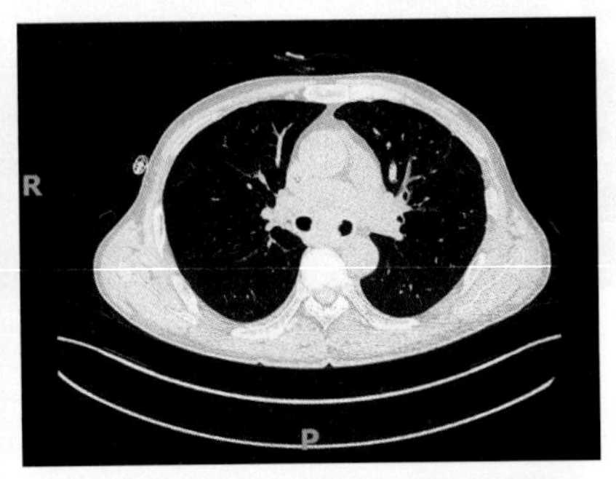

复发前

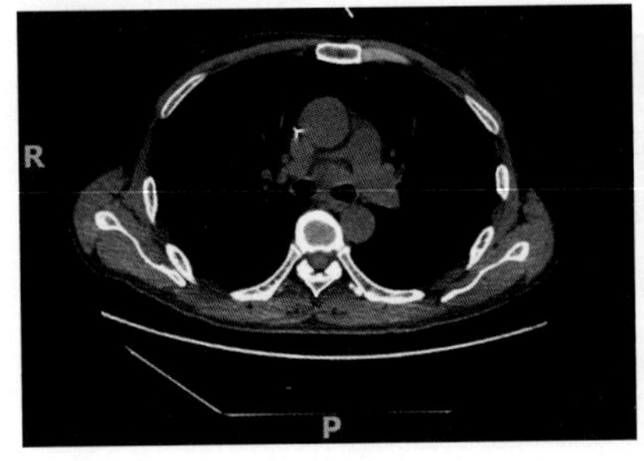

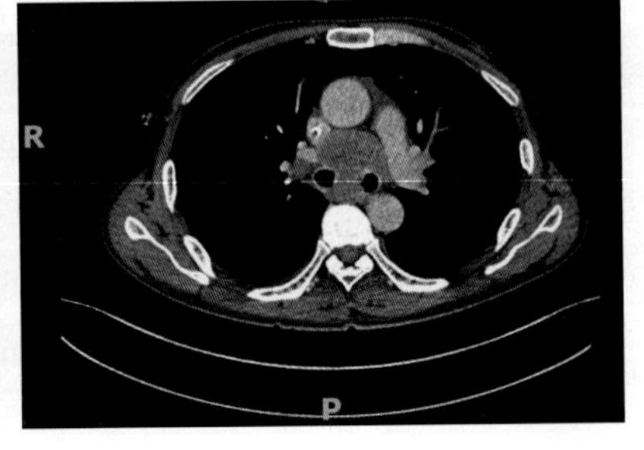

复发后

处理免疫相关性腹泻：

免疫相关性腹泻治疗情况

时间	治疗
2020-11-12	英夫利昔单抗 300mg i.v.d.s.t.（腹泻减轻）
2020-11-13	甲泼尼龙 80mg i.v.d.q.d. 并剂量递减（计划 2021-01-21 停止）
2020-11-18 至 2020-11-24	吗替麦考酚酯 750mg p.o.b.i.d.
2020-11-26	英夫利昔单抗 300mg i.v.d.s.t.（输注后高热 40℃）
2020-12-08	开始胸部放疗，共放疗 25 次
2021-01-05	（放疗及口服甲泼尼龙过程中）开始出现反复高热，体温最高 40℃

腹泻缓解后肺感染。

肺 CT 影像变化（新发肺炎）

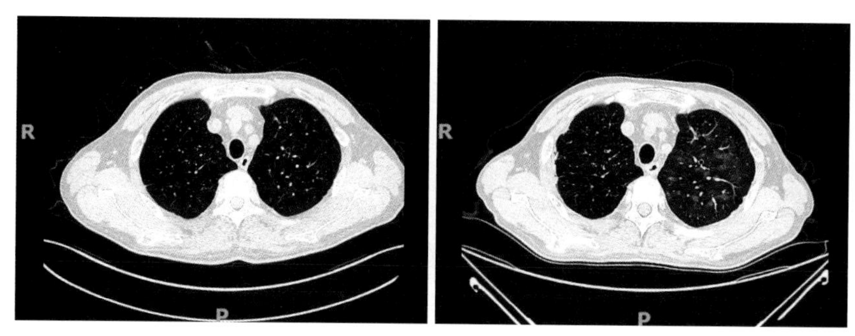

发热前

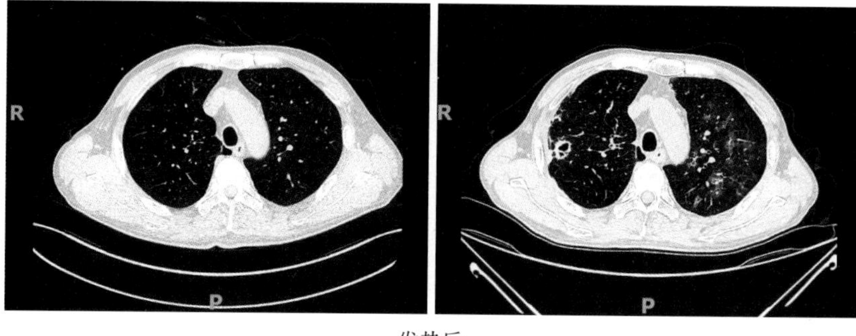

发热后

肺 CT 影像变化（新发肺炎）

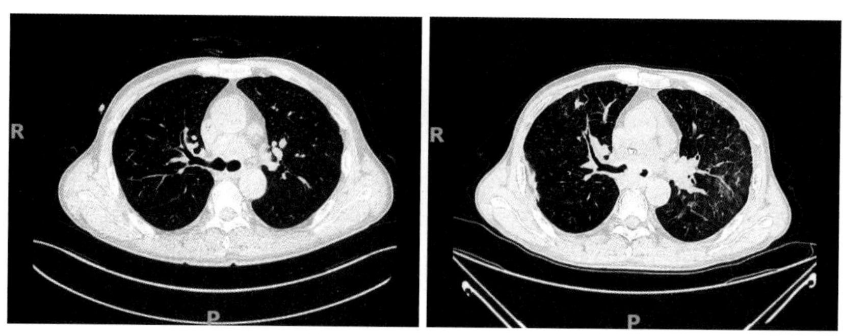

发热前

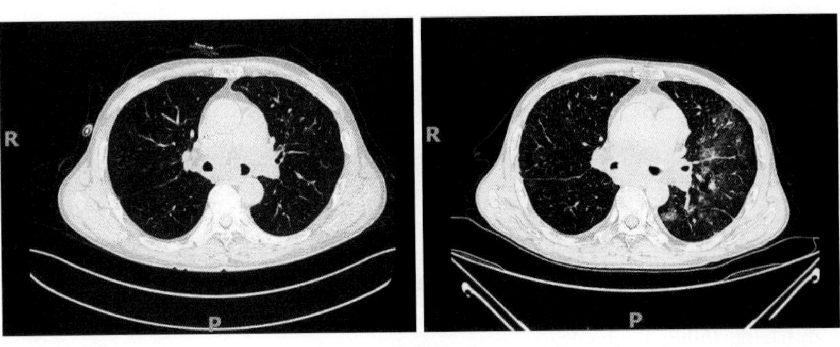

发热后

发热处理：实验室检查提示 G 实验阳性，降钙素原正常，经感染科会诊后考虑不除外卡氏肺孢子病及曲霉菌感染，给予复方磺胺甲噁唑 0.8g q.6h. 治疗卡氏肺孢子病，并加用伏立康唑治疗肺曲霉菌感染。1 周后复查 CT 炎症减轻。

抗感染治疗后炎症减轻。

肺 CT 影像变化（抗真菌治疗前后）

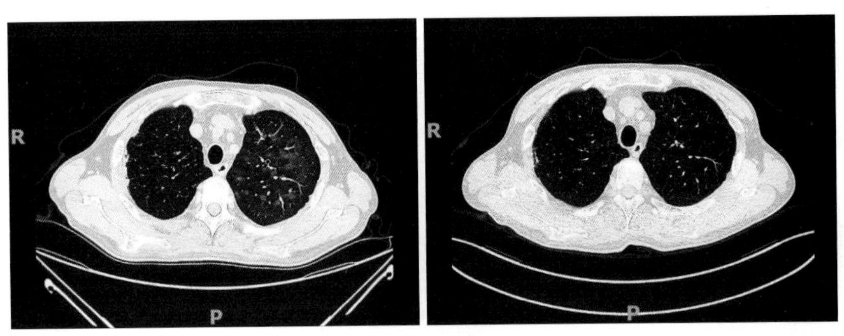

抗感染前

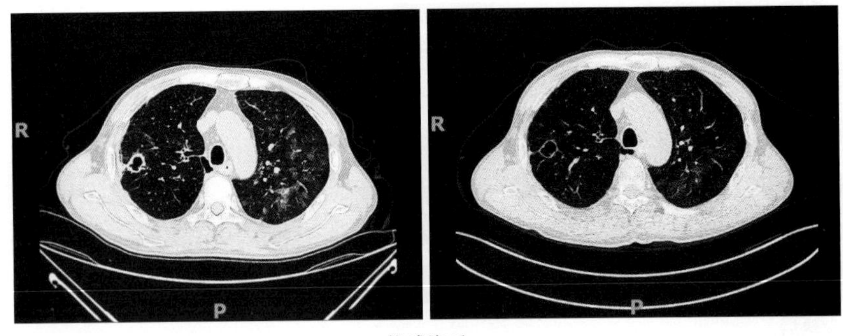

抗感染后

二线安罗替尼治疗：

二线安罗替尼治疗情况

时间	治疗及转归
2021-01-22	开始口服安罗替尼 12mg q.d.×2 周 /3 周治疗，未评价疗效
2021-02-06	患者死亡，死亡原因：低血钠症，肿瘤进展合并感染，多器官功能衰竭

该病例为年轻男性，有吸烟史，小细胞肺癌广泛期，病史 10 个月。一线 PD-L1 抗体联合依托泊苷、卡铂治疗，疗效 PR，第 5 周期治疗后出现一过性腹泻，对症处理后好转，第 6 周期后再次出现腹泻，考虑免疫相关性腹泻 3 级，给予泼尼松治疗效果不佳，反复腹泻，再次给予泼尼松效果仍不佳，联合英夫利昔

单抗及吗替麦考酚酯治疗后腹泻好转，后续出现肿瘤进展及合并感染，考虑卡氏肺孢子病及曲霉菌感染，联合复方磺胺甲噁唑、伏立康唑治疗后炎症控制。二线安罗替尼治疗后，疗效不确定，患者最终病情进展合并感染，多脏器功能衰竭，死亡。

【析评】

本病例中所采用的治疗方案遵循了CSCO指南对于无症状脑转移广泛期小细胞肺癌的治疗推荐，使用度伐利尤单抗＋依托泊苷＋顺铂方案治疗[1]。但是，患者在第5周期的免疫治疗之后出现G3腹泻，对症处理后缓解，但是第6周期免疫治疗后患者再次出现3级腹泻，且对症治疗不能缓解，在后续对于不良反应的处理过程中，由于长期使用激素及免疫抑制药物，患者处于免疫抑制状态，导致肿瘤进展或感染发生，应定期复查炎症指标及胸腹部CT，加强抗感染及营养支持治疗。

剖析此病例所用免疫治疗引起的不良反应及应对措施：第5次治疗后，患者出现了3级腹泻，但是并未根据指南推荐使用激素治疗[标准的中量激素1mg/(kg·d)]，且在对症治疗缓解后再次出现3级腹泻，但是并未及时给予激素治疗。根据目前指南指导：消化道irAEs的处理原则是尽早识别、及时足量治疗、快速升级、改善预后[2]。糖皮质激素是中重度消化道irAEs的主要治疗，如中度患者治疗有效，激素可在2~4周减停；重度患者可在4~8周减停。如激素治疗效果不佳，需及时调整激素剂量/剂型，必要时快速升级至英夫利昔单抗（infliximab，IFX）或维多珠单抗。该患者未能及时给予激素或者其他免疫抑制剂治疗。

此病例提示：①需要尽早识别irAEs，尽早使用较强的联合用药，同时告知患者家属相关的死亡风险。②长期使用激素或免疫抑制药物，应定期复查炎症指标及CT，警惕感染加重或肿瘤进展。③重启ICIs治疗对晚期肿瘤患者而言，风险与挑战并存，在潜在临床获益的同时，患者出现irAEs，甚至是严重不良事件（SAE）的风险也大大提高。不仅如此，现有研究提示，既往ICIs治疗获益的患者，重启ICIs再次获益的可能性更高。在下一次免疫治疗开启之前，同样需评估对应的基线指标。在此过程中，有部分患者可能已发生亚临床器官损伤，却未出现临床症状，此时若予以患者免疫治疗，可能会使患者进展至严重不良事件。在发生三级irAEs前，肿瘤已达到客观缓解的状态，则免疫治疗无须立即重启。此时，患者体内或存在长期的免疫记忆，对肿瘤具有抑制作用。待肿瘤进展时，再考虑免疫重启。三级irAEs发生之前，肿瘤未产生充分应答或没有应答，此时可以考虑免疫重启。重启的同时同样需做好仔细完备的监控工作，以避免严重不良事件的出现。

（黄鼎智　刘竹君）

参考文献

[1] PAZ-ARES L, DVORKIN M, CHEN Y, et al. Durvalumab plus platinum-etoposide versus platinum-etoposide in first-line treatment of extensive-stage small-cell lung cancer (CASPIAN): a randomised, controlled, open-label, phase 3 trial [J]. Lancet, 2019, 394 (10212): 1929-1939.

[2] 中国临床肿瘤学会指南工作委员会. 中国临床肿瘤学会(CSCO)免疫检查点抑制剂相关的毒性管理指南: 2019 [M]. 北京: 人民卫生出版社, 2019: 1-116.

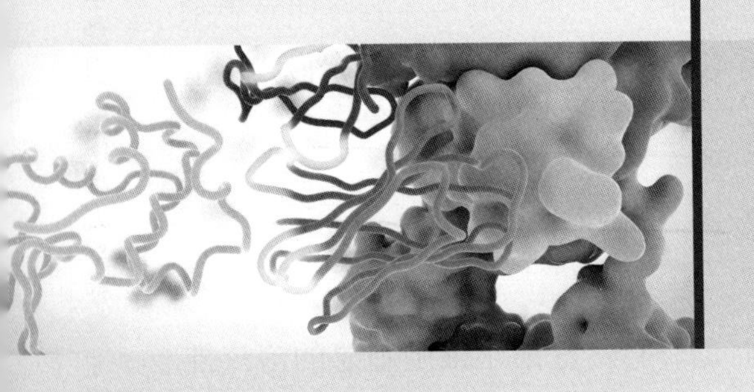

54

风湿免疫疾病该不该成为免疫治疗的阻碍？

【病情介绍】

患者，女，35岁。因“腰痛”于2020年1月就诊。2020年1月泌尿系统CT增强结果示：右肾占位伴右肾血肿。肾脏超声示：右肾下极混合回声团(9.08cm×7.07cm)伴周边低回声区。

既往史：银屑病10余年，否认高血压、糖尿病病史；否认家族遗传病史及肿瘤病史。

诊疗经过：2020年1月于外院全麻下行右肾根治性切除术，将右侧肾脏及肾上腺一并切除。术后病理学检查示：(右肾)分化差的癌，肿瘤细胞胞质透明，部分胞质嗜酸性，呈多结节状生长，局部侵犯肾周围脂肪组织，结合免疫组化结果，倾向MiT家族易位性肾细胞癌。免疫组化结果示：CA IX(–),CD117(–),CD10(+),CK34BE12(–),CK(AE1/AE3)散在(+),CK20(–),CK5/6(–),Vimenti(–),CK7(–),Muc-1(–),E-cadherin(+),EMA(–),CEA(Mono)(–),P53(–),p63(–),p40(–),Ki-67 20%(+),PAX-8(+),GATA3(–),TFE3弥漫(+)。术后予以干扰素、重组人IL-2治疗，2020年6月于外院复查腹部增强CT示：右侧腹膜后下腔静脉旁少许轻度肿大淋巴结(22mm×15mm)，考虑转移。进一步完善PET-CT检查示：下腔静脉旁及腹主动脉右旁多发淋巴结转移，较大者约20mm×14mm，FDG代谢增高，SUVmax=4.4~7.0。双肺多发微小结节，FDG代谢未见异常。考虑腹腔淋巴结转移，评估病情：疾病进展。

【免疫治疗相关不良反应】

2020-06-18起予口服阿昔替尼靶向治疗，口服至今，并于2020年7月起予以

PET-CT 影像

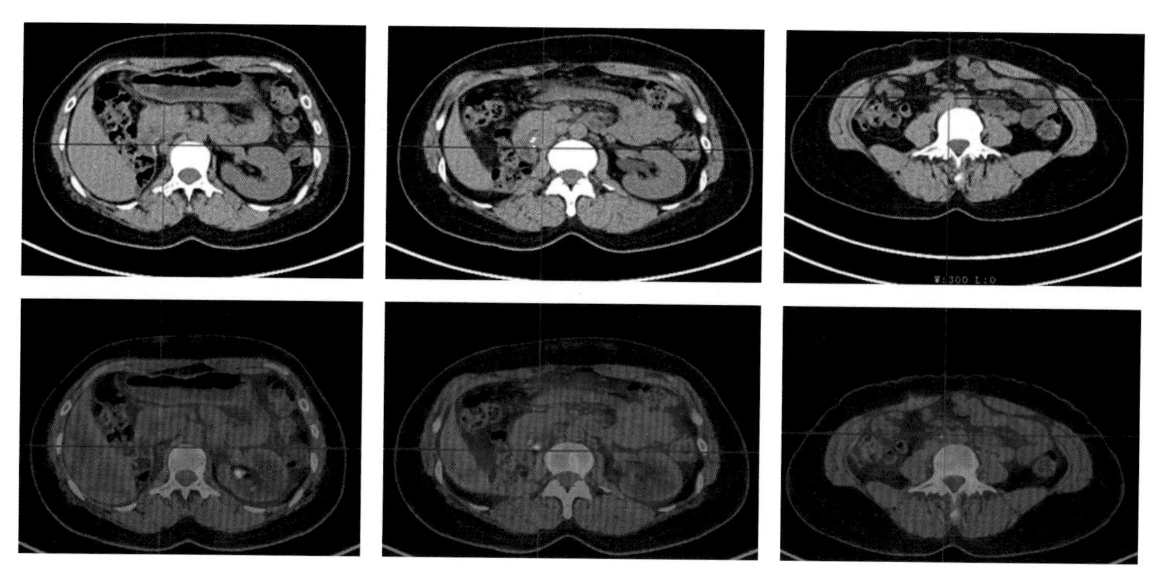

免疫治疗。相关不良反应主要于治疗后 1 个月出现甲亢继而出现甲减，目前服用左甲状腺素（优甲乐）75ug q.d.p.o.。后渐出现全身皮疹，同时伴有银屑病复发，风湿科会诊予托法替布控制银屑病好转后停用，皮疹Ⅱ度持续，MP 60mg×5 天后口服激素治疗 1 个月余后缓解。

2020 年 10 月患者继续行免疫治疗：帕博利珠单抗 200mg d1 q.21d.，并定期复查，腹腔淋巴结较前缩小，目前免疫治疗维持治疗中，当地风湿科随访，未发作皮疹不适。

【析评】

该患者肾原发恶性肿瘤，基础银屑病病史，复发转移，免疫治疗期间出现内分泌相关不良反应及皮疹，经内分泌科、风湿科联合诊治，应用托法替布控制银屑病并予以激素治疗控制症状缓解，继续予以免疫治疗，该患者病情得到很好的控制，且无再次发作皮疹不适。

此病例提示：①在患者发生免疫治疗相关不良反应后应充分评估免疫再应用的条件，该患者再挑战后无再次发作相关不良反应，且原发病得到很好的控制；②风湿免疫疾病并不是免疫治疗的绝对禁忌，对于有风湿免疫基础疾病的患者治疗期间应充分与相关科室沟通，充分体现了 MDT 的重要性。

（焦 峰　林晓琳）

参考文献

[1] POWLES T, PLIMACK E R, SOULIÈRES D, et al. Pembrolizumab plus axitinib versus sunitinib monotherapy as first-line treatment of advanced renal cell carcinoma (KEYNOTE-426): extended follow-up from a randomised, open-label, phase 3 trial [J]. Lancet Oncol, 2020, 21 (12): 1563-1573.

[2] 何春霞, 斯晓燕, 渠涛, 等. 免疫检查点抑制剂帕博利珠单抗诱发银屑病一例并文献复习 [J]. 中国麻风皮肤病杂志, 2021, 37 (1): 3-7.

[3] 中国临床肿瘤学会指南工作委员会. 中国临床肿瘤学会 (CSCO) 免疫检查点抑制剂相关的毒性管理指南: 2019 [M]. 北京: 人民卫生出版社, 2019: 1-116.

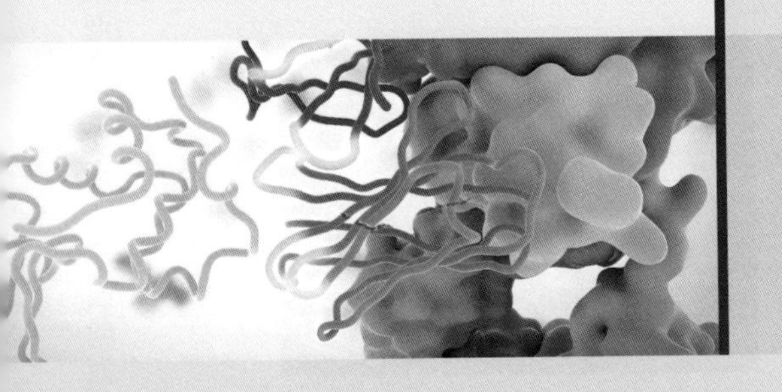

55

PD-L1阴性肺癌脑转移免疫治疗还能实现长生存？

【病情介绍】

患者，女，55岁。因“间断咳嗽6个月”于2019年3月入医院诊治。2018年11月无明显诱因出现咳嗽，晨起为著，伴痰中带血，量少。当地医院诊断为“肺炎”，并给予对症治疗，咳嗽稍缓解。2019年3月行PET-CT示：右肺上叶尖段结节影，伴葡萄糖代谢增高，多考虑恶性病变，伴右锁骨上、纵隔、右肺门淋巴结转移；右侧颞叶转移可能性大。头颅MRI示：右侧颞叶占位性病变并周围大片水肿，结合病史考虑转移。胸部CT示：右肺上叶软组织结节影，符合周围型肺癌征象。

肺CT影像

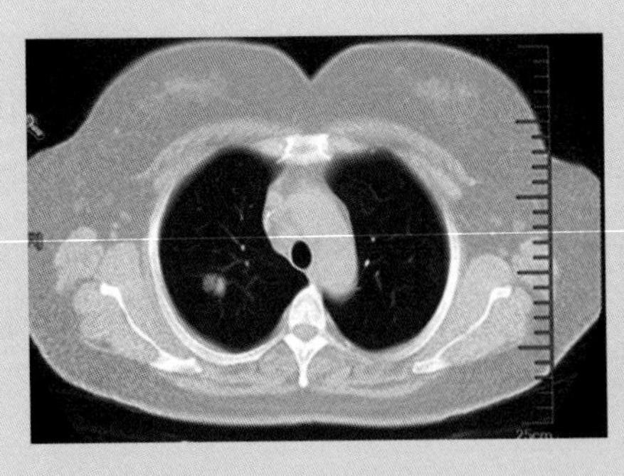

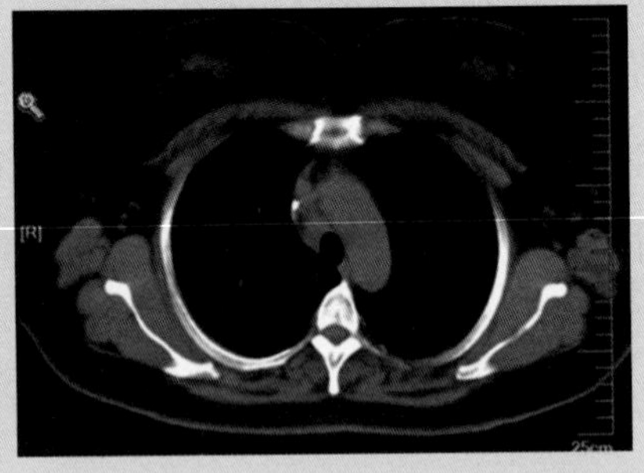

2019-03-19行CT引导下肺穿活检，病理学检查提示：高分化腺癌。PD-L1（-）。基因检测：*KRAS* 2号外显子（G12A、G12V、G12R、G12C、G13C）突变。

既往史：患“高血压”10余年，血压最高160/110mmHg，自服降压药，血压控制可。个人史：无特殊，否认烟酒不良嗜好。查体：KPS 90分，NRS 1分。全身浅表淋巴结未触及肿大。双肺呼吸音粗，未闻及干湿啰音。心脏、腹部及神经系统查体未见阳性体征。

最后诊断：①右肺腺癌（$T_2N_3M_{1b}$ ⅣA 期）脑转移；②高血压 3 级（很高危）。

排除治疗禁忌，2019-03-20 行伽马刀治疗脑转移灶，2019-04-01 开始帕博利珠单抗 + 培美曲塞 + 卡铂治疗 1 程。2019-04-15 无明显诱因出现恶心呕吐，伴抽搐、尿失禁，于当地医院予以丙戊酸钠 0.5g b.i.d. 抗癫痫、脱水降颅内压治疗，症状缓解。复查头颅 MRI 示：脑转移灶较前无明显变化。继续第 2~4 周期帕博利珠单抗 +PC 方案化疗，同步抗癫痫治疗。

2019-06-27 开始帕博利珠单抗 + 培美曲塞维持治疗。2019 年 7 月再次出现头痛。复查头颅 MRI 示：脑转移灶较前增大。胸部 CT 示：肺部病灶较前无明显变化。

头颅 MRI 对比（2019 年 3 月 ~2019 年 7 月）

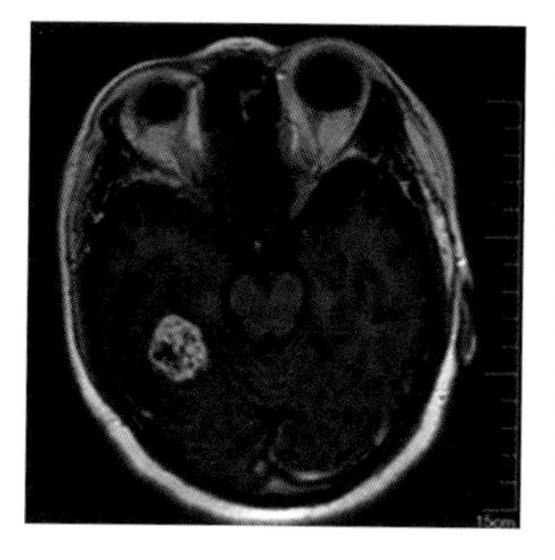
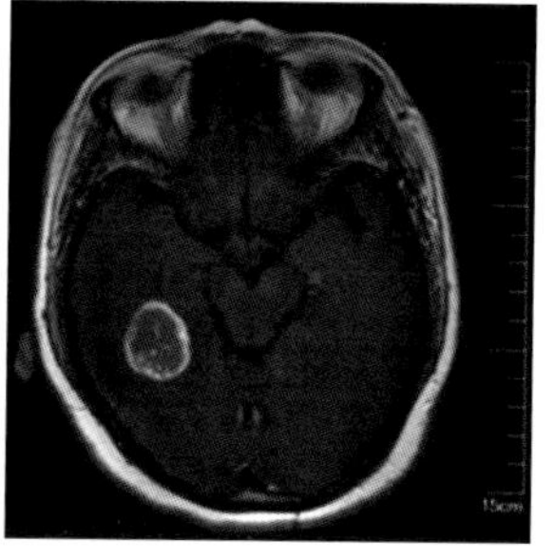
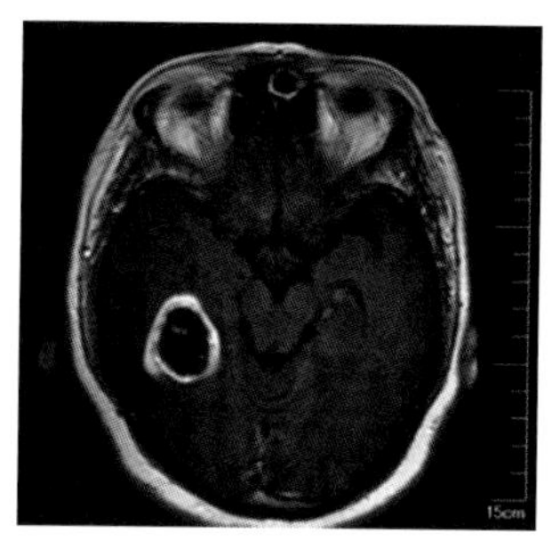
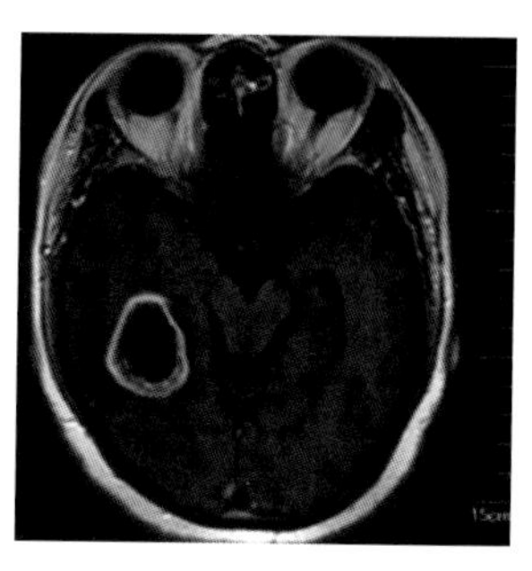

肺 CT 影像对比（2019 年 4 月与 2019 年 6 月）

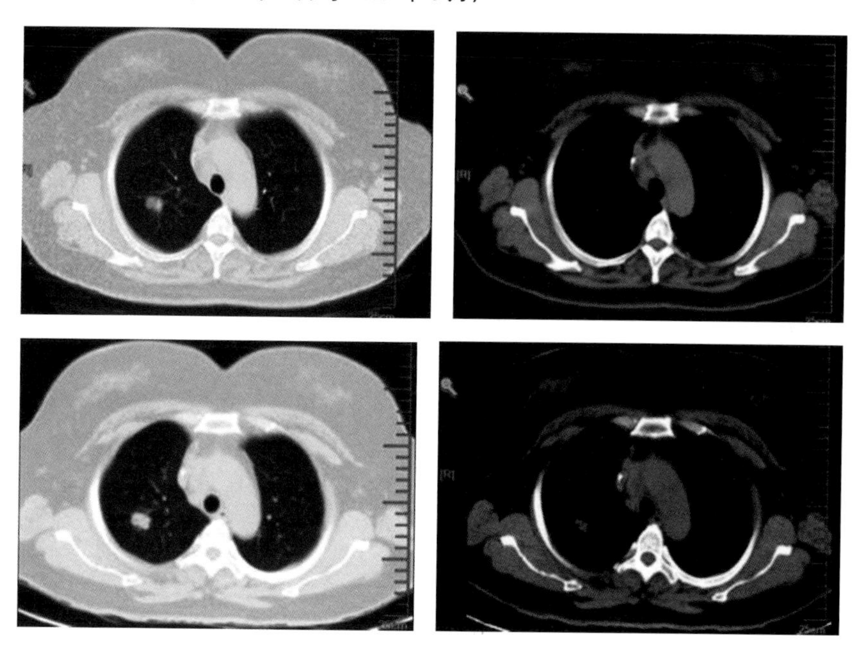

经 MDT 讨论，2019-08-05 行幕上开颅肿瘤切除术，术后病理提示："右颞叶" 脑组织内局灶区有异型腺体浸润伴坏死及钙化，结合临床病史，符合肺腺癌转移。术后继续帕博利珠单抗 + 培美曲塞维持治疗。多次复查胸部 CT 提示：肺部病灶无明显变化。头颅 CT 提示：术后改变。

2020 年 6 月行 PET-CT 示：右肺上叶不规则分叶状结节，葡萄糖代谢轻度增高，符合肺腺癌。再次进行 MDT 讨论，2020-07-23 针对肺部原发灶行姑息放疗（60Gy/30F，2020-09-02 末次放疗）。2020-09-24 继续行帕博利珠单抗 + 培美曲塞维持治疗 3 周期。

【免疫治疗相关不良反应】

初始免疫联合化疗 18 个月后，于 2020 年 10 月无明显诱因出现咳嗽，咳白色痰，伴发热，最高体温 38℃。就诊于当地诊所，给予“先锋”抗感染治疗后，体温恢复正常，但咳嗽逐渐加重，并新增气短不适。2020 年 12 月就诊于当地医院，胸部 CT 提示：双肺渗出、右肺为著、右肺结节、纵隔淋巴结肿大。予以“甲泼尼龙 40mg”治疗后突发休克，经抢救后好转。后予“舒普深”抗感染治疗 2 周，症状未见改善。再次转诊。

查体：体温 36.7℃，脉搏 116 次 /min，呼吸频率 23 次 /min，血压 116/72mmHg。双肺呼吸音弱，可闻及双相干啰音。心脏、腹部查体未见明显异常。双下肢无水肿。

完善血气分析示：pH 7.48，氧分压 68mmHg，二氧化碳分压 37mmHg。血常规：白细胞计数 9.93×10^9/L，淋巴细胞计数 0.71×10^9/L，单核细胞计数 0.77×10^9/L。ESR 44mm/h。铁蛋白 260ng/ml。CRP 28.3mg/L、超敏 CRP >10mg/L。肝肾功能、凝血功能、降钙素原、G 试验、GM 试验、结核分枝杆菌抗体、T-Spot、Xpert、TB-DNA、EB-DNA、CMV-DNA、呼吸道病毒八项、痰涂片培养和抗酸杆菌均（–）。2020-12-15 胸部 CT 示：新发两肺上叶炎症，伴右肺上、中叶部分实变及右侧少许胸腔积液。

经 irAEs MDT 讨论，考虑：免疫检查点抑制剂相关肺炎合并感染？放射性肺炎？入院后给予吸氧，心电、血氧饱和度监测；“美罗培南”抗细菌、“伏立康唑”抗真菌、“奥司他韦”抗病毒治疗。2020-12-15 支气管镜示：右侧支气管黏膜炎。支气管镜病理提示：“右下叶背段支气管盲检”小块支气管黏膜慢性炎。灌洗液 NGS：肺炎链球菌（序列数 17）、铜绿假单胞菌（序列数 15）、耶氏肺孢子菌（序列数 10）。加用“复方磺胺甲噁唑”抗肺孢子菌治疗。

2020-12-22 患者咳嗽，咳白色痰，伴气短较前加重。复查血气分析提示：氧分压 47mmHg，二氧化碳分压 43mmHg。后出现血压下降，最低 87/57mmHg，予以复方乳酸钠补液治疗，后血压可维持在 100/70mmHg 左右。遂转入 RCU。立即给予面罩吸氧，复查血气分析示：氧分压 60mmHg，二氧化碳分压 39mmHg。复查胸部 CT 示：新发右肺下叶后基底段炎性；右肺上叶炎症，伴右肺上、中叶部分实变，同前；左肺上叶炎症较前加重；右侧胸腔积液较前增多。加用人免疫球蛋白 10g q.d. 治疗。2021-01-15 复查胸部 CT 示：肺部渗出性炎症较前好转。患者症状较前明显好转，2021 年 2 月重启培美曲塞维持治疗至今。

【析评】

该患者诊断为 PD-L1 表达阴性、*KRAS* 突变，初诊脑转移的晚期肺腺癌。KEYNOTE-189 是一项全球多中心、随机、双盲的Ⅲ期临床研究，旨在评估帕博利珠单抗联合培美曲塞与铂类化疗治疗转移性非鳞 NSCLC 患者的疗效[1]。研究结果显示，无论 PD-L1 表达情况，帕博利珠单抗一线单药治疗 *EGFR* 基因突变阴性和 *ALK* 阴性的局部晚期 / 转移性非小细胞肺癌（NSCLC），患者的 3 年生存率为 31.3%，约为化疗组的 2 倍。针对于脑转移患者，帕博利珠单抗联合化疗显著改善患者的无进展生存期和总生存

肺 CT 影像对比（2020-12-15~2021-01-15）

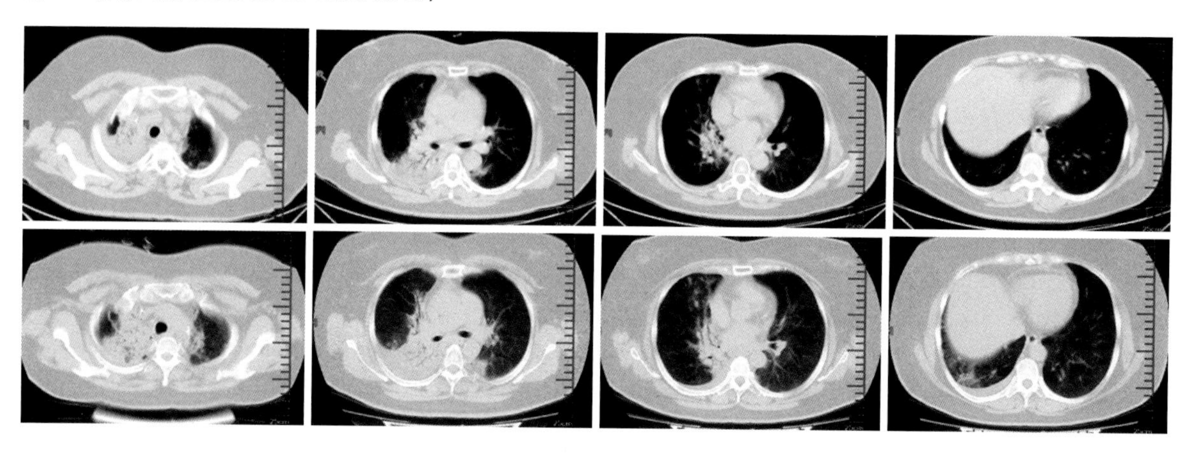

肺 CT 影像对比（2020-12-15~2021-01-15）

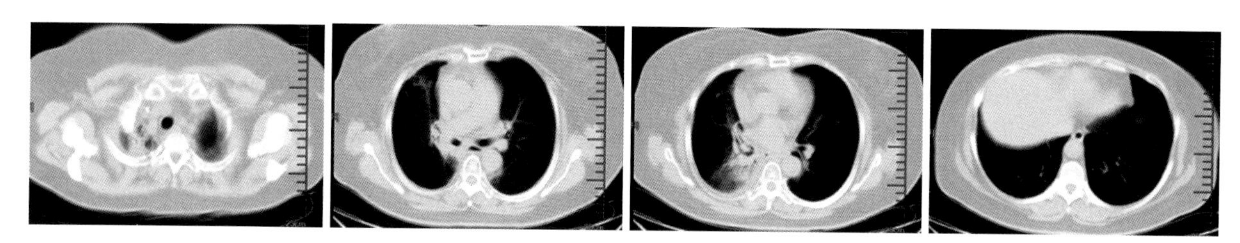

期[2]。一项综合 KEYNOTE-21、KEYNOTE-189 和 KEYNOTE-407 的回顾性研究发现，对于驱动基因阴性的非小细胞肺癌脑转移患者，无论 PD-L1 表达情况，帕博利珠单抗联合化疗均能够改善患者的预后[3]。针对该患者，经过 MDT 讨论后，针对脑转移灶行伽马刀治疗，全身行帕博利珠单抗联合化疗。治疗 3 个月后患者肺部原发灶控制稳定，但是脑转移灶出现进展。再次行 MDT 讨论后，针对脑转移灶进行手术，全身治疗方案不变。后复查疾病稳定。为了增强疗效，初始治疗 15 个月后针对肺部原发灶行姑息性放疗。但是放疗结束后 5 个月后，患者出现发热、咳嗽、咳痰，给予激素治疗后出现过敏性休克，考虑激素过敏。后收住笔者医院，入院诊断考虑免疫检查点抑制剂相关肺炎合并感染？放射性肺炎？给予抗感染治疗，行支气管镜病理回报支气管黏膜炎，合并肺孢子菌感染。加用抗肺孢子菌治疗，疗效不佳，复查胸部 CT 提示双肺渗出性炎症加重。加用人免疫球蛋白 10g q.d.，后复查胸部 CT 提示双肺炎症减轻。考虑诊断什么肺炎？（倾向 ICIs 相关肺炎可能性大？针对此种肺炎进行的球蛋白治疗有效）。后患者应用培美曲塞维持治疗至今，疗效评价稳定。

既往研究提示 *KRAS* 突变非小细胞肺癌患者预后不佳。随着免疫检查点抑制剂（PD-1/PD-L1 抑制剂）的出现，近期有研究发现 *KRAS* 突变与炎症性免疫微环境相关，提示其对 PD-1/PD-L1 抑制剂疗效更好[4]；还有研究发现 *TP53* 和 *KRAS* 共突变非小细胞肺癌患者对 PD-1/PD-L1 抑制剂疗效最佳[5]；但是，也有研究提示，*KRAS G12D* 突变的非小细胞肺癌患者肿瘤突变负荷低，显示出更低的免疫原性，对免疫治疗效果较差[6]。本课题组前期研究发现，对于接受 PD-1 或 PD-L1 抑制剂治疗的 *KRAS* 突变非小细胞肺癌，肿瘤突变负荷联合基因拷贝数变异能够预测其对免疫检查点抑制剂的疗效[7]。*KRAS* 突变对于非小细胞肺癌患者接受免疫检查点抑制剂的疗效，以及针对 *KRAS* 突变非小细胞肺癌患者接受免疫检查点抑制剂治疗效果预测的标志物仍有待进一步研究。

（姚煜　李春丽）

参考文献

[1] GANDHI L, RODRíGUEZ-ABREU D, GADGEEL S, et al. Pembrolizumab plus Chemotherapy in Metastatic Non-Small-Cell Lung Cancer [J]. N Engl J Med, 2018, 378 (22): 2078-2092.
[2] RODRíGUEZ-ABREU D, POWELL S F, HOCHMAIR M J, et al. Pemetrexed plus platinum with or without pembrolizumab in patients with previously untreated metastatic nonsquamous NSCLC: protocol-specified final analysis from KEYNOTE-189 [J]. Ann Oncol, 2021, 32 (7): 881-895.
[3] POWELL S F, RODRíGUEZ-ABREU D, LANGER C J, et al. Outcomes With Pembrolizumab Plus Platinum-Based Chemotherapy for Patients With NSCLC and Stable Brain Metastases: Pooled Analysis of KEYNOTE-021, -189, and-407 [J]. J Thorac Oncol, 2021, 16 (11): 1883-1892.
[4] LIU C, ZHENG S, JIN R, et al. The superior efficacy of anti-PD-1/PD-L1 immunotherapy in KRAS-mutant non-small cell lung cancer that correlates with an inflammatory phenotype and increased immunogenicity [J]. Cancer Lett, 2020, 470: 95-105.
[5] DONG Z Y, ZHONG W Z, ZHANG X C, et al. Potential Predictive Value of TP53 and KRAS Mutation Status for Response to PD-1 Blockade Immunotherapy in Lung Adenocarcinoma [J]. Clin Cancer Res, 2017, 23 (12): 3012-3024.
[6] GAO G, LIAO W, MA Q, et al. KRAS G12D mutation predicts lower TMB and drives immune suppression in lung adenocarcinoma [J]. Lung Cancer, 2020, 149: 41-45.
[7] XIANG L, FU X, WANG X, et al. A potential biomarker of combination of tumor mutation burden and copy number alteration for efficacy of immunotherapy in KRAS-mutant advanced lung adenocarcinoma [J]. Front Oncol, 2020, 10: 559896.

总结

本书基于临床病例，使用夹叙夹议的方式探讨免疫检查点抑制剂的用药思路与方案，以及用药过程中出现的免疫治疗相关不良反应及其处理。例如在“免疫治疗——让‘超长待机’成为可能”“靶向联合免疫治疗——让长生存成为可能”“免疫联合化疗立大功，助力患者长生存”“免疫联合化疗——提高患者生存率的优势疗法”……等中介绍使用免疫检查点抑制剂帮助患者实现长期生存的用药思路，在“拿什么拯救你，反复发作的免疫相关性肺炎”“容易被忽视的血糖升高”“一场突如其来的‘亢奋’所隐藏的真相”“大面积的干性脱皮如何处置？”“如何为免疫治疗撑起一把‘心脏保护伞’”“由双眼视力下降引发的思考”……等文中探讨了使用免疫检查点抑制剂出现肺毒性、内分泌毒性、皮肤毒性和心脏毒性等免疫相关不良反应的临床表现及处理，期望能为临床医师提供参考与借鉴。

目前肿瘤领域的发展日新月异，新药物、新治疗方案不断问世，本书选取的病例可能会有更合适的治疗方法，诚恳地希望与各位读者继续深入探讨。